永葆身心健康的心灵自助读本

心理调节术

王超　编著

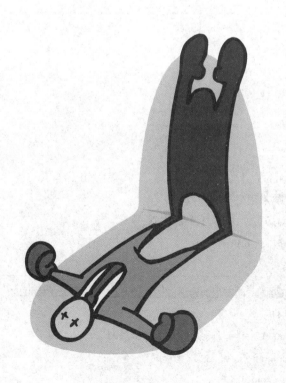

中国华侨出版社

图书在版编目（CIP）数据

心理调节术 / 王超编著 . —北京：中国华侨出版社，2013.8（2014 . 10重印）

ISBN 978-7-5113-4014-6

I.①心… Ⅱ.①王… Ⅲ.①心理调节—通俗读物 Ⅳ.①R395.6-49

中国版本图书馆CIP数据核字（2013）第208881号

心理调节术

编　　著：王　超

出 版 人：方　鸣

责任编辑：孝　臣

封面设计：李艾红

文字编辑：郝秀花

美术编辑：玲　玲

经　　销：新华书店

开　　本：1020mm×1200mm　1/10　　印张：36　　字数：721千字

印　　刷：北京德富泰印务有限公司

版　　次：2013年11月第1版　2018年7月第4次印刷

书　　号：ISBN 978-7-5113-4014-6

定　　价：59.80 元

中国华侨出版社　北京市朝阳区静安里26号通成达大厦三层　　邮编：100028

法律顾问：陈鹰律师事务所

发 行 部：（010）88866079　　传　真：（010）88877396

网　　址：www.oveaschin.com

E－m a i l：oveaschin@sina.com

如发现印装质量问题，影响阅读，请与印刷厂联系调换。

前言

　　社会文明在不断地进步，人们对健康和幸福也有了更高的追求。"没有疾病就是健康"的观念已经改变。世界卫生组织对健康的新定义包括：健康是身体上、精神上和社会适应上的完好状态，而不仅仅是没有疾病和虚弱。这就是说一个人在身体健康的同时也要保证心理健康，如此才能称得上是健康的人。可见，心理健康已成为现代健康概念中一个不可缺少的部分。

　　一位心理专家说："一个人的心理状态常常直接影响他的人生观、价值观，直接影响到他的某个具体行为。因而从某种意义上讲，心理健康比生理健康显得更为重要。"如此，对于一个人而言，生理健康是本，而心理健康就是根。如果不引起重视，让自己的身心形成从心理到生理，再从生理到心理的恶性循环，其后果不堪设想。目前，大部分人的心理状况让人堪忧：有资料显示，全世界至少1／3的人有心理问题，有75％的人由于心理问题而处于亚健康状态。根据世界卫生组织调查表明，在医院求诊的病人中高达70％～80％所患疾病与其心理因素有关。这不禁让我们想起了一位心理学家曾经的预言："随着社会向商业化的变革，人们面临的心理问题对自身生存的威胁，将远远大于一直困扰于人们的生理疾病……"曾经的预言如今成了不争的事实。

　　人们之所以出现这些心理问题，与我们生活的社会大环境是分不开的。我们生活在一个复杂且不断变化的时代，沉重的生活压力、紧张的工作节奏，被欲望异化的理想和极易膨胀的需求，越来越多地占据了人们的身心，使很多人在不同程度上出现形形色色的心理问题——心浮气躁、期望值过高、心情抑郁、精神高度紧张、心胸狭隘、遇事喜欢钻"牛角尖"、容易冲动、缺乏自制力、既自卑又虚荣、喜欢猜疑、报复心强、神经衰弱、充满挫折感……凡此种种，使人们的心理处于失衡状态。以至于有人说："人类进入了心理负重年代。"

　　不健康的心理就像一枚定时炸弹，如果不及时排除掉，便时时威胁着人们的身心健康。现代心理医学研究表明：人的心理活动和人体的生理功能之间存在着内在联系。健康的心理状态可以使人的身体处于最佳状态，反之则会降低或破坏身体的功能，如忧郁、紧张等都有可能使人体的心血管系统、呼吸系统、消化系统等发生一系列的病变，从而直接影响人的健康和寿命，而不良的心理状态还是正常细胞向癌细胞转化的催化剂。如果不能及时有效地处理，心理问题还会导致伤害自己或伤害他人的悲剧出现，严重者甚至会危害社会。

健康的心理对一个人的人生有着至关重要的影响。心理学教授乔治·斯格密指出："如果说人生的成功是珍藏在宝塔顶端的桂冠，那么健康的心理就是握在我们手中的一柄利剑。只有磨砺好这柄利剑，才能一路披荆斩棘，最终夺取成功的桂冠。"健康的心理，是人们事业成功的基础、家庭幸福的根基、人际关系和谐的保证，更是人生美满的护身符。在竞争激烈、纷繁复杂的社会里，每个人都应该了解和掌握一些调节异常心理、重聚心理能量的方法。这样你才能够气定神闲，胸有成竹，成为自己命运的主宰者；这样你才能够披荆斩棘，一路凯歌，成就自己的非凡人生。

正所谓"解铃还须系铃人"，"心病还需心药医"。从心理学理论上讲，一般的心理问题都可以自我调节，每个人都可以用多种形式自我放松，缓和自身的心理压力和排解心理障碍。面对"心病"，关键是你如何去认识它，并以正确的心态去对待它。只要提高自己的心理素质，学会自我心理调节、心理适应，学会自助，每个人都可以在心理疾患发展的某些阶段成为自己的"心理医生"，"对症下药"，把心理问题的危害消除在萌芽状态，避免给自己和他人带来不必要的伤害，为美好的人生打下坚实的基础。

为此，我们推出了这本《心理调节术》。它是一本为面临种种社会压力、处于心理危机、心理困境中的现代人提供解决方案及心理服务的心理解压书。本书针对目前人们的心理现状，剖析了迷茫、倦怠、拖延、恐惧、紧张、焦虑、仇恨、抱怨、偏执、孤独、逃避、悲观、空虚等常见不良心理产生的根源，并结合典型案例，提出了各种简单易行、卓有实效的具体心理调节方法，将各种常见心理问题"一网打尽"。本书教你以正确的心态去认识你自己，提高自身心理素质，及时觉察并发现自身存在的心理问题，纠正不良心理倾向，化解心理危机，从而保持心理平衡，并以健康的心态迎接人生的挑战，做自己心灵的守护者。

愿本书能成为驱散你心中阴云的和风，成为你走向美好人生的法宝。

目录

第十八章 | 开放你的世界，走出孤独围城 ……………… 243
——化解孤独的心理调节术

第十九章 | 赶在疲劳来临之前休息 …………………… 257
——解除疲劳的心理调节术

第二十章 | 远离烦恼，建起一道心理防线 …………… 270
——拒绝烦恼的心理调节术

第二十一章 | 与其"烦忙"，不如走在时间前面 ········· 286
——应对忙碌的心理调节术

第二十二章 | 没有奇迹发生，把自己变成奇迹 ··········· 301
——突破局限的心理调节术

第二十三章 | 为什么幸运的人总是幸运的 ················· 317
——摈弃悲观的心理调节术

第二十四章｜逃避到此为止，为人生建立"无借口区"　335
——终止逃避的心理调节术

第一章

前进失去了方向，奋斗失去了动力

——走出迷茫困境的心理调节术

迷茫是自我意识的深度麻醉

迷茫对于现代人来说已经成为一种常见的心理状态。如果你问起你身边的朋友，现在的工作和生活是否是你所期待的，人生是否有一个目标，目前的事业是否让你有价值感等类似的问题，也许大部分人的答案都是否定的或者是模糊不清的。

实际上，这些回答反映了人在迷茫时的感受。一位心理学家曾如此比喻迷茫心理——"迷茫就是自我意识的深度麻醉"。他解释道：很多人在人生中找不到成就感，每天的生活就像混日子，虽不甘心自己的现状，却无法解释自己因何迷茫，只能在矛盾犹豫中度过，就像醉酒后失去清醒的意识一样。

归根结底，迷茫就是对自我认识的困惑，是自我意识的麻醉。下面有这样一则关于自我意识的小故事：

从前有个解差，押送一名和尚服役，途中解差为避免出现闪失，就每天早晨把所有重要的东西全部清点一遍。他先摸摸包袱，自言自语地说："包袱在。"又摸摸押解和尚的官府文书，告诉自己说："文书在。"然后再摸摸和尚的光头和系在和尚身上的绳子，说道："和尚在。"最后他摸摸自己的脑袋说："我也在。"

解差每天早晨都这样清点一遍，什么都不缺才放心上路。那个和尚把解差的一举一动都看在眼里，突然灵机一动，想出了一个逃跑的好办法。

一天晚上，他们俩照例在一家客栈里住了下来。吃晚饭的时候，和尚一个劲儿地给解差劝酒，最后解差酩酊大醉，躺在床上鼾声如雷。和尚赶快去找了一把剃刀来，三两下把解差的头发剃得干干净净，又解下自己身上的绳子系在解差身上，然后就连夜逃跑了。

第二天早晨，解差酒醒了，他迷迷糊糊地睁开眼睛，就开始例行公事地清点。先摸摸包袱："包袱在。"又摸摸文书："文书在。""和尚……咦，和尚呢？"解差大惊失色。忽然，他看见面前的一面镜子，看见了自己的光头，再摸摸身上系的绳子，就高兴了："嗯，和尚在。"不过，他马上又迷惑不解了："和尚在，那么我跑哪儿去了？"

这个解差迷失了自我，因为他对自我的认知只停留在表面。自我意识对每个人来说是一个"陌生的朋友"，对我们来说它既十分熟悉，又常常令人困惑。它是你"自己手中的东西"，然而我们往往对其熟视无睹。

与这个解差一样，我们也可能丢掉了自我。我们在很多不自觉的时候，被自己或者环境分门别类，归属到某个特定的群体当中。在这个过程中我们也会无意识地削弱自己的个性，迎合那个所属的群体。

这种现象在现今社会越来越普遍，很多涉世未深的人常常会担心自己太过特别，无论是穿着、行动、言谈或者思考模式，他们都期望尽量与自己所属的圈子相符。然而，这种对自我的压抑往往让人陷入心理迷茫。

我国古代思想家老子说："知人者智，自知者明。"这句话明确地指出了认知活动中自我意识、自我监控的重要意义和地位。在心理学上，自我意识是指一个人对自己的认识和评价，其中包括对自己心理倾向、个性心理特征和心理过程的认识与评价。自我意识在个体发展中有十分重要的作用，通过自我意识人们能够正确地评价自己，使自己形成完整的个性。

同时，自我意识是认识外界客观事物的条件。一个人如果还不能认清自己，也无法将自己与周围的人相区别时，他就不可能认识外界客观事物。而且，自我意识是人的自觉性、自控力的前提，对自我教育有巨大的推动作用。一个人意识到自己的长处和短处，有助于发扬优点，规避自己的缺点。自我意识是改造自身主观因素的途径，它使人能不断地自我监督、自我完善。

如果你想排除迷茫对你的困扰，那么你就要先找回清醒的"自己"。你必须要意识到自己是谁，并且清楚什么对于自己是最重要的，这是破除迷茫状态、找到人生方向的前提。

迷茫源自对"自我"的怀疑

"认识你自己"，这是刻在阿波罗神庙的一句著名箴言。从古至今，人类对于自己的认识从未停止过："我是谁"、"我能做什么"、"我的一生会如何"，这些关于"自我"的问题常常伴随人的一生。

自然界充满了多样性，不同种类的生命个体更是千差万别。尽管作为人体构成的基本因素都是相同的，但每一个人绝不与其他人雷同，而是很奇妙地自成一格。然而人们仍然常常怀疑自我，他们不知道正是这种对自我的怀疑导致了迷茫的心理状态。

有一位刚刚走出大学校门的年轻人，出生在一个偏僻的山区，父母都是老实巴交的农民。但他脑子聪明，又刻苦用功，他终于以高分走进了大学，但是随后的大学生活让他感到无趣。

在学校，他比较自己和周围人的衣着打扮、生活用具、谈吐、知识乃至家庭发展状况，得出一个结论：自己和他人一点儿都不一样，自己家乡的一切都不如他人，自己不好意思甚至不配与他们一起谈话、做事。于是，他总是低着头走路，蒙着头睡觉。开始的时候班里、系里组织的文娱、体育活动，他能逃避尽量逃避，不能逃避则"蹲角落"、"排队尾"，他唯一的想法是不进入同学们的视野。他总觉得，别人看他的目光都是挑剔、讽刺、挖苦、嘲笑。后来，他试图改变自己，模仿同学的服饰、说话方式，甚至做事做人的方法。

但是他从小接受的教育和现在的自己完全不同，他知道自己并不是没有理想的人，他不仅对自己的现状很不满意，也不知道自己要变成什么样。这种迷茫的状态使得他看不清前方的路，目标也变得很模糊了，不能充满信心地对未来合理地规划，所以丧失了对时间的敏感和对知识的渴求。他大部分的时间都在迷茫的痛苦中徘徊，那个学期期末考试，他好几科不及格。按照学校规定，应该留级。这对本来心理压力就很重的他来说，无异于伤口撒盐。他得知这一消息后，坐立不安，茶饭不思，当天夜里，他失踪了。最后，人们在学校后面的湖里发现了他的尸体，原来他背着一大口袋石头跳湖自杀了。

一个否定自我的人，竟然因为模仿他人不成功而走向轻生。人一旦怀疑自我，往往就意味着失去了自己的特点和信念。而这样的故事并非个例，心理学家在研究中发现人们很擅长对自己进行"怀疑"，事实上，人们甚至也很难给自己一个准确的定义。人们容易相信一个笼统的、一般性的人格描述特别适合自己，即使这种描述十分空洞，他们仍然认为反映了自己的人格面貌。

曾经就有一个心理学家用一段笼统的、几乎适用于每一个人的表述让大学生判断是否适合自己，虽然这段话空洞笼统，但是绝大多数人却认为这段话对自己刻画得细致入微、准确至极。如果你将下面的这段话对照自己，是否觉得与自己也有几分相似呢？

你很需要别人喜欢并尊重你。你有自我批判的倾向。你有许多可以成为你优势的能力没有发挥出来，同时你也有一些缺点，不过你一般可以克服它们。你与异性交往有些困难，尽管外表上显得很从容，其实你内心焦急不安。你有时怀疑自己所作的决定或所做的事是否正确。你喜欢生活有些变化，厌恶被人限制。你以自己能独立思考而自豪，别人的建议如果没有充分的证据你不会接受。你认为在别人面前过于坦率地表露自己是不明智的。你有时外向、亲切、好交际，而有时则内向、谨慎、沉默。你的有些抱负往往很不现实。

仔细辨别后你也许会发现其实这段话这是适合任何人的，尤其是当你用来衡量自己的时候。

如果你明白了这一点，那么在日常生活中的一些不理解的现象也就迎刃而解了——算命先生的"妙语"与上面的人格描述同样的道理，怀疑自我的人常常喜欢请教算命先生，他们认为算命先生说的"很准"。其实那些求助于算命先生的人本身就对自己感到迷茫，而且情绪处于低落、失意状态，对生活失去控制感。同时，安全感也随之受到影响，心理的依赖性也大大增强，受到来自外部的暗示的可能性就会更强。根据这方面的心理基础，再加上算命先生善于揣摩人的内心感受，稍微能够理解求助者的感受，求助者立刻感到算命先生的确了解自己的全部信息，认可对方的评价。

不难看出，人们无非是自己感到迷茫，才会求助于他人的评价与"指点迷津"。实际上这种迷茫的状态，是因为人们在很多时候无法肯定自己，他们对自我的怀疑恰恰造成了迷茫的状态。

心理专家告诉我们：每个人都有自己的角色和人生，只有当你扮演自己的角色时，你才能拥有快乐而完整的人生。所以，如果你想让自己度过快乐、幸福的人生，就要停止对"自我"的怀疑，坚持自己的人生角色。

都市迷茫族——认同危机

很多人都喜欢在都市生活，人潮涌进大城市的现象已经不再作为新闻而出现。奇怪的是，越来越多在城市中工作的白领们宁愿放弃当下令人"艳羡"的工作，而甘愿到二三线城市去过平淡的生活。

心理学家认为这是因为在快节奏的工作与高压力的生活下，越来越多的人觉得迷茫，认不清自己，也找不到生活的意义。为了摆脱这种状况，有些人索性辞去工作，移居到其他城市，寻找另一种新鲜的生活方式。这种状况被称为都市"白领出逃"。不难发现，身份的认同危机正是白领出逃的最大原因。

这些情况并非空穴来风，通过调查得知，我国社会的中产阶层的认同意识正在下降，甚至比10年前的认同度还低。

认同危机使白领感受到了来自工作和内心的双重焦虑。更进一步说，都市部分白领欲移居外地是白领阶层对未来不确定性恐惧的显现，因为当下的中产阶层面临的道路非常狭窄：要么努力进入高收入群体；要么往下走，返贫为低收入群体。当二者都不可得的时候，"出逃"似乎成了唯一的选择。

认同危机，来自社会上的压力。社会心理学家所罗门·阿希就曾经做过一个"线段实验"：

让5个人围坐着一张桌子，实验者请他们判断线段的长度。每次呈现一组卡片，每组包括两张，一张卡片上有一条垂直线段，称为标准线段；另一张卡片上有三条垂直线段，其中一条与标准线段一样长，另外两条要么长了许多，要么短了许多，要求被试者把那条与标准线段等长的线段挑出来。按理论，每个人都可以轻易地作出正确无误的选择。

当第一组两张卡片呈现后，每个人依次大声地回答自己的判断，所有人意见一致，都作出了正确的选择。然后再呈现第二组，大家又都做了正确的一致回答。就在大家觉得实验单调而无意义时，第三组卡片呈现了，第一位被试者在认真地观察这些线段后，却作出了显然是错误的选择，接着第二、三、四位被试者也做了同样错误的回答。轮到第五位被试者，他感到很为难，左右看看，因为他的感官清楚地告诉他别人都是错的，但是最后，他小声地说出了与别人相同的错误选择。

实验结果显示：有33%的被测试者，会屈服于小组其他人的压力而作出错误的判断，而且可以观察到，被测试者在屈服于群体压力的过程中伴随着激烈的内心冲突，因此这个实验还引发了学术界关于实验中的伦理道德的大争论。

实验表明：有些人情愿追随群体的意见，即使这种意见与他们从自身感觉得来的信息相互抵触。群体压力导致了"白领"们明显的趋同行为，他们被迫接受外界的统一标准，而无法认同自己本来持有的信念。

认同危机如影随行，许多逃离城市的白领们很多又因无法与家乡的小城达成共识，有些人又返回到一线城市工作。

其实心理学家告诉我们，只靠逃离是无法解决问题的，重要的是人一定要认清自己，给自己正确的定位，这样才能不断地提升生存和工作技能，才能够在社会竞争中占有主动权，摆脱迷茫对人生的困扰。

角色失调，让人陷入"适应困境"

人们对社会角色的扮演不会一直顺利，在社会角色的扮演中人常常会遇到矛盾、障碍，甚至遭到失败，陷入到迷茫的心理状态。平常所说的社会角色，就是指与人们的某种社会地位、身份相一致的一整套权利、义务的规范与行为模式；是人们对具有特定身份的人的行为期望。

而角色失调是引发人迷茫的很重要的原因，它常常导致人的行为失常。

角色，原本是戏剧中的词汇，是演员所扮演的人物。在每一场戏剧中都有一些不同的角色，每个角色要表现出自己的特质，才能使戏剧完整而流畅。英国戏剧家莎士比亚在剧本中写道："全世界是一个舞台，所有的男人和女人都是演员，他们各有自己的进口与出口，一个人在一生中扮演许多角色。"后来，社会学家将戏剧中的"角色"概念借用到社会心理学中来，产生了"社会角色"概念。

的确如此，社会就像是一个大舞台，存在着许许多多不同的社会角色，每天都在上演着不同的人生戏剧，而每个人都在扮演自己的角色。

每个人在社会中都是独一无二的角色，这是因为属于你的这个角色身上有能够让你与其他人区分开来的独特气质，这就是心理学家所研究的社会角色。然而一旦一个人遇到了角色失调，就会很难融入自己的"人生戏剧"中。

社会角色也不是一成不变的，随着时间和社会的不断发展，我们会发现我们的作用和行为都会发生很明显的变化。不仅如此，随着社会的不断发展进步，社会结构和社会分工越来越复杂，这样使得人们要同时扮演好几个角色。在同一时刻，一个人兼任着多种角色，当这种角色相互冲突时，就会引发人的角色失调。

英国女王维多利亚是一个公众人物，但是私下她和丈夫阿尔伯特亲王相处时，难免也有一般家庭的争执场面。

有一次，他们夫妇又吵架了，阿尔伯特愤而回到卧室，并且关上了门。事后维多利亚想想，知道是自己理亏，就在房间外敲门，打算向丈夫道歉。

"谁？"维多利亚在敲门后，听到丈夫这样问道。

"英国女王！"

可是屋内没有任何回音。于是，维多利亚又敲了敲门。

"谁呀？"

"我是维多利亚。"

可是对方依旧没有回答。

最后，维多利亚又敲了敲门，然后温柔地说道："对不起，亲爱的，开门好吗？我是你的妻子。"

这次房门从里面打开了。

这只是社会角色失调的一个例子，在社会中，人们往往身兼数职，是办公室的一员，也是家庭的一员，更是社会的一员，我们要扮演很多角色，人的角色是人与人之间形成的一种特定的社会关系。每个人身在这种社会关系的网络中，无论是女王、妻子还是普通市民，人都有其社会角色。

像戏剧中的人物一样，人的社会角色也从来都不可能是一帆风顺的。我们在社会角色的扮演中也常会产生矛盾，遇到障碍，甚至是遭受失败，这就是之前所说的角色的失调。

举个最简单的例子，一位男士，在家中是丈夫、父亲，在学校对于学生是老师，对于其他老师是同事，在其他时间，他还有好多朋友，是医师协会的成员，还是某电大的学员。这样，众多角色就集中在他一个人身上，就构成了一个角色丛。在这个角色丛中，任何一个角色都有一套行为规范，要求角色者去履行，于是这位男士就可能出现顾此失彼的现象。

出现角色冲突时，一个人往往会觉得焦虑、不安或犹豫不决、难以取舍，所以人们在遇到这样的情况时，要保持一个平和的心态，冷静地处理这些复杂的局面，只有这样，才会拥有良好和谐的人际关系和幸福的家庭生活。

每人都会经历四个迷茫期

每个人都有可能在不同时间感受不同程度的迷茫心理，这些心理障碍隐藏在深处，轻易不会显现。通常情况下处于迷茫状态的人，会觉得自己很无助，觉得每天生活的内容都是不断地重复；有的时候想突破这种瓶颈，却无从下手。有的人尝试给自己列了很多计划，结果实际执行的时候，又发现顾此失彼，然后又退回迷茫的状态。

每个人迷茫的原因和感受不同，但是心理学家认为几乎所有现代人都无法避免地会遭遇四个迷茫期。因为多数人都要经历高考、求职、换工作，而这每次的人生变化都会给人的心理带来波动。因此心理学家把职业"迷茫"分为四个时期，在不同的时期，人会表现出很大的差别。

首先，职业"迷茫"的第一个时期是14~22岁，这个阶段的人承担着学生与求职者的双重角色。这个时期主要的疑问是：我是谁？我能做什么？迷茫的主要原因是缺乏自信和社会经验。

其实每个大学生都一样，在从学习中一下子放松下来，面对着完全不同的社会环境，缺少了老师的监督和指导。其中有很多的学生，在学生时代是佼佼者，有很强的精英感，但是随着进入职场，与同样优秀甚至更优秀的人在一起工作，难免会丧失精英感，环境落差的压力增大。

很多人安慰自己，只要过了新鲜期就可以了，但是和公司前辈交流后才知道，就算是工作了几年的人仍然会茫然；或没有职业发展；或是对目前的工作没有兴趣；或是对于目前的薪资不满意。

处在这个迷茫期的人更要学会主动适应环境，调整心态，重新摆正自己的位置，逐渐明确未来的方向和目标的设置。也可以多向前辈咨询一些职业经验，在求职的时候少走弯路，这样可以增加自信和及时得到一些经验。

职业"迷茫"的第二个时期是22~28岁，一般人这个时间已经告别了学生的生活，开始进入工作领域，逐渐了解社会，建立了初步的人际关系网。工作一段时间后，开始重新衡量身边的一切，如工作环境、职业种类、待遇等与自己的"职业梦想"是否匹配。主要疑问是：理想与现实不相符，我是否要重新选择？

工作3~5年后，人就容易逐渐步入"职业塑造"阶段，逐渐熟悉组织文化，了解组织内情，建立初步的人际关系网。经过一段时期后，你的"职业性格特点"就暴露出来了：哪些是你特长的地方，而哪些又是你不足的地方，于是你开始进入"职业塑造"阶段，对职业方向进行合理调整和矫正。

心理学家建议处于这段职场迷茫期的人在这段时间不要轻易跳槽，因为在一个地方工作较长时间，往往能够积累到你一生中宝贵的工作技能和稳定的职业心态，许多人"爱跳槽"的毛病往往都是从这个阶段"稳不住窝"开始养成的，而坚持下来就可以完成"从学习迈向工作"的阶段。所以，不妨先在你工作的相关领域适当地变换一下工作方式，比如在同一个公司内部的不同部门适当进行换岗，这样不仅能拓宽眼界，增添新鲜感，还能测试出你究竟最适合做什么岗位。但是如果你发现你的性格和特长与现有工作偏差太大，那么一定要当机立断马上改行，不要贪恋现有工作薪水多高、环境多好。

职业"迷茫"的第三个时期是28~35岁，这是个人职业发展的重要阶段，因为处于这个阶段的人已积累了较丰富的经验，其才能得到了一定的发挥，正为提升或进入其他职业领域打基础。在这段时间，主要的疑问会变为：为什么这么多年我一直无所成就？

这个迷茫时期的主要原因在于工作中遇到一些挫折，或者对目前工作的状态不满，这时要及时调整心态，可以跟朋友和亲人聊一聊，因为不满完全憋在心中会让人越来越悲观，从而影响职业积极性并间接影响职业发展。

职业"迷茫"的第四个时期是35~45岁，这个阶段的人开始重新衡量所从事事业的价值，是容易发生职业生涯危机的阶段。处在这个时期的人已经不再对金钱特别的注重，开始思考自己人生的价值，比如思考接下去的岁月自己应该做些什么，等等。

这时的迷茫，是因为有了丰富人生阅历的他们对人生的有限与世事的无常有着较深刻的领悟，所以对将来何去何从难以贸然决定。这个时段的人都有自己的想法，有的已经开始回顾以往的职业生涯，要知道，还有10~20年的职业生涯要走，这个时候一般人家庭都已经稳定下来，所以所有事情都要慎重考虑。

不同的迷茫时期有着不同的应对方法，因为人在不同的阶段都会有不同的目标和需求，在职业遇到迷茫时，弄明白自己需要的到底是什么非常重要。这需要冷静的分析和对自己、对形势的客观判断，还要有克服目前暂时困难、争取美好未来的勇气、信心与决心。

悦纳自己，是远离迷茫的良药

心理学家指出，一个成熟而心理健康的人，通常能够做到悦纳自己。悦纳自己才能对"自我"有一个清晰而持续的概念，并且能够做到比较客观地认识自我。倘若一个人缺乏对自己完整地接纳，那么这个人的"自我"的各个部分便是松散的、含混不清的，他也会因此而缺乏生活目标，从而失掉生存的价值感和充实感，很难应付复杂的社会生活。

现实中很多人很难做到接纳自己，他们更喜欢生活在别人的眼光里，他们不懂这样一个道理——同一个事物，在不同的人眼中也会不同。

比如面对不同的几何图形，有人看出了圆的光滑无棱，有人看出了三角形的直线组成，有人看出了半圆的方圆兼济，有人看出了不对称图形独到的美。

同样是在赤壁交战，苏轼看到的是"雄姿英发，羽扇纶巾，谈笑间樯橹灰飞烟灭"；杜牧却想到"东风不与周郎便，铜雀春深锁二乔"。

同是一个甜麦圈，悲观者看见的是一个空洞，而乐观者却品味到了它的味道。

同是"谁解其中味"的《红楼梦》，有人听到了封建制度的丧钟，有人看见了宝黛的深情，有人悟到了曹雪芹的用心良苦，也有人只津津乐道于故事本身。

正是应了苏轼的那句："横看成岭侧成峰，远近高低各不同。"每个人的一生都是一个多棱镜，总是以它变幻莫测的每一面反照生活中的每一个人，所以人们要学会自我接纳。

"自我接纳"是指个体对自身以及自身所具特征所持的一种积极的态度，即能欣然接受自己现实中的状况，不因自身优点而骄傲，也不会因为自己的缺点而自卑。

自我接纳是人健康成长的前提。一个人如果不接纳自己，连自己的问题都不敢正视，那他怎么能引导自己向上？更何况，在生活中，不接纳自己的人常会把很多能量用在自我否认和排斥上，带着那么多对自己的不满、失望，甚至否认和拒绝，又怎么可能成长？

如果感觉接纳自己是个很难的事情，那么不妨按照下面四种方法面对自己、理解自己、接纳自己。

首先，停止与自己对立。

"停止与自己对立"是指停止对自己的不满和批判。不论自认为做了多少不合适的事、有多少不足，从现在起，都停止对自己的挑剔和责备，要学习站在自己这一边，维护自己生命的尊严和价值。

每个人都是独一无二的，为了你自己的唯一性，也应该正确地对待自己。做到心理学家所说的"不论我的现状如何，我选择尊重自己的生命的独特性"。

其次，停止苛求自己。

具体说就是，允许自己犯错误。做错事是不能避免的，人生在世，谁敢说没做过错事？但是要记住一句话："不论做错了什么，我选择从中吸取教训。"否定自己的错误，而不是全部自己，这样才能不断地进步，从而更好地生活。

再次，停止否认或逃避自己的做法。

如果产生了负面情绪，不要去抑制、否认或掩饰它，更不要责备自己，对自己生气。要先坦然地承认并且接纳自己的负面情绪，不论它是沮丧、愤怒、焦虑还是敌意。因为产生负面情绪是很正常的，它提醒你对现状要有所警觉，是改变现状的先决条件。如果一个人不为自己的成绩差而沮丧，他就不会想努力学习；如果一个人不为和别人的矛盾而苦恼，他就不知道自己的人际交往方式需要调节。

所以，不要怕产生负面情绪，也不要否认或逃避。要首先接纳它，然后再想办法解决引起负面情绪的问题。

我们每天都带着情绪生活，不只是正面的，甚至更多的时候是负面的，这时候要注意："不论我产生什么样的负面情绪，我选择积极地正视、关注和体验它，我将从中了解自己的思想和问题，并给以建设性的解决。"

最后，不要过分挑剔。

绝大多数人从小就受到种种有条件的关注或者严格的管束，致使很多人以为只有具备某种条件，如：漂亮的外表、优秀的学习成绩、过人的专长、出色的业绩等，才能获得被自己和他人接纳的资格。

于是，很多人因此背上了自卑的包袱。由于曾经被挑剔，也就逐渐习惯于用挑剔的目光看待自己，越看越觉得无法接受。所以我们要学习做自己的朋友，站在自己这一边，接受并且关心自己的身体和心理状况，不加任何附加条件地接纳自己的一切。

总之，每个来到这个世上的人都被赋予了与众不同的特质，所以每个人都会以独特的方式来与他人互动，进而感动别人。要是你不相信的话，不妨想想：有谁的基因会和你完全相同？有谁的个性会和你一毫不差？所以心理学家告诉我们："走出迷茫的第一步就是接纳自己，做好自己。"

自我价值说明书——为你的人生定向

很多人无法为自己的人生选择一个方向。比如很多刚毕业的年轻人在人生路口上举棋不定，不知道是继续求学深造，还是直接走向工作岗位；是根据自己的兴趣找工作，还是根据自己的专业找工作……

冯龙新的故事就很具有代表性。

冯龙新高考失利，最后选择了一所大专学校的热门专业学习市场营销。但是上了大学才知道，自己选择的这个专业就业困难，即便本科生也很难有竞争力，更不用说自己这样的大专生了。

毕业后，冯龙新和班里大多数同学一样，选择了最容易找的工作。因为形象不错，所以冯龙新进了不错的公司当了前台接待。当时，虽然工资只有1500元，但是工作环境不错，福利也还可以，所以冯龙新也很满意。但是工作时间久了，冯龙新觉得工作内容简单枯燥，根本学不到什么东西。想到未来冯龙新觉得很恐慌，所以工作一年后就离职了。

离职后找了很久也找不到合适的工作，又转行做了电话销售，之后只能辗转不同公司的电话销售岗位。虽然薪资还可以，但是她还是希望能选择一个自己喜欢的工作。只是，她还是很茫然。

冯龙新觉得大学生活是有目标的，但是毕业之后，很多同学就没有目标了，至于以后怎么做也缺乏明确的规划。

这样的例子在生活中不算少见，就在我们身边或者就在我们身上。他们遭遇了挫折或者预见未知的未来便心生沮丧，陷入到迷茫的状态中，迷失了自我。

其实，这些迷茫与踌躇，都是因为没有给自己确立明确的人生目标。当你做好自我价值判断，确立了自己的目标，就不会那么迷茫。

兴趣与爱好并不能完全决定一个人的职业。但是，人们总是习惯于以兴趣作为择业的标准，因为只有自己喜欢的，才能做到最好。

所以，不要在没有做出努力的时候，就把自己打入弱者的地狱，人不是全能的，你没有成功只能说明还没有找到适合自己的路，这时候更应该多给自己一些机会，多做一些不同的尝试。

不妨现在就做个自我说明书，审视一下自己的优点和优势，仔细地看看自己对什么事最擅长、最拿手。

你可以借助经济学的工具SWOT分析法来定位自己。

SWOT分析法又称为态势分析法，它是由旧金山大学的管理学教授于20世纪80年代初提出来的，是一种能够较客观而准确地分析和研究的方法。

SWOT分析可以帮助你检查你的技能、能力、特长、喜好和职业机会。通过它，可以容易地知道自己的个人优势、劣势以及自己所感兴趣的不同职业道路的机会和威胁，如果你能很好地了解自己，便可以根据优缺点来有针对性地建立自己的计划。

SWOT分别代表：strengths（优势）、weaknesses（劣势）、opportunities（机遇）、threats（威胁）。一般来说，对自身进行SWOT分析时，应遵循下面几个步骤：

1. 评估自己的优势和劣势

列出你认为自己所具备的优势，分析这种优势对你的人生选择产生怎的影响。对待你的劣势也是一样，将弱点找到。

2. 找出面临的机会和威胁

列出你感兴趣的人生目标，然后分析完成这些目标你面对的机会和威胁。面对机会我们要主动去寻找，而威胁我们要选择合适的方法去规避。

3. 提纲式地列出今后3～5年内你的人生目标

列出你今后几年内最想实现的目标，比如你希望做出什么样的成果，或者通过努力来达到一个什么样的成绩。将这些目标牢记在心里，警示自己不能随意放弃。

4. 提纲式地列出一份今后3～5年的行动计划

根据你的目标列出每一目标的行动计划，并且详细地说明为了实现每一目标要怎样做，将目标量化到细节，比如你要做的每一件事，何时完成这些事。

借助这个方式，你可以发现自己的优缺点。你可以按照这个分析来适当地提高自己。

比如你觉得自己口才好，表达能力强，那你可以尝试参加某种形式的促销活动，做个促销员，并且努力创下佳绩。再比如你觉得自己文笔好，写作能力强，那你可以尝试写一篇你自己比较擅长的类型的文章，然后寄给某个杂志社或者报刊社，然后期待自己的文字变为铅字的惊喜。诸如此类，你要做的是分析自己的优势，认真分析，然后果断行动。

不喜欢自己的人，不认可自己的现状不是坏事，但是要保证一颗健康的心。心理学家曾说："喜欢并且尊重欣赏我们自己的人，能培养出健康成熟的个性，也能增进与他人相处的能力。"

所以，人不必介意别人的流言蜚语，要坚信自己、执着自我的感悟。用敏锐的视线去接纳自己，用心去聆听、抚摸这个多彩的人生，给自己一个富有个性的回答。

判断你的性格类型，做好生涯规划

通常我们只有自己最懂自己，而同时自己又最难懂自己。著名的爱尔兰戏剧家王尔德曾经说过："那些自称了解自己的人，都是肤浅的人。"这的确是无可争辩的事实，因为对每个人来说，要想完全了解自己，并不是一件容易的事情。

因为"性格与职业"的选择发生错位而导致迷茫，已逐渐成为职场人士越来越面临的严峻问题。性格并无好坏之分，但性格类型与职业类型的匹配度，却决定了事业的成功与否。

了解自己，判断自己的性格类型，才能做好自己的生涯规划。一位职场心理学家说："如果你的工作适合你的性格，那么你就很容易获得成功。"找到适合自己的工作，要先对自己的性格类型做好判断。

美国的约翰·霍兰德是霍普金斯大学心理学教授，美国著名的职业指导专家。他经过研究提出了具有广泛社会影响的"人业互择理论"。他认为人的性格大致可以划分为6种类型，这6种类型分别与6类职业相对应，如果一个人具有某一种性格类型，便易于对这一类职业发生兴趣，从而也适合于从事这种职业。这6种性格分别是：

1. 现实型性格

现实型的人喜欢有规则的具体劳动和需要基本技能的工作。这类职业一般是指熟练的手工业行业和技术工作，通常要运用手工工具或机器进行劳动。这类人往往缺乏社交能力。

现实型的人适于做工匠、农民、技师、工程师、机械师、鱼类和野生动物专家、车工、钳工、电工、报务员、火车司机、机械制图员、电器师、机器修理工、长途公共汽车司机等。

2. 研究型

研究型的人喜欢智力的、抽象的、分析的、推理的、独立的任务。这类职业主要指科学研究和实验方面的工作。这类人往往缺乏领导能力。

3. 艺术型

艺术型的人喜欢通过艺术作品来达到自我表现，爱想象，感情丰富，不顺从，有创造性，能反省。

艺术型的人缺乏办事员的能力，适于做室内装饰专家、摄影家、作家、音乐教师、演员、记者、作曲家、诗人、编剧、雕刻家、漫画家等。

4. 社会型

社会型的人喜欢社会交往，常出席社交场所，关心社会问题，愿为别人服务，对教育活动感兴趣。这类人往往缺乏机械能力。

社会型的人适于做导游、福利机构工作者、社会学者、咨询人员、社会工作者、学校教师、精神卫生工作者、公共保健护士等。

5. 企业型

企业型的人性格外向，爱冒险活动，喜欢担任领导角色，具有支配、劝说和言语技能。这类人往往缺乏科学研究能力。

企业型的人适于做推销员、商品批发员、进货员、福利机构工作者、旅馆经理、广告宣传员、律师、政治家、零售商等。

6. 常规型

传统型的人喜欢系统的有条理的工作任务，具有实际、自控、友善、保守的特点。这类人往往缺乏艺术能力。

传统型的人适于做记账员、银行出纳、成本估算员、核对员、打字员、办公室职员、统计员、计算机操作员、秘书、法庭速记员等。

的确，只单纯的有爱好和兴趣是远远不够的，我们要让自己能够与职业很好的对应。就像很多人都羡慕运动员、演员的风光，但是，要想使自己成为一个运动员或演员，并不是仅靠爱好就能够做到，而且那种职业也未必适合你的性格。所以，我们要从自身的综合条件去考虑，根据性格制订生涯规划才能使自己的行为方式与职业工作相吻合，更好地发挥自己的性格特长，不至于陷入迷茫困境。

摘掉膨胀的人格面具

对现代人的生活来说，人格面具是社会生活和公共生活的基础。"人格面具"是荣格的精神分析理论之一，简称"面具"，表示人格的一个侧面，同时也称作人格或亚人格。人在不同场合通常会使用不同的"面具"。比如在上班的时候使用职业面具，和朋友在一起的时候使用朋友面具，去商场买东西的时候使用顾客面具，在母亲面前使用儿子面具，在妻子面前使用丈夫面具，在孩子面前使用父亲面具，等等。

人格面具对现代人的生活非常重要，它保证了我们能够与其他人和睦相处，为各种社会交际提供了多重可能性，可以说人格面具是社会生活和公共生活的基础。

在荣格眼中，人格面具的作用既可能是有利的，也可能是有害的。一个人过分地热衷和沉湎于自己扮演的角色，这样就容易把自己仅仅认同于自己扮演的角色，人格的其他方面就会受到排斥。受人格面具支配的人就会逐渐与自己的天性相疏远。

而且一个人将会戴什么面具，除了角色和环境的影响之外，别人期望他戴什么面具也是一个非常重要的因素。父母期望我们做好孩子，我们就会成为好孩子；如果父母像对待坏孩子一样对待我们，我们就成了坏孩子。但是有的人暗示性高，容易按别人的期望改变自己；有的人暗示性低，以不变应万变，顽固不化，岿然不动。

暗示性高的人，就可能会因为人格面具而陷入迷茫。当一个人沉迷于"人格面具"——自己所扮演的角色，而过分使人格面具发展到膨胀的地步，那么可能会令其自我部分被"淹没"，感觉生活迷茫，丧失意义感。主要有下面几个原因。

第一，一个人若是过分、刻意地戴着面具去扮演各种角色，就容易迷失自我，这会导致对自己的内心情感和需要缺乏考虑，变得茫然而缺乏独立性。

第二，自己过分沉湎于自己所扮演的角色，就会导致"自我"与"面具"身份的混淆，造成心理的困惑与冲突。

第三，人格面具的过度展现和膨胀，还可能发生心理的扭曲。比如长期从事管理工作的人不仅会对被管理者进行支配、控制和发号施令，而且会将这种做法带入到生活，对家人或者朋友发号施令。

不可否认，人们在生活中需要人格面具，每个人都有一定的双重性，但是"面具"一定要带的适度，而不是任某一个"面具"过分膨胀，而导致失去了自我。

所以，人在社会生活中既要学会戴面具，也要学会摘掉膨胀的人格面具，让自己的各"面具"都处在适度范围。不仅适应现实环境，也要注意留有自己的生活空间。及时进行角色变更，灵活处世，以平和的心态去面对社会和寻找自己的位置，避免心理失衡，让自己的心理处于一个良好的状态之中。

找到理想，就找到了人生的方向

在这个世界上有这样一个现象，那就是"没有目标的人在为有目标的人达到目标"。

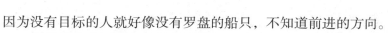

因为没有目标的人就好像没有罗盘的船只，不知道前进的方向。

所以很多人因为无法获得成功而迷茫，但是他们很少去反思自己是不是有一个成熟的理想。有目标未必能够成功，但没有目标的人一定不能成功。博恩·崔西说："成功就是目标的达成，其他都是这句话的注解。"要知道，现实中那些成功人士不是成功了才设定目标，而是设定了目标才成功。

IBM公司的创始人托马斯·约翰·沃森说过："有两种人永远无法超越别人：一种人是只做别人交代的工作，另一种人是做不好别人交代的工作。哪一种情况更令人丧气，实在很难说。总之，他们会成为第一个被裁员的人，或是在同一个单调而卑微的工作岗位上耗费终生的精力。"

沃森先生所指的两种人心中都没有十分明确的目标，所以等待他们的将是卑微的职位或者被裁掉的命运。阿尔伯特·哈伯德是美国著名的出版家和作家，他也曾说过："如果你并不想从工作中获得什么，那么你只能在漫长的职业生涯的道路上无目的地漂流。只有目标在前方召唤，才会有进取的动力。"

在美国，曾经有一个生活在贫民窟的10岁小男孩，他身体非常瘦弱，却在日记里立志长大后要做美国总统。但如何能实现这样宏伟的抱负呢？年纪轻轻的他，经过几天几夜的思索，拟定了这样一系列的连锁目标。

做美国总统首先要做美国州长→要竞选州长必须得到雄厚的财力后盾的支持→要获得财团的支持就一定得融入财团→要融入财团就最好娶一位豪门千金→要娶一位豪门千金必须成为名人→成为名人的快速方法就是做电影明星→做电影明星的前提需要练好身体，练出阳刚之气。

按照这样的规划，他开始一步一步实施他的计划。某日，当他看到著名的体操运动主席库尔后，他相信练健美是强身健体的好点子，因而萌生了练健美的兴趣。他开始刻苦而持之以恒地练习健美，他渴望成为世界上最结实的壮汉。三年后，借着发达的肌肉，一身雕塑似的体魄，他开始成为健美先生。

短短的几年时光，他囊括了欧洲、世界、奥林匹克的健美先生。在22岁时，他踏入了美国好莱坞。在好莱坞，他花费了10年，利用在体育方面的成就，一心表现坚强不屈、百折不挠的硬汉形象。终于，他在演艺界声名鹊起。当他的电影事业如日中天时，女友的家庭在他们相恋9年后，终于接纳了这位"黑脸庄稼人"。他的女友就是赫赫有名的肯尼迪总统的侄女。

婚姻生活恩爱地过去了十几个春秋，他与太太生育了4个孩子，建立了一个"五好"的典型家庭。2003年，年逾57岁的他，告老退出了影坛，转为从政，成功地竞选成为美国加州州长。

他就是阿诺德·施瓦辛格。他的经历让人记住了这样一句话：理想，是不迷茫的航灯。

一个穷小子所处的环境何其恶劣，但是他没有迷茫。施瓦辛格没有被自己的处境吓倒，他，认真规划自己的人生，知道自己要怎么做，最终将"天方夜谭"变成现实。

有一年，一群意气风发的天之骄子从美国哈佛大学毕业了，他们即将开始迎向各自的人生。他们的智力、学历、环境条件都相差无几，在临出校门时，哈佛对他们进行了一次关于人生目标的调查。结果是这样的：27%的人，没有目标；60%的人，目标模糊；10%的人，有清晰但比较短期的目标；3%的人，有清晰而长远的目标。25年后，哈佛再次对这群学生进行了调查。

3%的人，25年间他们朝着一个方向不懈努力，结果大多成为社会各界的成功人士。10%的人，他们的短期目标不断地实现，成为各个领域中的专业人士，大都生活在社会的中上层。60%的人，他们安稳地生活与工作，但都没有什么特别成绩，几乎都生活在社会的中下层。剩下的27%的人，他们的生活没有目标，过得很不如意，并且常常在抱怨他人、抱怨社会，抱怨这个"不肯给他们机会"的世界。

可以看出，坚持理想对于一个人来说，不仅在于能够获得成功，更在于能否让自己生活得快乐。世上普通人居绝大多数，绝大多数人的智力都相差不多，真正的天才与愚人都是极少数。但是，在走过漫长的人生之路后，人与人就变得不同了。根本差别不在于天赋，不在于机遇，而在于心中的追求。也许你的人生总是不能一帆风顺，但是只要在心中种下一粒梦想的种子，就会开出最美丽的花朵。

现代社会在飞速发展，越来越多的人感到迷茫，在人潮涌动的世界中迷失了自己，找不到追求的方向。但是心中有远大的理想，就能决定你的人生航线不会偏离终点。

对你的人生目标坚持不懈

你只有对自己所设立的目标坚持不懈，才会避免迷茫对你的侵扰。因为你对目标的坚持可以帮助你时刻走在人生道路上，你的梦想为你指明方向，激励你不断前进。

探险家约翰·戈达德曾经说过："我总是让心灵先到达梦想中的地方，随后，周身就有了一股神奇的力量；接下来，就只需沿着心灵的召唤前进。"

的确，避免陷入迷茫，就要对自己的人生目标坚持不懈。

当杰拉德斯·图夫特还是一个8岁的小男孩时，一位老师问他："你长大之后想成为怎样的人？"每个人小时候差不多都会被老师问这个问题。他回答说："我想成为一个无所不知的人，想探索自然界所有的奥秘。"

图夫特的父亲是一位工程师，在子承父业的思想下，想让他也成为一名工程师，但是他没有听从。"因为我的父亲关注的事情是别人已经发明的东西，我很想有自己的发现，作出自己的发明。我想了解这个世界运作的道理。"

正是由于这样的渴求，当其他孩子正在玩耍或者在电视机前荒废时光的时候，小小的图夫特却在灯前彻夜读书。"我对于一知半解从来不满足，我想知道事物的所有真相。"他很认真地说。

图夫特坚持自己，没有听从父亲，最后他成为了诺贝尔奖获得者。

他的故事告诫我们——坚持自己的路，你才能在追逐理想的时候不迷茫。

"苹果教父"乔布斯是改变世界的天才，被认为是计算机业界与娱乐业界的标志性人物，同时人们也把他视作麦金塔计算机、iPod、iTunes、iPad、iPhone等知名数字产品的缔造者，这些风靡全球的电子产品，深刻地改变了现代通讯、娱乐乃至生活的方式。但是他也有迷茫的时候，如果不是对自己的目标坚持不懈，他也许不会取得人生的成功。他在一次演讲中如此说道：

我在里德学院读了6个月之后就退学了，但是在18个月以后——我真正的作出退学决定之前，我还经常去学校。我为什么要退学呢？

故事从我出生的时候讲起。我的亲生母亲是一个年轻的、没有结婚的大学毕业生。她决定让别人收养我，她十分想让我被大学毕业生收养。但是我亲生母亲随后发现，我的养母从来没有上过大学，我的养父甚至从没有读过高中。她拒绝签这个收养合同。只是在几个月以后，我的养父母答应她一定要让我上大学，那个时候她才同意。

在17岁那年，我愚蠢地选择了一所几乎和你们斯坦福大学一样贵的学校。我父母还处于蓝领阶层，他们几乎把所有积蓄都花在了我的学费上面。在6个月后，我已经看不到其中的价值所在。但是在这里，我几乎花光了我父母这一辈子的所有积蓄。所以我决定要退学。不能否认，我当时确实非常的害怕，但是现在回头看看，那的确是我这一生中最棒的一个决定。

但是这并不是那么浪漫。我失去了我的宿舍，所以我只能在朋友房间的地板上面睡觉；我去捡5美分的可乐瓶子，仅仅为了填饱肚子；在星期天的晚上，我需要走7英里的路程，穿过这个城市，只是为了能吃上饭——这个星期唯一一顿好一点的饭。但是我喜欢这样。我跟着我的直觉和好奇心走，遇到的很多东西，此后被证明是无价之宝。让我给你们举一个例子吧：

里德学院在那时提供也许是全美最好的美术字课程。在这个大学里面的每个海报、每个抽屉的标签上面全都是漂亮的美术字。我决定去学学怎样写出漂亮的美术字。

当时看起来这些东西在我的生命中好像都没有什么实际应用的可能。但是10年之后，当我们在设计第一台麦金塔电脑的时候，就不是那样了。我把当时我学的那些东西全都设计进了麦金塔，那是第一台使用了漂亮的印刷字体的电脑。如果我当时没有退学，就不会有机会去参加这个我感兴趣的美术字课程，麦金塔就不会有这么多丰富的字体以及赏心悦目的字体间距，那么现在个人电脑就不会有现在这么美妙的字了。当然我在大学的时候，还不可能把从前的点点滴滴串联起来，但是当我10年后回顾这一切的时候，真的豁然开朗了。

你在向前展望的时候不可能将这些片断串联起来，你只能在回顾的时候将点点滴滴串连起来。所以你必须相信这些片断会在你未来的某一天串联起来。你必须要相信某些东西：你的勇气、目的、生命、因缘。这个过程从来没有令我失望，只是让我的生命更加地与众不同而已。

乔布斯的理想和事迹激励着无数的人，帮助他们走出迷茫的困境，向着人生的目标不断地努力。

的确，我们要相信某些东西，要相信我们的生命与众不同。人生总要有理想，而理想正是我们告别迷茫最好的途径。如果你能给自己一个的理想，无异于给自己一个明确的人生方向。

坚持自己的与众不同

职场心理学家说道："习惯迷茫的人常常否定自己身上的特点，而去相信别人的忠告。"的确，很多人原本有着自己的理想，然而却不停地受到别人的影响，他们不仅在生活中茫然无措，甚至让自己的人生之路也变得曲折起来。

丰子恺先生有这样一段文字："有一回我画一个人牵两只羊，画了两根绳子。有一位先生教我：'绳子只要画一根。牵了一只羊，后面的都会跟来。'我恍悟自己阅历太少，后来留心观察，看见果然如此：前头牵了一只羊，后面数十只羊都会跟去。就算走向屠宰场，也没有一只羊肯离群而另觅生路的。

后来看见鸭也如此。赶鸭的人把数百只鸭放在河里，不需用绳子系住，群鸭自能互相追随，聚在一块。上岸的时候，赶鸭的人只要赶上一两只，其余的就会跟了上岸。即使在四通八达的港口，也没有一只鸭肯离群而走自己的路的。"

丰子恺先生的这段话其实深刻地触到了做人的一个原则，跟别人后面走，下场也同别人一样。对于每一个人来说，每个人要有自己的生活，要学会自己拿主意，坚定自己的立场，相信自己的力量，不要因为追赶别人而失去了自己的生活，从而背负了太多的负担。

有一位年老的智者，他有个儿子因为觉得自己长相不佳，所以不愿出门，有一天，智者对儿子说："你和我一起出去。"

他们一大清早就离开家门，年老的智者骑着驴，儿子走在他身边。这时有人就开始议论纷纷。"看看这个人，他骑在驴上休息，却让他可怜的儿子走路。"

第二天，他儿子骑驴，智者在一旁走着。这时又有人说："你们看看这孩子，一点儿教养都没有，自己骑驴，让父亲走路。"

第三天，智者和他的儿子都在走路，他们用绳子牵着驴出门。"瞧瞧这两个傻瓜！他们居然用走的，好像不知道驴子是用来骑的。"那些人又在议论。

第四天，当他们离开家时，两个人都骑在驴子上，那些人大声表达他们的愤怒："真是可怜啊！看看这两个人，他们对这头可怜的驴子丝毫没有同情心！"

于是智者立刻对他的儿子说："你听清楚了吗？不论你做什么，人们总是找得到理由批评你，这就是为什么你不应该担心他们的看法，而应该做你认为对的事，走你自己的路。"

的确，走自己的路是驱赶迷茫的良药。也许在小的时候，每个人都有宏大的理想，但是后来呢？当我们年岁增长到可以去实现自己的理想时，四面八方的压力一涌而至。我们耳边不断萦绕着别人的议论："别做白日梦了"，你的想法"不切实际、愚蠢、幼稚可笑"。在这些议论的连番轰炸之下，你可能就会迷茫了，不知道该朝哪个方向努力。

其实你只需要做自己，走好自己的路。

有一天，一位女教师来到一位整容医师的诊所。这位女教师非常沮丧地对医师说："学校有很多漂亮的老师，朋友也常常嘲笑我，劝我整容。为什么我长得这样平凡呢？医师，你一定要帮我，让我变得和她们一样光彩照人。"这位医生好奇地问道："您对自己的容貌真的感到很不满意吗？"女教师听了，喋喋不休地说了一堆的不满。她对自己的五官都很不满意，认为她的鼻子太长、眼睛不够有神、下巴太软弱、耳朵又像招风耳，这一切都是她所不喜欢的。

医师仔细地望着她，认为她长得并不难看。她的问题就在于她把自己估计得太低。但医师还是动手术稍微改善了她的五官，但只是动了一些小手术，比她所要求的要少很多。

医师对她说："身为一名整容医师，我只能替你动这些手术了。"她似乎很不高兴，她一面打量着镜中的自己，一面以极度控制的声音说道："你并没有对我的脸孔做太大的改变。"

医师说："你的脸孔只需稍作改变，我都已经做了。现在你的脸孔一点毛病也没有了，唯一的问题是你使用脸孔的方式错了，你把它当做是一个面具，用来遮掩你的真实感觉。"

她很伤心地低下头说："我已尽了最大的能力了。"

"我相信你，"医师说，"其实你也不必要和自己过不去，为什么一定要拿别人的优点来折磨自己呢，难道真实的自己不好吗？和自己作对，只会让自己更加痛苦。"

这位女教师听了，开始思考起医师的话来，她觉得很有道理，心想：是啊，我为什么一定要拿别人的优点来折磨我自己呢？我虽然不如她们漂亮，可是学生们却都很喜欢我嘛。

从此，这个老师再也不担心她的脸孔了，她觉得比以前轻松多了。她自认是一名更有人情味的老师了，于是天天开心上班、开心下班，她完全放弃了那个迷茫的自我。

世界上没有完全相同的两个人，这就是人类能够取得各种各样成就的原因。所以没有必要来强迫自己去做不感兴趣的工作，不也要轻易听信任何人的建议，无论他们是"前辈"还是"专家"，因为也许正是他们的"指点迷津"而让你陷入迷茫。

第二章

走出平庸模式，这辈子不能这样过

——找回生活热情的心理调节术

"工作倦怠"正成为社会流行病

在每天的工作中，你是不是经常感觉到下面这样的情况：明明一个小时可以干完的事情有些人要拖完整个上午的时间才开始做？你是不是对于集体的休闲、娱乐、健身等活动一概不感兴趣，还常常瞧不起身边的同事？是不是觉得干什么事情都没劲，提不起兴趣，一到单位就是那些重复而又单调的事情……

如果你的身上有这些现象，你要小心自己是否已经患上工作倦怠了。北京师范大学心理学系教授许燕也认为中国正进入工作倦怠现象高峰期，工作倦怠已成为社会"流行病"。作为职场中的一员，刘先生便是这样的。

刚刚四十出头的刘先生作为一家公司的高级主管，事业、家庭各方面都非常成功。他拥有180平方米的高级住房、5位数的月薪、两辆轿车，妻子贤惠，女儿的学习也非常好。按常理说，他应该感到幸福。可是出人意料的是，他居然因为觉得"活着真没意思"找到心理咨询师。

面对惊讶的心理咨询师，他如此说道：

"现在倒是什么都有了，职位也不低，挣钱也不少，可我好像还没有以前挣钱少、当下级的时候干得高兴。总觉得不舒服，也说不出来哪里不舒服，觉得干什么事情都没劲，提不起兴趣。一到单位就是那些非常熟悉而又单调的事情，烦透了！好像已经这样工作了很长时间一样，干起事来老是提不起精神。看着单位里那些新进来的员工们，心里总想'他们瞎蹦什么，什么也不懂'。"

在这短短的几句话里，刘先生提到"没劲"、"没兴趣"、"没精神"等感受。刘先生的问题是很多上班族曾经或正在遇到的困境。这样的困境被心理学家称为"工作倦怠期"，有的心理学家也称之为"发展停滞"。

心理学家通过研究发现：工作倦怠不是突发的状态，而是一个渐进的过程。刚开始工作的人一般工作热情高、能量充足，但是随着时间的推移，热情不断降低，资源和能量不断消耗，倦怠便开始袭来，到4年左右达到高峰。

其实不仅是中年上班族，对于现在很多的年轻人来说也一样。许多年轻人在工作之余小聚或是聊天时，经常探讨的问题也是面对工作没有激情，他们抱怨公司待遇不好，抱怨领导太狠而且不够包容，抱怨同事之间关系太难相处，抱怨自己不该当时匆忙与公司签约。面对这么多的抱怨，很多人却仅仅是抱怨，很多人还是选择艰难的忍耐：得过且过，每天痛苦地面对工作。

所以，当工作倦怠来袭，我们要对生活激起足够的热情。

有一个叫麦克的年轻人，他的工作是煎汉堡。他每天都很快乐地工作，尤其在煎汉堡的时候，他更是专心致志。许多顾客对他为何如此开心感到不可思议，十分好奇，纷纷问他："煎汉堡的工作环境不好，又是件单调乏味的事，为什么你可以如此愉快地工作并充满热情呢？"

麦克自豪地回答道："在我每次煎汉堡时，我便会想到，如果点这汉堡的人可以吃到一个精心制作的汉堡，他就会很高兴，所以我要好好地煎汉堡，使吃汉堡的人能感受到我带给他们的快乐。看到顾客吃了之后十分满足，并且神情愉快地离开时，我便感到十分高兴，心中觉得仿佛又完成一件重大的工作。因此，我把煎好汉堡当作是我每天工作的一项使命，要尽全力去做好它。"

顾客听了他的回答之后，对他能用这样的工作态度来煎汉堡都感到非常钦佩。他们回去之后，就把这件事情告诉周围的同事、朋友或亲人，一传十、十传百，很多人都喜欢来到这家店吃他煎的汉堡，同时看看"快乐煎汉堡的人"。

顾客纷纷把他们看到的麦克认真、热情的表现反映给公司，公司主管在收到许多顾客的反映后也去了解情况。公司有感于麦克这种热情积极的工作态度，认为值得奖励并给予栽培，没几年，他便升为分区经理了。

麦克把做好每一个汉堡并让顾客吃得开心当作自己的工作使命。对他而言，这是一项有意义的工作，所以他满怀信心、热情地去做。

工作，绝不仅仅是使我们温饱的职业。如果我们对工作的价值放低到如此标准，那一定会对工作产生倦怠、抵触的心理。因为此时我们去工作时就会有这样的想法产生："这是我不得不去做的事，否则我将食不果腹。"于是工作成为令人头痛的负担。如此认识工作的价值实在是太大的误区。

当我们在充满热情的时候从事某项事业时，我们不仅仅是为了达到某个目标而努力，因为追求目标的过程和目标的实现同样使人受益。所以，人需要工作，正如蜜蜂需要采花造蜜一样。人们赞许工作，崇尚工作，工作不仅对自身有好处，而且对他人也有好处。如果你总是糊弄自己的工作，不认真对待它，那么你不仅会在工作上失去很多，而且你的生命也会因此而黯淡许多。

失去热情是对心灵的伤害

失去了对生活的热情，就像是被关进了心灵的监狱。所以，世界上最难攻破的不是那些坚固的城堡和城池，而是自己为自己编织的"心狱"。

不难想象，如果生活失去了热情，那么人生也会变得平庸。

晓湘曾经是大学中的风云人物，她既是班长，有着卓越的领导能力，又是学校文艺部的部长，能歌善舞，还在校外兼职模特，拥有天使般的脸庞和魔鬼般的身材。无论到哪里，晓湘都是众人瞩目的对象，她的大学生活丰富多彩。大学毕业后，同学们都为了前程各奔东西，晓湘的身影也消失在众人的视线中。

5年过后，再次见到晓湘，人们几乎认不出那个曾经美丽热情的女孩，这时的她变得肥胖而臃肿，曾经浪漫闪亮的眼睛已经变得黯然。

事情是这样的，晓湘毕业后便由在某市当局长的父亲安排，进入国税局当了一名公务员。这是一份普通大众所谓的令人艳美的工作，待遇高，福利好，对于刚毕业的大学生来说是怎么也摔不破的金饭碗。

但是，就是在这样毫无生活激情和动力的环境下，晓湘在单位只是嗑瓜子、跟同事聊聊八卦。日复一日，她的热情和理想都被工作的乏味抹平了，而晓湘自己只是麻木而被动地生活着。

如此年轻的女孩子就这样在时间里"退化"，在宽松的工作环境下她失去了进取的动力，没有了目标，满足于现状让她的热情消失殆尽。

其实，每个在职场里拼命挣扎的人，每天都要不停问自己：这是我的理想吗？到底什么工作比较适合我？

美国心理学教授罗伊研究认为，热情是一种精神特质，代表一种积极的精神力量。他提出热情可以弥补一个人20%能力上的缺陷；反之，人只能发挥出全部能力的50%。虽然每个人表达热情的方式和程度有所不同，但热情是人人具有的，如果善加利用，可以转化为巨大的能量。热情可以帮助我们恢复"阳光"心态，走上成功的道路，摆脱平庸模式。

可以说，热情是做事情的重要前提，热情能使你释放出潜意识的巨大力量。在认知的层次，一般人是无法和"天才"竞争。然而，大多数的心理学家都认为，潜意识的力量要比显意识的大得多。诚然，不可能所有的人都可以成为达·芬奇或比尔·盖茨之类的人才，但是，你要相信自己，如果发挥潜意识的力量，即使是个再普通的人也能创造奇迹。

我们不妨通过不断地自我激励，激发兴奋神经，将心理因素转化成工作和生活热情。

卡尔是利物浦一家公司的小职员，他的外号叫"奔跑的鸭子"。因为充满热情的他总像一只笨拙的鸭子一样在办公室飞来飞去，即使是职位比卡尔还低的人都可以支使卡尔去办事。

后来，卡尔被调入了工作难度大的销售部。公司为他的新部门下达了一项任务:必须完成本年度300万美元的销售额。

销售部经理认为这是强人所难，私下里他开始报怨，认为这是老板的无礼要求。但卡尔仍然尽职尽责地拼命工作，到离年终还有半个月的时候，卡尔已经全部完成了他自己的销售额。但是其他人没有卡尔做得好，他们只完成了目标的50%。

由于卡尔的出色表现，他接替那位爱抱怨的经理，成为新一任的销售部经理。"奔跑的鸭子"卡尔在上任后仍然务实尽责地工作。他的行为感动了其他人，在年底的最后一天，他们竟然完成了剩下的50%。

不久，该公司被另一家公司收购。当新公司的董事长第一天来上班时，他亲自点名任命卡尔为这家公司的总经理。

因为在双方商谈收购的过程中，这位董事长多次光临卡尔的公司，这位情绪饱满"奔跑"的卡尔先生给他留下了深刻的印象。

卡尔的成功说明了这样一个道理：如果激发自己的热情就能改变命运，走出平庸，这也是为什么卡尔能获得成功，而其他人依然碌碌无为的原因。

正如哈姆雷特所说，"生或死，这是个问题"，生命同样如此，是绚烂，是颓废，都是自己的选择。是庸庸碌碌虚度一生，最后追悔莫及，还是踏踏实实走好每一步，到生命尽头可以毫不犹豫地说，我无愧于自己的人生。一切的一切，全取决于自己。

总之，失去热情是对心灵的戕害，生活不应成为负担，而是我们发掘美好的宝藏。无论何时都请记住：是你需要热情，而不是热情需要你。

积极竞争，找一个对手盯自己

我们经常觉得生活不如意，你也没有什么前进的动力，如果一直这样下去，你的人生就没有什么指望。面对这种情况，我们要做出改变，这时候不妨找一个竞争对手，把他放在背后"叮"紧自己，不断前行。

积极竞争是指个人与其他人一起活动时，想超过他人的一种心理状态。心理学家称竞争是使人们满怀希望、朝气蓬勃、克服惰性的催化剂。

人总是觉得自己不够强大，走在任何地方都能找到比自己强的人，这时候你也许需要一个强大的对手作为敌人来促使自己进步。一个具有强者心态的人，其基本标志就是有向强者挑战的雄心，无论他做什么，都会找一个竞争对手盯住自己，因为那样可以让自己的速度更快，潜能更有效地发挥。一个人要成就怎样的事业，不单是看他有什么样的朋友，更看他有什么样的敌人，很多时候，敌人是这个世界上对你作用最大的人。

在南方某大城市里，诸多电器经销商经过明争暗斗的激烈市场较量，在彼此付出了很大的代价后，有孙、王两大商家脱颖而出，他们又成为最强劲的竞争对手。

这一年，孙为了增加市场竞争力，采取了极度扩张的经营策略，大量地收购、兼并各类小企业，并在各市县发展连锁店，但由于实际操作中有所失误，造成信贷资金比例过大，经营包袱过重，其市场销售业绩直线下降。

这时，许多业内外人士纷纷提醒王——这是主动出击、一举击败对手、进而独占该市电器市场的最好商机。

王却微微一笑，始终不采纳众人提出的建议。

在孙最危难的时刻，王却出人意料地主动伸出援手，拆借资金帮助孙涉险过关。最终，让孙的经营状况日趋好转，并一直给王的经营施加着压力，迫使王时刻面对着这一强有力的竞争对手。

很多人曾嘲笑王的心慈手软，说他是养虎为患。可王却没有丝毫后悔之意，只是殚精竭虑，四处招纳人才，并以多种方式调动手下的人拼搏进取，一刻也不敢懈怠。

就这样，孙和王在激烈的市场竞争中，既是朋友又是对手，彼此绞尽脑汁地较量，双方各有损失，但各自的收获却都很大。多年后，孙和王都成了当地赫赫有名的商业巨子。

对手，就像你出拳时候的基点，如果前面没有实物，打在空气中的拳既没有力度，也不会提高你出拳的力道。有时候击倒一个对手也许并不难，但没有对手的竞争又是乏味的。强者，应感谢对手时时施加的压力。正是这些压力，化为想方设法战胜困难的动力，进而在激烈的竞争中始终保持着一种危机感。

其实，"对手使自己更加强大"这一法则并不只在人类社会行得通，动物界也给我们提供了例证。

我们常说的一句话是"压力就是动力"，没有压力，人的潜能就会逐步退却，人的动力慢慢消退，生命的机能不断萎缩，最终，人的事业消沉，生活散漫，人生越来越暗淡。

只有注入适当的竞争，在压力中多用心，努力将压力转化为动力，才有可能使生命越来越有活力，激发出更多的人生潜能，最终取得事业的成功。给自己找一个竞争对手，才会避免自己因生活散漫而消沉，才能在成功的路途上越走越远。

人为什么会遭遇"心理衰老"

很多人会遭遇"心理衰老"却不自知，他们常常未老先衰，年纪轻轻心理却非常灰暗，在我们的生活中，常见到一些人的心情常常充满了"灰色"，比如：在公园玩得很开心，可回家后又觉生活单调枯燥而心烦，唉声叹气；与亲友欢聚时热闹欢快，独自一人时又为孤寂而愁眉苦脸；时欢时苦，飘忽不定，着实叫人不可捉摸。不仅使人感到难于相处，也令自己异常难受。其实他们不知道，自己的心理已经过早的"衰老"了。

心理学家把这种心理行为表现称之为"心理老化症"。心理衰老不只见于老年人，也会出现在中年人乃至青年人的身上，这种心理上的未老先衰，更应该引起我们的注意。

心理学家认为，失去热情是让人心理衰老的重要原因。

一个人在他25岁时因为被人陷害，在牢房里待了10年。后来沉冤昭雪，他终于走出了监狱。出狱后，他开始了几年如一日的反复控诉、咒骂："我真不幸，在最年轻有为的时候竟遭受冤屈，在监狱度过本应最美好的一段时光。那样的监狱简直不是人待的地方，狭窄得连转身都困难，唯一的细小窗口里几乎看不到阳光；冬天寒冷难忍，夏天蚊虫叮咬……真不明白，上帝为什么不惩罚那个陷害我的家伙，即使将他千刀万剐，也难解我心头之恨啊！"

75岁那年，在贫病交加中，他终于卧床不起。弥留之际，牧师来到他的床边："可怜的孩子，去天堂之前，忏悔你在人世间的一切罪恶吧……"

牧师的话音刚落，病床上的他声嘶力竭地叫喊起来："我没有什么需要忏悔，我需要的是诅咒，诅咒那些造成我不幸命运的人……"

牧师问："你因受冤屈在监狱待了多少年？离开监狱后又生活了多少年？"他恶狠狠地将数字告诉了牧师。

牧师长叹了一口气："可怜的人，你真是世上最不幸的人，对你的不幸，我真的感到万分同情和悲痛！他人囚禁了你区区10年，而当你走出监牢本应获取永久自由的时候，你却用心底里的仇恨、抱怨、诅咒囚禁了自己整整40年！"

这个人失去了对生活的热情，所以就陷入了一生抱怨中。在他出狱的时候年纪刚刚35岁，但是他的心理早已衰老不堪，激不起任何热情了。

一个平庸的人是不敢挑战自我的，他只能懦弱或是抱怨地活着。之所以很多人会一生碌碌无为，最关键的就在于无法激起自己挑战困境的勇气和决心，不能超越自我，所以心理衰老就会"来袭"。

在很多情况下，我们必须经受一些苦难才能实现梦想。可是，接受这样的人生哲学简直是让人左右为难。一方面，我们来到世上，拥有成功所需要的一切本领和技能；另一方面，这种要受苦的心理会导致我们无法充分施展和利用自己的天赋，让我们的心变得麻木，迅速衰老。

心理学家发现心理衰老有着外在的表现。

（1）效率降低。记忆力明显下降，好忘事。习惯性地拖延和犹豫，做一件事总要磨磨蹭蹭。

（2）竞争意识淡薄。对事业没有创新思维，常感到空虚乏味，对工作越来越感到力不从心。

（3）缺乏生活热情，更无创造力和事业心可言，甚至有"活够了"的念头。一个人独处时，常常会长吁短叹，与世无争。

（4）没有激情，情绪低落：对任何事情都提不起兴趣。

（5）松散懒惰，精神不振：常感到精力不支，喜欢安静，不喜欢参加活动。尤其是不喜欢见到陌生人，常找借口逃避与人交往的环境。

（6）感情脆弱，容易提及往事。

（7）处理问题情绪化。生活中越来越容易感情用事，听不进别人意见，不冷静，容易发怒。

（8）疑心重。怕有飞来横祸殃及自身，尤其对自己的疾病所忧更甚，常将普通疾病疑为癌肿，等等。

（9）情绪很敏感，常因些小事而与人争吵不休，或因自己看不惯的人和事而耿耿于怀。

如果你发现自己有这些表现的话，那么说明你的心理已经衰老了。其实，浮生如梦的消极人生态度，容易导致心理老化。每个人都应该有一种理想追求和生活目标的热情，这样才不会感到生活贫乏苍白，枯萎乏味。

"心理饱和"，使人陷入平庸泥潭

很多人总被困扰着，为什么每天一直都在忙碌中度过，却发现自己还是"平庸无为"？在生活中不难发现，有时到超市买东西，回到家一清点发现有一些是可有可无的，连自己都不知道为何会买这些小东西；我们本来对某个人没有什么印象，等过了一段时间后却觉得他面目可憎；早晨到了办公室，本来精力充沛、心情愉快，过了一会儿却变得烦得难以承受，这说明我们的心理饱和了。

有个美国商人去印第安人的居住地旅游，他见那里的编织草帽很漂亮，于是问道："买一顶多少钱？"对方回答："10元。""如果我买100顶同样的草帽呢？""每顶20元。""为什么我批量买反而更贵呢？""做一项我们感到很新鲜，做10顶我们要耐着性子，而要做100顶相同的草帽，我们将要怎样强忍着性子！"

正是这种心理饱和导致这桩生意"流产"。

"饱和"一词系化学术语，将溶质加入水中，当它不能再溶解时，叫作"饱和"。可是很多人不知道，人的心理也会饱和。"心理饱和"是指心理的承受力到了不能再承受的程度。如：卓别林在《摩登时代》中扮演一名工人，成天做着"拧螺丝"的活，干久了，他看见过路女人胸前的一对纽扣，也用扳手去拧。又如：一位领导参加书法大展，工作人员请他题字，他信手写下"同意"二字。这虽属笑话，却也是心理饱和的典型例子。

心理饱和现象在生活中几乎随处可见，多为负面效应。比如，老师布置100道数学题，学生开始做作业时动作快，做得也正确，但到后来，速度越来越慢了，还常出差错，同时出现厌烦情绪。就是因为出现心理饱和，说句通俗易懂的话，就是他们做腻烦了。

有一个商人去医院看病，却说不清自己有什么不适。医生给他做了彻底的检查，结果找不到这个商人有任何毛病，于是这人再去医生处做进一步查询。经过一段轻松的谈话后，医生就对他说："我有一个好消息要告诉你，你的体格检验完全正常，我不用在你的病历卡上写任何东西。"

商人听了并不显得高兴，他说："医生，我从早晨起床到晚上睡觉，没有一刻不觉得疲倦。"这时，医生才意识到他的病人患的是"厌烦病"，而不是一般的身体不适。于是医生就开始指出这个商人所拥有的一切：兴隆的生意、舒适的家庭、漂亮的妻子、可爱的孩子和其他能用金钱买到的许多东西。但这个商人听了以后却说："让别人把这些东西都拿去吧，我对这些简直烦透了。"

为什么会出现这种现象呢？难道患这种病的人大多不是生活一帆风顺的人吗？难道他们不是处于别人不能奢望的"顺境"之中吗？

以上这些情况都很容易让人感觉筋疲力尽。这种筋疲力尽与平时所言的疲劳不同，它不是经过一段时间的休息就可以恢复的，他的心理已经"饱和"了。

心理饱和常常让人陷入平庸泥潭，给人的内心带来伤害。每个人的一生，或是平庸，或是卓越，都是每个人选择的结果。如果一个人没有理想和积极的事业心，那就只能庸庸碌碌地度过一生。在实际生活中，不乏一些聪明人，很能干，也很自信，但最终却无所作为，直至陷入平庸。

有人可能要说，世界上还是平凡人多，哪有这么多成功人士？但是，人可以平凡，不能平庸。只要不甘平庸，即使再平凡的岗位，也能成就不凡的事业。

比如下面这个故事：

有一次，英国游客迈克到美国观光，导游说西雅图有个很特殊的鱼市场，在那里买鱼是一种享受。和杰克同行的朋友听了，都觉得非常好奇，想知道有什么特殊性。

迈克说，有一天，天气不是很好，迈克去买鱼，但是却发现市场并无刺鼻的鱼腥味，迎面而来的是鱼贩们欢快的笑声。他们面带笑容，像合作无间的棒球队员，让冰冻的鱼像棒球一样，在空中飞来飞去，大家互相唱和："啊，5条鱼飞到明尼苏达去了。""8只螃蟹飞到堪萨斯。"这是多么和谐的生活，充满乐趣和欢笑。

迈克问当地的鱼贩："你们在这种环境下工作，为什么能保持愉快的心情呢？"

鱼贩说，事实上，几年前的这个鱼市场本来也是一个没有生气的地方，大家整天抱怨，后来，大家认为与其每天抱怨沉重的工作，不如改变工作的品质。于是，他们不再抱怨生活本身，而是把卖鱼当成一种艺术。再后来，一个创意接着一个创意，一串笑声接着另一串笑声，他们生活得快乐无比。

心理饱和就像阴影一样在人们心头，让人陷入平庸的泥潭。应对心理饱和，我们需要热情的刺激。热情完全不是想象的那么复杂，热情可以说是世界上最单纯的东西。

试想一下，只要你能保持着热情，积极地追寻自己的人生目标，为自己的工作创造乐趣，如此加大心的容量，那么你的心理还会"饱和"吗？

追求卓越是每个人的生命要求

在同样的一个社会，一些人成就大业，一些人取得小成功，一些人一蹶不振。不少人为了一个远大的目标，能经受长年累月的奋斗考验，作长期的努力，也有不少人虽然向往成功，却经受不起几次挫折便向困难投降。你的需要是什么？产生的内在动力是强还是弱？一匹小马达，也许可以带动一辆小拖车，但绝对带动不了一列火车。

追求卓越是每个人的生命要求，是避免人陷入平庸的不二选择。追求卓越也是每个人改变自己命运的基本要素，因为人只有追求卓越的心态，才会真正成为一个卓越的人。

世界在不断的变迁，总有很多难以预料的变化。想想我们中学或大学毕业的同学，几年之后，他们境况如何？从中我们又能有何启示？我们不止一次地看见当初有些人很优秀，他们考上了大学，有的还上了名牌大学，而有的人屡试不中，被拒于大学校门之外。但是一些年之后，是不是学习好的人就一定过的好呢？显然不是。当同学重聚，你也许就会发现，有些当初的落榜者干出了点名堂，他们做起了自己的买卖，当起了老板。而那些昔日的优秀者，有的也只是平平常常，悠闲自在，每月守着没几个钱的死工资，混点事做。

这种类似的情况在生活中实在是不鲜见，两者为何有这么大的区别呢？那是因为：前者永远不满足自己的现状，拼命改变自己的命运，所以他们能不断有所长进。后者则以为自己很优秀，很了不起，什么都不用愁了，忘了居安思危，失去了进取之心，所以一直原地踏步，甚至被人遗忘。

在竞争如此激烈的现代社会，必须要求自己不断的进步，要知道原地踏步就是退步。因为他人都在前行，而你静止不动，参照起来，便验证了"不进则退"这句话的正确性。

有一个人在19岁那年独自一人带着6个窝窝头，骑着一辆破自行车，从小山村到离家80公里外的城里去谋生。

他好不容易在建筑工地上找到了一份打杂的活。一天的工钱是17元，这对他而言只够吃饭，但他还是想尽办法每天省下1元钱接济家人。

靠着比别人的付出更多，他初步站稳了脚跟。之后，他想继续寻求新的发展。他认为：要在新单位站稳脚跟，就得更多地得到大家的认可，甚至成为单位不可缺少的人。

他便将自己的特长运用到工作的各个方面。对工地上的所有问题，他都抱着一种主人公的心态去处理。夜班工友有随地小便的习惯，怎么说都没有用，他想尽办法让大家文明如厕；一个工友性格暴躁，喝酒后与承包方要拼命，他想办法平息矛盾，做到使双方都满意。别看这些都是小事，但领导都看在眼里。慢慢地，他成了领导的左膀右臂。

由于他经常主动思考，终于等来了一个创业的良机。有一天，工地领导告诉他，公司本来承包了一个工程，但由于某些原因，难度太大，决定放弃。

作为一个凡事都爱想办法的人，他力劝领导别放弃。领导看他充满热情，突然说了一句话："这个项目我没有把握做好。如果你看得准，可以由你牵头来做，我可以为你提供帮助。"

他几乎不敢相信自己的耳朵：这不是给自己提供了一个可以自行创业的绝好机会吗？他毫不犹豫地接下了这个项目，然后信心百倍地干了起来。

这个人用不懈的进取精神不断地想办法解决难题，终于出色地完成了这个项目。他现在不仅拥有当地最大的建筑队，还是内蒙古最大的草业经营者之一，每年有1万多户农民给他的企业提供玉米、草等饲料。

拥有了巨额财富的他，在贫困的家乡建起了一个全世界最大的金霉素生产厂，其生产量占全球的1/4，很多父老乡亲跟着他走上了脱贫致富的道路。

这位创造了奇迹的人叫王东晓，是金河集团的董事长。其实，我们每个人都在不断追求卓越、拒绝平庸的过程中，但是一些人只是想想，看见有障碍就放弃，而一些人积极应对生活带给他的苦难，从此真正走上卓越的道路。

拿破仑曾鼓励士兵："不想当将军的士兵不是好士兵。"为什么我们可以选择更好生活的时候，却总是选择了平庸呢？为什么我们可在职场中纵横驰骋的时候，却总是原地踏步，徘徊不前呢？因为追求卓越的理念还没有深入我们的内心，只有将追求卓越的理念时刻放在心头，你才能披荆斩棘，走向成功的殿堂。

的确，追求卓越是每个人的愿望。在人类文明的发展过程中，追求卓越始终是我们持久的动力和永恒的目标。碌碌无为的生活，会使人的精神和意志常常处于麻木的状态。只有不甘于平庸，不满足于现状，才会让我们过上精彩充实的生活。

强化成就动机，定向你的人生

我们不难见到，这个世界上有很多平庸的人：一辈子一事无成，只满足于过一种温饱无忧的生活。找到了一份稳定的工作，终其一生总是拿微薄的薪水，每天总是做着简单而重复的事情。究其原因我们不难发现，这些人的身上都找不到强烈的成就动机。

成就动机，是人追求自认为重要的有价值的工作，并使之达到完美状态的动机。

成就动机指个体在完成某种任务时力图取得成功的动机。成就动机对个人的发展和社会的进步都具有非常重要的作用，所以我们要激起自己的成就动机，因为它就像一架强大的"发动机"那样，激励人们努力向上，在前进道路上取得一个又一个的成就。

成就动机强的人，为了取得事业的成功，乐意与人合作，特别乐于与学有所成、富有才识的人交往；在与人交往中首先会明确告诉对方与之交往的目的，毫不隐讳地向对方提出自己的希望和要求，从而达到追求成功的愿望，满足自我发展。

小周现在是一所师范学院公共英语课的老师。早在大学期间，她为了有朝一日能留校，就勤奋学习、锻炼口才、努力充实自己。同时，她积极处理与各位院领导以及任课教授的关系。周末时，总不忘给教授们打电话问候一声；逢年过节，总不忘拎着礼品看望各位领导。学校老师对她的印象不错，她很快进了院学生会。在学生会，她继续自己一贯的表现，受到了大家的好评。领导非常器重她，把她当作重点培养。毕业那年，由于领导的大力推荐，她终于如愿以偿。

从心理学的角度分析，小周的行为并不为过。她的交际动机不乏广结朋友的动因，但更多的是受到了成就动机的影响，结果她也收到了预期的效果。心理学家认为，动机影响行为，有成就动机的驱动，就有成功的可能。

麦克莱兰为了测量人的成就欲望的高低，运用了主题统觉检查法，即TAT法。如将3～6张图画逐一拿给被试者看，然后让被试者根据画面展开联想，编成故事。他要求被试者讲述如下内容：画中的人物是谁，他在干什么，在此之前发生过什么事情；画中人物考虑过什么，有何愿望；今后将会发生什么事情。通过分析被试者编造的故事，看其是否包含着麦克莱兰所需要了解的问题，如是否有为了实现目标而进行奋斗的愿望，并据此来判断被试者成就动机的强弱。

实验结果表明，成就动机强的人，在学习中能够不断进步，而成就动机弱的人，则没有取得明显的进步。

一个明确的目标便能强化自己的成就动机，可以指引我们朝着成功的正确方向去努力。目标让人产生活力，目标也能激发效率，心理学家称，目标决定人生的走向。

汤姆原来只是美国一家软件公司的普通职员。从他大学刚毕业走进公司的第一天起，就为自己制订下了一个目标：用两年的时间当上部门经理。从那天起，"部门经理"就像一面旗帜，他没有一天不按部门经理的标准要求自己。目标真是一个奇妙的东西，它使汤姆每天都被工作的疯狂激情驱使着，虽然这样工作起来有些累，但劳累过后，看着自己的工作业绩，他便体会到生活的幸福。

不到一年，他就被提拔到了主管的岗位。他工作起来更加努力了，因为有了目标，他感觉不到工作的劳累，相反把它当做一种享受。之后，当上主管不到半年的时间里，就被提升为部门经理，成了公司里提拔最快的且最年轻的经理。

汤姆为什么能从普通职员迅速升至主管继而又升任为部门经理？这就是他用强烈的成就动机随时激励自己的缘故。

正如麦克莱兰的研究发现，具有强烈的成就需求的人渴望将自己所做的事情做得更完美。而且高成就动机可以提高人的工作效率，获得更大的成功，他们追求在争取成功的过程中克服困难、解决难题、努力奋斗的乐趣，以及成功之后的个人的成就感。

如何才能培养和激发成就动机呢？

（1）要坚持自我修养和完善。由于人的需要是多层次的，因此人的动机也有等级性。成就动机的最高等级是信念和理想。每个人都必须树立坚定的信念和崇高的理想，并以此来激发自我的成就动机，支配自己的一切行为。培养和激发成就动机，必须从这个根本问题开始。

（2）要拓宽视野，博采众长，不断充实和丰富自己。我们不能拘囿在狭小的天地里，将自己变成孤陋寡闻的井底之蛙。卓有成就的人，除了有高度的修养外，还必须具有渊博的知识和极强的能力。要成为这样的人，就必须努力学习、多方交际。通过学习尽可能多地掌握新的知识，改善自己的知识结构，通过横向、纵向多方位联系方式，同各种人交际，从别人那里获得丰富的有价值的信息，改变自己陈旧的观念。开阔视野、掌握自己、发展自己，这样就能激发成就动机。

（3）创造有利于激励自己奋发向上的交际环境。环境对人成就的影响是不可忽视的，有的能给人以奋发向上的力量，有的则会使人萎靡不振。良好的环境就像一座熔炉，可以融合人的动机，具有巨大的吸引力；环境不好会引起人的惰性，中断新的追求。如果能同目标远大、知识丰富的人交际，就会取人之长，补己之短，不断强化自己的成就动机，造就崇高、慷慨、睿智的美好人格，事业的成就就大有希望。

追求卓越像一块坚强厚重的磨刀石，它会砥砺你，把你的工作带到更完美的境界。也许十全十美永远难以企及，但是，只要你是在不停地追求，你就不会在原来的起点原地踏步。努力去追求卓越，就是不满足于现有的成就。追求卓越的人以批判的态度来审视自己，把他们现在的地位和他所期待的状况进行比较，并因此激励自己不断努力。

总之，有多强的成就动机，就会有多大的人生动力。要想拥有一个成功的人生，我们就要强化自己的成就动机，在它的激励下不断前进。

多一点审美的眼光看生活

人生有快乐时，也有烦恼时。生活中，每个人都会有快乐的体验，也会有烦恼的体验，不同的是，有的人快乐多于烦恼，有的人烦恼多于快乐。

美国著名的社会心理学家马斯洛曾说："心若改变，你的态度跟着改变；态度改变，你的习惯跟着改变；习惯改变，你的性格跟着改变；性格改变，你的命运跟着改变。"换言之：你拥有一个怎样的心态，就会拥有一个怎样的人生。所以人如果以审美的眼光看待生活，那么就会收获来自生活的情趣，找回生活的热情。

一个拥有阳光心态的人不是没有烦恼，而是善于排解烦恼，化消极心态为积极心态，尽可能保持乐观的心情。心情乐观开朗，那么他在这段时间里可能是很积极的，不管在工作中还是在生活上，都能很好地完成任务。这类人在这段时间里自我价值的实现也就相对比较多，自我价值实现得越多，自我肯定的成就感也就越多，这样就能拥有一个好的心情，形成一个良性循环。

而一个心中布满阴霾、没有阳光的人并不是命运不好、境遇不好，只是自己的心态不好，即使最快乐的事到了他那里也会变成烦恼，这样的人心情悲观、抑郁，整天愁眉苦脸地面对生活，不管做什么事情都不积极，导致错误百出，而且还可能经常对别人发脾气，甚至不愿意配合别人的工作，人际关系相当紧张。结果，他的自我价值实现变得越来越少，自我否定的因素不断增加，从而使心情更加消极抑郁，形成一个恶性循环。

因此我们常常会听到别人说，审美的眼光会创造阳光的人生，而消极的心态则让人生布满阴霾；积极的心态是成功的源泉，是生命的阳光和温暖，而消极的心态是失败的开始，是生命的无形杀手。

刘小川是一个穷女大学生。一个男生喜欢她，同时也喜欢另一个家境很好的女生。在他眼里，她们都很优秀，他不知道应该选谁做妻子。有一次，他来到刘小川家，她的房间非常简陋，没什么像样的家具。但当他走到窗前时，发现窗台上放了一瓶花——瓶子只是一个普通的水杯，花是在田野里采来的野花。

就在那一瞬，他下定了决心，选择刘小川作为自己的终身伴侣。促使他下这个决心的理由很简单，因为在他看来，刘小川虽然穷，却是个懂得如何生活的人，将来无论他们遇到什么困难，他相信她都不会失去对生活的信心。

张馨喜欢时尚，经常爱穿与众不同的衣服。她是被别人羡慕的白领，但她却很少买特别高档的时装。她找了一个手艺不错的裁缝，自己到布店买一些不算贵但非常别致的料子，自己设计衣服的样式。在一次清理旧东西时，一床旧的缎子被面引起了她的兴趣——这么漂亮的被面扔了怪可惜的，不如将它送到裁缝那里做一件中式时装。想不到效果出奇的好，她的"中式情结"由此一发而不可收：她用小碎花的旧被套做了一件立领带盘扣的风衣；她买了一块红缎子稍作加工，就让她那件平淡无奇的黑长裙大为出彩……

在我们的日常生活中，还有很多像刘小川、张馨这样懂得生活艺术的人，这些人总是很懂得在平凡的生活细节中拣拾生活的情趣。亨利·梭罗说过："我们来到这个世上，就有理由享受生活的快乐。"在现如今的社会里，我们经常进入的一个误区就是：只要有了钱才可能会快乐，其实，享受生活并不需要太多的物质支持，因为无论是穷人还是富人，他们在对幸福的感受方面并没有很大的区别。

刘明琪是个普通的职员，过着很平淡的日子。她常和同事说笑："如果我将来有了钱……"同事以为她一定会说买房子、买车子，而她的回答是："我就每天买一束鲜花回家！"不是她现在买不起，而是觉得按她目前的收入，到花店买花有些奢侈。有一天她走过人行天桥，看见一个乡下人在卖花，他身边的塑料桶里放着好几把康乃馨，她不由得停了下来。这些花一把才开价5元钱，如果是在花店，起码要15元，她毫不犹豫地掏钱买了一把。这把从天桥上买回来的康乃馨，在她的精心呵护下开了一个月。每隔两三天，她就为花换一次水，再放一粒维生素C，据说这样可以让鲜花开放的时间更长一些。每当她和孩子一起做这一切的时候，都觉得特别开心。

生活中原本有许多我们没有发现的美妙东西，只是因为我们的脚步太匆忙、太浮躁了，没有好好去品味那些细枝末节背后所蕴含的美好的真意。其实，只要你肯打开心灵的眼睛，用一种平静的心态去欣赏生活、感受生活，你就会发现生命中充满了精彩和快乐。

如果想要生活中不是充满灰色的单调，心理学家建议我们要对生活有着审美的阳光。在一个对生活充满好奇的人看来，生活是一处看不厌的风景。对于一个心灵丰富、善于感受生活的人来说，生活永远是充满了新奇，而不是枯燥。

用积极心态应对"情绪耗竭"

一个人认为自己所有的情绪资源都已经耗尽的时候，心理学家称之为情绪衰竭。这种情绪表现为对工作缺乏冲动，有挫折感、紧张感，甚至害怕工作。

很多刚刚毕业的人，在学校里安逸惯了，走向社会，很容易就出现不能适应的问题。于是，很多好的工作机会放在眼前，就因为怕苦怕累而放弃了。如果真的因为不想吃苦而找到了相对安逸的工作，那么时间长了，你就会发现，自己原来的满腔斗志已经不见了，取而代之的是对于享受的进一步期盼。要是一直这样下去，我们就再也不会有凌云壮志的感慨了，也不会有奋发图强的激情热血。这个时候，我们就被周围的环境完全同化了，那些好的情绪也耗竭了。

对生活充满热情的人，就像具有无限的力量。威廉·费尔波，是耶鲁最著名而且最受欢迎的教授之一。他写了一本极富启示性的书，名为《工作的兴奋》，他在书中如此写道："对我来说，教书凌驾于一切技术或职业之上。我爱好教书，正如画家爱好绘画，歌手爱好歌唱，诗人爱好写诗一样。每天起床之前，我就兴奋地想着有关学生的事……人在一生中之所以能够成功，最重要的因素就是对自己每天的工作充满热情。"

爱德华·亚皮尔顿，是一位伟大的物理学家，他曾协助发明了雷达和无线电报，并获得了诺贝尔奖。他曾说过一句具有启发性的话："一个人想在科学研究上有所成就的话，热忱的态度远比专门知识来得重要。"

所以，要想保持心态年轻，就要积极应对情绪耗竭。我们时刻需要对生活充满热情，为了帮助自己获得积极的情绪，你可以通过这些途径：

1. 保持笑容

如果你的笑容少了，那么检视一下自己，是否对某些发生的事情看得过于认真了。其实我们都有这样的经验，过了一段时间去回忆以前发生的不愉快的往事，似乎没有多少是值得我们铭记不忘的，所以对过去和现在，有一笑了之的心态很重要。

2. 保持幻想

对未知的人和事物保持幻想，不仅让我们体验到丰富多彩、妙趣横生的境界，幻想还会给我们带来激励，在生活中表现得富有创造精神，它是心理健康的一部分内容。

3. 听其自然

我们不必为偶然的冲动责备自己，相反，这证明自己是个率真的人。当我们常常教育孩子"别乱动"、"小心点"时，你要小心自己，可能正在对孩子灌输对未知世界的恐惧，同时正在夺去他们的好奇心。

4. 承认现实

尽管我们有了一些能力去支配一些东西，也有了一些能力去改变一些环境，但我们不可能要求事事遂心。

5. 建立信任

如果你对周围的人总是表情冷淡，这可能意味着你本能的信任和直觉已经受到不信任的腐蚀。这种不信任是引起你内心矛盾痛苦之源。只要你是坦诚的，对方那颗跃跃欲试的心也会感受到你的淳朴心怀。

总之，积极的心态是我们应对"情绪耗竭"的最有效武器。用积极的头脑和心态来武装自己吧，让自己的内心充盈着热情，随时准备为自己的梦想而奋斗。

用创意为枯燥的生活拓荒

生活中常听到有人叹息："一天又过去了，生活真没劲。"这种对于自己的人生目标毫无概念，无法体会人生真正快乐的人，不论物质生活多么富裕，他们的精神世界都是枯燥的。他们常常为了打发单调的时光，长时间地看电视或者上网，甚至到酒吧、夜场追求感官的刺激。

我们的生活可以很平凡、很简单，但只要我们仔细用心去体味，去感受，就能够发现生活背后的情趣。比如，小孩子通常能够发现生活中的细节，并且会问一些让成人感觉"可笑"的问题，其实这正是因为小孩子能够发现生活中的兴趣所在。

在一节英文课上，一位叫布雷德的中学教师给每位同学发了一张字条，字条上列出了由其他同学写的各种想法和陈述。然后，他要求班里的每个人都要以其中某一句话为依据写一篇作文。17岁的女孩对很多事情都非常疑惑不解，所以她选择的那句话是："我不明白为什么事物都是现在这个样？"

交上作文之后，她非常担心作业过不了关。因为她根本没有回答"我不明白为什么事物都是现在这个样子"这个问题，她也找不到答案。

第二天，布雷德先生让她到讲台上把自己的作文念给全班同学听。教室里非常安静。

爸爸、妈妈，为什么事物都是现在这个样子？

妈妈，为什么玫瑰花是红色的呢？

妈妈，为什么草是青的、天是蓝的？

爸爸，为什么我不能在你的工具箱里玩耍？

为什么我必须苗条得骨瘦如柴？

老师，为什么我一定要读书？

女孩提出了一连串朴实幼稚却又发人深省的问题。是啊，为什么玫瑰是红色的呢？你给自己时间考虑过这样的问题吗？你的生命是否在这样的问题轮回中不知不觉地滑过，而你却在一些所谓的人生大事上纠缠不清？

我们的生活可以很平凡，很简单，但是不可以缺少情趣。一个懂得生活的人能够用创意为略显枯燥的生活拓荒，为平淡的生活加点料。心理学家推荐了下面这些做法：

1. 可以练练书法，让自己气定神闲

生活中练习书法，可以陶冶性情。汉字在漫长的演变发展历史长河中，一方面起着思想交流、文化继承等重要的社会作用；另一方面它本身又形成了一种独特的艺术，可以供人欣赏。从养生的角度来说，书法还有着不可忽视的养心保健功能。

现代城市人，生活节奏快，工作压力大，动静结合的书法艺术恰恰是他们较为理想的放松之道。书法是形象思维，由右脑主宰。白天工作处理问题多以左脑来进行逻辑思维，在业余时间练习书法，可以舒缓神经，左右脑交替运用，交替休息，可使逻辑思维和形象思维劳逸结合。因此我们可以根据自己的兴趣爱好做些健身投资。买来纸张笔墨，在工作之余或工作感到劳累时练练书法，确实是一项很不错的怡情运动。

2. 静下心来，发现读书之妙

学者杨绛曾经说过：读书贵在"追求精神享受"。的确，读书的乐趣，妙不可言。翻开书本，扑面而来的是阵阵墨香，你的焦虑自然会化于无形。

让心灵与作品产生了共鸣，有一句话说得非常好：读一本好书，就是在和许多高尚的人谈话。当你徜徉于唐诗宋词里时，你会觉得正在和李白、苏轼对酒当歌；当你漫步于那些长篇小说时，你会觉得正在听曹雪芹、托尔斯泰静静诉说；当你步入哲学的殿堂时，你会觉得自己正在听苏格拉底、黑格尔讲课。每每与作品产生共鸣时，我们才能深深地体会到这种乐趣。

读书，使你的内心从无垠的荒漠走向希望的绿洲，使你从寂寞和空虚走向丰富和充实，使你从烦闷和焦虑走向宁静和平和。作为人们的一种精神需求，它有着超乎自然的妙谛。

正所谓"腹有诗书气自华"。当你读到瑰丽的上古神话、优美的先秦散文、隽永的唐诗、飘逸的宋词、灵秀的元曲以及杰出的明清小说时，你的身心不为之舒展，你的心情不为之愉悦吗？当你看到杨柳依依，遥望一川烟雨，观赏大漠孤烟，远眺黄河落日，你不为之心旷神怡、浮想联翩吗？

生活在快节奏、强竞争状态中的现代人，常常身不由己，心浮如萍，常常处于枯燥乏味的生活之中。也许我们太"唯物"了，虽说我们在物质上日益富足，但在精神上却如同空壳。我们正日渐失去独立的自我意识，并缺少精神上的栖息之地。

塑造行为，让"惰性"终结

当感受到金融危机带来的经济寒冬与就业压力时，很多人不约而同地选择补充自己的知识能量。不知从什么时间开始，"今天你充电了吗"这句话变成了职场上的流行语。这句话折射出的意思就是，每一个人都要塑造自己的行为，让我们随时补充自己，而不是在惰性中落后于他人。

惰性是指人因为主观原因而无法按照既定目标行动的一种心理状态，当一个人有惰性心理时，做事就会迟迟不行动，一拖再拖，而可能会由此陷入平庸。据美国国家研究委员会的一项调查发现：半数以上的劳动技能在短短的3～5年内就会因为跟不上时代的发展而变得无用，而以前这种技能折旧的期限则长达7～14年。

现在职业的半衰期也越来越短，所有的高薪者若不学习，不出5年，就会再次变成低薪者。

所以，如果你不想被平庸所吞没，就要学会塑造行为，终结惰性。对于现代人来说，塑造行为就是要学会给自己"充电"。

所以，职场中流行一种新"三八主义"，即8个小时休息，8个小时工作，8个小时学习，也反映出我们每个人所共同面临的危机。有人说，未来社会只有两种人：一种是忙得要死的人，另一种是找不到工作的人。据统计，25周岁以下的从业人员，职业更新周期是人均一年零四个月。当10个人中只有1个人拥有某种职业的初级证书时，他的优势是明显的，而当10个人中已有9个人拥有同一种证书时，那么原有的优势便不复存在。

那么，面对这种职场危机和"本领恐慌"，我们要怎样做才能永远保持竞争优势呢？那就是让自己变得不可替代，积极地塑造自己。

文艺复兴时期，一个画家能否出人头地，取决于他能否找到好的赞助者。

米开朗琪罗的赞助者是教皇朱里十二世。一次在修建大理石石碑时，两人产生了分歧——他们激烈地争吵起来，米开朗琪罗一怒之下扬言要离开罗马。

大家都认为教皇一定会怪罪米开朗琪罗，但事实恰恰相反——教皇非但没有惩罚米开朗琪罗，还极力请求他留下来。因为教皇清楚地知道米开朗琪罗一定能够找到另外的赞助者，而他永远无法找到另一位米开朗琪罗。

米开朗琪罗身为艺术家，其卓越的才华就是他手里的王牌。

现代商业社会竞争激烈，那些不能胜任、没有才能的人，都被拒于就业的大门之外，只有最能干的人才会被留下来，而且永远都不必害怕失业。

现实是残酷的，为了自己的利益，每个老板只保留那些最优秀、最有价值的员工，而不是那些平庸的人。正如一位老板所说的那样："我手下有8名销售代表，2名顶尖高手创造的销售增长额高达总数的50%。这两个人我是丢不起的。"这两个"丢不起"的员工，就是对老板来说不可替代的员工。所以，我们也要学会积极地塑造自己。因为，无论在什么领域，任何一个人拥有了别人不可替代或无法逾越的能力，就会使自己的地位变得十分稳固。

有一个关于两个苹果的故事。

主角贝尔蒙多是巴黎一家大酒店餐饮部的一名小厨师，他没有什么过人之处，做不出一道像样的大菜，只能在厨房当下手。他憨憨的，谁都可以说他两句。经济低迷时期，酒店年年要裁去一定比例的员工，照理贝尔蒙多应首当其冲，但他会做一道特别的甜点：将两个苹果的果肉放入一个苹果中，使这个苹果显得特别丰满，而从外表上一点也看不出是两个苹果拼成的，果核也被巧妙地去掉了，吃起来特别香。

一次，这道甜点被一名贵夫人发现，贵夫人是该酒店最重要的客人之一，她长期包租酒店最昂贵的一套套房，她十分喜爱贝尔蒙多的甜点，并接见了他。从此，贵夫人每次来酒店，都不会忘了点那道甜点。贝尔蒙多由此成为酒店不可或缺的人，每次酒店裁员，不起眼的他总是高枕无忧。

贝尔蒙多的故事告诉我们，无论职场竞争如何激烈，我们都要终结掉自己的惰性，积极地塑造自己，让自己变得不可替代。

人一旦贪图安逸，并积习成性，就会给生活学习和工作带来巨大的负面影响。生活中没有永远的红人，再优秀的人才也会"折旧"。企业购置的机器设备都会按一定年限折旧，这是谁都明白的道理。同样，随着知识更新速度的加快，人们赖以生存的知识、技能，也会随着岁月的流逝而不断折旧。

所以，不要让你的学习能力老得比双腿还快，想要告别"本领恐慌"，那么我们就要懂得积极地塑造自己，为自己及时地"充电"。

做好一生中最重要的决定

找到适合自己的工作，是一个人一生中最重要的决定。职场专家说："一个人首先要热爱自己的事业，他才能获得成功。"如果一个人喜欢所从事的工作，那么就会感觉这丝毫不是在工作，反倒更像是游戏。然而，一个人只是希望从工作中得到薪水，而别无其他，那么往往会失去对生活的热情，也许会就此陷入平庸的泥潭。

李玉英是广州一家公司的职员。这天，她在公司的20层大厦顶楼正沮丧呢，因为在一个项目的策划中，她的策划案又被否决了，另外两个对手却屡屡被选中。她实在不明白，为什么自己那么努力，还是得不到领导的认可。

李玉英是个很要强的人，为了做出更好的方案，她几乎是没日没夜地工作，在这个公司待了还不到一个月，她已经瘦了一圈，精神状态非常不好，这次方案被否决，她彻底扛不住了，这才找个没人的地方哭起来。

这时，午休时间快结束了，她好不容易擦干了眼泪，眼睛还有点肿，就低头走进办公室。她小心而快步地朝自己的位置走去，想快点坐到自己的座位上，可是，她发现她的位置上已经有人了。李玉英稍一迟疑，那个人也站了起来，回身与她撞个满怀，他手上的文件全部掉在地上。

她惶恐不安地帮他拾起地上的东西，他却很温和地抬起头问道："小姐，你没事吧，你是不是走错地方了？"

李玉英抬头一看，原来自己真的走错了地方。因为这座大厦里每层楼的格局都非常相像，使人很容易走错地方。李玉英尴尬地笑笑，不自觉地说："我是走错地方了。"

李玉英是真的"走错地方了"。因为她产生了一种择业矛盾心理，选择了一份自己不适合的工作。每个人都会面临选择一个工作，你可以问自己：你将如何谋生？你准备干什么？是做一名农夫、邮差、化学家、森林管理员、速记员、兽医、大学教授，还是去摆一个地摊而求生？

根据心理学家研究发现，在选错职业的人当中，80%的人在事业上是失败者。当今社会，人们自己选择职业的空间越来越大，怎样选择适合发挥自己才干的职业，对今后事业的成就至关重要。

查理·史兹韦伯说过："每个从事他所无限热爱的工作的人，都能取得成功。"也许你会说："刚入社会，我对工作都没有一点概念，怎么能够对工作产生热爱呢？"

在美国的圣思多罗有一座著名的牧马场，他的主人名叫蒙提。在蒙提还是一个小男孩的时候，他从小就必须跟着父亲东奔西跑，一个马厩接着一个马厩、一个农场接着一个农场地去训练马匹。由于经常四处奔波，男孩的求学过程并不顺利。初中时，有次老师叫全班同学写报告，题目是"长大后的工作"。

那晚他洋洋洒洒写了7张纸，描述他的伟大的工作，那就是拥有一座属于自己的牧马农场，并且仔细画了一张200亩农场的设计图，上面标有马厩、跑道等的位置，然后在这一大片农场中央，还要建造一栋占地4000平方英尺的巨宅。他花了好大心血把报告完成，第

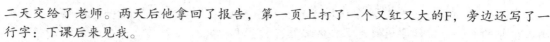

二天交给了老师。两天后他拿回了报告，第一页上打了一个又红又大的F，旁边还写了一行字：下课后来见我。

蒙提下课后带着报告去找老师："为什么给我不及格？"

老师回答道："你这么小的孩子，不要老做白日梦。你没钱，没家庭背景，什么都没有。盖座农场可是个花钱的大工程，你要花钱买地、花钱买纯种马匹、花钱照顾它们。最重要的是这是个枯燥的活，你不会坚持这项工作的。"老师接着又说："你如果肯重写一个比较不离谱的志愿，我会重新给你打分。"

男孩回家后反复思量了好几次，然后征询父亲的意见。父亲只是告诉他："儿子，这是非常重要的决定，你必须自己拿定主意。"

几天后，经过再三考虑，他决定原稿交回，一个字都不改。他告诉老师："即使拿个大红字，我也不愿做其他的工作，因为我喜欢这项工作。"

结果，经过不断努力和勇敢拼搏，蒙提实现了自己的梦想，他终于拥有了自己的牧马场，这个农场占地200余亩，还有4000平方英尺的豪华住宅。那份初中时写的报告他一直留着。有意思的是，两年前的夏天，那位老师带着30个学生来他的农场露营一星期。离开之前，老师对他说："说来有些惭愧。你读初中时，我曾泼过你的冷水。这些年来，我也对不少学生说过相同的话。幸亏你有毅力坚持选择自己的工作，这是个伟大的决定。"

和蒙提一样，每个人在决定自己工作的路上，总会遇到一些来自别人的阻碍或者不同的建议，这时，你要做的是，一旦拿定主意，就坚定地走下去，跨过这些障碍，总有一天，你的梦想会在你喜欢的工作中变成现实。

有些人没有决定自己要做什么，或者是能做什么，他们疲于对工作的应付，进而没有选择好自己的人生之路。为了梦想努力地过程中，为自己选择一个合适自己的工作尤为重要。自己喜欢的工作会激发自己的动力，在从事自己非常感兴趣的工作，我们的内心觉得畅快，会更加激励向着心中的梦想努力；而如果选择了自己厌烦的工作，日复一日的工作中会磨掉我们奋进的欲望，最终我们将在我们厌烦的工作中失掉走向成功的机会。

卓越人生要靠天赋来引导

有些时候，我们总是不能正确地给自己定位，所以我们总是没有办法发挥出自己的天赋。所以，很多人白白浪费着自己的天赋，却一直在苦恼人生该怎么过，如何才能实现自己真正的人生价值。

其实他们要做的是找到自己的天赋，利用自己的优势来引导自己的人生走向成功。

一位行者在一片树林中碰到一个正在兴奋地锯树的人。

"你在干什么？"行者问。

"你看不见吗？"他给了一个不耐烦的回答，"我是要锯倒这棵树。"

"你看来已筋疲力尽了！"行者大声说道，"你干了多久了？"

"5个多小时了，"他回答说，"我是筋疲力尽了！这是件重活。"

"嗨，你为什么不停几分钟，把锯磨快？"行者问。"我可以肯定这样做会使你锯得更快些。"

"我没有时间磨锯，"此人断然地说，"我忙得哪有时间磨锯？"

此时，你一定会笑锯树人的愚蠢，因为我们都知道——"磨刀不误砍柴功"，锯树人把大把的时间浪费在无用功上，却舍不得用一点时间去磨快这把锯子。可是生活中的你是否也注意到，很多人和那个樵夫一样，每天将精力和时间浪费在愚蠢的做法上，却从来不停下想想自己要做什么？

你是不是经常磨快自己的"锯子"，以加快成功的步伐呢？还是准备像这样埋头盲干，而造成后悔的后果。只有天赋，才能帮你找到摆脱平庸的捷径。

奥拓·瓦拉赫，作为诺贝尔化学奖获得者，他的成才之路却不是一帆风顺的。在他刚上中学的时候，父母希望他走上文学之路。他很用功地学习写作。一年之后，老师告诉他，尽管他非常努力，但缺乏写作天赋让他几乎不可能在文学领域有所作为。于是他改学油画，但还是被老师们批评为不善于构图、不会润色、理解力差，甚至断定他在艺术界不可能有所作为。正当大多数老师都认为他不是块成才的料时，化学老师看中了他做事一丝不苟的素质，认为他具备一个化学实验员所需要的品质，建议他的父母让他尝试学化学。

瓦拉赫因此走上了化学之路，并且走得激情四溢、前程似锦。他的学习天赋被激发，智慧火花被点燃，他成为化学领域前程远大的高材生，最后走上了诺贝尔的领奖台。

因为他的特殊经历，后来人们把那些大智若愚者的特殊才能被正确发掘后所产生的巨大变化现象，称之为"瓦拉赫效应"。

"瓦拉赫效应"被普遍使用。它告诉我们不要轻易否定自己的天赋，那样你可能会埋没一个天才。世上缺少的是发现美的眼睛，尤其是发现自己的闪光点，所以我们要善于运用"瓦拉赫效应"，如果找到了适合自己发展的平台，我们便可以激发自己的优势。

达尔文小时候就对周围环境非常感兴趣，特别喜欢钻研问题。

一天，小达尔文跟着父亲到花园里散步，花坛里盛开着五颜六色的花，美丽极了。他见其他花有好多种颜色，而报春花只有黄色和白色两种，就对父亲说："爸爸，要是报春花也有很多种颜色，那该多好呀！"

父亲笑着说："你这个小幻想家，好好努力，我相信你一定能想出好办法。"

过了几天，小达尔文对父亲说："我已经想出了一个非常好的办法，我要变一朵红色的报春花送给你。"父亲随口应道："好好好，我的小宝贝，你去变吧，变出来的话，它将是我们英国第一朵红色的报春花。"

又过了几天，小达尔文大声喊着跑到父亲面前，把手伸到父亲跟前说："爸爸，快看！"

父亲一看，儿子手里捧着的果然是一朵火红色的报春花，美丽极了。

"小宝贝，你是怎么变出来的？"父亲惊奇地问。

"研究出来的呗。"小达尔文骄傲地说，"你曾经说过，花每时每刻都在用根吸水，并且把水传到身体的各个地方去，于是我就想让报春花喝些红色的水，传到白色的花朵上，那么花不就会透出红颜色来了吗？昨天，我折了一朵白色的报春花，把它插到红墨水里，今天它就变成红色的了！"父亲把儿子抱起来，亲了又亲。

由于达尔文对大自然有着浓厚的兴趣，经过孜孜不倦的探索，他后来终于成了一名伟大的生物学家。

人的天赋所带来的巨大动能是我们自己不能想象的，上帝赋予我们每个人一种突出的才能，也许你有管理的才能、绘画的天赋、写作的悟性、思考的资质，等等。无论你的天赋是什么，都不要把自己藏起来，你应该积极地把你的才能发掘出来并发挥好。

幸福源于人生价值的实现

生活中，人最恐惧的是心灵的荒芜，人活的就是一个"精、气、神"，亦即精力旺盛、气量宏大、神态饱满，如果整天无事可做，不能发挥自己的能力，无从实现自己的价值，整个人就会觉得内心空落落的。所以，幸福是什么？对有些人来说，幸福就是找点儿有意义的事做。无事可做的精神折磨是令人难以忍受的。

曾看过这样一个小故事：

某人死后，灵魂被带到一个美丽、富饶的地方，在那里他要啥有啥，就是没有什么事可做。刚开始，这个人还挺开心，不久他就厌倦了这样的生活，提出要到地狱看看。结果看门的人告诉他："你以为这是哪儿，这就是地狱。"

心理学家说："幸福感源于成就感和人生价值的实现。"他认为每个人都有来自内心的呼唤，我们称之为心灵使命的召唤，它是我们生存的本质和理由，只有为了自己的使命而活着的人，才能找到生命中的快乐和意义。

使命的本义是召唤。在每个人的心灵最深处一定有某种东西在召唤他，正如我们常说的理想。有些人的召唤是成为家庭主妇，而有些人则是成为律师、科学家或广告公司经理。召唤有许多种，而且还会有后继的召唤，譬如职业上的变动。有些人会发现自己的职业在某方面不适合自己，有些人则花费数年，甚至一辈子，来逃避他们真正的使命。

显然使命的达成不一定能保证快乐，但它一定会给人带来安宁。上苍对我们每个人的独特召唤，最后都会带给人成功，但这个成功不一定是刻板意义上的。

摆脱现实的困扰，倾听自己心灵深处使命的召唤。只有遵循召唤，才能在繁忙中活出安宁，在忙碌中体味到幸福。

科威特著名女作家穆尼尔·纳素夫说："真正的幸福只有当你真实地认识到人生的价值时，才能体会到。"人是社会的人，一个人在多大程度上实现他的价值，不在于他得到了多少，而在于他为社会、为他人创造了多少价值，做了多少贡献。譬如，一个衣食无忧的富翁，如果他想要获得比衣食无忧更大的快乐，那他必须还要追求更有意义的人生，比如用一部分财产来从事公益事业，从而在人格或道德的自我完善中获得快乐。这远比衣食无忧的快乐更大，由此给他带来的幸福感也更强。

一位警察在自己的博客中这样写道：

几度风雨几度春秋，风霜雪雨搏激流，历尽苦难痴心不改，只因幸福驻心中。飞翔的路上有苦的滋味，行走的征程也有乐的开怀。当我拖着疲惫的双腿回到家中，看到父母笑逐颜开，看到妻子关爱的目光中有一丝担忧，当小女儿戴着我的大檐帽自豪地说："长大了我要当警察，像爸爸一样抓坏蛋。"心中为警的责任感和幸福感油然而生。当风雪夜踏进农家，热情的村民为我们腾一方热烘烘的炕角，端上一碗热腾腾的面条时，我深切地感到党和政府及人民群众的关怀和支持是我们胜利的法宝。正是这种幸福感让百万人民警察怀揣期望上路：打击犯罪，保护人民；立警为公，执法为民。我们热爱警徽且爱得深沉，我们微笑着挺过艰难险阻，打造华夏一个朗朗乾坤，源于"爱与责任"。就因为我们有一个庄严神圣的名字——人民警察，所以我们面对凶恶歹徒无所畏惧，挺身而出；面对求助群众真诚服务，义无反顾。

的确，警察的幸福感，更多的是源于在平凡岗位上为民服务的充实和心灵的愉快；医生的幸福感来自为患者治愈病伤，这样的幸福无不是一种对人生价值实现的满足感。不同的人，都有着属于自己的幸福感。

我们怎样才能满足最重要的基本需求并且实现价值幸福感呢？很多人寻求事业、家庭、休闲和精神慰藉来满足他们最重要的需求。史蒂芬·斯皮尔伯格在拍摄《辛德勒名单》时很以自己的犹太血统自豪。这部描写犹太大屠杀的影片最终获得奥斯卡最佳影片和最佳导演奖。当他回想起这个成就时，他觉得自己是忠于犹太血统的，这种内在的感觉满足了他对荣耀的渴望。

价值幸福感是公平的。无论你富裕或贫穷，聪明或愚钝，身体灵活或笨拙，受欢迎或不善言谈，你都会体验这种幸福感。富人并不一定快乐，穷人也不一定不快乐。价值感，而不是感官满足，使我们得到真正的快乐。每个人都可以过与他们自身价值相一致的生活获得价值感。

伟大的人，在于其伟大的梦想

一个卓越的人，往往源于他对伟大梦想的执着。因为成功是每一个追求者的热烈企盼和向往，也是每一个奋斗者为之倾心的夙愿。在成功动机的推动下，个人就能够被激励、鞭策，在一种昂扬、激奋的状态下，去积极进取，向着既定的目标前进。

同为有梦想的人，有人成功了，可有人失败了，有人大成功，也有人小成功。这与梦想的"大小"有很大的关系。大梦想使人的生活是干事业，小梦想使人的生活仅是过日子。古希腊哲学大师亚里士多德很尖刻地区分了两种人，即"吃饭是为了活着"和"活着就是为了吃饭"。

一个人只要不丧失远大的使命感，或者说还保持着较为清醒的头脑，就决然不能把人生之船长期停泊在某个温暖的港湾，应该重新扬起风帆，驶向生活的惊涛骇浪中，领略其间的无限风光，体验生命的价值。

1993年秋，宁夏人民出版社出版了一位农民写的书——《青山洞》。小说的作者叫张效友，1949年出生在陕西省定边县右洞乡一个贫困的农民家庭，小学三年级就辍学了。

1972年，23岁的张效友参加了"四清"工作队。到1978年，6年的时间里，他深深体验到了农村生活的复杂性和在那个年代的变异性。他有自己的独立看法，却又无法向同伴们诉说，这使他深感压抑。他要寻求诉说的途径，于是决定写小说。他向一位朋友说出了自己的想法，可是朋友却猛泼了他一顿凉水。朋友认为张效友文化层次太低，写小说不可能。

张效友却认为：苏联的奥斯特洛夫斯基没有文化却写成了《钢铁是怎样炼成的》，中国的高玉宝没有文化却写成了《高玉宝》。

张效友越想越不能平静，他想：作家是人，咱也是人，有什么写不了的。什么文化不文化的，他们一开始就有文化吗，写上几年不就有文化了？

从此以后，他白天忙农活，晚上在厨房里构思。他定下了一个思路，不太满意，又推翻重来。一点一点地想，一点一点地安排，每一部分写什么事，如何连贯，反复推敲，以后又反复修改。就这样，竟折腾了两年，终于把全书的框架基本确定下来了。

慢慢地，他终于找到了感觉，他说："写书看来不是那么容易，不过也不是不能写。需要下工夫那是肯定的。"

但没过多久，麻烦来了。干农活时他心不在焉，心里塞满了书，连续烧坏了5台浇灌用的电动机，损失上千元。为了省时间，他还把责任田以自己三别人七的比例承包给了他人。妻子终于忍无可忍将他的书稿全部烧掉。张效友悲痛欲绝，想要投井自尽，被儿子抱住了双腿。

在那段时间里，他一连几个星期被绝望的情绪紧紧围绕着。后来，他想，自古英雄多磨难，不经历风雨，怎能见彩虹？稿是人写的，重写！为了避免重蹈覆辙，他偷偷地将冬天贮藏土豆的菜窖清理出来，躲在地窖里夜以继日地忘我工作。

后来，妻子病了，他很内疚，决定先放下写作去挣钱。他到西安打工，走进劳务市场，突然觉得灵感来了。他掏出纸就写。过了一段时间找不到工作，听说银川工作好找，又到银川。带的钱花光了，不仅没有饭吃，也没有钱买纸笔。他只好去卖血。最终还是没找到工作，只能"打道回府"。

回到家里，妻子一气之下抢下他的书包，掏出手稿，扔进了火炉里，几个月的心血又白费了。好在这只是一部分。张效友说："你烧吧，只要你不把我人烧了，你烧多少我还能写多少。"看到张效友决心这样坚定，妻子终于被感动了。

张效友40万字的长篇小说《青山洞》，终于在1993年秋天，由宁夏人民出版社出版发行了。两年后，他的作品荣获榆林地区1991～1995年度"五个一工程"特别奖。1995年6月20日，中央电视台播出了他的事迹。

有了梦想，农民也可以写书。的确不错，是梦想改变了张效友的人生轨迹。的确，有了梦想，人们才会下定决心攻占哪个人生高地；有了梦想，深藏在内心的力量才会找到"用武之地"。若人生没有梦想，绝不会采取真正的实际行动，自然与成功无缘。

人，不仅要战胜失败，而且还要超越胜利。只有始终如一地坚持梦想，才会焕发出极大的生存活力；只有超越了生命本身，才能够创造卓越。

不甘平庸，崇尚奋斗，正是人生的主旋律，而这支主旋律不能缺少梦想的音符，因为没有梦想，没有为了实现梦想而付出努力，最终获取成功也就无从谈起。

迈错了一步，也好过徘徊不前

——终止拖延的心理调节术

拖延是在等待中虚耗生命

拖延，对于人类来说并不陌生，习惯于拖延的人会有多种不同的表现，从心理学角度分析，拖延分为思想上的拖延、行为的拖延，等等。拖延的行为给人带来诸多负面影响，人们往往在等待中耗费了大量的时间，消磨了精力。

钟表王国瑞士有一座温特图尔钟表博物馆。在博物馆里的一些古钟上，都刻着这样一句话："如果你跟得上时间的步伐，你就不会默默无闻。"英国的佩恩也曾经说过："一个人，正如一个时钟，是以他的行动来定其价值的。"

时间之所以宝贵，是因为它一去不返，而拖延恰恰是在不经意地浪费着时间。拖延者的悲剧在于一方面梦想完成目标，另一方面又因为拖延而一事无成。昨天已成为历史，明天仅是幻想，而拖拉所浪费的正是这宝贵的"今天"，所以习惯拖延的人，无异是在等待中虚耗了自己宝贵的生命。

我们生活中的每时每刻，不论是在工作、玩耍，还是在抱怨、感谢时，都在不由自主地花费着大量时间。所以在人生中，没有什么东西比那些剩余下来的时间更宝贵了。所以，拖延是成功路上的最大的敌人。

心理学家提醒我们，无论身处什么样的环境，一旦养成了消极被动的工作态度和习惯，人很容易变得不思进取、目光狭隘，慢慢地丧失活力与创造力，甚至忘记自己当初信誓旦旦的人生信条与职业规划。比如下面的李先生：

李先生是一家地产公司的市场部经理，他最近感觉压力很大，下周一的公司例会上老板要他提交一份重要的市场分析报告。李先生知道这份报告对公司和他自己都很重要，这份报告不仅是公司的决策基础，也与他年底的绩效考核有关。

可是，他觉得完成这份报告是很繁重的工作，必须要加班来搜集大量的市场资料。总之，这项任务足以让他忙得焦头烂额。但是压力之下，他拖延的老毛病又犯了，像以前一样，他给自己的拖延找了一个让自己心安理得的借口——我需要时间好好考虑规划一下，我需要多搜集材料。

一直到了周日，也就是最后一天了，他熬夜工作了10多个小时，终于完成了报告。可是，赶时间做出来的报告质量很差，连他自己都不满意。结果到了周一，当他把报告交给老板的时候，李先生从老板那不满的表情中就知道了自己工作的成绩。后来，他被老板做了降职处理。就这样，他再一次品尝了自己拖延的苦果。

生活中好多机会都会稍纵即逝，如果没有善加利用，一旦错过了以后会后悔莫及。今天你把事情推到明天，明天你就把事情推到后天，许多机遇就在一而再、再而三的拖延中失去了。

安妮是大学里艺术团的歌剧演员。在一次校际演讲比赛中，她向人们展示了一个最为璀璨的梦想：大学毕业后先去欧洲旅游一年，然后要在纽约百老汇中成为一名优秀的主角。当天下午，安妮的心理学老师找到她，尖锐地问："你今天去百老汇跟毕业后去有什么差别？"安妮仔细一想："是呀，大学生活并不能帮我争取到去百老汇工作的机会。"于是，安妮决定下学期就去百老汇闯荡。

老师紧追不舍地问："你下学期去跟今天去，有什么不一样？"安妮激动不已，她情不自禁地说："好，给我一个星期的时间准备一下，我就出发。"老师步步紧逼："所有的生活用品在百老汇都能买到，你一个星期以后去和今天去有什么差别？"

安妮终于双眼盈泪地说："好，我明天就去。"老师赞许地点点头。第二天，安妮就飞赴到全世界最巅峰的艺术殿堂——美国百老汇。当时，百老汇的制片人正在酝酿一部经典剧目，几百名各国艺术家前去应征主角。按当时的应聘步骤，是先挑出10个左右的候选人，然后，让他们每人按剧本的要求演绎一段主角的对白。这意味着要经过百里挑一的两轮艰苦角逐才能胜出。

安妮到了纽约后，费尽周折从一个化妆师手里要到了将排的剧本。这以后的两天中，安妮闭门苦读，悄悄演练。正式面试那天，安妮是第48个出场的，当制片人要她说说自己的表演经历时，安妮璨然一笑。而当制片人听到传进自己鼓膜里的声音，竟然是将要排演的剧目对白，而且，面前的这个姑娘感情如此真挚，表演如此惟妙惟肖时，他惊呆了！他马上通知工作人员结束面试，主角非安妮莫属。

安妮来到纽约的第一天就顺利地进入了百老汇，穿上了她人生中的第一双红舞鞋。所以后来她认识到最宝贵的是时间，最被轻视的也是时间。

如果你拖延，时间就浪费了；如果你做事果敢，那么时间就是你的帮手。

我们应当记住，一年中的每一天都是生命里最珍贵的时光。因此，今天要完成的事，就让它结束在今天。如果你改掉了拖延，学会立刻行动，就可以为自己争取更多的时间，距离成功也就更近一步。

行动的"死亡模式"和"穿越模式"

一位知名职业发展专家曾把拖延定义成行动的"死亡模式"。的确，拖延的人常常在安排自己的计划方面做得很好，但是却从来没有去实践，这个计划就像在"死亡模式"中渐渐被忘却了，就像长跑运动员迟迟徘徊在起跑线，却从没有开始跑步。

与他们不同，有的人行动利落，他们能够将计划付诸行动，不会因为等待而耗费时间，就像从拖延的阻碍中穿越出来一样，所以被称为行动的"穿越模式"。

很多人之所以错失很多机会，主要是因为他们总是犹犹豫豫。想一想，很多成功与失败、富有与贫穷只是因为当初的一念之差。当看着越来越多的人富有，很多人会说如果我当初做肯定会比他们赚钱更多。不错，当初你的能力或许比他们强，你的资金或许比他们多，你的经验或许比他们足。可是明摆着就是当初一念之差，你的观念决定了你当初不去做，你不去做的观念决定了你10年后的今天不如他，可见，"穿越模式"和"死亡模式"是两种截然相反的习惯，他们将人导向不同的人生道路。

家明毕业在即，下一步应该怎么办，有很多的路摆在他面前。大学四年，家明对自己所学的专业并不满意，他想选择一个新的专业，可是对这个新专业的知识了解得并不多，心想用人单位肯定不会轻易录用一个"门外汉"，想完就没了信心。于是，聪明的家明给自己制订了3套方案：第一，考研，继续学习本来的专业，拿到硕士学位，提高自身价值；第二，找一份自己所学专业的工作，放弃所有好高骛远的想法，老老实实地工作；第三，随便找份工作，半工半读，等有一定经验之后再考虑转行。

每个方案都不错，他却开始犹豫了，不知道到底选择哪条路，甚至没有为选择做一些准备。时间一天天地过去，家明总对自己说："不怕，车到山前必有路，到时候自然就解决了。"别的同学有的认真地为考研备战，有些已经和企业签约了，家明还是一天一天地等待着……

像家明一样的人不在少数，在这样的"死亡模式"下，人们会失去很多改变的机会，比如：商人可能因为拖延没能及时作出决策而遭受经济损失；学生可能因为拖延导致无法及时掌握应有的知识而失去求学的机会；而工人可能因为拖延而耽误产品的生产。

有一位刚刚走出大学的男生，在大四时他本想考自己喜欢的研究生，结果没有考中，而后在人才交流市场找到了一份薪水还不错的工作。过了一年以后，又到了报考的时间，他犹豫自己是不是要考，一方面考试要放弃自己的工作时间，而如若放弃这次机会自己又会心有不甘。

他去年每天大概学习5个小时，学了4个月，考前一周突击了一下，就差几分与那所学校失之交臂。而他现在因为抉择这件事情大概每天花费几个小时，而且这种犹豫已经伴随他快半年了。

后来他终于意识到花时间来郁闷，是等待的成本，属于"死亡模式"，花时间来尝试，是穿越成本，属于"穿越模式"。他决心不再犹豫下去，用3个月的时间，全心全力地备考，最终考上了心爱的大学。

在开始的时候，这位男生陷入一个这样的心智模式：越等待，越没有时间和信心；越没有时间和信心，就越不敢考研。如果持续下去，这位男生便会在考研前因为没有准备考试而只能放弃，在新的一年，等待的焦虑会继续消磨这个人的信心和能力。当一个人等待与拖延的成本远远高于他真正开始行动所需要的成本，他就会慢慢陷入越等待越不行动的"死亡模式"。幸运的是他终有一天停止了这种怪圈的循环，穿越了这种拖延的障碍。

人一旦陷入了"死亡模式"，最好的选择就是行动起来，进入穿越模式。穿越也许会有短期痛苦，但是等待往往会带来更大的永久损失。成功与收获总是光顾那些作出正确选择而又为之努力的人。所以，我们要停止"死亡模式"的思维，让自己步入"穿越模式"，将计划变成现实。

低效执行力的三大根源

如果细心察看你会发现，贯穿整个人类时代都可以找到拖延这种现象。心理学家的研究显示，古巴比伦的第六任君王汉谟拉比（约公元前1792—前1750年）认识到了不必要的拖延会带来的害处，于是他发布法令来对拖延的人进行惩罚。德保罗大学的心理学家乔·费拉里也注意到在古埃及也曾出现了拖延的现象。可见，拖延的问题伴随着我们的生活。

分析下面故事中杨帆的行为，可以探究拖延的根源：

杨帆是某公司策划部部门主管，他以前做事认真、积极，但自从升为主管后便染上了拖拖拉拉的毛病，杨帆为这毛病烦恼不已。

有一天，他在上班途中信誓旦旦地下定决心，一到办公室即着手草拟下一年度的部门预算，杨帆准时于9点整走进办公室。但他并没有立刻开始预算草拟工作，因为他突然想到不如先将办公桌及办公室整理一下，以便在进行重要的工作之前为自己提供一个干净与舒适的环境。

他总共花了30分钟的时间，使办公环境变得有条不紊。杨帆虽然未能按原定计划在9点钟开始工作，但他丝毫不感到后悔，因为30分钟的清理工作不但已获得显而易见的成就，而且它还有利于以后工作效率的提高。

杨帆面露得意神色随手点了一支香烟，稍作休息。此时，他无意中发现报纸上的彩图照片是自己喜欢的一位明星，于是情不自禁地拿起报纸来。等他把报纸放回报架，时间又过了10分钟。这时杨帆略感不自在，因为他已自食诺言。不过报纸毕竟是精神食粮，也是重要的沟通媒体，身为企业的部门主管怎能不看报，何况上午不看报，下午或晚上也一样要看。这样一开脱，心也就放宽了。

正当他正襟危坐地准备埋头工作时，电话铃响了，那是一位顾客的投诉电话。杨帆连解释带赔罪地花了20分钟的时间才说服对方平息怒气。挂上电话，他去了洗手间。

在回办公室途中，杨帆闻到咖啡的香味。原来是另一部门的同事正在享受"上午茶"，他们邀请杨帆加入。他心里想，刚刚费心思处理了投诉电话，一时也进入不了状态，而且预算的草拟是一件颇费心思的工作，若头脑不清醒，则难以完成，于是，杨帆毫不犹豫地应邀加入到享受"上午茶"的行列，与大家聊了起来。回到办公室后，他果然感到神清气爽，满以为可以开始"正式工作了"——拟订预算。可是，一看表，已经10：45了！距离11点的部门例会只剩下15分钟了。他想，反正在这么短的时间内也不太适合做比较庞大耗时的工作，干脆把草拟预算的工作留待明天算了。

杨凡是典型的拖延者，部分心理学家通过对拖延的分析，找到三个心理根源：

1. 责任心缺失

每个人在一生中，总有着种种的憧憬、种种的理想、种种的规划，但很多人对自己的理想采取一种不负责任的态度，他们总是找借口拖延，为自己的不作为寻找理由，这样的自我欺骗，结果是不能将任何的憧憬抓住，将任何的理想实现，将任何的计划执行。

2. 没有工作热情

充满热情的人不肯拖延，他们觉得生活正如莱特所形容的那样："骑着一辆脚踏车，不是保持平衡向前进，就是翻覆在地。"他们往往有限时完成工作的观念，而且确定做每件事所需的时间并强迫自己在预期内完成。

当你尝试着对自己的工作负责时，你就会挖掘出很多潜能，找到自己的优势和工作的乐趣，一步步实现自己的"成功诺言"。如果我们确定了目标和理想，就要立即行动。

3. 找借口为自己开脱

不难发现，习惯性的拖延者通常也是制造借口与托辞的专家。让缺点合理化是拖拉者的一个最大退路。的确，如果你存心拖延逃避，你就能找出成千上万个理由来辩解为什么事情无法完成。

把"事情太困难、太昂贵、太花时间"等种种理由合理化，要比相信"只要我们更努力、更聪明、信心更强，就能完成任何事"的念头容易得多。比如你可能会说："要是再有一些时间，我肯定能搞得再好点儿。"而事实是，许多事情是很早就部署下来的。

把所有应该在今天做完的事情拖到明天去做的习惯，是造成你效率低下的重要原因。如果人带着这样"拖拉"的念头工作只会感觉工作压力越来越大。不仅如此，能拖就拖的人心情也总不愉快。堆积的那些应做而未做的工作不断制造压迫感，所以拖延者常感到时间压力。实际上拖延并不能省下时间和精力，刚好相反，它使你心力交瘁，疲于奔命。时间组成了生命，拖拉不仅于事无补，反而会白白浪费了宝贵的生命。

美国哲学家梭罗曾经说过："生命很快就过去了，一个时机从不会出现两次，必须当机立断，不然就永远别要。"理想和现实并不遥远。克服拖延的习惯，并将这三大心理根源从自己的个性中根除，下定决心改变自己，就能抓住机会让理想实现。

影响执行的5大心理因素

拖延的人做任何事都会习惯地慢上一拍，比如他们常常在准备出发或者完成某些事情的时候，去做某些与结果不相关的事情。结果他们会在约会时迟到，他们也会急匆匆地在某任务的截止时间以前或者晚一点儿完成他们的任务。导致"死亡模式"的原因很多，包括难以避免情绪低落、对失败的害怕、自身的惰性等，但是真正影响我们的还是心态。

心理学家认为，人的执行力和人的心理有直接关系，而完美的执行力来源于很强的动力和很小的外部阻力。可是在实际执行中，行动力往往受到重重的阻力，人便要先过心理关，因为各种各样的阻力，这些阻力有时候不一定来自计划本身，而是来自于执行时的心理，具体表现为下面的5个方面：

（1）"自我击败感"的意识常常导致抑郁、消沉、烦恼、妄自菲薄等种种不良的情绪，它可以使人涣散斗志、精神沮丧，使人感到沉重的精神压力。

（2）"受挫折耐力低弱"也是产生懒惰的重要原因。这种心理，也就是人们常说的遇事经不起挫折。它实际上能起助长"自我击败"心理形成的作用，从而走向另一个极端。

（3）心理传染，个体受他人感情的传染。

对别人产生敌对情绪，与第二个原因有许多共同之处。它产生于一种"应该必须式"的意识。若是这些条件没有达到，你就会产生气愤怨怒，从而进一步产生拖延的心理。当你受到所处环境的影响时，会为之怀疑或改变自己的观点，而向着与群体大多数人一致的方向变化。也就是通常所看到的"随大流"，或者"少数服从多数"。

实际上，优秀的思想毕竟是少数，智力很高、思路清晰的人也是少数，群体当中，效率很容易变低，人也容易受到环境影响，有时候少数要服从多数，有时候这少数看得很清楚的时候他也无能为力，只能跟着大家走，变得拖延起来。

（4）与人的适应能力低下有关。时代与条件的变化，需要人们更新观念。然而，遗憾的是并不是所有的人都能做到这一点，有的人因为惰性太强而跟不上形势，有的人因为竞争失败而被淘汰出局，有的人虽费尽心机仍然成为时代的落伍者，有的人因为不遵守"游戏规则"而受到了惩罚，有的人因为太为所欲为而四处碰壁……于是，这部分人在失望、失意、失落、失败等情况下，加入了精神怠倦者的行列之中。

（5）拖延最深层的原因来自于眼前享乐主义。这种人生活的目的在于设法得到欢乐，避免痛苦；但是有时必须暂时忍受眼前的挫折和不适，以便以后得到更大的、长久的利益和舒适；至于将来，则丝毫不加顾及。

总之，我们要牢记：暂时的拖延，也许能获得片刻的轻松。但美好的人生却会在自己的拖延中渐行渐远，最终可望而不可即。所以找到影响自己执行力的心理因素，再将其改掉，才不会在一次又一次的拖延中耗费生命。

千里之行，始于足下。人生的真谛在于脚踏实地地去做。有道是"天上不会掉馅饼"，只有脚踏实地，人才能用勤劳的双手换得丰硕的果实，从而满足生活的基本需要；只有脚踏实地，你才能展现出思想的勃勃生机，从而领略社会原本的多姿多彩。反之，若你仅是"动口不动手"或只有想法没有行动，那么很可能走入拖延的误区，而无法得到成功的收获。

善用你的能力，把构想付诸行动

心理学家认为，行动力是判定一个人的心理是否成熟的重要标志。梦想每个人都会有，但是最终实现梦想的人并不算多数。获得成功的能力是每一个人都具备的，关键在于你是否能够善用自己的能力，用行动来证明自己。我们观察便会发现那些成功人士无疑都是锐意进取，为了梦想而付出了实际行动的人。因为如果你能够把梦想付诸行动，具有强烈进取精神，你就不会被社会所淘汰。

诚然，任何一个明智的选择，一项伟大的计划，最终都必须落实到行动上。正如有人常说的："一百次心动不如一次行动"。行动才是改变自我、拯救自我的标志。

有一位名叫西尔维亚的美国女孩，她从念中学的时候起，就一直梦寐以求地想当电视节目的主持人。她觉得自己具有这方面的才干，因为每当她和别人相处时，即使是生人也都愿意亲近她并和她长谈。

她知道怎样从人家嘴里"掏出心里话"。她的朋友们称她是他们的"亲密的随身精神医生"。她自己常说："只要有人愿给我一次上电视的机会，我相信一定能成功。"

可是她除了在等待奇迹出现之外，什么也没有做。她希望一下子就当上电视节目的主持人，而不用主动争取。她本来有着做主持人的天赋，却没有善用自己的能力。结果她没有学到一技之长，花光了父母的遗产后，到酒吧做了一名服务员。后来，一个常常被她看不起的朋友辛迪却实现了做主持人的梦想。辛迪之所以会成功，就是因为她没有等待机会出现。

她白天去做工，晚上在大学的舞台艺术系上夜校。毕业之后，她开始谋职，跑遍了洛杉矶每一个广播电台和电视台。但是，每个地方的经理对她的答复都差不多："不是已经有几年经验的人，我们不会雇用的。"

她一连几个月仔细阅读广播电视方面的杂志，最后终于看到一则招聘广告：北达科他州有一家很小的电视台招聘一名预报天气的女孩子。辛迪是加州人，不喜欢北方。但是，有没有阳光、是不是下雨都没有关系，她希望找到一份和电视有关的职业，干什么都行！她抓住这个工作机会，动身到北达科他州。辛迪在那里工作了两年，最后在洛杉矶的电视台找到了一个工作。

又过了5年，她终于得到提升，成为她梦想已久的节目主持人。

这对朋友有着相同的梦想，可是为什么西尔维亚失败了，而辛迪如愿以偿呢？因为西尔维亚在10年当中，一直停留在幻想上，不切实际地期待着，结果什么奇迹也没有出现。而不同的是，辛迪走出去寻找机会，果断地采取行动，终于通过自己的努力实现了理想。

"车到山前必有路"是人们为自己的怯懦寻找的借口，本应该今天办的事情却推到明天，本应该当机立断做的决定却被无休止地拖延。时间就这样一点点地耗尽了，直到生命走到尽头时才猛然发现，以前没有做的事情以后再也没有机会做了。

学者梁实秋曾经断断续续用30余年的时间独自完成了《莎士比亚全集》的翻译工作，投入了几乎半生的精力。开始，梁实秋一共物色了5个人担任翻译，他和闻一多、徐志摩、陈西滢、叶公超，计划5至10年完成。后来，另外4人临阵退出，梁实秋便一个人把任务承担下来。

人生的遭遇是任何人都难以预料的，他在抗战爆发前完成8部莎翁剧作的翻译工作。"七七事变"后，为了躲避日寇的通缉，他不得不逃离北京，在极其艰苦的环境下，继续进行对莎翁剧作的翻译。抗战胜利后，梁实秋回到北京，在北京师范大学任教，课余之暇，他依然坚持对莎翁剧做翻译工作。1967年，由梁实秋独立翻译的莎士比亚37种作品的中文译本全部出齐，在国内大学界引起了轰动。

梁实秋回忆说："我翻译莎氏，没有什么报酬可言，穷年累月，其间也很少得到鼓励……"梁实秋的成功，得益于他对这一工作的踏实精神，得益于他一心一意的投入，将计划付诸行动。

正所谓"天下没有免费的午餐"，一切成功都要靠自己的努力去争取。每个人都有着自己的能力，有时缺少的只是一个让自己跳跃起来的机会。然而机会需要把握，也需要创造。当你有一个构想，那么不要犹豫，立刻付诸行动。只有行动了，构想才有被实现的可能，而不是像远方天空那一颗遥不可及的星星，虽然明亮而美丽，但是永远不可能得到。

养成高效行动的思维习惯

很多人都有拖延的毛病，比如喜欢放着今天的事不做，而留待明天再做，而在拖延中所耗去的时间、精力，实际上已经足够将那件拖延的事做好。对一位期待成功的人而言，拖延也许是最具破坏性也是最危险的恶习，它使人们丧失主动的进取心。一旦开始遇事拖拉，就很容易再次拖延，直到变成一个根深蒂固的恶习。

如果对于必要的行动却总是犹豫、拖延的话，那么就容易引起内心的冲突和迷乱。不能作出决定，时常感觉到犹豫不决，在心理学家看来这是一种性格的障碍，这样的思维习惯会影响人的做事习惯。

其实，拖延就像一种变相的放弃，就像把自己对命运的选择放手，而把这种权利交给"未知"来主宰，结局像是断线的风筝，风刮到什么地方，自己也就跟随着飘到那个地方。

那些习惯拖拉的人，做事总是虎头蛇尾，甚至完不成一件甚至简单的事情。生活中不乏这样的人，比如有这样一位年轻的女士刘莎。

刘莎怀有了身孕，很高兴的她在丈夫的陪同下买回了很多色彩艳丽的毛线，刘莎打算为自己未出世的孩子织一身最漂亮的毛衣毛裤。

可是刘莎从来都没有动手去编织过，有时拿起那些毛线想编织的时候，她会对自己说："先看一会儿电视吧，过一会儿再织。"可是等到她所说的"一会儿"过去之后，丈夫已经下班回家了。于是她便想还是明天再织吧，晚上她还要陪丈夫聊天。这样一拖再拖，直到她的孩子都快要出生了，那些毛线还是像刚买回时那样放在柜子里。

后来，她的婆婆看到了柜子里的那些毛线，就跟刘莎说自己替她织，可是刘莎却坚持要自己亲手织给孩子。不过她又改变了想法，刘莎想等孩子出生以后再织，她说："如果生了个女孩，我就给她织一件漂亮的裙子，如果是男孩就给他织有卡通图案的毛衣毛裤。"

不久孩子生了下来，是个可爱的男孩。在刘莎不断地忙碌中孩子一天一天地渐渐长大了。等到孩子已经一岁了，她的毛衣毛裤还没有开始织。后来，这位年轻的妈妈发现，当初买的毛线已经不够给孩子织毛衣毛裤了，便打算给他织一件毛衣，不过虽然这样打算，却一直都没有动手。

到孩子两岁的时候，那一件毛衣依然没有织完。等到孩子到了3岁，刘莎想，那团毛线大概只够给孩子织一件毛背心了，可是毛背心也始终没有织成。

这件事情只是刘莎在生活中的缩影，她的思维习惯给她带来了很多麻烦。与刘莎一样，拖延的人常为自己找借口，比如"有空再做、明天做、以后做"、"拖"、"等"，这是一种低效的工作习惯。比如本来今天的事拖到明天，立刻该打的电话等到几个小时后，这个月该完成的报表拖到下一月，这个季度该达到的进度要等到下一个季度等。

奥格·曼狄诺在"假如今天是我生命中的最后一天"的演讲中说：

假如今天是我生命中的最后一天，

我憎恨那些浪费时间的行为，我要摧毁拖延的习性。我要以真诚埋葬怀疑，用信心驱赶恐惧。我不听闲话，不游手好闲，不与不务正业的人来往。我终于醒悟：懒惰，无异于从我所爱之人手中窃取食物和衣裳。我不是贼，我有爱心，今天是我最后的机会，我要证明我的爱心。

……

假如今天是我生命中的最后一天，

如果这是我的末日，那么它就是最美好的日子。我要把每分每秒化为甘露，一口一口，细细品尝，满怀感激。我要每一分钟都有价值。我要加倍努力，直到精疲力竭，即使这样，我还要继续努力，今天的每一分钟都胜过明天的每一小时，最后的也是最好的。

奥格·曼狄诺为我们诠释了什么是高效行动的思维习惯——那就是节约那些被我们浪费的时间，做了决定就立刻投入进来。培养自己的高效思维，你可以运用下面的方法：

（1）遇到困难时，最重要的就是绝不放弃，坚持到底。

（2）尽量用充满希望的积极言语来鼓励自己，不要老说一些丧失斗志的话。

（3）做个主动的人。要勇于做事，做个真正在做事的人。

（4）用行动来克服恐惧，同时增强你的自信。怕什么就去做什么，你的拖延习惯就会慢慢改变。

（5）时刻想到"现在"。忘记"明天"、"下礼拜"、"将来"之类的词，让"我现在就去做"成为你的口头语。

（6）做一个改变者。要认识到自己的拖延情况，分析自己拖延的原因，来改变现状。

总之，在生活和工作活动中，机遇不会时时光顾你，消极等待只能是一种徒劳。所以，当我们需要行动的时候，绝不能犹豫不定，或是自己寻找借口，而是要培养自己高效行动的思维习惯。

调试内心，升级你的"执行内存"

习惯性的拖延会不停地影响拖延者的工作和生活，比如学生总觉得考试的日期很漫长，还有很多时间用于玩电脑打游戏；没有按期完成诉讼的律师会使客户受损；而如果一位医生习惯性拖延，可能让患者的生命遇到危险。

电脑的运行速度随着使用时间而逐渐变得缓慢，可以通过升级电脑的内存来提高运行速度。当人有着习惯性拖延的状态时，人也需要调试自己的内心，就像提高自己的"执行内存"一样，给自己升级执行的能力。

升级执行内存要给自己定下行动的"法则"。比如生活或者工作中，我们首先应该明白，哪些是最重要、最需要解决的，然后着重把它们放到前面。要知道对于最重要的事情来说，早做不如晚做，晚做的成本会越来越高；心力交瘁的时候做，不如精力旺盛的时候做，身心憔悴的时候做不仅让你感到力不从心，而且还会因为效率也很低，加重你的时间成本，让你无限期地拖延下去。所以最重要的事要在精力最旺盛的时候最先把它完成。

伯利恒钢铁公司总裁理查斯·舒瓦普，为自己和公司的低效率而忧虑，于是去找效率专家艾维·李寻求帮助，希望李能卖给他一套思维方法，告诉他如何在短时间里完成更多的工作。

艾维·李说："好！我10分钟就可以教你一套至少提高效率50％的最佳方法。

"把你明天必须要做的最重要的工作记下来，按重要程度编上号码。最重要的排在首位，以此类推。早上一上班，马上从第一项工作做起，一直做到完成为止。然后用同样的方法对待第二项工作、第三项工作……直到你下班为止。即使你花了一整天的时间才完成了第一项工作，也没关系。只要它是最重要的工作，就坚持做下去。每一天都要这样做。在你对这种方法的价值深信不疑之后，叫你的公司的人也这样做。

"这套方法你愿意试多久就试多久，然后给我寄张支票，并填上你认为合适的数字。"舒瓦普认为这个思维方式很有用，不久就填了一张25000美元的支票给李。舒瓦普后来坚持使用艾维·李教给他的那套方法，5年后，伯利恒钢铁公司从一个鲜为人知的小钢铁厂一跃成为美国最大的不需要外援的钢铁生产企业。舒瓦普常对朋友说："我和整个团队坚持最重要的事情先做，我认为这是我的公司多年来最有价值的一笔投资！"

我们必须让这个重要的观念成为一种习惯，每当一项新工作开始时，必须先确定什么是最重要的事，什么是我们应该花最大精力去重点做的事。

重要的事情通常是与目标有密切关联的并且会对你的使命、价值观、优先的目标有帮助的事。这里有5个标准可以参照。

第一，完成这些任务可使我更接近自己的主要目标（年度目标，月目标，周目标，日目标）。

第二，完成这些任务有助于我为实现组织、部门、工作小组的整体目标作出最大贡献。

第三，我在完成这一任务的同时也可以解决其他许多问题。

第四，完成这些任务能使我获得短期或长期的最大利益，比如得到公司的认可或赢得

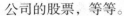

公司的股票，等等。

第五，这些任务一旦完不成，会产生严重的负面作用：生气、责备、干扰，等等。

根据紧迫性和重要性，我们可以将每天面对的事情分为四类，即重要且紧迫的事，重要但不紧迫的事，紧迫但不重要的事，不紧迫也不重要的事。

只有合理高效地解决了重要而且紧迫的事情，你才有可能获得最大的成效。而重要但不紧迫的事情要求我们具有更多的主动性、积极性、自觉性，早早准备，防患于未然。剩下的两类事或许有一点价值，但对目标的完成没有太大的影响。

只有重要而不紧迫的事才是需要花大量时间去做的事。它虽然并不紧急，但决定了我们的工作业绩。只有养成先做最重要的事的习惯，对最具价值的工作投入充分的时间，工作中的重要的事才不会被无限期地拖延。这样，工作对你来说就不会是一场无止境、永远也赢不了的赛跑，而是可以带来丰厚收益的活动。

给自己的任务归类，减轻我们"执行内存"所遇到的阻力，加速我们行动的果断与速度，就可以避免因为拖延行为而付出高昂的代价，所以，在遇到困难时，不要找理由或借口来拖延时间、只是坐下来犹豫，而是要用行动去换取自己人生的主动权。改变拖延的状态，我们要用行动去升级我们的"执行内存"。

不畏惧错误，学会"快速试错"

心理学家说道："正确地对待错误的能力是人生走向成熟的重要一环。"但是很多人害怕承担作决定和执行决定的责任，所以情愿避免因为出现差错，甚至不敢尝试一番。《战胜拖拉》的作者尼尔·菲奥里曾经在书中写道：

"我们真正的痛苦，来自于因耽误而产生的持续的焦虑，来自于因最后时刻所完成项目质量之低劣而产生的负罪感，还来自于因为失去人生中许多机会而产生的深深的悔恨。"

的确，畏惧错误就是毁灭进步，甚至还会因为畏惧尝试引发内心的冲突和不安。对此，我们要学会尝试犯错。"试错"，是解决问题并获得知识常用的方法，是根据自己的经验教训尝试各种可能的方法去找到不同的答案。在试错的过程中，选择一个可能的解法应用在待解问题上，经过验证后如果失败，选择另一个可能的解法再接着尝试下去。

比如学生在很多情况下已经习惯了消极和被动，习惯了"不犯错"的沉默，要调动学生学习的积极性、培养学生的主动意识，教师常常也给学生制造一些"犯错"的机会，这样的"引诱"往往能够达到不一样的效果。

人生的精彩与刺激，是所有人的追求。但是人们由于犯错误要承受经济损失和心理打击，也会因此而付出打破生活的平静、承受额外的生存压力，所以他们一方面想要有所成就，却不敢承担犯错的结果。

这是因为人长期生活或工作在一个固定的环境，每天在一个固定的模式里转圈，自然对其好与坏都有了很强的适应性和承受能力，如果改变自然会变得胆怯。

所以限于一种固定模式或惰性中，比如托马里先生所遭遇的困惑。

托马里陷入情绪低谷，对前途感到迷惑，他曾问自己："该如何发展，该如何找到适合自己的路？"

38岁的托马里是一家大型广告代理商的会计主管，他自己很喜欢广告，并且在广告行业工作了15年，可是，他还是认为自己与这个行业有着很深的隔阂。

"我知道这份工作很不错，"他说，"收入也不低，但是却浑身不舒服，医生告诉我这是因为违反了自己的想法，一直坚持自己讨厌的职业；心理医生认为正是这个原因影响了心理健康。

"我知道自己真正喜欢的事业什么，很多年前，我曾经负责一家饲料公司的策划工作，学到了很多饲养牛的知识，学得越多我就越喜欢这份工作，但是，每当我想要放弃广告业，放弃现在的工作，就感到自己的前途会很渺茫。我在大学读了多年书，便是想要从事广告这一行，只有傻瓜才愿意把3.5万美金教育投资和15年的经验放弃，改行去做其他事情。"

实际上，多年来托马里为工作所花费的费用和精力，以及已经形成的固定生活方式，成为了他的束缚，他自己认为不应该轻易放弃自己的知识和事业。

这是一个正常人应有的正常思维，而托马里的问题也是每个人都可能会面对的。但是，正是因为他没有试错的勇气和决心，这种做法最终阻碍他社会价值的实现、生活品质和幸福指数降低，所以他只能过着令自己生厌的生活。成功和快乐需要人把握住机会，所以在各种机会面前需要人们有"试错"的勇气和突破习惯束缚的能力。

塞缪尔·斯迈尔德说："与其说是人们的错误使其堕落，不如说是人们对待错误的态度导致他们堕落。"

人的潜能是巨大的，大多数人的潜能由于各种原因而得不到有效发挥。怎样才能寻求有利于自己潜能得以发挥的机会呢？最好的途径就是勇于尝试，尤其是在面临选择的时候，如果在年轻的时候挑战自己，尝试换一种生活和工作的思路，也许经过几次尝试，便能找到适合自己而且也热爱的工作。在这个职位上，你的聪明才智能够得以最大限度的发挥，每天都能遇到那些有意义的挑战、学习到宝贵的知识和技能，自己在从事职业实践的过程中，不再仅仅是为了换取生存的硬件，而是在解决生存问题的同时，更能够将自己的潜能充分地释放出来，从而获得物资利益之外更高级的精神养料。

而这种不断尝试的过程，就是"试错"的过程，而这个过程是伴随人的始终。只有用不断地试错取代犹豫，人才会有更大的发展空间。

在我们年轻的时候，总想着拥有充足的时间和精力，因此大可以尝试所有感兴趣的事物，找到对的路自然很好，如果走错了，推倒重来即可。也许在我们不断的"试错"中，还能体会到生活的更多层面，学会更多的生存技能，来应对这个纷繁复杂的世界。

左右为难，不如立刻行动

有时我们面对想要争取的目标却不敢动手去做，这样的拖延无异于放弃了机会。人生中，左右为难的情形时常会出现，比如面对两份有同等诱惑力的工作，两个有同样诱惑力的追求者。为了得到其中"一半"，我们必须放弃另外"一半"。若过多地权衡，患得患失，到头来将两手空空、一无所得。

但是，这样的拖延会给自己巨大的压力，而默默地行动，脚踏实地地去接近你的目标，就会减少很多压力。

杰米是个二十多岁的年轻人，有太太和小孩，收入并不多。他们全家住在一间小公寓里，夫妇两人都渴望有一套自己的新房子，但是对于一个普通的工薪族来说，在大城市中买房子不是一件说干就干的事情，何况杰米在工作中一直是一个本本分分的人，从来没有想过要和老板谈条件加薪，他怎么去凑这笔钱呢？想到这些，他总是很自然地就打消了念头。

有一天，当他签下个月的房租支票时，突然很不耐烦，因为房租跟新房子每月的分期付款差不多。杰米看看正在小小的房子里玩耍的孩子，再看看弯腰收拾着各种零碎的妻子，鼓起勇气和她说："下个礼拜我们去买一套新房子，你看怎样？"

"你怎么突然想到这个？我们哪有能力啊，可能连首付款都付不起。"妻子马上就泼来了一盆凉水。但是他已经下定决心："你不要担心，我们既然都想搬到新家中去，为什么不努力一下呢？万一不成功，我们再回来住小公寓好了。跟我们一样想买一套新房子的夫妇大约有几十万，其中只有一半能如愿以偿，我们一定要想办法买一套房子，虽然我现在还不知道怎么凑钱，可是一定要想办法。"

下个礼拜他们真的找到一套两人都喜欢的房子、朴素大方又实用，首付款是1200美元。他知道无法从银行借到这笔钱，因为这样会妨害他的信用，使他无法获得一项关于销售款项的抵押借款。

他突然有了一个灵感，为什么不直接找包销商谈，向他借私款呢？他真的这么做了。包销商起先很冷淡，由于杰米一再坚持，他终于同意了。他同意杰米把1200美元的借款按月偿还100美元，利息另外计算。

现在他要做的是，每个月凑出100美元。夫妇两个想尽办法，一个月可以省下25美元，还有75美元要另外设法筹措。

这时，杰米又想到一个点子。第二天早上他直接跟老板解释这件事，他的老板也为他高兴。

杰米说："老板，你看，为了买房子，我每个月要多赚75元才行。我知道，当你认为我值得加薪时一定会加，可是我现在很想多赚一点钱。公司的某些事情可能在周末做更好，你能不能答应我在周末加班呢？有没有这个可能呢？"

老板对于他的诚恳和雄心非常感动，真的找出许多事情让他在周末工作10小时，最终杰米通过自己的努力终于欢喜地搬进了新房子了。

和杰米一样拥有新房梦想的人很多，但是真正能搬进去的人很少，因为大家都有太多的顾虑了，贷款不能按时还怎么办，万一有急需的资金怎么办，房子买了之后跌价怎么办……于是，很多人宁愿蜗居在小房子里面担心，也不敢搬进大房子里面去解决问题。

很多时候都是这样，我们越是担心的事情，越是不敢去做；而实际上，如果我们真的去做，也并没有什么绝对不可能的事情。

因此，心理学家鼓励我们不要左右为难，俗话说"万事开头难"，如果你启动了一项任务，突破了最难的开头，真正投入在这个看似难以完成任务的过程中，你也许会发现很多事情不值得去犹豫，因为原本在印象中"很难"的事情正在逐渐变得非常简单。

秒杀机会，行动的最好时机就是当下

英文中"SecKill"意为"秒杀"，就是指以压倒性优势一招致命。网络购物中，店家也推出了"秒杀"，所有买家在同一时间网上抢购一些超低价格的商品，这些商品往往一上架就被抢购一空，有时只用一秒钟。其实对于机会也是一样，很多人具备成功的能力，但是机会只有一个，如果你拖延了，那么机会被别人"秒杀"了。

很多人都错过了自己的梦想，所以我们常常会听到人们说起："我年轻时曾想当一个伟大的作家，但很多事情让我脱不开身写作……"；"我相信自己一定能学好芭蕾，但我的状态一直不好……"。这样的话并不新鲜，因为拖延的人在生活中随处可见，如果你仔细回忆一下就会惊讶地发现，拖延耗掉了自己很多机会。

1989年3月24日，埃森特公司的一艘巨型油轮在阿拉斯加触礁，原油大量泄漏，给生态环境造成了巨大破坏，但埃森特公司却迟迟没有做出外界期待的反应，以致引发了一场"反埃森特运动"，甚至惊动了当时的布什总统。埃森特公司为此花费了数亿美元也无法挽回受损的企业形象。

曾经有一位担任著名公司要职的庞女士，踏入职场以后，她工作很投入、卖力，成绩也很突出。她什么事都亲力亲为，唯恐事情办不好。因此深受上级的赏识，不断地被提拔并被委以新的重任。

她面临着许多重要的工作，有些是自己没有经历过的，但她不畏惧，非常努力地工作着。即使这样，有些需要即刻做出处理的问题在她案头仍然堆积成山，这是因为有些问题她拿不定主意，便希望放一段时间，等事态更明朗一些再作决定。

所以，许多需要解决的十万火急的问题就在她的案头沉淀下来，老板和同事看待她的工作时，眼中都有了异色。大家对她的评价，也逐渐由赞扬、欣赏转为了"不敢决断"、"无法独立决策"等。她为此受到困扰和痛苦，夜不能寐，烦躁不安，工作效率也开始下降。无疑，这种情况更加重了她的担心和恐惧，慢慢地，当面对未解决的问题时，她更加感到难以自控。

令她觉得心理不平衡的是，她办事的出发点是想再等等看，观察事情有何变化再作决定，没想到，大家对她的评价竟是"优柔寡断"。

她没有决策，自然没有行动，自己的业绩也直线下降。其实，庞女士的犹豫出于谨慎，避免作出错误的决策，但在瞬息万变的现代社会，机会是稍纵即逝。而她在等待与犹豫中错过了许多机会。

拖延无助于问题的解决。无论是公司还是个人，没有在关键时刻及时作出决定或行动，而让事情拖延下去，这会给自身带来严重的伤害。那些经常说"唉，这件事情很烦人，还有其他的事等着做，先做其他的事情吧"的人，总是奢望随着时间的流逝，难题会自动消失或有另外的人解决它，这永远只能是自欺欺人。

拖延并不能使问题消失，也不能使解决问题变得容易起来，而只会使问题深化，给工作造成严重的危害。我们没解决的问题，会由小变大、由简单变复杂，像滚雪球那样越滚越大，解决起来也越来越难。

成功者为了打败拖延这个敌人，往往会给自己制作一张严密而又紧凑的工作计划表，然后像尊重生命一样去坚决地执行它。

人们问富兰克林："你怎么能做那么多事呢？""您看看我的时间表就知道了。"富兰克林说道。他的作息时间表是什么样子的呢？5点起床，规划一天的事务，并自问："我这一天要做些什么事？"上午8～11点、下午2～5点，工作；中午12～1点，阅读、吃午饭；晚6～9点，用晚饭、谈话、娱乐、检查一天的工作，并自问："我今天做了什么事？"

朋友劝富兰克林说："天天如此，是不是过于……""你热爱生命吗？"富兰克林摆摆手，打断朋友的话，"那么别浪费时间，因为时间是组成生命的材料。"

富兰克林说："把握今日等于拥有两倍的明日。"

对此歌德也曾说："把握住现在的瞬间，你想要完成的事务或理想，从现在开始做起。只有勇敢的人才会拥有天才的能力和魅力。因此，只要做下去就好，在做的过程当中，你的心态就会越来越成熟。那么，不久之后你的工作就可以顺利完成了。"

其实，不管是什么事情，最好的行动时机就是现在。

今天的想法就由今天来决断，因为明天还有明天的事情、想法和愿望。但是，生活中就有那么一些人，在做事的过程中养成了拖延的习惯，今天的事情不做完，非得留到以后去做。

其实，把今日的事情拖到明日去做是不划算的。有些事情当初做会感到快乐、有趣，如果拖延几个星期再去做，便会感到痛苦、艰辛。而且，时下的经济形势也不容许我们做事拖沓，如果我们把一切事情都拖到明天来完成，那么很快我们就会在工作中被淘汰。所以我们要提高解决问题的效率，摆脱被动拖延的怪圈，就要养成快速行动的好习惯，记住，行动的最好时间就是当下，这样就能将机会"秒杀"。

提高个人执行力的 5 大秘诀

美国哈佛大学人才学家哈里克说："世上有93％的人都因拖延的陋习而一事无成，这是因为拖延能杀伤人的积极性。"

拖延无助于问题的解决。相反，它只会让问题变得越来越难以解决。我们要提高解决问题的效率，摆脱被动拖延的怪圈，就要提高个人的执行力，将问题在第一时间内解决。

李翔是一个非常出色的企划人员，有一次，他跟一个竞争对手同时参与一家大公司的投标。通过大量的资料收集和精心的策划，他们几乎在同一时间完成了各自的竞标计划。在投标的那天，李翔在赶赴那家大公司的路上，因为车子出了故障，晚了一个小时才到达会场。正是在这短短的一个小时内，对手那新颖的设计和长远的规划，再配上其精彩的讲演，已经深深地吸引了大公司的决策人员，大公司上层人员于是一致决定采用李翔对手的方案。

事实上，李翔的方案并不逊于竞争对手，但因为晚了一个小时而失去了竞争的机会，使他精心准备的方案毁于一旦。

李翔的失败固然有客观方面的因素，但是它也向我们提示了一个这样的规则：必须提高个人执行力，否则你的工作将会"贬值"甚至完全失去意义。

如果你也有拖延的恶习，不妨试一试下面的这些心理学家提供的方法：

1. 设置一个截止日期

你发现自己有拖沓的心理倾向时，可以静下心来想一想，思考并确定行动方向，然后再自我提醒我最快能在什么时候完成这个任务，设定一个截止期限，然后尽力遵守，因为没有期限的任务常常被自己无限期地推迟。

2. 为自己设定一种奖励机制

当你做一项任务时付出的努力高于做完工作后得到的好处，那么人可能会失去工作的动力而变得拖拉。所以我们需要为自己设定一个奖励机制。所以，我们可以想象出立即完成会有什么好处，比如下午清理车库，然后奖励自己一顿大餐；开发一个软件，奖励自己一次旅游，等等。

3. 优化工作的内容

在做一项工作前，先确定一下这项工作是否非做不可。有时，我们感到一项工作不重要，做起来就会拖拖拉拉。所以在工作前要确定这项工作是否重要，高效分配时间是构成高效行动力的重要一环，是把可有可无的工作取消掉，把你的日程表中不重要的东西清除掉，这样就可以避免造成浪费时间而又感到后悔。

4. 喜欢自己的任务

对于你所从事的工作，应当抱有一种积极乐观的态度，这样你就能够立刻投入进去。一个人如果喜欢上自己的工作，那么在接到任务之后，他就不会抱怨，不会拖拖拉拉地不想做，而是马上行动起来。

5. 不找借口

做事拖延的人习惯找借口，为事情未能按计划实施而辩解，这时候你就应当认真反省一下。停止找借口，让自己不受借口的干扰。这样，做起事来就会主动承担。

总之，提高执行力才能用激情去实现人生梦想，要知道拖延得了一时，拖延不了一世。更何况，在拖延的时间里，会有很多机会从你身边溜走，如果今天你利用拖延避免了危险和失败，但同时，你也失去了获得成功的机会。所以，提高自己的执行力吧，要知道，我们要成功，光有梦想是不够的，还必须拥有一定要成功的决心，配合确切的行动，坚持到底，这样最后才能将自己的梦想实现。

第四章

恐惧是心理栏杆，有勇气便能跨越

——应对恐惧的心理调节术

恐惧是一种来自遗传的本能

许多人持着这一种观念，某一天早晨醒来，发现自己的恐惧感突然消失，终于得到自由，不再恐惧那些困扰我们的东西。我们能够去演讲，换新工作，开口跟和陌生人讲话，或是做一些以前从来都不敢做的事。

但是恐惧不会自行消失，我们也不会一夜之间强大起来。事实上，只要我们还活着，恐惧就永远不会消失。因为恐惧是身体和心灵对某些恐怖经验的自然反应。

心理学家通过研究得知，恐惧是人类与生俱来的、来自本能的、发自内心深处的一种情感体验。这种"恐惧"体验伴随人类始终，在人遇到甚至预测的一些情景可让自己的某种需求比如生命安全、名誉、前途、经济的利益等遭到剥夺时，这种恐惧情绪就会支配人的整个身心。

在生活中不难发现，每个人都有所惧怕的事情或情景，而且不少事物或情景是人们普遍惧怕的，比如怕雷电、怕火灾、怕地震、怕生病、怕高考、怕失恋，等等。但是，在现实生活中我们可以看到有人的恐惧心理异于正常人，如一般人不怕的事物或情景，他（她）怕；一般人稍微害怕的，他（她）会特别怕。这种无缘无故的与事物或情景极不相称、极不合理的异常心理状态，就是常见的恐惧心理。

关于人类的恐惧究竟是来源于本能还是后天形成的问题，人们的争论自从19世纪开始就一直延续至今。但是越来越多的心理学家通过实验证明，人类的恐惧是一种本能。

外国一大学的教授曾发布了一个研究报告，他们发现人对蛇的恐惧是本能反应。

研究发现，对蛇的恐惧，上至成人、下至幼儿都有不同程度的反应，甚至能够识别出蛇的攻击姿态。

实验人员选取了20名3岁的幼儿，研究人员让这些幼儿从8张花的照片和1张蛇的照片中找出蛇的照片，然后再让这些幼儿从8张蛇的照片和1张花的照片中找出花的照片，最后对比这两次找照片的反应时间。

结果表明，找出蛇的照片花费时间仅仅是找出花的照片花费时间的一半，大约只有2.5～3秒。而且，照片中蛇的姿态要是呈盘起来攻击状的话，找出该照片花费的时间会更短。

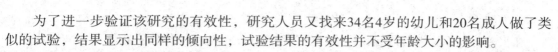

为了进一步验证该研究的有效性，研究人员又找来34名4岁的幼儿和20名成人做了类似的试验，结果显示出同样的倾向性，试验结果的有效性并不受年龄大小的影响。

可见，人类对蛇的恐惧是先天的，而非后天通过了解蛇的特性而得来。在生活中，我们也常常有这样的感受：当遇到陌生或不利的环境时，恐惧感会更加强烈。比如，有些事情在人有自信心时很容易做成功，可是，如果环境变了，产生了恐惧感，就会无法成功。

因为恐惧，我们不敢去努力争取我们真心想得到的东西。另一方面，恐惧会让我们的情绪紧张，这种紧张情绪会让我们排斥现实生活中的困难。

杰克住在波士顿的一个小镇上，他一直向往着大海。一个偶然的机会，他来到了海边，那里正笼罩着雾，天气寒冷。他想：这就是我向往已久的大海吗？他的希望和失望落差很大，他想：我再也不喜欢海了。幸亏我没有当一名水手，如果是一名水手，那真是太危险了。

在海岸上，他遇见一个水手，他们交谈起来。

"海并不是经常这样寒冷又有雾，有时，海是明亮而美丽的。但在任何时候我都爱海。"水手说。

"当一个水手不是很危险吗？"杰克问。

"当一个人热爱他的工作时，他不会想到什么危险。我们家里的每一个人都爱海。"水手说。

"你的父亲现在何处呢？"杰克问。

"他死在海里。"

"你的祖父呢？"

"死在大西洋里。"

"你的哥哥呢？"

"当他在印度的一条河里游泳时，被一条鳄鱼吞食了。"

"既然如此，"杰克说，"如果我是你，我就永远也不到海里去。"

水手问道："你愿意告诉我你父亲死在哪儿吗？"

"死在床上。"

"你的祖父呢？"

"也死在床上。"

"这样说来，如果我是你，"水手说，"我就永远也不到床上去。"

的确，随着其恐惧范围的扩散和恐惧强度的增加，越来越多的现实遭到日益严重的扭曲，以致我们最后什么事都做不了，因为一切都染上了恐怖的味道。

随着内心恐惧感的加深，我们越发不相信自己应对世界的能力，越发逃避与外界的接触，逐渐退回到与世隔绝的状态。这个时候，我们已然沦为了恐惧的奴隶，逐渐丧失了对抗的能力。

尽管恐惧是一种本能，但是我们通过自己的努力可以战胜恐惧。美国著名作家、诺贝尔文学奖获得者福克纳说："世界上最懦弱的事情就是害怕，应该忘了恐惧感，而把全部身心放在属于人类情感的真理上。"爱因斯坦说："人只有献身社会，才能找出那实际上是短暂而有风险的生命的意义。"

所以，我们想要生活得快乐、追求事业的成功，就要鼓起勇气，勇敢地面对，积极地争取，我们的人生之路才能越走越平坦。

你所恐惧的，往往是你内心的想象

恐惧产生时，常伴着一系列的生理变化，如心跳加速或心律不齐、呼吸短促或停顿、血压升高、脸色苍白、嘴唇颤抖、嘴发干、身冒冷汗、四肢无力等，这些生理功能紊乱的现象，往往会让自己相信恐惧的对象是真实存在的，实际上，在很多情况下人们只是被自己吓坏了而已。

在很多时候，恐惧的内容往往是自己营造出来的，它并不能伤害我们。它来自我们内心的想象，而不是真实发生。在忐忑不安的心绪的支配下，一种自然而然的焦虑就会在我们的心中积聚起来，转化为恐惧和惊慌失措。

有人做过这样一个试验：把装有兔子的笼子放在装有狼的笼子旁边，尽管狼不能伤害到兔子，但几天过后，兔子却因不吃不喝而身亡。狼无法突破笼子的限制，但是兔子因为惊惧而死去。

美国的前总统罗斯福曾经说过一句名言，正符合了心理学家对人恐惧的感受，这句话就是："现实中的恐惧，远比不上想象中的恐惧那么可怕。"大多数人在碰到棘手的事情时，往往都会条件反射地先夸大困难的程度，这样自然也就先产生了畏惧情绪。

所以，有人说："弱者往往不是被困难吓倒的，而是被自己吓倒的。"你所恐惧的事情不一定发生，而使你惊恐发作的，是你的头脑放大了恐惧带给你的威胁。在心理学界中流传着这样一个故事：

杰克刚到深圳打工时，在一家酒吧做服务生。

打从第一天上班，老板便特别提醒杰克："我们这一带有一个流氓经常来白吃白喝，在他心情不好的时候，还会把人打得遍体鳞伤，因此，如果你听到别人说'大流氓来了'，你什么也别想，只要想尽办法赶快跑就对了。因为这个大流氓实在太蛮横了，连警察都不放在眼里，上一个酒保被他打伤，到现在还躺在医院里。"

某一天深夜，酒吧外面忽然一阵大乱，众人纷纷喊着："大流氓来了！大流氓来了！快走啊！"

当时杰克正在上厕所，等到他紧张地走出来时，酒吧里的客人、员工早就跑得干干净净，连个影子也见不到。这时，只听见"砰"的一声，前门被人踢开了，一个凶神恶煞般的男人大步走进门。他的脸上有一道刀疤，手臂上的刺青一直延伸到后背。他二话不说，气势汹汹地在吧台前坐了下来，对杰克吼着："给我来一杯冰啤酒。"

杰克心想，既然已经来不及逃跑了，不如就试着赔笑脸，尽量讨这个流氓的欢心以保全性命吧！于是他用颤抖的双手，战战兢兢地递给那个男人一杯冰啤酒。

男人看了杰克一眼，一口气把整杯酒饮干，然后重重地把酒杯放下。看到这一幕，杰克的心脏简直快要跳出来了，若不是酒吧里还放着音乐，他的心跳声一定会大得被人听见。杰克勉强鼓起勇气小声地问道："您……您要不要再来一杯？"

"我没那时间！"男人对着他吼道，"你难道不知道大流氓就要来了吗？"

不久之后，那个男人就走了，杰克这才重重地舒了一口气。杰克这才发现，大家传说中的"大流氓"其实并不可怕，只是人们无形之中把恐惧扩大了。

这个小故事与心理学对恐惧的研究意思相近，相信大家都有过这样的经验，到了阴森森、黑漆漆的地方，我们会感到毛骨悚然，心跳加速，好像什么事就要发生，于是步步惊魂，随时提高警惕，严阵以待，但是到了最后往往什么事也没发生，从头到尾都是我们自己在吓自己。

丹麦有这样一个民间故事：

铁匠的家境一贫如洗，于是，他整日生活得很惶恐，十分的不安和忧虑："如果我失业了怎么办？如果我挣的钱不够花了怎么办？"

每天思考这些，让铁匠精神萎靡不振，内心沉重的像有一个包袱，压得他自己喘不过气来，这让他饭也吃不香，觉也睡不好，身体也一天天地越来越虚弱。

有一天，铁匠忧思过度，突然昏倒在了路旁，这时，恰好有个医学博士路过。博士在询问了铁匠的情况后，表示十分同情他，于是就送了他一颗钻石并对他说："不到万不得已的情况下，千万别卖掉它。"铁匠拿了这颗钻石兴奋无比地回家去了。

在那之后，铁匠认为自己有颗钻石可以依靠，并自我安慰道："如果实在没钱了，我就卖掉这颗钻石。"于是他的内心产生了莫名的安全感。于是，他白天踏实地工作，晚上安心地睡觉，精神和身体也越来越健康。

后来，铁匠的日子过得越来越好，他们家的经济情况也变得越来越宽裕了。有一次，他拿着那颗钻石到首饰店里去估价，老板说这不是钻石，这是玻璃，不值一分钱。铁匠一下子明白了博士的用意："博士给我的不是一颗钻石，而是希望和治病的方法！"

铁匠原本不需要这颗钻石也能够很好地生活。但是，他如果没有钻石带给他的安全感，他也许就不会通过努力来改变自己。可见，恐惧的内容并非真正能够打败他，而是他不相信自己。

所以说，人们的恐惧大多都是来自内心，而绝非客观存在，只有认识到这一点才能够真正战胜恐惧。一个人在世界上生存，恐惧心理都是其必须面对的挑战之一。

恐惧使人无法充分地展示自我，阻碍着人与世界的交流。而像所有的童话故事一样，如果你想要公主，你就必须杀死妖魔。你要面对的最大妖魔就是你自己的恐惧。如果你能够学会战胜内心的想象，那么你一定能够摒弃恐惧。

恐惧往往来源于错误的认知

有一位学者说："愚笨和不安定产生恐惧，知识和保障却拒绝恐惧。"恐惧是大脑的一种非正常状态，它是由于人经历的扭曲或伤害引起的。而恐惧也会来源于一些错误的认知，是一种认知失调。

从前，卫国有一群演戏的艺人，因为遇上年岁饥荒，便到他乡卖艺求生。他们在路上经过一座山，据说这座山里有许多恶鬼，还有吃人的罗刹。夜里山中风大天冷，大家燃起火，在火旁边睡了。

半夜里，有一个人实在感觉寒冷，就起来穿上演戏用的罗刹服，对着火坐着。同伴中一个人从睡梦中醒来，突然看见火旁边坐着一个罗刹，顾不上仔细看清楚，爬起来就跑。

这一下惊动了所有的伙伴，大家一起亡命奔逃起来。

那位穿着罗刹服的人一惊，也跟着大家狂奔，前面逃跑的人以为罗刹要来害人，更加恐惧惊慌。大伙不顾一切拼命逃生，有的跳进河里沟里，有的摔伤胳膊跌伤腿，疲惫至极。

到了天亮，大伙才看清楚后面追的原来是同伴。

这个故事揭示了一个道理，那就是恐惧来自错误的认知。如果他们知道后面的人是自己的同伴，还会如此恐惧吗？

中国宋朝理学家程颢、程颐认为："人多恐惧之心，乃是烛理不明。"亚里士多德说得更明确："我们不恐惧那些我们相信不会降临在我们头上的东西，也不恐惧那些我们相信不会给我们招致那些事的人，在我们觉得他们还不会危害我们的时候，是不会害怕的。"

显然，惧怕的形成源于"未知"。

夏天的傍晚，有个人独自坐在自家后院，与后院相毗邻的是一片宁静的森林。这人的目的，就是要在接近大自然的环境中放松放松，享受一下黄昏时分的宁静。随着天色渐渐暗下来，他注意到，树林里的风越刮越大了。于是他开始担心，这样的好天气是否还能保持下去。接着，他又听到树林深处传来一些奇怪而陌生的声音。他甚至充满恐惧地猜想到，会不会有吃人的动物正向这边走来。

不一会儿，这个人满脑子都是这种恐惧的想法，结果这些想象的内容把自己弄得越来越紧张。这个人越是让怀疑和恐惧的念头进入他的头脑，他就离享受宁静夏夜的目标越远，最后他只能躲回屋子里，堵住耳朵。

一位心理学家这样说道："愚昧是产生恐惧的源泉，知识是医治恐惧的良药。"的确，人们对异常现象的惧怕，大都是由于对恐惧对象缺乏了解和认识引起的。

有的学者进一步指出："知识完全的时候，所有恐惧将统统消失。"古罗马箴言说："恐惧之所以能统治亿万众生，只是因为人们看见大地寰宇有无数他们不懂其原因的现象。"

可见，我们应该熟悉这个世界，用知识来丰富自己，这样我们对不可知物的恐惧与无知的阴影就会逐渐消失。

例如，有的青年人因受迷信思想的影响，惧怕"鬼火"，以为真是在闹鬼，因此夜晚路过旷野一见闪闪烁烁的"鬼火"就怕得要命，惊恐而逃。如果他们学习有关科学知识，明白了"鬼火"原来是人或动物的尸骨散发出来的磷化氢的自燃现象，对"鬼火"的恐惧心理就会顿然消失。对其他事物和情景也是这样，只要通过学习，了解其知识和规律，揭去其神秘的面纱，就会很快消除对某些事物或情景的无端恐惧。

可见正确的认知是治疗恐惧的良药，它能够彻底打破你的恐惧，如同化学家通过在酸溶液里加一点碱，就可以破坏酸的腐蚀性一样。当我们心神不安时，当忧虑正消耗着他们的活力和精力时，不如打开书本，用正确的知识来武装自己，认清你恐惧的对象，真正面对。当你加强对恐惧对象的了解，很多时候那些恐惧的想法就会随着真相的到来而被"请出"你的大脑。

恐惧感的"正反面效应"

怕黑，几乎是每个人存在的。从进化角度看，在原始社会没有灯也没有火，所以人类是日间生产生活的，而一些伤人的野兽都是夜间行动的。就算在现代社会，人们认为黑夜潜藏着危险，即便身处安全的环境，但是人们还是喜欢光明。

这种对黑暗的恐惧是刻在基因上的。比如，看着不是很高的地方，但是人们仍然会觉得恐惧。这样的错觉实际上是保护了生命，对黑暗的恐惧也是这样，所以不难看出，恐惧这种情感也有着正面作用。

恐惧感伴随着每个人的生命，但是人类对恐惧的评价大多是负面的，这就好比恐惧感的反面效应。的确，如果恐惧一直在起负面作用，就会破坏情绪，甚至引起行为混乱。

但是，就像一枚硬币的正反两面，恐惧感也有"正反面"，关键在于你怎么利用，所以可以说，恐惧感也有"正反面效应"。

一位心理学家这样形容恐惧对人类的作用：

"病人感受到了身体上的痛苦，心里就感到害怕，去找医生看病。这个显而易见的事实证明，我们感受到的害怕，常常帮助我们避免了不必要的危险，从这个意义上来说，害怕的感觉是我们的朋友，而不是我们的敌人。"

的确，如果能够有效发挥恐惧感的正面效应，那么恐惧可以成为自我保护机制，因为对危险的本能的直觉可以提高我们的警惕，帮助我们调动一切手段来使我们免受伤害。在危险的环境中，倘若我们丧失了警惕，那么就有可能随时面临危险。而且，恐惧促使个人小心和谨慎，使人们不去从事那些会酿成灾祸的事情；它也会成为一种驱策力，使人们努力并对将来有所准备；它亦会提供人类冒险情境，使人们增加日常生活情趣。

除此之外，在人类的进化过程中，多数发明和发现都是随着人们恐惧和焦虑而出现的。比如人们对黑暗感到恐惧，所以去寻找并创造光明，于是人类学会了使用火，进而发明了电灯；人类对疼痛恐惧，于是出现麻醉方法和先进治疗技术；人类对自然灾害恐惧，才促使人去研究灾难的形成，从而避免灾难带来的危险。恐惧的感觉常常激励我们去创造和发明使我们免于恐惧的手段和技术。

美国创新照明设备公司CEO杰瑞·汉斯克，却从自己傍晚水库泛舟的历险体验中挖掘出了"恐惧是发明之父"的新思维，令那些热衷于发明创新的时代弄潮儿耳目一新。

汉斯克从小在美国的一个农场长大，小时候他喜欢和家人在周围的湖上划船。1987年7月的第四个周末，汉斯克和朋友在不远的水库划船。当夜幕降临，汉斯克发现，由于他们的船没点灯，许多船紧贴着他们飞快地掠过。这种情况让他感到恐惧，因为高速的船在撞击下会发生严重的事故。

他和朋友离开驾驶台，在船尾的一根铝制灯柱上找到了一盏灯，汉克斯赶紧爬上去把它点亮。虽然这个过程只有几分钟，汉斯克却觉得非常紧张。他回忆道："当时不仅仅是没有灯，看不见，而且操作台那儿也没人控制。"

安全回到岸上后，汉斯克做了些调查。发现大多数先进的豪华船都使用同样的劣质低价的照明设备。在与船主们交谈和参观了一些贸易展之后，他开始设计一种电控灯，就像电动天线那样，可以在船的控制台操纵它的开、关、升、降。

1998年的一天，汉斯克放弃了他的律师业务，全身心地投入到公司的运作中。后来，他又把业务扩展到为卡车、拖车和摩托车的制造商生产专用灯。一项运动成就了一个公司，2001年这家15人的公司收入达到了160万美元。

汉斯克后来说道："人们的需要是发明之母，或许恐惧就是发明之父。"正因为这种恐惧让汉斯克创建起美国创新照明设备公司。

恐惧的本能的存在对人有重要的价值，它会不断地引领我们正确思索，总结经验，避开危险。因此，可以说"怕"也是我们人生路上的一把保护伞。所以我们要翻过恐惧这枚硬币，利用恐惧感的正面效应，而不是被恐惧两个字吓倒。

我们的内心习惯回避威胁

人类经过进化，早已习惯性地回避那些来自外界的危害，所以我们的恐惧也是来自我们的自然规律。弗洛伊德认为人习惯回避危险对自己的伤害，他曾如此说道：

"当一个人置身于非洲丛林，看见蛇他会感到恐惧，这是很正常的事，这种恐惧感将有助于加强保护自己的意识。但如果一个人居住在自己的房间里也会感到莫名的恐惧，以为一条蛇正潜藏在房屋中的地毯下面。"

那么为什么人在房间里面也会觉得恐惧呢？正是人类习惯回避危险，就是在安全的房间里面也会不由自主地想要保护自己。

人们不希望承认自己恐惧，这种恐惧感被沉埋在心底，犹如一个毒瘤。所以，很多时候，打败我们的不是外界的困难，而是我们心中的恐惧。

约克因为常被客户拒之门外，慢慢患了"敲门恐惧症"。为此，他去请教当时最著名的心理学大师。大师弄清他的恐惧原因后说："假设你现在站在即将拜访的客户门外，然后我向你提几个问题。"

"请大师问吧！"

"请问，你现在位于何处？"

"我正站在客户家门外。"

"那么，你想到哪里去呢？"

"我想进入客户的家中。"

"当你进入客户的家之后，你想想，最坏的情况会是怎样的？"

"大概是被客户赶出来。"

"被赶出来后，你又会站在哪里呢？"

"就——还是站在客户家的门外啊！"

"很好，那不就是你此刻所站的位置吗？最坏的结果，不过是回到原处，又有什么好恐惧的呢？"

约克听了大师的话，惊喜地发现，原来敲门根本不像他想象的那么可怕。从这以后，当他来到客户门口时再也不害怕了。他对自己说："让我再试试，说不定能获得成功，即使不成功，也不要紧，我还能从中获得一次宝贵的经验。最坏的结果就是回到原处，对我没有任何损失。"

约克的恐惧就是在回避那个"最坏的结果"给自己带来的威胁。其实，我们很多的恐惧就像是弗洛伊德所说的地毯下的蛇一样，是他们虚构出来的，是人类回避危险的结果。

但是，还是有很多人常常会担心自己的健康，怀疑自己患上了什么重病，为此深感焦虑和不安。我们担心自己的心脏、血压和肺部是不是出现了什么问题，害怕失眠。如果感受到一点轻微的不舒服，就开始摸自己的脉搏，力图寻找一些证据来证明自己生了什么大病。

对此，渥太华大学心理系教授布拉德温认为，害怕的心理加剧到某种程度或变质的时候，就变成病态了。病态的恐惧感总是和紧张、焦虑、苦恼相伴随，而使人的精神经常处于高度的紧张状态。因此它必然损害健康，引起各种"心因性"疾病，长期的极端恐惧，甚至可使人身心衰竭，失去宝贵的生命。不正常的恐惧心理，还会严重影响一个人的学习、工作、事业和前途，这就像我们的内分泌腺激素一样，适量的激素会促进人的健康，但是一旦过量，就会对身体造成极大的危害。

所以，恐惧时学会时时疏导自己，认识到之所以会产生这种心理，主要是自己的主观意念所致，是自身在主动回避危险，这样，你就不会被恐惧吓到，而且还会帮助自己回避危险。

理智面对，恐惧就消除了一半

恐惧常常让一个人的心态失常，心理学家认为这是因为人们主观放大了危险的结果。那些焦虑和烦躁不安的人，多半不敢面对未来发生的危机，而退缩到自己的梦想世界，以此来消除自己心中的恐惧感。

有人无法克服恐惧，正因为他们否认自己存在恐惧心理，他们不敢轻易与恐惧"硬碰硬"，无法理智地面对。这是因为，人们从小就被教导学会勇敢，而恐惧意味着软弱。但是，恐惧感无法抵消，所以人们找出各种各样的理由来否认和逃避恐惧。

心理学家曾说道："如果你能够理智地面对恐惧对象，那么你的恐惧感已经降低了一半。"的确，逃避恐惧的对象只能暂时获得安全感，可是不能跨过恐惧的栏杆。因为恐惧感会随着时间的推移而愈演愈烈。比如：开始的时候你只是因为某种原因害怕乘坐公司的电梯，但是很快你就会害怕乘坐所有的电梯，甚至会对楼梯、楼房等建筑恐惧。如果这样发展下去，就会对越来越多的东西都要逃避。而且，每一次避开吓到你的东西，就会产生挫败感。而每一次逃避和挫败感都会使恐惧的程度增强。

例如，有的人因偶然一次化学实验中试管发生爆炸，就再也不敢进实验室；有的学生因某次上体育课摔伤过，以后只要上体育课就恐惧；也有的人对人际交往恐惧。

一位学生曾经这样描述他学习上的恐惧："有一次老师叫我回答问题，我却一个字也说不出，但在老师的心目中，我应是个好学生。老师一次次叫我回答，我每次都没有满意的答案。我惭愧了，我沉默了，我的心在流血、在呼喊、在怒吼。我的眼前是茫然、茫然、茫然……不敢看老师的眼睛，我的心在急速地跳动，我害怕、我紧张，我害怕老师的提问，我害怕再让老师失望。恐惧就像一个恶魔，每当上课或是要专注去做某件事情时，它就会出来妨碍我、折磨我。我觉得自己被一个怪物控制着，将永远屈服于它。"

这个学生不敢面对自己的恐惧，生活和学习都受到了影响。其实，恐惧有时候就像是一道门，实际上你没有必要害怕，那扇门是虚掩着的。一旦你勇于面对恐惧，就会立刻醒悟：自己拥有的能力可以战胜自己的恐惧感。比如下面故事中的约翰。

约翰是一个非常平凡的上班族，却在40岁那年作出了一个疯狂的举动，放弃他薪水优厚的办公室工作，并把身上仅有的3块多美元捐给街角的乞丐，只带了换洗的衣裤，他决定从自己的老家——阳光灿烂的加州出发，靠搭便车与陌生人的好心，穿越美国东西，到达东岸一处叫做"恐怖角"的地方。

他之所以作出这样仓促的决定，完全是因为自己精神即将崩溃，虽然他有好工作、温柔美丽的妻子、善良可敬的亲友，但他发现自己这辈子从来没有下过什么赌注，平顺的人生从没有高峰或低谷。

他觉得自己的前半生在懦弱中虚度了。

他选择北卡罗来纳州的"恐怖角"作为最终目的，借以象征他征服生命中所有恐惧的决心。

为了检讨自己的懦弱，他很诚实地为自己的"恐惧"开出一张清单：从小时候开始算起，他就怕保姆、怕邮差、怕鸟、怕猫、怕蛇、怕蝙蝠、怕黑暗、怕大海、怕飞、怕城市、怕荒野、怕热闹又怕孤独、怕失败又怕成功、怕精神崩溃……他无所不怕，唯一"英勇"的一次是他当众向妻子表白求婚。

这个懦弱的40岁男人上路前竟还接到母亲的字条："你一定会在路上被人杀掉。"但他成功了，4000多里路，78顿餐，仰赖82个陌生人的好心。

身无分文的他从没接受过别人在金钱上的帮助，在暴风骤雨中睡在潮湿的睡袋里，风餐露宿只是小事，他还曾经碰到精神病患者的骚扰，遇到几个怪异诡秘的家庭，甚至还会时不时地觉得有人像杀人狂魔和银行抢劫犯。经历这无数的"恐惧"之后，他终于来到"恐怖角"，接到妻子寄给他的提款卡（他看见那个包裹时恨不得跳上柜台拥抱邮局职员）。他不是为了证明金钱无用，只是用这种正常人会觉得"无聊"的艰辛旅程来使自己面对所有恐惧。

"恐怖角"到了，但令人意外的是，这"恐怖角"并不恐怖，原来"恐怖角"这个名称，是由一位探险家取的，本来叫"CapeFaire"，被讹写为"CapeFear"，只是一个失误。

约翰说："这名字的不当，就像我自己的恐惧一样。我现在明白自己一直害怕做错事，我最大的耻辱不是恐惧死亡，而是恐惧生命。"

约翰终于明白，地位、声望、财富、鲜花……这些美好的东西都是给敢于面对恐惧的人准备的。一个被恐惧控制的人是无法成功的，因为他不敢面对自己的恐惧，而是选择逃避，自然也就无法战胜恐惧的情绪。胆怯、逃避只是暂时的，直面恐惧才能战胜恐惧。

心理学家建议，消除恐惧感最好能够根据适应原理进行"暴露"。所谓暴露，就是面对你的恐惧，在与恐惧的对象接触中，学会正确认识。比如：如果你对乘坐电梯感到恐惧，可以重复乘坐电梯；如果你恐惧当众发言，就要锻炼自己在课上多发言，等等。

在刚刚开始面对恐惧的时候，可能会有挑战，但是如果能够坚持下去，那么恐惧的强度开始减弱，那么你最终能够理智地面对恐惧了。

除此之外，当我们叙述恐惧的感受时，也是能够降低恐惧的威胁，这也是一种面对。所以我们可以选择你信任的人描述恐惧的感受。或者用一张纸列出你害怕的事情，并附上一些积极的话语来自我激励。

总之，习惯了逃避，就会让人失去锻炼自己的机会。如此恶性循环下去，会令人越来越难以翻身，逐渐失去所有自信。但是，如果能让自己主动面对，而不是消极地躲避，那么恐惧感就会慢慢离你而去。

让恐惧感在"角色预演"中消失

在一些危险情况下，突然到来的恐惧感会使人的知觉、记忆和思维过程发生障碍，失去对当前情景分析、判断的能力，并使行为失调。比如遭遇地震或者火灾时，建筑物里面的人常常显得慌乱、紧张、不知所措，争先恐后往外跑，忘记了逃生的方法。

对此，心理学家告诉我们可以用"预演"的方法来消除对未来的恐惧。

在心中预先想象即将发生的事情的不同景况，并提前在心中找到有效的应对方法，直到在实际中碰到这种场景，就会知道该怎么说、该怎么做。那么等到事情真的发生时，就能从容不迫，轻松应对。

这就是"角色预演法"，这种方法能够有效地对付我们对未来的恐惧和担忧，有助于增强人的勇气，是自我调节的重要方法。

很多孕妇对于分娩有着巨大的恐惧，尽管很多城市的医院推出了"导乐分娩"服务，即以播放音乐、协助做一些辅助动作来减轻准妈妈们的痛苦。但是，这样的做法没有起到多大的作用。

她们除了疼痛，剩下的就是茫然、害怕和不知所措。一位医生介绍，其实多数的分娩疼痛都是可以忍受的，之所以有人会大喊大叫甚至痛不欲生，其中最主要的原因是因为精神紧张和恐惧。

所以很多医院开展了一种消除分娩恐惧的服务，叫作"分娩预演"，就是医院为产妇模拟一个完整的入院、待产、分娩过程，整个过程包括各个环节，医护人员会做详细的讲解并进行操作示范，使准妈妈了解每一个过程。这样可以让准妈妈在分娩时觉得熟悉而不陌生，多一点泰然，少一点茫然。

的确，这就是"角色预演"的最好体现。这好比初学游泳的人，站在高高的水池边要往下跳时，都会心生恐惧。如果壮大胆子，勇敢地跳下去，恐惧感就会慢慢消失。反复练习后，恐惧心理就不复存在了。

这是有着心理学依据的，一般说来，恐惧感是对未知事物而产生的一种自我恐吓，是危险被夸大的心理现象。当你运用"角色预演"提前进行假想体验时，你就会想象出各种可能发生的场景，你就会明白事情真正发生时也不过如此，于是这种恐惧感就会随着你所恐惧的事物的"曝光增强"而消失。

随着就业竞争日益激烈，一个职位多人竞争，面对这种僧多粥少的局面，面试官势必会在面试时设置很多关卡，多轮面试、多人面试、多样面试，用人单位为的是选拔出最适合的人才，从而保证招聘质量。竞争大、面试难度大自然会给一些求职者带来阻碍，导致对面试的恐惧。而预演过真正的面试，就会让人能够坦然面对。

一位参加招聘的学生对心理医生说："我是个应届毕业生，我性格内向，而且胆小让我变得很笨拙。面试前我都会做好准备的，可是一到面试时刻，总是会变得哑口无言，一问三不知。我担心还没开始就注定结果了，我该怎么办？"

心理医生建议他进行角色预演，他通过模拟场景，设置问题缓解了自己的恐惧情绪。后来他说道："这次模拟对我来说是一次很好的练兵机会，通过与用人单位交谈，我发现自己的专业知识掌握得还可以，但表达能力不强，毕业之前我要就此进行针对性的补课。"

这位学生通过角色预演，找到了自己的不足之处，恐惧感也随之消失了。

所以，如果你对某个对象感到恐惧，你可以尝试角色预演法。在一个安静舒适的环境里，放松自己的情绪，然后问问自己：

"为什么我们害怕？"

"有什么比那个场景更糟糕的呢？"

"面对危险时，我会成为什么样呢？"

这些问可以帮助你"预演"你恐惧的场景。就这样在头脑中想象一下担忧的因素，然后，找一些理由消灭它们，或者在头脑中模拟恐怖的事情，然后考虑自己会有什么样的反应。或者想想自己进入某个令自己恐慌的场景，模拟那些恐怖的场面，然后找到它们的弱点。

恐惧虽然阻碍着人们力量的发挥和生活质量的提高，但它并非是不可战胜的。只要人们能够学会预演这些恐惧，在头脑中有意识地纠正自己的恐惧心理，那它就不会再成为我们的威胁了。

找到你的"恐惧底线"

有些人的恐惧心理是"一次性"的，也有一些人的恐惧心理会持续很长时间，这时就需要找到"对付"恐惧心理的办法。

有人对一些本来并不感到可怕的事情却产生一种紧张恐怖的情绪体验。他们自己也能意识到这种恐惧是完全不必要的，甚至能意识到这是不正常的表现，但却不能控制自己，即使尽了很大努力也依然无法摆脱和消除，因而感到极为不安。

虽然恐惧是一种带有强迫性质的，不以人自身的意志和愿望为转移的情绪，但是我们可以找到恐惧的"底线"，帮助自己战胜恐惧感。因为很多吓人的东西未必会对人造成危险，比如恐怖电影、看似危险的游乐设施。而当突破了这个底线，那么你就不会再害怕同类的恐惧对象了。

这也是心理学上暴露疗法中的一种，因为恐惧看上去没有底线，然而，如果我们真正面对了事情的最坏结果，反而就不再那么害怕了。

要想克服恐惧，必须要先了解自己，挖掘"怕"的根源，认识让你感到恐惧的内容，计算你所感受到的恐惧程度，衡量你所恐惧的对象伤害你的几率。你可以做一做下面这个练习：

你可以为自己设定"阶梯"性恐惧值，并让自己依此循序渐进地暴露于引起恐惧的事物之前或场所之中，让自己的感官逐步接受刺激，让自己了解并没有受到实质性恐惧对象的伤害，从而使自己逐步认识恐惧对象，对刺激的恐惧程度逐渐降低，最终让恐惧感完全消失。

这个练习可以帮助我们找到心中最强烈的恐惧，并把它们消耗到最极端的程度。长期坚持这样的训练就会帮助自己把恐惧感受通过表述转化成实际的语言，我们就能把它们看成特定的有方向的忧虑，而不是那些说不清楚而且让人难以承受的恐怖念头。所以找到恐惧的底线，让恐惧表现出来，就会消耗它的能量，从而让你更有力量去控制它。

而且，当你看到或者听到自己在描述这些恐怖情绪时，你会产生对自己的控制力量，仿佛是在告诉自己不会让这种事情危害到我。在这一刻，你的心会说："我不会让这些事发生在我身上。"就这样便再次掌握了自己的情绪力量。

变成恐惧的观察者和描述者。无论何时，只要你觉得害怕，就对自己说：我有恐惧，但是我能制服我的恐惧感。所以，当你再有害怕的念头，你可以找到那个最坏的结果，然后把能导致的最坏结果写下来，重复地念给自己或者别人听。常念这些句子就会发现，只要专心想着它，就像找到了恐惧的底线。

勇气帮你跨越恐惧的障碍

恐惧在我们的生活中无孔不入，"恐惧"的内容也与我们的生活息息相关。但是我们无需过分在意，因为对每个人来说，恐惧是一种正常的情绪。这种心理反应是一种自我防护、回避危害、维护安全的心理防卫。可是当恐惧开始威胁人的生活，让人们因此而缺少自信，更让他们因此而缺少魅力。恐惧带来的犹豫、胆怯、心慌，影响了人的判断，那么勇气就会在一次次的徘徊犹豫中丧失。

马克·富莱顿说："人的内心隐藏任何一点恐惧，都会使他受魔鬼的利用。"而勇敢和镇定能使人变得强大，能减少或避免危害。有人说："勇气是一切时代伟大奇迹的创造者。无论你需要什么，首先要把它置于勇气之中。不要问怎么办、为什么或什么时候，而一定要全力以赴，一定要有勇气。"

的确，如果恐惧的情绪控制了我们，就会让我们不敢承担风险与恐惧划清界限，而在我们认为足够安全的范围内生活，这样我们将无法挖掘自身潜力。

黄明是一位银行的管理人员，平时生活中谨小慎微，但是他的生活教条化，喜欢钻牛角尖，生活中也一样，小事也按照财务制度那样去衡量、凡事总要弄得清清楚楚、明明白白才能放心。

他在看了美国"9·11事件"的电视节目后，便不敢上班。他害怕自己工作的大楼万一发生什么事就逃不出来了。虽然他明白这种可能性很小，但就是克服不了内心的恐惧。每次去上班，他都是担忧受怕。工作中因为小事而发生的争吵都会令其神经高度紧张，内心十分痛苦与不安。但只要不在那个环境，黄明的心态好像又恢复了正常。

迫于无奈，最后他只有离开自己喜爱的工作岗位，辞职回家。

大楼万一发生什么事，就逃不出来了……

许多人简直对一切都怀着恐惧之心：他们怕风，怕受寒；他们吃东西时怕有毒，经商时怕赔钱；他们怕人言，怕舆论；他们怕困苦的时候到来，怕贫穷，怕失败，怕收获不佳，怕雷电，怕暴风……他们的生命中充满了恐惧，无时无刻都在害怕。

其实，面对自然界和人类社会，生命的进程从来都不是一帆风顺的，总会遇到各种各样的、意想不到的挫折、失败和痛苦。维特根斯坦说："勇气通往天堂之途，懦弱往往叩开地狱之门。"懦弱是人性中勇敢品质的"腐蚀剂"，时时威胁着我们的心灵。只有在生命中注入勇气，才能帮助你斩断前进途中缠绕在腿脚上的蔓草和荆棘。

美国最受人敬重的法官艾文·班·库柏，他之所以取得人生的辉煌，在于他勇敢地战胜了自己的懦弱。他的童年的一段经历值得一读。

艾文·班·库柏生长在密苏里州贫穷的社区。他的父亲是一个移民而来的裁缝师，收入微薄，经常食不果腹。小时候，艾文·班·库柏常常提着篮子，到社区附近的铁道捡拾碎煤块回家取暖。他为此觉得很难堪，总是绕过熟悉街道，不想让同伴看到。然而，他的同伴却经常会看到他。社区里面有一群恶少，总是喜欢守在他回家的路途中，等着取笑他并合起伙来打他，把他的辛苦捡拾到的碎煤块丢得满地都是，让艾文·班·库柏哭哭啼啼地回家。因此，艾文·班·库柏一直难以摆脱恐惧及自卑的阴影。

当他看了哈瑞特·亚格写的《罗勃特·卡夫迪的奋斗》一书之后，决定效法书中像他一样不幸的主人翁，勇敢地抵制横逆。他借来亚格其他的作品，整个冬天，他坐在寒冷的厨房内，看完一篇篇勇敢与成功的故事，不觉把自己当成书中的主角，在潜意识中培养了积极的心态。几个月之后，艾文·班·库柏又去铁道捡拾煤块。远远地他看到三个恶少躲在一栋屋子后面。他第一个念头是掉头逃跑，接着，他想到书中勇敢的主角，便抓紧篮子，向前走去。那是一场激烈的打斗。三名恶少同时向他扑过来，篮子掉落在地上，班猛力挥拳，使那些小流氓大感意外；他的右拳击中其中一个人的鼻子，左手打中他的腹部。突然，那名恶少停止攻击，掉头跑了。另外两个人继续联手踢他、打他，他跳了起来，脚落在第二个人的身上，发疯似的，拳头如雨点般落在这个小流氓的腹部和下巴上。这个小流氓无招架之功，爬起来就跑掉了。

剩下那个带头的小流氓，他俩在对峙的数秒钟里互相逼视。带头的小流氓被他严厉的目光逼得一步一步倒退，最后也跑掉了。他愤然捡起一个煤块，向他打过去。这时候他才发现自己的鼻子流血了，身上也布满了淤紫的伤痕。值得！这是班的生命中伟大的一天。此刻，他克服了恐惧懦弱心理。班的身材和一年前相差无几，他的对手还和原来一样强悍，不同的是，他下定决心不再受人欺负。从那天开始，他改变了自己的世界。

艾文·班·库柏打败三名街头恶少之时，再也不是胆小懦弱的班·库柏，而是哈瑞特·亚格书中的少年英雄罗勃特·卡夫迪。他勇敢地战胜了小流氓，也战胜了懦弱。不怕邪恶的艾文·班·库柏长大后，成了一名令罪犯们害怕的法官。

对于懦弱者来说，一切都是不可能的。正如采珠人如果被鳄鱼吓住，怎能得到名贵的珍珠？事实上，那些总是担惊受怕的人，也不会成为一个精神自由的人，他总是被各种各样的恐惧、忧虑包围着，看不到前面的路，更看不到前方的风景。

当然，世上没有任何绝对的事情，懦夫并不注定永远懦弱，只要他鼓起勇气，大胆向困难和逆境宣战就能改变自己，战胜勇气。所以，在面对危险的时候，一定要临危不乱，牢记勇者无惧的箴言，这样你才能从容面对生活。

正确面对未来，让恐惧止于现在

在生活中，我们仍然经常会犯这样的错误：还没有真正与问题接触，就将其无端放大，以致很快心生恐惧，最终自己将自己打败。

对于未来没有发生的事情，很多人都会感到恐惧，这是一种正常的心理现象。心理学家认为，能够面对现实的人很少受到恐惧的困扰。如果一个人面对令他恐惧的事情时总是这样想："等到我不再感到害怕的时候再来做吧，我得先把退缩的心态赶走才行。"这样做的结果往往是把精神全浪费在消除恐惧感上了。

高考结束了，小柯如愿以偿接到了大学通知书。刚接到大学入学通知书的时候，小柯心里可高兴了，有时候还会从梦里笑醒。但是，随着入学日期的临近，小柯却对未来的生活产生了莫名其妙的恐惧感。在日记里，小柯写下了如下的文字：

还有20天就要步入大学的校园了，也就是说，要进入一个全新的环境去学习，遇到新的同学、交新的朋友，也要开始住宿……所有的一切都让我有一种莫名的恐惧，说不出来到底对什么感到害怕，只是从心底涌出一种感觉——发慌。没了先前对于新学校的好奇与向往，一直都在想进入大学后是否可以和同学处好关系，是否可以认真学习，是否可以离梦想更进一步，是否……结果却是越想越害怕。

虽然不知道大学生活具体是什么样的，但是可以感觉到应该是一个小型社会，什么样的人都有，什么样的事情都会发生。突然发现自己已经是半个社会中人了，这个发现使我不敢再去畅想未来，因为怕真的变成畅想，变成空想……

现在才发现，原来大人的生活是这么痛苦，要思考太多事情，要处理太多麻烦。现在才发现，还是童年时最快乐，整天无忧无虑的，不用担心这么多问题。可是，我现在已经长大了，马上就是大学生了，不知道将来自己会是什么样。

其实，小柯是对没有发生的未来产生了恐惧感。没有人能够从不怯懦和畏惧，最勇敢的人也不免有懦弱胆小、畏缩不前的心理状态。但如果恐惧成为一种习惯，它会使人过于谨慎、小心翼翼、多虑、犹豫不决。在心中还没有确定目标之时，已含有恐惧的意味，在稍有挫折时便退缩不前。

事实上，对于未来，有些事情是你不可控的，比如未来的经济发展趋势等，但是有些却是你能控制的，比如你想成为一个什么样的人，这是由你决定的。所以，从现在开始，不要再对未来感到恐惧，不要预支明天的烦恼，不要想着早一步解决掉将来的痛苦。要知道，未来是掌握在你自己的手里的，着眼于现在才能让生活过得轻松、更有意义。

古代波斯有位国王，想挑选一名官员担任一项重要的职务。

他把那些智勇双全的官员全都招集起来，想试试他们之中究竟谁能胜任。官员们被国王领到一座大门前。面对这座国内最大的、来人中谁也没有见过的大门，国王说："爱卿们，你们都是既聪明又有力气的人。现在，你们已经看到，这是我国最大最重的大门，可是一直没有打开过。你们中谁能打开这座大门，帮我解决这个久久没能解决的难题呢？"

不少官员远远地望了一下大门，连连摇头。有几位走近大门看了看，退了回去，没敢去试着开门。另一些官员也都纷纷表示，没有办法开门。这时，有一名官员走到大门旁，先仔细观察了一番，又用手四处探摸，用各种方法试探开门。几经试探之后，他抓起一根沉重的铁链子，没怎么用力拉，大门竟然开了！原来，这座看似非常坚牢的大门，并没有真正关上，只要拉一下看似沉重的铁链，甚至不必用多大力气推一下大门，都可以打得开。如果连摸也不摸，看也不看，自然会对这座貌似坚牢无比的庞然大物感到束手无策。

国王对打开了大门的大臣说："朝廷中重要的职务，就请你担任吧！因为你不光是限于你所见到的和听到的，在别人感到无能为力时，你也会想到仔细观察，并有勇气冒险试一试。"他又对众官员说："其实，对于任何貌似难以解决的问题，都需要我们开动脑筋，仔细观察，并有胆量冒一下险，大胆地试一试。"

那些没有勇气试一试的官员们，一个个都低下了头。

生活中，有很多困难时时困扰着我们的成长，一些问题之所以没能够解决，也许并不是因为问题本身的难度，而是我们把它想象的太复杂了，而不敢去面对它。

生活在瞬息万变的现代社会，每个人都要随时准备面对未来，所以要做一个摒弃害怕受伤、畏惧挫折的心理的人，学会摆正心态，以一颗健康有力的心尝试生活，正确地面对未来，而不是被未来带来的恐惧感吓倒。

几种生活中常见的恐惧类型

生活中有很多恐惧症是对某种物体或环境，由内心产生的一种无理性的、不适当的恐惧感。心理学上对恐惧症分为三种主要的类型，即社交恐惧症、场所恐惧症和特殊恐惧症。

1. 社交恐惧症

社交恐惧，又称作社交焦虑症或见人恐惧症，是最常见的一种恐惧症。社交恐惧症是一种对任何社交或公开场合感到强烈恐惧或忧虑的精神疾病。得社交恐惧症的人对于在陌生人面前或可能被别人观察的社交或表演场合，有一种持久的恐惧，担心自己的行为或紧张的表现会引起尴尬或难堪。有些人对参加聚会、打电话、到商店购物或询问权威人士都感到困难。

因为患有社交恐惧症的人总是担心会在别人面前出丑，在参加社会活动之前，他们都会感到极度的焦虑与紧张。他们会想象自己在别人面前出丑，于是当真的和陌生人交流的时候，他们会感到更加不自然，甚至说不出一句话。有社交恐惧的人有着非常痛苦的感受，它严重影响人的生活和工作。有很多能够轻而易举办到的事，而那些受到社交恐惧症困扰的人却望而生畏。

2. 场所恐惧症

场所恐惧症的对象通常为一些特定环境，比如很高的地方、空旷的广场、拥挤的场所或幽闭的洞穴。患有场所恐惧症的人不敢离家外出，但是也会怕独处。

那些患有场所恐惧症的人的感受通常都是由浅入深的。在开始阶段只要有熟悉、信任的人陪同就可以抑制住自己的紧张情绪，而后逐渐发展到失去对情绪的控制。有人只要一想到会在公共场所露面，就会精神崩溃，恐慌不已，因此对恐惧的场所极力回避。

即将高考的小紫，在一次模拟考试以后不久就放弃了学习休学回家了，正是那次刻骨铭心的失败让她再不敢走入学校。

小紫回忆她记得翻开试卷的时候，发现有很多题目都是自己完全陌生的，小紫很重视这一次考试，所以感觉非常紧张，甚至连卷子上面的试题都看不清，她觉得头发晕、心跳加速，冷汗淋漓，后来就失去了知觉，醒来发现自己已经被老师送到了医院。

在病床上休养了几天后，小紫回到学校，但是她一进校门就感觉到莫名的恐惧。上课时她总是想那次考试的卷子，又会立刻联想到自己昏倒的事，从此她没法集中精力听课。实际上她不知道那次考试是老师特意安排的难题，目的就在于考验大家对考试的承受能力，在那一次考试中全年级的同学都没有考出好成绩。

虽然事后小紫知道了这件事，但是她还是不能控制自己。这种情况后来发展到只要一想到学校就感到害怕，如果走进学校她就心惊肉跳、喘不过气来、想大叫，可一走出校门，就又恢复正常了。同学和老师都感觉到很奇怪，但是没人能理解她。

大家都用异样的眼神看她，最后她只能休学。

小紫的恐惧症和她所受到的教育方式有密切关系。她从小时候开始，就受到父母严厉的教育，导致了她对社会的理解能力和适应能力达不到同龄人的水平。她很好强，希望能得到高分，进而考上好大学，但是心理素质很差，难以对客观事物作出正确判断。

场所恐惧症的外在表现有三个主要的特征：当患者进入某些特定的环境时，就会难以控制地产生恐惧感；患有场所恐惧症的人总是担心在那个让自己害怕的场所昏倒、失去控

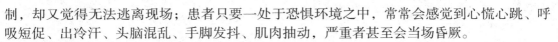
制，却又觉得无法逃离现场；患者只要一处于恐惧环境之中，常常会感觉到心慌心跳、呼吸短促、出冷汗、头脑混乱、手脚发抖、肌肉抽动，严重者甚至会当场昏厥。

3. 特殊恐惧症

特殊恐惧症通常是指对某种事物或情境感到强烈恐惧，从而尽量回避而不去面对。除了对环境和人物恐惧以外，一般来讲都归入此类。

这类恐惧症患者在看到令其恐惧的对象时，会感到紧张恐惧，并极力回避。比如动物恐惧患者会害怕狗、蛇、猫、蜜蜂、老鼠、蝙蝠等动物，不敢直视，严重者甚至连对动物的玩具、图片和影视形象也会感到恐惧。

特殊性恐惧症并非自发性产生，与社交恐惧症相比而言，特殊恐惧症不会使人产生内疚或羞耻感，而是突然遇到使自己害怕的事物时引发的惊恐。下面是最常见的几类特定性恐惧症：

（1）动物恐惧症包括对蝙蝠、老鼠、蜘蛛、狗等动物或者昆虫感到恐惧。这些恐惧通常情况下在童年就已经存在，不过在儿童时期，对世界的认知不完全，所以恐惧是被认为正常的。只有当这种恐惧持续到成年，并干扰了生活，造成压力时，才被认为是特定性恐惧症。

（2）恐高症，是对高处，比如楼顶、山峰感到恐惧，或在山顶时会感到害怕。当处在这些位置时你可能会感到头晕目眩，担心自己会坠落下去；有的人站在高处有从高处跳下的冲动，或者感觉被外力推着走向边缘。与恐高症类似的还有对湖泊、水面的恐惧症等。

（3）电梯恐惧症，电梯恐惧症是因为一些害怕电梯电路出故障、电梯坠毁或自己被困在电梯里，因而会造成的恐惧感受。

（4）飞机恐惧症。受到一些空难事故的影响，近年来，越来越多的人担心遭遇劫机或者飞机出现事故。所以在航行过程中，可能会有人突然惊恐发作，即使恐惧症发作的人之前并没有过度恐惧的历史。实际上，飞机恐惧症是一种非常普遍的心理恐惧，约有10%的人不会选择坐飞机，另外还大约有20%的人在乘飞机时感到非常担惊受怕。

（5）医生恐惧症。有的患者因为在与医生或护士接触时，发生过让自己痛苦或者疼痛等不愉快的经历，比如注射、手术等。儿童对医生的恐惧比较常见，但是随着个体年龄的增长，患者甚至也可能会害怕任何与医生或医院有关的东西。患有这种恐惧的人可能会拒绝对自己有益处的医疗。

如果能按照以下几点去做，就会减轻自己的恐惧感。

首先，要有必胜的信心。只有自己才能保证自己的将来。工作需按部就班，生意虽有成有败，但知识或经验的价值却永不消失。一个人只要有信心、实力，无论遭遇什么情况都不致一筹莫展，而且它们是谁都夺不走的。

小成就的累积，可以培养更大的信心。一个人应该认真地自我反省，努力改进，以树立信心，如此才能在遭遇阻碍时发挥最大的潜力。

其次，"冲"破恐惧心理。面对伴随冒险的机会时，内心的恐惧就会对你说："你绝对办不到。"要知道，消除恐惧的办法只有一个，那就是往前冲。假如对机会心怀恐惧，更应强迫自己去面对它。一旦获得机会，向前迈进，以后碰上更好的机会时就不会恐惧了。

最后，不要害怕失败，勇于接受挑战。如果毅然接受挑战，至少可以学到一些经验，增长自己的见识。不要怕失败，也不可因此而一蹶不振。敢向中流游去，即使不能立刻获得成功，一定也能学到宝贵的经验，成功只是时间问题而已。一个人只要肯尽力学习，成功的机会就会逐渐增加。

总之，人生的道路充满无数潜藏的危机，因此，人类为了回避这种危机对自我的伤害，便产生了恐惧心理。直面恐惧，让自己成为一个冒险家，人生便敢于争取。敢于斗争的人才会给自己争取成功境界里的一席之地，如果你无法战胜自己的恐惧心理，成功也就永远与你无缘。所以，不要害怕，去勇敢面对荆棘、坎坷，你才会活得有声有色。

第五章

进退失据时，用"心"作决策

——高效决策的心理调节术

一切行为都是决策的结果

生活中，为了作出正确的决策，人们总是习惯于谨慎思考才敢作出选择，可是，这样就出现了一个问题：很多时候机会就这样错过了，于是人们就会开始后悔。这就是犹豫带给人们的伤害，要知道人的行为离不开决策。

心理学家西蒙在1978年将心理学理论引入决策研究，引起了人们的重视，而他也因此获得诺贝尔奖。的确，决策与心理学是息息相关的。心理学认为，决策是人类特殊的判断和协调活动，而人的所有活动都是通过决策来实现的。可以说，一切行为都是人决策的结果，而人所作决策的效果影响往往取决于决策者的判断能力和心理素质。而犹豫不决，无法作出决策常常让人后悔莫及。

印度有一位知名的哲学家天生有一股特殊的文人气质。某天，一个女子来敲他的门，她说："让我做你的妻子吧，错过我你将再也找不到比我更爱你的女人了。"哲学家虽然也很中意她，但仍回答说："让我考虑考虑！"

事后，哲学家用他一贯研究学问的精神，将结婚和不结婚的好坏所在一一列举出来比较，可是发现好坏均等，这让他不知该如何抉择。

于是，他陷入长期的苦恼之中，迟迟无法作决定。最后，他得出一个结论：人若在面临抉择而无法取舍的时候，应该选择自己尚未经历过的那一个。不结婚的处境自己是清楚的，但结婚会是怎样的情况自己还不知道。因此，应该答应那个女人的请求。

于是，哲学家来到女人的家中，对女人的父亲说："你的女儿呢？请你告诉她我考虑清楚了，我决定娶她为妻。"女人的父亲冷漠地回答："你来晚了10年，我女儿现在已经是3个孩子的妈妈了。"哲学家听了整个人近乎崩溃，他万万没有想到自己向来自以为傲的哲学头脑，最后换来的竟然是一场悔恨。尔后，哲学家抑郁成疾，临死前将自己所有的著作丢入火中，只留下6个字作为人生的批注——如果将人生一分为二，前半段的人生哲学是"不犹豫"，后半段的人生哲学是"不后悔"。

的确，犹豫不决无法决策常常让人悔不当初。我们的生活离不开决策，"决策"是一个外延广泛的概念，大到国家的行政决策，小至个人的选择。无论什么决策都是通过人的心理过程来实现的，因为举手投足间，我们的肢体都是听命于大脑的控制，所以说人的行为都是决策的结果，决策的心理过程与我们的生活息息相关，无法决策的犹豫正是破坏机会的"凶手"。

除此之外，还有一些因素也会影响着人作出决策：

1. 决策者的从众意向

当个人的感觉与群体中的大多数人不一致时，个体为了使自己不被人认为"标新立异"，常常会放弃自己的看法而接受大多数人的判断，这就是决策者的从众意向。

心理学上讲的"从众"是指人受到群体态度或行为的影响所表现出来一致化的趋向。从积极效用看，从众在人的社会适应、自我调节、自我防卫方面有重要作用，人们需要参考其他人特别是群体的意见。但是从众并非一般意义上的模仿他人，在从众心理的影响下，人可能会轻易地为了顺应群体而放弃自己的意见，这是影响决策的心理障碍之一。

2. 决策者的思维定式

思维定式是按照积累的思维活动经验教训和已有的思维规律，在反复使用中所形成的比较稳定的、定型化了的思维。

在决策活动中，决策者已有的心理定式既有积极效用，也有消极效用。在环境不变的条件下，定式使人能够应用已掌握的方法迅速作出决定。而在情境发生变化时，它则会妨碍人转换思维，找到解决问题的新角度。

3. 决策者的避错行为

人在决策时存在着逃避错误的倾向，即总是因为害怕损失而裹足不前，无法作出决策。人们的决策过程脱离不开避错心理的影响，避错有积极作用，在避错倾向的影响下，人们在作决策时会做到尽量谨慎。但是避错倾向容易导致人在决策面前左右徘徊，"前怕狼，后怕虎"，而造成决策没有时效性，或者被动地作出错误的决定。

4. 决策者意志薄弱

通过决策心理学研究，心理学家发现人的意志与决策结果有紧密的关系，意志薄弱的人往往在作选择时游移不定，容易受到他人意见的左右，或者决策后常常反悔。

所以当意志薄弱的人面临决策，那么结果往往是：要么优柔寡断，当断不断，或者仓促行事。

这四种思维方式都在不同程度地影响着人的决策能力。所以，要研究自己在决策中的心理，就要找到自己无法决策的问题所在，这样才能有利于作出正确而及时的决策。

决策是心与智的较量

心理学家说："决策的过程，就是人的心理与智商的较量过程。"因为智力和心理是不可截然分割的，随着心理水平的提高，智力水平也随之得到相应的发展。

人的情绪和理性总是相互抵制的，有时候是理性主导决策，反过来情绪也会主导决策。如果一个人正处于强烈的情绪波动中，就会影响人的判断能力，这时的智力活动就会受到影响，甚至无法为自己的思考营造平稳的心理环境。所以，情绪冲动会阻碍理性思考，而理性思考也能制止情绪冲动。

王金强是一名年轻的教师，原先在教学上精益求精、兢兢业业，对学生无私奉献，赢得学生和家长的一致好评。但在一次朋友聚会的晚宴上，看见一些人很富有，而自己收入很少，于是他的心理开始失衡。

此后，他总在想，自己怎样也能富有？他开始不断焦虑，经常陷在自己的情绪中，当有学生打扰他思考发财的问题时，他就会把怒气转到学生身上。于是，他经常在上班的时间做发财的梦，开始对教书不负责任。学生和家长意见很大，他得到了学校的黄牌警告，但他不悔改，每天还是想着发财。终于他作出了一个决定，与一个朋友做走私的"生意"，最终被抓获。他后悔万分，对警官说道："我现在都不敢相信为什么作出了这个决定，我本来知道这就是违法的行为，但是却无法控制自己，鬼迷了心窍。"

王金强不仅是财没发成，还做了阶下囚。他的决策就是来自心理失衡，以他的智商水平不会通过违法的手段来获得财富，但是当他内心出现偏差，就足以让他作出让自己后悔的决定。

人们日常生活中的种种决策更多是根据主观的判断，而欠缺理性的思考。这契合了心理学家卡尼曼所描述的：人的理性是有限的。人们在作决策时，如果受到了情绪的扰动，结果往往差之千里。

很多时候，我们的内心都为外物所遮蔽，因此作出让自己后悔的决定，而在人生中留下许多遗憾，比如：在学业上，由于我们还不会倾听内心的声音，所以盲目地选择了别人为我们选定的、他们认为最有潜力和前景的专业；在事业上，我们故意不去关注内心的声音，在一哄而起的热潮中，我们去选择那些最为众人看好的热门职业；在爱情上，我们常因外界的作用扭曲了内心的声音，因经济、地位等非爱情因素而错误地选择了爱情对象……我们的决策过多地接受了"心"的影响，而不是理性思考。

决策是脑力活动，也是心理活动

决策是由大脑通过思考来得出的，决策的形成过程即是脑力活动的过程，同时决策也受到心理活动的影响。可以说，决策既是脑力活动，也是心理活动。

在一个安静而且装饰淡雅的房间里贴着数张看起来平静的照片；在另一个房间则布置了很多刺目的道具，贴着数张情绪起伏很大比如盛怒、狂喜的照片，并且不停地播放着令人烦躁不安的音乐。

参加实验的被试者在安静的房间停留上一段时间后，会产生一种恬静稳定的体验；而在后面的房间停留一段时间后就会产生一种激动或烦乱的体验，进而会有一种烦躁的情绪。

实验的主持者分别向被试者提一些同样的逻辑性较强的智力题时，安静的房间里面的被试者更容易表现出深思熟虑的特征，思维也比较清晰。通过测试表明，同样的被试者在不同房间进行智力测验时，他们的成绩也有明显差异。

这个实验证明舒适而无起伏的环境更能带给人安稳的心理环境，而这种环境能够促进人们的理性思考而作出科学的决策。

由于教育的普及，所以现代社会人们的智力水平相差无几，而在这个人人都是"精英"的时代，决策更要考验人的内心。因为情绪的力量是很大的，正向力量可以帮助我们对抗千难万险，走向成功；而负向力量更为可怕，它会控制我们的思维，影响我们的正常反应，把我们拉进万劫不复的深渊。

1802年，英国和法国各派出一支船队驶向澳大利亚这块最新发现的"新大陆"，都想第一个把国旗插到这块大陆上。英国方面由弗林斯达船长带队，法国方面则由阿梅兰船长领军，两位船长都是长期叱咤海上、经验异常丰富的航海家。双方都知道对方也派出了占领船队，因此都不甘示弱，拼抢非常激烈。

当时法国方面的船只技术较为先进。阿梅兰船长率领的三桅快船第一个到达了今天澳大利亚的维多利亚港，并将它命名为"拿破仑领地"。正在他们准备插旗扎寨之时，突然发现了当地特有的一种珍奇蝴蝶，于是兴高采烈的法国人全体出动，一齐去抓这种蝴蝶。

巧合的是，就在法国人深入大陆腹地猛追蝴蝶的同时，英国人也来到了这里。当他们看到停泊在岸边的法国船队时，船员们都以为法国人已经占领了此地区，心情无比沮丧。但弗林斯达船长还是命令部属登岸，准备有风度地向法国人祝贺。谁知到了岸上一看，既看不到法国人的影踪，也看不到任何占领标志。于是，英国人立即紧急行动起来，把大英帝国的各种标识插得遍地都是。

当法国人带着漂亮的蝴蝶标本回来时，却吃惊地发现，他们的"拿破仑领地"已经不复

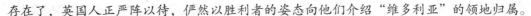

存在了，英国人正严阵以待，俨然以胜利者的姿态向他们介绍"维多利亚"的领地归属。

澳大利亚就这样在一天之内完成了由法属殖民地向英联邦体系的过渡，留给浪漫的法国人的只能是一些可怜的蝴蝶标本和无尽的沮丧。

为了一只蝴蝶而失去了整片大陆，这是谁的错？如果法国人能够控制自己当时的情绪，而不是被惊喜的情绪冲昏头脑，他们也不会做出不理智的事情来。所以作好决策不光要有足够的思考力，也要关注心理环境。

心理管理是生活管理的前提和基础，是决定实践效率高低的重要因素，所以，心理管理在某种程度上较之生活管理意义更重要。在作决策时，我们首先要调节自己内心的平衡。

决策的三种思维形式

很多人在生活中面对选择时会说道："我有选择恐惧症，你来帮我选择吧！"丹麦哲学家布里丹曾经讲过一个寓言：有一头毛驴，在干枯的草原上费尽周折找到了两堆草，由于不知道先吃哪一堆，结果在无限的选择和徘徊中饿死了。后来人们就把决策过程中类似这种犹豫不定、迟疑不决的现象称之为"布里丹效应"。现实生活中，人在作决策过程时，"布里丹效应"并不鲜见。

其实决策与思维有很大的关系，不同的人有不同的思维和决策方式，有的人决策会建立在科学的基础上，也有人习惯直觉型决策，决策的方式各有利弊。在这里介绍三种决策方式，分别是垂直思维、横向思维和直觉思维方式。

1. 垂直思维

垂直思维就是直接找到决策问题的核心在哪里，并针对问题进行相应地处理。对于之前的案例，如果按照垂直思维，那么毛驴可以立刻知道吃草的目的是为了解决饥饿，因此得出无论哪一堆草都会直达目的地，而不会左右摇摆，最后陷入选择恐惧的怪圈。

从心理学的研究分析得知，垂直思维是一种有条理、有范围的收敛性思维，它相对其他的思维方式具有方向性、评断性、稳定性、服从性等特点。垂直思维能够根据已有信息和关于其设想，朝着问题解决方向，求得最佳方案和结果。所以从本质上看垂直思维也是逻辑思维，它按形式逻辑的规律，逐步进行分析和推论，最终得到符合逻辑性的结论。

2. 横向思维

在垂直思考之外，也要加进其他思维模式才能找出解决办法来。横向思维，是针对垂直思维的思考模式，能够帮助人打开思维面，做到举一反三。有人比喻思维就像河流一样，遇到宽广处，很自然地就会蔓延开来。

横向思维倾向于探求观察事物的所有的不同方法，这对打破既有的思维模式是十分有用的。横向思维可以帮助人们大胆突破思维的条条框框，寻求问题解决的新方法、新出路。

3. 直觉思维

除了垂直思维和横向思维，人们还需要第三种思维模式，即直觉思维——建立在人丰富的经验上的思维模式。

美军将领巴顿凭借"第六感"而闻名于世。在一次巴顿率领第三集团军进军科隆的时候，顺利的两天，只遇到象征性的抵抗，但他突然命令部队停下来。一些参谋表示不理解，但巴顿将军坚持说感觉异样，后来布莱德雷解释说："他感觉到了一些我们感觉不到的东西，因为我们没有得到全部情况。"果然，第二天他们就遭到了德军三个师的进攻。由于预先有准备，所以很快打败了德军。

巴顿自己也说：我所取得的军事成功是由于我一直确信我的"军事反应"是正确的。巴顿的这种"第六感"和"军事反应"在心理学是指一种直觉思维。

直觉思维也被称为感性思维或者经验思维，直觉思维能帮助人找到快速的解决办法。这种思维方式不依据确切的逻辑推理，而凭着个人的直观知觉而对事物和现象做出某种推断的思维。在决策的模式中它是一种简捷思维，可以做到快速反应。

这三种思维模式对于犹豫的人有着很大的帮助作用，如果能够掌握垂直思维、横向思维和直觉思维这三种思维方式，能够帮助我们在生活中运用不同的思考方式来应对不同的情况。

行为公式：行为 = 态度 × 环境

心理学家勒温著名的心理行为公式：B=f（p，e），其中B代表行为，f代表函数，p代表人的态度，e代表环境。这个公式的含义是，个人的一切行为（包括心理活动）是随其本身与所处环境条件的变化而改变的。

从公式中可以看出，决策者的心理生活空间是由两部分构成的：决策者的态度和生活的环境。

行为公式揭示了人类行为的基本规律，它从个体因素和环境因素的相互作用来考察人的行为，其实对于决策过程也如此。我们处在积极的环境，就会做出积极的行动，也能快速作出决定；如果身边的人都犹豫不决，也会使我们的态度受到影响。对于犹豫者来说，改变自己的决策习惯，才能改变自己的犹豫。

不妨换一种角度来理解行为公式，积极的态度可以促使我们努力地工作，改善周围的环境；而环境也会反作用于我们的积极态度，这样就可以形成良性的循环。让自己的积极态度与自己的内心环境积极促进，共同改善我们的执行能力。

那么都有什么因素导致了人们的心理环境不稳定呢？

1. 缺乏信心

没有自信的人总是左右徘徊、犹豫不决。他们不敢坚持自己的意见，或者由于不自信而不敢提出来。

2. 有依赖心理

有些人不敢决策是因为害怕承担责任，所以他们总是让别人来决定自己的命运，寻求别人的意见。

对此，我们应该坚持独立，建立足够的信心，稳定内心环境。这样才能了解自己想要什么，也知道放弃哪些。

父亲给孩子带来一则消息，某一知名跨国公司正在招聘计算机网络员。录用后薪水丰厚，而且这家公司也很有发展潜力，近些年新推出的产品在市场上十分走俏。孩子很想应聘，可在职校的培训已近尾声了，被聘用了就意味着一年的培训浪费了，甚至连张结业证书都拿不上。

孩子陷入了犹豫中，无法作出决策。

父亲笑了，说要和孩子做了一个游戏。他把刚买的两个大西瓜放在孩子面前。让他先抱起一个，然后，要他再抱起另一个。孩子瞪圆了眼，一筹莫展。抱一个已经够沉的了，两个是没法抱住的。

"那你怎么能把第二个抱住呢？"父亲追问。

孩子愣神了，还是想不出办法来。

父亲叹了口气："哎，你不能把手上的那个放下来吗？"

孩子似乎缓过神来，是呀，放下一个，不就能抱上另一个了吗！

接着，孩子这么做了。父亲于是提醒道：这两个总得放弃一个，才能获得另一个，就看你自己怎么决定，这需要你来自主选择了。孩子顿悟，最终果断地选择了应聘，放弃了培训。后来，他如愿以偿地成了那家跨国公司的职员，通过一次次果断的选择，他成为了公司的中层领导，获得了事业的成功。

孩子在父亲的指点下作出了取舍，作出了正确的决定，这便是自己的态度影响了自己的选择。除此之外，提高我们的决策能力，我们需要了解自己所处的环境。

可以向自己提出四个问题来帮助自己了解自己的境遇，"是什么状况"、"什么原因"、"应该怎么做"以及"有什么后果"。

"是什么状况"，是分清问题的真相。通过问题可以对现在发生的事件得到全面的了解，迅速地让自己平静下来，在决策之前获得很好的心理基础。这种思考模式使那些没有秩序、变数较大或者感到困惑的部分在头脑中恢复秩序，帮助我们建立对问题分析的先后次序。

"什么原因"，这个问题是"因果"类思考。这种"原因与结果"对应的思考模式帮助我们了解它发生的原因。这样便能从原因上阻断事情的发展，从源头来纠正这个问题。

"应该怎么做"，帮助我们很快作出合适的选择。这一思考模式，能够让我们在短时间内为自己找到指向性的解决办法，作出决定。

"有什么后果"，是对决策结果的预测。我们可以尝试用现在的决策来推测明天、下星期或未来几年内最有可能导致怎样的情形，以此来验证我们的决策是否"对路"。

问自己"是什么状况"、"什么原因"、"应该怎么做"以及"有什么后果"这样的问题，才会更明确地了解自己所处的环境，作出科学的决策。

总之，一项决定要符合自己的想法，同时也要认真分析自己所处的环境，只有兼顾了这内、外两方面，才能作出合理而及时的决策。

简单最有力，让决策明快起来

无论是艺术追求还是管理需要，人们都一致地认可——简单的才是最有力的。所以说："复杂的问题通常容易导致人迷失，简单化后才利于人们理解和操作。"

的确，复杂的问题常常让我们犹豫不决，影响人的理性思考，当面临重大选择却分不清"形式"时，人就可能会处于煎熬中。

心理学上有一个奥卡姆剃刀定律，这个定律主要体现了简单的决策才是最有效的决策。这是一种简洁有效的决策理念，可以有效地改善我们的决策能力。当你用奥卡姆剃刀改变你的思维时，你会发现自己能够将思考过程变得简洁起来。

有一家杂志社曾举办过一项奖金高达数万元的有奖征答活动，内容是：

在一个充气不足的氢气球上，载着三位关系着人类命运的科学家。第一位是一名粮食专家，他能在不毛之地甚至在外星球上，运用专业知识成功地种植粮食作物，使人类彻底脱离饥荒。第二位是一名医学专家，他的研究可拯救无数的人们，使人类彻底摆脱诸如癌症、艾滋病之类绝症的困扰。第三位是一名核物理学家，他有能力防止全球性的核子战争，使地球免于遭受灭亡的绝境。此刻热气球即将坠毁，必须丢出去一个人以减轻重量，使其余的两人得以存活，请问，该丢出去哪一位科学家？

征答活动开始之后，因为奖金数额庞大，很快吸引了社会各界人士的广泛参与，并且引起了某电视台的关注。在收到的应答信中，每个人都使出浑身解数，充分发挥自己丰富的想象力来阐述他们认为必须将哪位科学家丢出去的"妙论"。

最后的结果通过电视台揭晓，并举行了热闹的颁奖仪式，高额奖金的得主是一个14岁的小男孩。他的答案是：将最胖的那位科学家丢出去。

答案其实很简单，人们却将其复杂化了。我们接受的教育常常指导我们把握每一个可变因素，找出每一个应对方案，分析问题的角度要尽可能地多样化。在这样的思维模式下，我们的思考过程变得异常复杂。久而久之，我们开始习惯于一种定式思维——最复杂的就是最好的。

但是，复杂有效吗？

世界500强企业之一的宝洁公司，其制度就具有人员精简、结构简单的特点，回应了保罗的简单原则。宝洁公司强烈地厌恶任何超过一页的备忘录，推行简单高效的卓越工作方法。曾任该公司总裁的哈里在谈到宝洁的"一页备忘录"时说："从意见中择出事实的一页报告，正是宝洁公司作决策的基础。"他通常会在退回一个冗长的备忘录时加上一条命令："把它简化成我所需要的东西！"如果该备忘录过于复杂，他会加上一句："我不理解复杂的问题，我只理解简单明了的。"

其实，处理复杂问题最有效的方法是简单。美国通用电气公司的CEO杰克·韦尔奇说："你简直无法想象让人们变得简单是一件多么困难的事，他们恐惧简单，唯恐一旦自己变得简单就会被人说成是大脑简单。而现实生活中，事实正相反，那些思路清楚、坚忍不拔的人们正是最懂得简单的人。"

很多人都循着常规生活，所以当面对的情况发生变化，那么就有可能犹豫不决，或者推迟行动。

有位住在加拿大的小伙子，名叫柯思迪罗，他一直是个优柔寡断的人。他退伍之后，在"安大略水力发电代办处"找到一份修理机械的工作。工作以后，他一直表现良好，而且工作得很愉快。直到一天，上司告诉他一个好消息——他被升任为领工，负责管理厂内重机油的设备。

"从那时起，我便开始忧愁了。"柯思迪罗描述道，"我曾是个快乐的机械工，但调升为领工之后，日子便不再快乐了。我所负的责任带给我许多压力，不论是清醒时或在睡梦里、不论在厂内或家里，焦虑常是我最亲密的伴侣，面对工作时的诸多选择让我常常感到不知所措，犹豫让我很难下决定。

"然后，直到有一天——我一直担心的紧急变故终于发生了。我当时正走向一个碎石坑，那里应有四部牵引机在工作。但坑里那时是一片宁静，我急忙跑过去看，原来四部牵引机都发生故障。

"我从没碰到过这样的大事故，因此脑子空空不知如何是好，我陷入彷徨，不知道该做什么。我不由自主地犹豫起来，最后我跑去找监督，告诉他这个天大不幸的消息，然后静等着他向我大发雷霆。

"但屋顶并没有掉下来，相反的，这位监督转过身来，若无其事地向我微微一笑，然后说了几个字眼——假如我有幸活到一千岁的话，也永远不会忘记这些字眼。他对我说：

"那就把它修好，有什么犹豫的呢？"

的确，"把它修理好"，这是一个简单却有效的方法。所以，不管你面对什么样的选择，当你作了决定以后，那么所有的恐惧和焦虑就会一扫而空，似乎整个世界又恢复了正常，而你要做的只是立刻付出努力。

两点之间最短的距离是条直线，而不是曲线，这就是简单思考带来的效率。简单决策能够帮助我们把握事情的本质，解决最根本的问题。只要你善于寻找解决问题的方法，你完全可以"快刀斩乱麻"，轻松简便地生活。

保持思维和情绪的平衡

如果一个人内心世界不平衡，就会影响思考的能力。心理学家曾经做过这样一个实验：水平差不多的两班同学在即将参加一个大型竞赛时，老师对其中一个班的同学大加赞赏，认为其一定能在竞赛中取得好成绩，这个班的同学在得到鼓励和认可之后就非常高兴；而对另一班的同学老师则表现出比较担忧的样子，老师的否定让班里的同学垂头丧气。最后的竞赛结果也可想而知：得到鼓励和赞赏的班级取得了非常好的成绩，而被否定的班级成绩则是一塌糊涂。

并非学生的智商相差太多，成绩的不同是因为他们的心理环境被打乱了。这是因为，双方的心态不同，这就影响了双方的成绩。

情绪是内心深处的一种思想情感，但它却往往会被外界的事物所影响，并随之摇摆不定。一个人的心理健康水平比较高的情况下，能够保持自己情绪的平衡，当情绪平衡的时候人能够更加理性地思考。如果你能够掌控自己的情绪，那么你能作出理智的判断与决策。如果打破了情绪的平衡，那么就容易失去理智。

一天，陆军部长斯坦顿来到林肯那里，气呼呼地对他说一位少将用侮辱的话指责他偏袒一些人。林肯建议斯坦顿写一封内容尖刻的信回敬那家伙。

"可以狠狠地骂他一顿。"林肯说。

斯坦顿立刻写了一封措辞强烈的信，然后拿给总统看。

"对了，对了。"林肯高声叫好，"要的就是这个！好好训他一顿，真写绝了，斯坦顿。"但是当斯坦顿把信叠好装进信封里时，林肯却叫住他，问道："你干什么？"

"寄出去呀。"斯坦顿有些摸不着头脑了。

"不要胡闹。"林肯大声说，"这封信不能发，快把它扔到炉子里去。凡是生气时写的信，我都是这么处理的。这封信写得好，写的时候你已经解了气，现在感觉好多了吧，那么就请你把它烧掉，再写第二封信吧。"

林肯的明智在于他能给斯坦顿一个平衡自己情绪的方法。在他失控的情绪转变成一场麻烦之前适时地制止了他。人在思维和情绪失调时的行为大多都经不起理智的推敲，而这些行为也许脱离了自己的本意。因为当陷入一种情绪的漩涡时，理智就不起作用了。

在生活中，如果一个人不做自己情绪的主人，单凭好恶或感觉去判断外界的人和事，则很容易陷入盲目乐观、焦躁、恼怒或郁闷中。

在20世纪60年代早期的美国，有一位很有才华的人出马竞选美国中西部某州的议会议员。此人资历很高，曾经做过大学校长，精明能干、博学多识，看起来很有希望赢得选举的胜利。但是，在选举的中期，有一个很小的谣言散布开来：三四年前，在该州首府举行的一次教育大会期间，他跟一位年轻女教师有暧昧的行为。

这是一个弥天大谎，这位候选人对此感到非常愤怒，并尽力想要为自己辩解。由于按捺不住对这一恶毒谣言的怒火，在以后的每一次集会中，他都要站起来极力澄清事实，证明自己的清白。其实，大部分的选民根本没有听到过这件事，但是，人们却愈来愈相信有那么一回事。公众们振振有词地反问："如果你真是无辜的，为什么要百般为自己狡辩呢？"

如此火上加油，这位候选人的情绪变得更坏，也更加气急败坏、声嘶力竭地在各种场合为自己洗刷，谴责谣言的传播。然而，这却更使人们对谣言信以为真。最悲哀的是，连他的太太也开始转而相信谣言，夫妻之间的亲密关系被破坏殆尽。最后他竟选失败，从此一蹶不振。

和他一样，许多人都想控制自己的情绪，但遇到具体问题又总是知难而退，常常说道"控制情绪实在太难了"、"我是无法控制情绪的"等等，别小看这些自我否定的话，这是一种严重的不良暗示，使你动摇战胜情绪的决心。

心理学家认为，掌握平衡思维和情绪非常重要。我们要主动积极地平衡自己，学会自我调节，不要让自己在消极情绪中沉溺太久，立刻行动起来，你会发现自己完全可以战胜情绪、控制情绪。

调整控制情绪并没有你想象的那么难，只要掌握一些正确的方法，就可以很好地驾驭自己。控制情绪也是一个长期的过程，在平常就要把自己的心态调整好，把保持良好的情绪当成一种习惯。

1. 想法客观

学会坦然面对生活中的一切，不对生活有过多的非分之想，抱太多不切实际的幻想。给心理留一个放松的空间，用平淡的心态去接受身边发生的事。

2. 学会发泄

每个人都会遇到许许多多的不如意，正所谓"人生不如意者，十有八九"，因此要想活得轻松快乐，就要找到适合自己的舒压方式，把心中的不良情绪及时发泄出来。

3. 生活热情

平常要多参加一些户外的文体活动，多看一些轻松温馨的影视剧，多阅读些时尚轻松的书籍杂志，让自己的思想见识跟上时代的发展。多发展一些兴趣爱好，不仅有助于消除不良情绪，还能帮助树立积极健康的心态，感受到生活更多的快乐。

4. 学会控制自己的愤怒

生活中我们都免不了遇到令自己愤怒的事，但是把愤怒全部发泄出来，对人对己都没好处。当你觉得自己快要爆发的时候，先不要张口，在心里默默从一数到一百，然后再张口说话，对避免把谈话闹僵会很有帮助的。

除此之外，你还可以参加一些转移情绪的活动，例如各种文体活动、与亲朋好友倾谈、阅读研究、琴棋书画，等等。总之，将情绪转移到有意义的事情上来，尽量避免不良情绪的强烈撞击，这样会非常有利于情绪的及时控制。

有计划是行动，没计划是胡来

西班牙的巴尔塔沙·葛拉西安警告我们说："有序的举动是成功的行动，无序的举动是盲目的行动。"有计划的行动可以引领我们走向成功，而盲目行动将导致我们的失败。因此，我们要尽量避免盲目行动，行动前必须制订行动计划，并做好充分准备。

如果你没有计划，就只能跟在别人的后面，正如法国科学家约翰·法布尔做过一个很著名的"毛毛虫实验"。

法布尔在一只花盆的边缘摆放了一些毛毛虫，让它们首尾相接，围成一个圆，与此同时在花盆周围撒了一些它们爱吃的松针。由于这种毛毛虫天生有一种"跟随"的习性，因此它们一只紧紧地跟着一只，盲目地跟随着前面的毛毛虫，绕着花盆一圈圈地爬行。

令法布尔惊讶的是，这群毛毛虫当天在花盆边缘连续走了十多个小时，直到精疲力竭才停下来。在这期间曾稍作休息，但是没吃没喝。时间慢慢过去，一分钟，一小时，一天，两天……这些守纪律的毛毛虫队列丝毫不乱，依然没头没脑地兜着圈子。连续过了7天7夜之后，它们饥饿难当，精疲力竭，一大堆食物就在离它们不到6英寸远的地方，它们却一个个地饿死了。

通过这个实验我们可以看到，毛毛虫习惯跟随固定的规则，盲目地跟随前者，就像在生活中人们常说的"随大流"。在生活中也是如此，越来越多人在所处的环境中迷失，他们不会制订计划，没有自己的主见。

其实从制订计划的那一刻，你的行动便开始渐渐有序。但从无序到有序是一个渐变过程，在此过程中，要确知自己追求什么，再三确定你该付出什么作为代价。审视成功者的生活，你会发现，他们付出了与其成就等量的代价。在达到成就之前，大多已花上了多年的努力与准备，这是用在任何领域的不变法则。只有懂得这一法则，行动才会渐渐有序。

有个18岁的女孩，不知道自己想要什么的人，每天跟着同学唱唱歌、跳跳舞，偶尔有导演来找她拍戏，她就会很兴奋地去拍，无论角色多么小。直到一天，教她专业课的老师突然问："你能告诉我你未来的打算吗？"女孩一下子愣住了。她不明白老师怎么突然问她如此严肃的问题，更不知该怎样回答。

老师又接着问她："现在的生活你满意吗？"她摇摇头。老师笑了："不满意的话证明你还有救。你现在想想，10年以后你会怎样？"

老师的话很轻，落在她心里却变得很沉重。她脑海里顿时风起云涌。沉默许久后，她说："我希望10年以后自己能成为最好的女演员，同时可以发行一张属于自己的音乐专辑。"

老师问她："你确定了吗？"她慢慢咬紧嘴唇："是。""好，既然你确定了，我们就把这个目标倒着算回来。10年以后你28岁，那时你是一个红透半边天的大明星，同时出了一张专辑。那么你27岁的时候，除了接拍各种名导演的戏以外，一定还要有一个完整的音乐作品，可以拿去很多很多的唱片公司试听，对不对？25岁的时候，在演艺事业上你要不断进行学习和思考。另外，你还要有很棒的音乐作品开始录制了。23岁必须接受各种各样的培训和训练，包括音乐上和肢体上的。20岁的时候开始作曲作词，并在演戏方面接拍

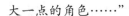

大一点的角色……"

老师的话说得很轻松，却让她感到一种恐惧。这样推下来，她应该马上着手为自己的理想做准备了。可是她现在什么都不会，什么都没想过，仍然为小丫环、小舞女之类的角色沾沾自喜。她觉得一种强大的压力忽然向自己袭来。老师平静地笑着说："要知道，你很有天赋，但是你对人生缺少规划。如果你确定了目标，希望你从现在就开始做。"

听了老师的话，她发现自己整个人都觉醒了。从那时起，她明白要实现自己的梦想，就一定要从现在做起，时刻都要为了以后打基础。所以，她比以前更加努力了。毕业后，她开始对角色认真筛选。渐渐地，她被大家接受了，她慢慢尝到了成功的喜悦。

这个女孩后来真的红遍全国，后来出了自己的音乐专辑。

所以，当我们确立一个目标后就要做好计划。有些人是急于直接行动，结果可能因为考虑不周、鲁莽行事而无法成功，或者因为行动路线的错误而付出过大的代价，最终影响成功的达成。做好计划吧，计划能够调动你的知识和智慧，帮你规划出一条正确的行动路线，最终以最简洁的方式走到终点，完成你的梦想。

无法决策时，学会搁置问题

在生活中，遇到难题时能够积极攻克，进而按部就班地完成，对每个人来说都是重要的。但是在实际的工作中有些问题非常棘手，当你短时间内无法作出决定，不如让自己等一等，思考一番。因为如果急于求成，太固执于一时无法解决的难题，容易产生垂直思考的弊害，造成负面的后果。人的心理也需要缓冲，所以遇到这种情况时我们应该学会暂时搁置问题。

有这样一个故事：

长工欠了地主的钱给家人看病，可是一年下来，长工免费给地主家干活，没有拿到工钱不说，还被地主追债。一天这个地主来逼迫长工还钱，贫穷的长工一无所有，只剩下一所房屋，狡猾的地主说道："不还钱没关系，拿你的房子来抵债！"说着，便从地上的石堆里捡起两颗石子来，说道："我是善良的人，给你一个机会，我两手中有一边是灰石头，一边是黑石头，你选一个。如果选中黑石头的话，欠的钱无限期延期；如果选中灰石头的话，就拿你的房子来抵债！"

其实，长工看到地主拾起的两颗石子都是灰色的。所以，不论选择哪一边，房子都得被迫给人家，但又没有拒绝选择的余地……终于，长工勉强地伸出手来指着其中的一个拳头，作了抉择。但在要接过石子的时候，他抖着手故意不小心把石子掉到地上去。地上满是黑和灰色的石子，谁也找不出到底哪一个才是掉下去的石头，这时，长工一副抱歉万分的神情："对不起，我把石头弄掉了。你手中的石头是什么颜色的呢？"

长工用智慧保住了房子，因为无论长工拿的是什么颜色的石子，留在地主手中的永远是灰色的石子，那么就可以推测长工选中了黑色的石子。

对于这种问题，必须重新思考，才能从另一个角度发现解决的方法。在碰"钉子"的时候，不妨暂且搁置问题，让头脑静下来，把遇见的事做个整理：

（1）遇上一时无法解决的难题时，不妨把它记录下来，暂且搁置一旁。

（2）把问题"存档"于潜在意识中，可以从别的事物上意外地得到解决的线索。

（3）切忌当场急得随便找个方法应付了事。

搁置问题，能够让脑筋重回空白的状态，但是在做其他事情的过程中偶尔想想，有时就会触类旁通，说不定会灵感突至，突然想到应该如何决策。其实，现实中很多难题就是这样解决的。

所以，如果一项决策让你费尽脑筋却总是悬而未决，那就需要把它搁置下来换一种新的环境，过一段时间再回到这个问题上来。阿基米德百思不得其解之后，居然在沐浴时

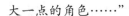

思考得出了著名的阿基米德定律。著名科学家杰克逊一直劝说他的学生们在一天工作完毕之后，坐在一把舒适的椅子上，任思想围绕白天有趣的事物去遐想，随手写下所产生的念头。

的确，暂时搁置，不等于彻底放弃，而是通过一切活动让自己放松下来。你可以从事一些户外活动、散步、赏花或者下棋、看戏，等等。通过暂时搁置问题，可以打破原来的顺序，当然这种搁置只是暂时的，一旦发现解决问题的方案，你就能够顺利解决难题，作好决策。

正确的决策来自众人的智慧

对于复杂的决策问题，不仅涉及到多目标、不确定性、时间动态性、竞争性，而且个人的能力已远远达不到要求，为此需要发挥集体的智慧，由多人参与决策分析，而制订决策的整个过程就称为群体决策。

群体决策是相对个人决策而言的，是指由多人共同参与、共同协商讨论而作出的决策。

在作决策的时候人需要获得众人的智慧，正如一句话所说："听多数人的意见，和少数人商量，自己作决定。"

在重大问题决策时，世界著名的壳牌公司的做法是：企业里由6名执行董事组成董事会，一切重大决策必须一致通过，防止董事长一人独断专行。这样的组织管理手段使壳牌公司在20世纪80年代避免了盲目随潮流收购其他大石油公司所带来的风险，也避免了大量借外债的风险。这样，公司既可以发挥集体的作用，又可以发挥执行董事个人的作用。企业的每一位执行董事都来自基层，都至少主持过一个地方部门的业务，所以执行董事的决策意见富有见地、独到深刻。

壳牌公司的决策管理制度给人们这样的启迪："人无完人"，每个人的能力都是有限的。综观许多决策者的巨大成功，绝非单纯依靠其双手披荆斩棘而得来，他们之所以成功，其秘诀就在于能受益于集体的智慧。

一家有影响的公司招聘市场开发人员，9名优秀应聘者经过初试，从上百人中脱颖而出，闯入由公司老总亲自把关的复试。

老总对这9个人的详细资料和初试成绩都非常满意。但是此次招聘只能录取3个人，所以，老总给大家出了最后一道题。

老总把这9个人随机分成甲、乙、丙三组，指定甲组的3个人去调查本市婴儿用品市场，乙组的3个人调查妇女用品市场，丙组的3个人调查老年人用品市场。老总解释说："我们录取的人是用来开发市场的，所以，你们必须对市场有敏锐的观察力。让大家调查这些行业，是想看看大家对一个新行业的适应能力。每个小组的成员务必全力以赴！"临走的时候，老总补充道："为避免大家盲目开展调查，我已经叫秘书准备了一份相关行业的资料，走的时候自己到秘书那里去取。"

两天后，9个人都把自己的市场分析报告送到了老总那里。老总看完后，站起身来，走向丙组的3个人，与之一一握手，并祝贺道："恭喜3位，你们已经被本公司录取了！"老总看见大家疑惑的表情，平静地解释道："请大家打开我叫秘书给你们的资料，互相看看。"原来，每个人得到的资料都不一样，甲组的3个人得到的分别是本市婴儿用品市场过去、现在和将来的分析，其他两组的也类似。老总说："丙组的3个人很聪明，互相借用了对方的资料，补全了自己的分析报告。而甲、乙两组的6个人却分别行事，抛开队友，自己做自己的。我出这样一个题目，其实最主要的目的，是想看看大家的团队合作意识。甲、乙两组失败的原因在于，他们没有合作，忽视了队友的存在！要知道，团队合作精神才是现代企业成功的保障！"

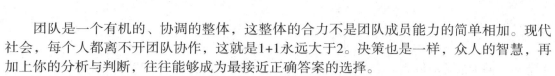

团队是一个有机的、协调的整体，这整体的合力不是团队成员能力的简单相加。现代社会，每个人都离不开团队协作，这就是1+1永远大于2。决策也是一样，众人的智慧，再加上你的分析与判断，往往能够成为最接近正确答案的选择。

如今，我们生存在一个充满竞争的时代，面对的选择越来越多，随着机会的增多，决策也似乎变得越来越艰难，然而正是如此，我们才更需要听取别人的意见，善于采纳，在合作中提高自己的决策能力。

正确面对决策后的心理失调

通过心理学的研究，对于不确定性或存在许多替代方案的决策，将经常发生决策后的心理失调。因为后悔与决策紧密联系，错误的决策常常给人带来悔恨情绪。比如，经济学中有一个"决策后惊奇"现象，是指当一个人面临太多选择的时候，他最终的决定一定会让他感到后悔。在生活中我们常说"事后诸葛"、"事后悔断肠"等。例如：

一名学生上了大学以后，花费千辛万苦加入了一个社团，可是去了以后却发现社团虽然名声在外，却很少组织让人满意的活动，而且组织松散、管理混乱、收获甚微。然而，他却为了加入这个社团花费了大量的气力，经过层层选拔才最终成为其中一员，因此就会埋怨自己决策失误。

人们产生决策后的心理失调的原因大致可分为两种：

一种决策后的失调经常发生在盲目乐观者身上，决定者在制订行动方案时，有意回避不利的信息，对未来的困难、危险及不利条件根本未加考虑，由于没有任何心理准备，也没有任何有效的应急措施，因此，决定者只有惊恐和本能的防御反应，只能临时利用手头的力量去试图补救，但终因补救措施的盲目或者时效性差而收不到预想的效果。

另外一种是在作出决定之前对可能出现的消极后果有一定的预知，但由于疏忽大意或盲目乐观，对这种危险的苗头没能采取必要的预防措施。而在这种情况下，作出决定的人是非常后悔的，因为他已经接近正确的选择，只因一念之差发生了重大遗漏。

而心理学家认为：从决策到实际上付出行动是标志一个人正式走向成熟的过程，但是在你做事之前必须小心谨慎地分析论证。即便事后证明你的决定是错误的也不要后悔，而是要认真思考，以避免再次出现类似的事情。

所以如果人们能做到慎重地作出重大的决定，在生活中可以避免很多决策后心理失调的事情发生。

自从高桥开车以来，已经有二十多个年头了。刚开始学开车的时候，有一位长辈教导高桥一件事：如果发现车子有故障，你一定要原封不动地绕车走一圈。

例如，当一个前车轮陷入水沟里时，很多人都会惊慌失措地向后退车，其实，这样反而很容易使车子发生另一个故障。倘若在采取措施之前先绕车一周的话，你就能了解整体的状况，清楚车子到底为什么会成这个样子。尤其，最重要的是能把因为偶发事件而带来那种手足无措的心情先行稳定下来，经过思考以后再去作决定。

有人经常作出错误的决定而且经常经历相似的后悔，他们的失误往往不是新的失误，而是屡次重复旧的失误。他们对决策的反思仅仅停留在肤浅的情绪水平，没能深深地触及认知的结构，所以也不会很好地剖析失误的原因并且吸取经验和教训，反而决策后常常心理失调，走入心理的歧途。那么决策后失调我们要怎么做呢？

（1）反思错误的根源，找出决定失误的原因。

（2）在陷入决策后失调的状态时，要淡化后悔的情绪色彩，积极采取挽救行动，但不应彻底遗忘这种情绪，适当地在心中保留犯错的经验才能对未来的选择很审慎。

（3）在面临与过去相似的选择时，一定要仔细地回忆过去失败的情形，积极地利用过去的经验，从而避免犯相同的错误。

我们可以设法改变3分钟以前发生事情所产生的后果，但不可能改变3分钟之前发生的事情；我们无法让时间倒流回到过去，无法让已经成为事实的错误消失，但是可以让错误成为未来成功的基石，积极勇敢地向前看、向前走。唯一能够使作错的决策产生价值的办法就是用平静的态度分析当时处境，把教训铭刻在心，然后平衡失调的内心。

第六章

一次流过一粒沙，一次完成一件事

——克服注意力障碍的心理调节术

专注：成功必备的非智力因素

"专注"是指集中精力、全神贯注、专心致志。一个专注的人，做起事情来往往能够充分地发挥自己的积极性和创造性，更快地实现自己的目标。

根据心理学家的实验发现，断裂式思维和分散注意力会让人浪费大量的时间、金钱。美国纽约一个信息技术研究公司调查了1000人而后得到结果：工作中的人受干扰而被浪费掉的时间占到全部工作时间的28%。

心理学家认为，专注是成功必备的非智力因素。的确，成就大事的人都不会把精力同时集中在几件事情上，而只是关注其中之一。手里做着一件事，心里又想着另一件事，这只能让每件事情都做不好。正如黑格尔所说："那些什么事情都想做的人，其实什么也不能做。一个人在特定的环境内，如果欲有所成，必须专注于一件事，而不分散他的精力在多方面。"

生活在互联网时代的小青习惯了思维的不停跳跃，她很快从一个事件迅速跳到另一个事件。小青总是一边工作一边挂着即时通讯软件，随时想起来还会与朋友发一些问候。她即使休息在家，和朋友只是聊天，也总是同时和好几个人一起聊，比如同学、同事或是一些陌生人。上网浏览新闻也是从一个网页跳转到另一个网页，注意力在每件事情上停留的时间越来越短，她也越来越习惯这种节奏，一刻也停不下来，隔段时间就要放下手头上的事情去看看网页，否则就会"坐卧不宁"。

这种情况持续了很久，工作了好几年也没有突出的业绩，所以她便使用越来越多的时间在那些纷繁复杂的网络里不停地转换着思维。

人一心一意地做事情，或许比八面玲珑显得死板，也不一定被别人看好。但是，一个人如果想在一生中有所成就，改变不利的现状，不妨一心一意多一点，"一根筋"往往能为你带来意想不到的成功。

一位奥地利作家曾经讲述了对著名雕刻大师罗丹工作的如下见闻和感受：

在罗丹的工作室——有着大窗户的简朴的屋子，有完成的雕像，有许许多多小塑样：一只胳膊，一只手，有的只是一只手指或者指节，他已动工而搁下的雕像，堆着草图的桌子。这间屋子是他一生不断追求与劳作的地方。

罗丹罩上了粗布工作衫，就好像变成了一个工人。他在一个台架前停下。

"这是我的近作。"他说，把湿布揭开，现出一座女正身像。

"这已完工了。"我想。

他退后一步，仔细看着。但是在审视片刻之后，他低语了一句："这肩上线条还是太粗。对不起……"

他拿起刮刀、木刀片轻轻滑过软和的黏土，给肌肉一种更柔美的光泽。他健壮的手动起来了，他的眼睛闪耀着，"还有那里……还有那里……"他又修改了一下，走回去，把台架转过来，含糊地吐着奇异的喉音。时而，他的眼睛高兴得发亮；时而，他的双眉苦恼地蹙着。他捏好小块的黏土，粘在塑像身上，刮开一些。

这样过了半小时，一小时……他没有再向我说过一句话。他忘掉了一切，除了他要创造的更崇高的形体意象。他专注于他的工作，犹如在创世之初的上帝。

最后，带着喟叹，他扔下刮刀，像一个男子把披肩披到他情人肩上那种温存关怀般地把湿布蒙上女正身像，于是，他又转身要走。快走到门口之前，他看见了我。他凝视着，就在那时他才记起，他显然因他的失礼而惊惶："对不起，先生，我完全把你忘记了，可是你知道……"

我握着他的手，感谢地紧握着。也许他已领悟我所感受到的，因为在我们走出屋子时他微笑了，用手抚着我的肩头。

为什么这些大师会发生这样的笑话呢？原因很简单，因为他们思考过于专心了，以至于对这些问题之外的事情一点儿也没在意。

专注对我们有着重要的意义，在各种认识活动中起着主导的作用。无论我们是在注意观察一件物体，还是正在思考一个问题等，专注都能帮助我们更快地达到目标。如果我们没有注意这些客观事物，我们的观察、思维等认识活动也就不能正常地进行了，就会转换到其他的地方。

越来越多的人难以保持住注意力，最近一项对科学天才成功素质进行的研究表明：专注和耐心在所有因素中占50%。专注是成功的要诀之一，多一分专注，就多一分天才。所以，想改善工作效率的你，必须多一点专注。

专注即是"修心"

专注力是指人的心理活动指向和集中于某种事物的能力。专注，是一个古老而又永恒的话题。俄罗斯教育家乌申斯基曾经深刻地指出："'注意'是我们心灵的唯一门户，意识中的一切，必然都要经过它才能进来。"注意从始至终贯穿于整个心理过程，只有先注意到一定事物，才可能进一步去集训、记忆和思考等，所以说专注力和人的所有心理活动总是联系在一起的。

我们都知道，婴儿最喜欢努力把手放进嘴里，失败了也会重新再试，一次又一次，不论父母怎样制止也要坚持完成这个"艰巨而伟大"的工程。意大利儿童教育家蒙台梭利认为：儿童有一种积极的心理活动，成人不合时宜的干涉会阻碍他们的心理发展。儿童这种敏感期能持续到5岁左右。他们是积极的观察者，能够长时间专注于一件事物，并能观察到细微的特征与不同。儿童能够入迷地重复所专注的活动，比如反复将瓶子盖拿下再放上去。

这就是人与生俱来的专注力。在充满巨大压力并且信息庞杂的现代社会，现代人的专注能力随着心理环境复杂变得越来越差。

现代心理学研究表明，决定一个人成功的诸多要素中，居核心与决定地位的是情商，智商只是必要条件，而不是充分条件。

你可以和朋友一起做个简单的实验。

选定三项小工作，你们两人同时进行。譬如一件是堆一叠硬币；另一件是在空白纸上画15颗星星；第三件则是把一些回形针串在一起。两个人的东西数量都一样，两个人同时开始工作。

你同时进行三样工作，一会儿你叠几个硬币，一会儿你画几颗星星，一会儿你串几个回形针；而你的朋友则先把所有硬币叠成一叠，完成；然后，开始画星星，画完15颗；最后把所有回形针串成一串。

你猜谁的动作会比较快，完成起来比较容易？

无疑，那位专心做手边一件事情，等完成后再进行下一件的朋友会赢，而你在三项工作间来来回回进行，你的错误率可能较高，比如你会把叠了一半的硬币弄倒等。也许你很擅长变来变去，但不可否认的是人的心理还是不容易保持平静，而造成的工作质量也不会好。

心理学家说"专注就是修心"。的确，心理稳定，就能够专注地工作。

有这样一种现象，人在考试的时候非常容易感到紧张，而这种紧张情绪能够使人注意力不集中，所以就很可能影响发挥，导致考试成绩不佳。尽管你没有不及格，但你会觉得沮丧，因为知道自己已经很努力地学习，而且答案就在头脑里，可是就是无法集中注意力。

这是因为，考试这件事打破了内心的稳定，人们就很难专注于手中所做的事。

可是我们不难发现作出无奈选择的人越来越多，而专注内心修炼的人越来越少；迷失在各种各样目标中的人越来越多，专注于一项事业的人越来越少；心理容易受到挫折的人越来越多，坚信"付出总有回报"的人越来越少；容易受情绪控制的人越来越多，冷静思考的人越来越少。

总之，提升专注力就要让心态稳定下来，一心一意朝着工作目标前进，做到"修心"，而不被周围环境或他人的影响而分神。

找到自己的注意力专区

心理学家米哈里·齐克森米哈里曾经收集过成百上千个拥有高度注意力的人群的相关数据，有一些运动员，也有一些象棋选手。他们能够投身于高度自我控制、目标明确、有意义的活动时的状态，具有很强的专注力。齐克森米哈里博士说道："当你完全沉浸于正在做的事情时，时间好像都暂停了。艺术家、音乐家和发明家都努力想达到巅峰的放松戒备状态。"这是因为他们能够找到自己的注意力专区。

用一张白纸，简单地画一个U形曲线。借助数轴的画法，用一根水平线和一根垂直线来构成一个注意力数轴，垂直的Y轴代表注意力，从上到下代表注意力由强到弱。水平的X轴代表受到的刺激水平，从左至右表明受刺激程度由低到高。曲线的左上端代表缺乏刺激，而曲线的右上端则是过度刺激。在曲线的两端，是处于缺乏刺激和过度刺激的状态，这时候的注意力水平都是很低的。在曲线的中心区，受到的刺激程度恰到好处，而注意力则处于最佳状态。

倒置的U形起源于20世纪的心理学词汇。在叶克斯博士和多德森博士于1908年提出的叶克斯-多德森定律中，倒U形曲线被用来阐释一系列的实验结果。叶克斯-多德森定律指出，或注意力随着刺激的增加而增加，但只能达到某一临界点。过了这个峰值后，随着刺激的增加，你的绩效不仅不会提高，反而会降低。

倒U形曲线中的顶端，也就是最中心的部分代表了最高峰值。你越接近这个峰值，也就越接近受到刺激和保持注意力的最佳状态。

当注意力在最佳状态上下时，你会觉得做事很有效率，可以让自己认真地倾听，保持注意力高度集中，作出正确的决定，并最终完成学习或者工作的任务。

了解了注意力曲线，我们就应该通过调节心理去找到自己的注意力专区，让自己保持最高的效率，让外部的刺激和干扰处在一个合适的区间内。比如你在工作时感觉到很烦躁，而且枯燥的工作让你发觉自己开始感到无聊，这时你可以打开电脑听一听音乐，然后继续自己的工作，这新增加的刺激就可以让你自己重返注意力专区，促进自己的工作效率。

但是如果你的脑子已经在超速运转，那么新的刺激只能使事情变得更糟。比如，你正在做一个被催的很着急的项目，你的亲戚或者不断打来电话，或者和你闲聊，甚至有人走到你的办公桌附近干扰你的工作，那么就会很快打破你的专注。

在纷繁复杂的工作环境中是很难实现不被分散的注意力巅峰状态的，你会时不时地因为其他的事情而分神。但是，你没必要达到巅峰状态才算进入自己的注意力专区，只要你能达到曲线的中心范围的任何地方，你的注意力就是集中的，做事情就是富有成效的。

培养重点思维，聚焦要事

"如果我们想成功地控制工作和生活，就需要具有足够的专注力。"美国著名的心理学家特瑞斯曼教授指出："不专注时，人们只能对事物的个别特征进行初步加工；而在专注的情况下，则能精细加工，并将其整合为一个整体。也就是说只有在专注的情况下，我们才能成功地完成手上的任务。"

一个人的精力是有限的，我们不可能把所有的事情都做到最好。在正常情况下，注意力使我们的心理活动朝向某一事物，有选择地接受某些信息，就像"屏蔽功能"一样，暂时排除其他信息，并集中全部的心理能量聚焦于所指向的事物。

有一次，一个青年苦恼地对昆虫学家法布尔说："我不知疲劳地把自己的全部精力都花在我爱好的事业上，结果却收效甚微。"法布尔赞许说："看来你是一位献身科学的有志青年。"这位青年说："是啊！我爱科学，可我也爱文学，对音乐和美术我也感兴趣。我把时间全都用上了。"法布尔从口袋里掏出一块放大镜说："请把你的精力集中到一个焦点上试试，就像这块凸透镜一样。"

的确，这就是聚焦的作用。对于生活也是如此，培养重点思维，聚焦要事就能专注起来，不受其他干扰。

美国的马萨诸塞州萨德伯里大学的爱德华·豪威尔博士是研究人类注意力方面的专家。他注意到，习惯同时做多件事情的人，很容易注意力涣散，并陷入不可自拔的焦虑之中，而且有这类问题的人数在不停地增长着。他们不懂聚焦重点，而是不停地分散自己的注意力。

对此尼采说道："具有专注力的人可免于一切窘困。"莱特研究所的心理学家巴斯博士1997年的研究也表明："成人来讲，可以主动控制注意力，如果他们真正明白了专注的重要性。"

每天我们都不得不面对大量信息处理的压力。当各种信息压得我们喘不过气，我们跟任务竞赛而又不能区分优先次序时，注意力缺陷就会出现。我们不仅集中不了注意力，反而冲动、着急上火，还会感到内疚，觉得自己不行。

要知道，古往今来，凡是卓有成就的人，他们都有一个共同点，那就是很注意把精力用在做一件事情上，专心致志，集中突破，这是他们做事卓有成效的主要原因。

爱迪生认为，高效工作的第一要素就是专注。他说："能够将你的身体和心智的能量，锲而不舍地运用在同一个问题上而不感到厌倦的能力就是专注。对于大多数人来说，每天都要做许多事，而我只做一件事。如果一个人将他的时间和精力都用在一个方向、一个目标上，他就会成功。"

人的一生很短暂，有限的精力不可能顾及到每一件事情，而世界上又没有那么多追求的目标，这时候，放弃一些次要的事情，把精力聚焦在重点上，这种思维才能成就你的专注力。放弃的目的其实是为了得到，只要能得到你想得到的，放弃一些对你而言并不必需的"精彩"，又有什么不可以呢？否则追求的目标多了，反而会让自己迷失。

许多人在处理日常事务时，并没有把工作按重要性排列。他们以为每个任务都是一样重要，只要时间被工作填得满满的，他们就会觉得很充实，还会自豪地宣称："我一直在工作，虽然工作没有完成。"然而懂得安排工作的人却不这样，他们通常是按优先顺序开展工作，将要事摆在第一位。

磨炼意志力，杜绝外部干扰

在现代社会，越来越多的人都崇尚悠闲生活，安于"散漫"，常常三三两两聚在一起能聊个天昏地暗，有什么不顺心的事能郁闷好几天，刚准备看看书，一个电话打来，就兴高采烈地和朋友逛街吃宵夜去了。意志力低的人就是这样被外部干扰打乱了工作或者原本的计划。

根据一系列的研究表明，分散的注意力只会浪费人们的时间和金钱，美国纽约一个信息技术研究公司通过调查发现：人受干扰而被耗掉的时间占到全部工作时间的比率高达28%。

研究人员将干扰因素按顺序排列，前5位是：同事顺便访问、从办公桌前被叫走（或自愿离开）、来了新邮件、切换到计算机的另一个任务上、电话呼叫等。他们还详细追踪了36名员工，记录他们是如何打发每一分钟的。

这些干扰对人们的影响非常大，研究发现，如果这些人没有任何干扰，他们发邮件平均要花11分钟，但是如果电话铃响和有人走过来都会分散他们的注意力。一旦他们的注意力被打断，再继续回到工作中要完成之前的任务平均要花掉25分钟。

根据实验结果，该公司发表了题为《不专心的代价》的报告：按知识工人平均每小时薪酬21美元计算，全美国一年将为此耗掉588亿美元。

他们总以为自己有用不完的时间，于是毫不怜惜地蹉跎着时间，这是一件可悲而又可惜的事，心理学家说道："决定我们命运的不是环境，而是心态。"

在我们的生活中，人们经常都在尝试非常专注地做事情，因为所有人都知道，优秀与平庸的差别只在于是否能够专注地做事情。我们知道小孩子们在玩的时候都能够保持专注，沉浸在游戏里；而当他们长大后，就算玩也不见得很专注，头脑里总还会在想其他的事情。比如当我们尝试着专注于某件事情时，就会发现内心当中会经常冒出很多不同的声音、图像或感觉，会严重干扰到正在进行的事情的成效。

每周三是医学专家王医生出诊的日子。由于他的医术高明，因此，很多人都是慕名而来的。每个星期三，医院里都会聚满了来自不同地方的患者，他们早早地排起长队，急切地等待着，等待着去体验医生妙手回春的神奇功力。

对于王医生来说，工作的紧张与压力可想而知。他有时就一个问题与同一个患者重复三、四次。令人不可思议的是，这位身材瘦小、戴着眼镜、一副文弱样子的王医生，看起来一点也不紧张，人们都很佩服他面对大量缺乏耐心和混乱的患者时，仍然能表现出让常人很难想象的镇定自若。

在他面前的患者是一个矮胖的农村妇女，头上戴着一条头巾，已被汗水湿透，她的脸上充满了焦虑与不安。王医生倾斜着上身，以便能倾听她的声音。"是的，你哪里不舒服？"他把头抬高，集中精神，透过他的厚镜片看着这位妇人，"不舒服时间持续多久了？"

这时，有位穿着入时、戴着昂贵首饰的女子，试图插话进来。但是，王医生却旁若无人，只是继续和这位妇人说话："你确信是间歇性疼痛吗？""是的，没错，大夫。""是进食以后比空腹时更加疼吗？""不，恰好相反。"他点点头说："我给你开一个处方，每天吃四次，每次吃两粒。""你说的不是每天三次，对吗？""是的，太太。""四次？""是的，四次。"女人转身离开，王医生立刻将注意力移到下一位时髦女患者身上。但是，没多久，那位太太又回头来问一次："你刚才说是四次，对吗？"这一次，王医生集中精力在下一位患者的身上，不再管这位头上扎头巾的太太了。

有人不解地询问王医生："能否告诉我，你是如何做到保持冷静的呢？"

王医生这样回答："我并没有和所有的患者同时打交道，我只是单纯处理一位患者。忙完一位，才换下一位。在一天的工作之中，我能依靠的是自己的意志力。"

的确，当人有了意志力才会不受到外部因素的干扰。有一项针对世界冠军的调查发现，那些夺得世界冠军的人往往从小就怀揣了夺得冠军的理想，他们十几年如一日地追寻这份理想。这个过程中，他们遇到了其他人所常见的种种挫折，但由于他们心中有一个高过一切的目标，因此很容易忽略那些无关紧要的事情。长期的磨炼产生了惊人的效果，他们终于因为能够抓大放小、有所为有所不为而获得了成功。

所以为了保持像儿童那样的专注力，我们要磨炼我们的意志力，控制自己的思想，才能够保持专注，杜绝那些影响我们的外部干扰。

去掉内心的"浮躁因素"

我们保持良好的注意力，是大脑进行感知、记忆、思维等认识活动的基本条件。注意力是打开我们心灵的门户，而且是唯一的门户。当注意力这扇门开得越大，我们学到的东西就越多。一旦注意力无法集中，那么一切有用的知识信息都无法进入。正因为如此，法国生物学家乔治·居维叶说："天才，首先是注意力。"而浮躁正是阻碍注意力的重要因素。

人们在快速而繁杂的现代社会环境里面变得越来越浮躁，这种浮躁更多地体现在职场中人的身上，他们越来越难做到对一个目标或者任务保持专注，这就要求我们去掉内心的浮躁念头，让自己保持注意力。

有人说："无知与好高骛远是年轻人最容易犯的两个错误，也是导致他们常常失败的原因。"许许多多的人内心充满梦想与激情，但却不能专注地去做事情，他们朝三暮四，却总是幻想成功。而反观那些有所成就的人士，都不被浮躁所困扰，他们具备专注的力量，踏踏实实地从简单的工作开始，找到自我发展的平衡点和支撑点。

有个年轻人每隔三两天就到教堂祈祷，而且他的祷告词每次都相同。

第一次他到教堂时，跪在圣坛前，虔诚地低语："上帝啊，请念在我多年来敬畏您的分上，让我中一次彩票吧！阿门。"

几天后，他又垂头丧气地来到教堂，同样跪着祈祷："我的上帝啊，为何不让我中彩票？我愿意更谦卑地来服侍您，求您让我中一次彩票吧！阿门。"

又过了几天，他再次出现在教堂，同样重复他的祈祷。如此周而复始，不间断地祈求着。到了最后一次，他跪着："我的上帝，为何您不垂听我的祈求？让我中彩票吧！只要一次，让我解决所有困难，我愿终身奉献，专心侍奉您……"

就在这时，圣坛上空传来一阵宏伟庄严的声音："我一直垂听你的祷告。可是——最起码，你也该先去买一张彩票吧！"

这只是个寓言故事，却体现了社会上一部分人的心理。他们无法专注手边的任务，只想着一夜暴富，或者好运从天而降。

在现实生活中，这样的人似乎不少。虽然许多人拥有较好的条件，包括天赋、家庭条件、社会地位等，然而一生却碌碌无为；与之相反，一些人自幼生存环境恶劣，且厄运不断，然而最终却能成就大业。连接人生起点与成功彼岸的桥梁究竟是什么？追根溯源，透过纷繁复杂的表象，我们就会发现一个真理，这就是"专注力"。如果专注是连接人生起点与成功的桥梁，那么浮躁就是隔断人生起点与成功的深渊。

心理学家认为浮躁能够破坏人的心理环境，它是干扰我们专注工作的最大敌人。那么，如何去除浮躁心理呢？唯"静心"二字。如果我们能安下心来认真做一件事情，不急于求成，不半途而废，就没有做不好的事。静下心来，拭去心灵的浮躁，才能获得成功和快乐，才能感受到幸福。

如何消除你的"注意力障碍"

职场中的人常常感到任务繁重，时间常常不够用，所以人们总是在同一时间做着多个事情。当你阅读至此的时候，很可能你还吃着零食、听着音乐，坐在火车或者地铁上。而我们的难题是：多任务时代到底是节约了还是浪费了时间？

有一项由美国加利福尼亚州立大学的学者主持的研究中，同时处理多任务的人虽然工作时间更短，但工作的效果也更差，焦虑感和压力感也更强，这将进一步影响他们的思维效率。

也许你还不知道，你患上了"注意力障碍"，也就是最近非常流行的"注意综合症"。扪心自问一下，你是不是习惯于阅读越来越短的信息？是不是对信息长度的"忍耐力"越来越差？是不是开始习惯"多任务"的工作，在文档、即时通信工具、网页之间快速切换？甚至，你无法集中注意力在一件事情上，对所有东西都失去兴趣？

注意力障碍，主要表现为无法将心理活动指向某一具体事物，或无法将全部精力集中到这一事物上来。这是由于社会发展变快，人们为了适应"多任务时代"而导致的。有"注意力障碍"的人很容易就忘了自己要做什么，因为总会有比手头的工作更刺激或更有趣的事情冒出来，无法对一件事情保持专注。

心理学家发现，正是这种"多任务"会让人们患上类似"注意力障碍"的心理问题。美国斯坦福大学的研究人员发现，互联网的多任务者甚至在非网络任务中的能力也有所下降：他们无法从复杂的信息中提取重要的内容，所有的东西都会让他们分神。在注意力受到严重影响的同时，还大大削减了思考的能力，让思维变得更难以深入到复杂的层面。

加利福尼亚大学洛杉矶分校的认知神经科学家拉塞尔发现，当人们专心在一件事情上时，新的信息能够很好地存储到大脑与记忆有关的海马区；但当人们进行多任务时，大脑的纹状体而非海马会参与到新信息的处理中，这样的处理方式会显著减慢思考的过程。

除了培养强大的意志力，那么还有什么其他的解决办法呢？

1. 自我暗示

你可以在你的办公桌前放一大块字牌："任何时候，只要可能，我必须做最有成效的事情。"以此，尽可能减少琐碎无价值的工作。当你开始做琐碎工作，并将其作为拖延重要工作的借口时，看着字牌，你就知道自己又在浪费时间了。当你开始做一些无关的事情，一定要自我反省，问问自己：你现在的行动是否接近你最优先考虑的事情。如果不是，就终止它们。

2. 转移注意力

在多数的情况下，要想克服被一些小事引起的困扰，只要把注意力转移一下就可以了——让你有一个新的、能使你开心一点的事物。

美国的一位企业家举了一个怎么样能够做到这一点的好例子。以前他写作的时候，常常被纽约公寓热水灯的响声吵得快发疯。蒸汽会怦然作响，然后又是一阵叽叽的声音——而他会坐在他的书桌前气得直叫。"后来，"这位企业家说，"有一次我和几个朋友一起出去露营，当我听到木柴烧得很响时，我突然想到：这些声音多么像热水灯的响声，为什么我会喜欢这个声音，而讨厌那个声音呢？我回到家以后，跟我自己说：'火堆里木头的爆裂声，是一种很好听的声音，热水灯的声音也差不多，我该埋头大睡，不去理会这些噪声。'结果，我果然做到了：头几天我还会注意热水灯的声音，可是不久我就把它们整个忘了。"

3. 做优秀的时间管理者

某国家计算机公司经理派特生也说："不要去做可以交给别人做的事情。"一个成功的人要有卓越的思想和计划，不应把自己的宝贵精力耗费在琐碎的小事上。

英国大出版家那茨可里夫生平所做的事业极多，如果换成别人，早已忙得不可开交，但是他仍能从容不迫，应付自如。许多朋友对于他这样的才干深觉惊奇，他说："我自己只担任指挥工作，一切机械式的事情都交给那些能够胜任的人。至于那些助手能够办理妥帖的工作，我尽可不必动手。"

你需要去思考更重要的事情，需要去制订新的、关系到整体发展的计划。

4. 一次只做一件事

人只有两只手，不可能把所有的事情一次解决，那么又何必一次为那么多事情而烦恼呢？不能即时改变的事，你再怎么担心忧虑也只是空想而已，事情并不能马上解决。你应该试着一件一件慢慢来，全心全意把眼前的这件事做好。

总之，我们要学会忽视那些没有价值的工作，暂停那些不重要的任务或工作，这些"多余的工作"不停地消磨你的精力和时间，而且报偿低，因此让你不能处理更为重要且是当务之急的工作。要清醒地认识什么重要，什么该忽略，不要被不重要的人和事过多地打搅。

所以，在多任务时代我们更要有效地管理自己，排除你的注意力障碍。中国古代的铸剑师为了铸成一把好剑，必须在深山中潜心打造十几年。有道是，"十年磨一剑"，专心能够保证工作效率得到最大的发挥，为了专心做好一件事，必须远离那些使我们分散注意力的事情，集中精力选准主攻目标，专心致志地去做好我们要做的事，这样才可能取得成功。

培养对所做之事的兴趣

人的思维不是一成不变的，而是时刻不停地活动着。如果当我们没有注意到这件事，那么一定是在想另外的一件事了。如果别的事情能让我们把眼前的事情从视线中移开，这就表明那件事情比当场所做的事更重要。因此，如果我们想专心专意做某件事情，我们必须要让自己对这件事情产生兴趣。

美国的一位心理学家曾经说道："只要对自己所从事的工作感到兴趣盎然，其他的一切困难都会变得简单。"

在正常的情况下，人们通常是散漫、不专注的；而我们的思绪也以随兴的方式，任它由一件事跳到另一件事上，并非连续变化的状态。由于这种兴趣的缺失而产生的类似"注意力不能集中"的问题困扰着很多人的生活。

一个对自己所做的事感兴趣的人，往往能够把自己的时间、精力和智慧凝聚到所要做的事情上，从而最大限度地发挥积极性、主动性和创造性，努力实现自己的目标。反之，就会很难集中注意力。

所以不要过早地断定自己不喜欢某种工作，适当的时候你可以先培养对这件事的兴趣。在生活中，我们不难发现当我们的全部思维都被一件事情占据时，我们便很难再分心去注意另外的事情。正如心理学家发现人们的心思总是专注在那些最感兴趣的事情上。

当发明家爱迪生研究电器装置时，他经常是忙得忘乎所以。有天他到税务部门去交税，大家都按次序排队等着。别人都在无所事事，可是爱迪生的心思还徘徊在他的电器装置上，不知过了多久，忽然他听见坐在窗口的人问："你叫什么名字？"他才如梦初醒，不知所措，等他想出自己的姓名要回答的时候，那位办事人已极不耐烦地开口叫他站旁边去了。

爱迪生的成功正是源自他对发明的兴趣，培养自己对某一方面的兴趣。通过心理学家的研究发现，兴趣在人的实践活动中具有重要的意义，兴趣可以使让人集中注意力，并产生愉快的心理状态。

科学家爱因斯坦说过："兴趣是人最好的老师。"这就是说一个人一旦对某事物有了浓厚的兴趣，就会主动去求知和实践，在其中获得愉快的情绪体验。

法国作家莫泊桑，很小便表现出了过人的聪明才智。一天，莫泊桑跟舅父去拜访他的好友——著名作家福楼拜。舅父想推荐福楼拜做莫泊桑的文学导师，可是，莫泊桑骄傲地问福楼拜究竟会些什么。

福楼拜反问莫泊桑会些什么。

莫泊桑得意地说："我什么都会，只要你知道的我都会。"

福楼拜不慌不忙地说："那好，你就先跟我说说你每天的学习情况吧。"

莫泊桑自信地说："我上午用两个小时来读书写作，用另两个小时来弹钢琴；下午则用一个小时向邻居学习修理汽车，用三个小时来练习踢足球；晚上，我会去烧烤店学习怎样制作烧鹅。星期天则去乡下种菜。"说完后，莫泊桑得意地反问道："福楼拜先生，您

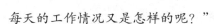

每天的工作情况又是怎样的呢？"

福楼拜笑了笑说："我每天上午用四个小时来读书写作；下午用四个小时来读书写作；晚上，我还会用四个小时来读书写作。"莫泊桑不解地问："难道您就不会别的了吗？"

福楼拜没有回答，而是接着问："你究竟有什么特长，比如有哪样事情你做得特别好？"

这下，莫泊桑答不上来了。于是，他问福楼拜："那么，您的特长又是什么呢？"

福楼拜说："只有写作。"

莫泊桑下决心拜福楼拜为师，一心一意地学习写作，最终取得了丰硕的成果。

如果莫泊桑每天一直在做一些不相关的事情，平均分配时间，那么在世界的文坛上就不会有这么一个善于写短篇小说的传奇人物了。

不可否认的是，我们对于愈不熟悉的事，愈无法集中精神和注意力。如果你对所做的事情有极大的兴趣，那些原本非常困难的、需要投入大量时间与精力的技巧，最后也会变得轻而易举、不费力气就能办到。

将所有的精力汇聚成一点

很多人都做过这样的游戏，在夏天最炎热的正午时分，将放大镜置于报纸之上，中间保持一小段距离。如果用心观察你便会发现，如果放大镜在移动的话，你永远也无法点燃报纸；但是，如果放大镜不动，你将放大镜下面的焦点对准报纸，很快你就能将报纸点燃。

一个用心不专的人往往一事无成；而一个人把他所有的精力凝聚成一点时，他会像一把所向披靡的利刃，战无不胜。用心不专是一个人工作和生活中大忌，很多人做事不成功便是用心不专的恶果。歌德曾经说过："一个人不能骑两匹马，骑上这匹，就会丢掉那匹。聪明人会把分散精力的事情置之度外，专心致志地学一门知识，学一门就要把它学好。"

在一次社交宴会上，一名俏丽的少妇在与石油大王洛克菲勒攀谈中，好似不经意地提了一个问题："请问洛克菲勒先生，您今年多大岁数了？"

"我想一想，"洛克菲勒一边拍着脑门一边说，"大概不是75岁就是76岁了吧？"

"真有趣，您怎么连自己的年龄也记不清楚呢？"少妇咯咯地笑起来。

"这不奇怪，"洛克菲勒说，"我满脑子都装着其他的各种数字，什么股票数啦、土地面积数啦、宝石重量数啦，所以，就把自己的年龄忽略了，反正它也用不着担心，因为它不会有减少或降低的危机。"

洛克菲勒记不住自己的年纪，却能够对自己的生意了如指掌。这就是一种专注，正是这种专注让他成为我们遥不可及的成功人士。

在你的身边也许有一些庸碌的人，如果仔细观察他们之所以会学无专长，你会发现他们的突出缺点就是难以专心致志，他们做任何事情都不能将所有的精力汇聚成一点。这就比如凿井，他们花了许多时间和精力开凿许多浅井，却不会花同样的时间和精力去凿一口深井，所以，他们最终喝不到甘甜的井水。

有一个很有名望的主教正在花园中虔诚地祷告。此时，一名心慌意乱的侍女跑过来，焦急地寻找她丢失的孩子。

由于心焦情切，她并没有注意到跪在那里祈祷的主教，结果在他身上绊了一跤后，半句道歉的话也未说就走了。

主教经她一踩，心中颇为恼怒。就在他将要祈祷完时，侍女找到了小孩，高高兴兴地走回来。一看到主教满面怒容地站在那里，她吃了一惊，也大为惶恐。

主教生气地说："你可不可以解释一下刚才的行为？"

侍女回答说："对不起，主教，我刚才一心惦念着孩子的安危，所以没有注意到您在那里。当时，您不是正在祈祷吗？您所祈祷的对象，不是比我的孩子还要珍贵千万倍吗？您怎么还会注意到我呢？"

主教低头不语。

其实一个懂得专注的人不会因周围的事物分心，一个下定决心的人，必定也是一个在各方面都成功的人。

人的精力是有限的，所以就该像学打靶一样，迅速瞄准目标；像激光一样，把精力聚于一束。当你能够将所有的精力汇聚成一点，工作的效率就会得到很大提高。

欲有所成，必须专注

工作效率高的人不会把精力同时集中在几件事情上，而只是关注其中之一。手里做着一件事，心里又想着另一件事，这只能让每件事情都做不好。黑格尔说："那些什么事情都想做的人，其实什么也不能做。一个人在特定的环境内，如果欲有所成，必须专注于一件事，而不分散他的精力在多方面。"

的确，人的精力是有限的，要取得事半功倍的成就，就必须集中精力，保持专注力。

一个成功者往往非常珍惜自己的时间，他们做事有着完美计划，能够判断任务的轻重缓急，善于排除来自外界人的干扰。

1945年7月的一个星期一的早晨，世界第一枚原子弹在美国新墨西哥沙漠爆炸。40秒钟后，强烈、持久、巨大的爆炸声传到了基地营，第一个有所反应的是1938年诺贝尔物理奖获得者恩里科·费米。他先是把预先准备好的碎纸片举到头顶撒下，碎纸纷纷飘到他身后约2米处。经过一番测算，费米宣称这颗原子弹的威力相当于1万吨黄色炸药。数星期后，精密仪器对震波的速度、压力进行分析，果然证实了费米的准确判断。

然而，事后费米夫人问他爆炸时的情景，费米竟说他曾看到闪光，但并没有听到声响。"没听到声响，这怎么可能呢？"他的夫人惊愕了。

费米解释道："我当时只注意撒小纸片了。"

不难发现，当原子弹爆炸时，费米把全部注意力都集中到撒碎纸片上，竟然连眼前炸弹爆发出的声音都没听到，这是一种多么罕见、多么令人难以置信的专注力啊！

专注的力量是惊人的，集中精神在忘我的境界里专注工作，做起事来不仅轻松、有效率，而且也更能把事情做好。

所以，当我们做一件事情的时候，脑子中应该排除其他杂念。这样，我们才能够放开手脚去做。如果这也想、那也想，就会让我们分心，反而影响做事的效率。所以，还不如抛开一切杂念，先把这件事情完成了，再处理其他的事。

时间对任何人而言都是重要资源，所以不要让你的思维随时转到别的事情、别的需要或别的想法上去。

专心工作，刨除杂念，这可以使我们静下神，心无旁骛，一心一意，把自己手中的那件事顺利做完做好。倘若我们好高骛远、见异思迁、心浮气躁，胡子眉毛一把抓，最终会像猴子掰玉米，掰一个，丢一个，最后两手空空，一无所获。所以，想要成就大事业的人，必须要专心于所从事的事业，紧紧抓住事情的关键，攻下它的难点和重点，实现质的飞跃，最后才能成就一番大事业。

提升专注力的黄金自助法则

要欣赏优美的风景，你必须专注地看；要欣赏动听的音乐，你必须专注地听；要想记

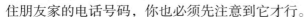

住朋友家的电话号码，你也必须先注意到它才行。

但是人天生具有专注的本能，人们能够将心理能量集中在某一目标上，并完全摆脱一切次要的外部影响。

注意力的集中作为一种特殊的素质和能力，需要通过训练来获得。那么，训练自己注意力、提高自己专心致志素质的方法有哪些呢？

1. 设立意识隔离带

提升专注力，日本心理学家筱原菊记建议：提高专注力的关键，就是阻断多余的信息。"我们必须对信息有所挑选，并决定做什么、不做什么。"如果一天之中有10件事都是你想做的，但实际只有精力顾及一半。那么就对余下的几件"视而不见"吧。不要想不能做的遗憾，而只去想必做的事对你更重要。

2. 把握专注力高峰

"黄金时间做黄金事"是时间管理的重要原则。所谓黄金时间就是人体能量的高峰期。虽有个体差异，但总的来说，能量高峰时个体的反应力、注意力、思维敏捷性都处于相对的最佳状态。把要处理的事物按轻重缓急排序，最重要的事放在"专注力高峰"的时间来做，就更容易提高效率。

3. 了解弱点，自我节制

专注力分散的原因也存在很大的个体差异，比如：容易对各类新鲜信息产生好奇，经常网上"潜水"，浏览庞杂的信息；同事打扰时不知如何说"不"；无法从厌倦和焦虑的情绪中抽离，专注于眼前的工作，等等。

只有认真找到自己最突出的弱点，才能实施具体的对策。如果你总是在工作的同时浏览各种网页，频繁检查邮件，那么可以尝试处理重要文件时关掉网络，这样就能使消磨在网络上的时间大大缩短。如果你的自控能力较差，可以尝试用外部提醒的方式，比如在电脑前或办公桌醒目位置，贴张字条："不要聊天"。

另外，如果注意分散、做事拖延的原因是情绪问题，比如目标难以完成有压力、任务不合理、对上司不满等，就要先克服情绪问题。

4. 学会暂停

有时候，即使我们很努力，也无法将注意力集中起来，这时就要学会暂时放弃。做一做其他的事情，比如适当的运动，爬楼梯、户外散步等。通常来说，运动会帮助你放松情绪，补充脑部供氧，从而提升专注力。

5. 多种活动培养专注力

游戏本身就是培养专注力和聚焦思维的最好的方式。比尔·盖茨小时候，父母工作之余总是尽可能地与孩子们相处在一起，不断进行各种游戏。从棋类到拼图比赛，几乎玩遍所有的益智游戏。即便后来成为微软总裁，他也依然喜欢各种益智游戏，"这是专注力的来源，成功的来源"。

所以可以选择一些益智游戏来帮助自己提高专注能力，除此之外，还可以利用绘画、刺绣、太极等活动，来培养专注力。

6. 要有持续而稳定的目标

将注意力放在某个特定对象上，然后维持这种专注的状态，愈久愈好。为自己设定了一个目标，当你为了目标去工作的时候，会发现专注的能力有了迅速的发展和变化。有一个目标就会迅速地进入工作而不受干扰。这是非常重要的，因为目标会让你的注意力集中起来。

第七章

寻找紧张的"替代品"

——缓解紧张的心理调节术

提防心理陷阱——Ａ型行为模式

由于科学发展，交通工具日益发达，人们的生活水平也愈来愈高，人们也在平静的生活中过着"超速"的生活。许多忙碌的人因此不知不觉地损害了自己的身心健康，整个心灵都仿佛要被日益繁重的学习或工作及生活"撕碎"。

所以，就算整日坐于室内，活动量并不大，但是内心却是分分秒秒高速地运转着，我们更要提防紧张的心理陷阱。心理学家发现，因为紧张情绪引起心脏病的情况越来越严重。

张海洋现年34岁，长期以来，他对自己的一种紧张心理总是无法克服。由于前几天一次两轮摩托车考试，使他决心要寻求克服这种紧张心理的方法，因此他来到心理咨询诊所，请心理专家给他指一良方。

他向心理医生讲述了自己的经历：高中刚毕业时，由于没有考上大学，他到家乡所在镇中学代课。第一天上课之前，因为要担任班主任，张海洋想第一天的课一定要给学生留下一个好的印象，准备了十几张的讲稿，并且已经将讲稿背得很熟练，还多次独自在房间模拟练习过，感到已经很有把握了。可是，第二天去上课，一进教室，看到那么多学生的眼睛，他的心一下子紧张了起来，结果脑子一片空白，昨天背下的讲稿一句也想不起来。最后，他只告诉学生，他叫什么名字，是刚来的，担任班主任，就没词了。结果，在5分钟后，张海洋就宣布下课。下课后，他恨了自己很长的时间。

考上大学后，张海洋当上了学生会里的干部，经常组织全校的活动。几年下来，他都组织得很成功。临近毕业的最后一场毕业晚会，由于很多的老师要来参加，所以他决心漂漂亮亮搞好最后一次，给下一届留下一个好的印象。他做了很多的准备工作，可晚会一开始，他却特别紧张，结果搞砸了，他暗自生气了好几天，而这次的失败成为了他的一块心病。

毕业后参加工作，为了竞选中层干部，张海洋参加竞岗演讲，本来演讲是他的强项，他同样做好了很多的准备，上台后，也显得非常镇定自如，他可以感觉出领导们赞赏的目光，并且同事们都已经准备给他热烈的掌声。可是，最后几句结束语他突然忘了一句，心里一下子紧张起来，脑子又是一片空白，什么都想不起来了，一句话也讲不出来，结果停

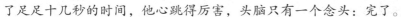

了足足十几秒的时间，他心跳得厉害，头脑只有一个念头：完了。

之后的一天，他和妻子同时参加两轮摩托车考试。其实张海洋的驾驶技术很不错，而且，练习当中，过独木桥时，他也几乎没有一次掉下来。可是，当轮到他考的时候，由于紧张，他的脑子就是一片空白。结果，一上独木桥，不仅掉下来，而且还摔倒在地。扶起摩托车后，监考人员让他休息一下，他说让他练习一次，结果在练习的时候他的动作却完成得非常漂亮。而他妻子刚学半天，就能很轻松完成所有的课目。虽然，最后他也过关了，可是他却觉得自己在同事面前丢尽了面子，难过了一整天。

故事中的主人公是受紧张情绪困扰的典型。紧张情绪是人们精神活动的一种现象，是一种因某种压力所引起的高度调动人体内部潜力以对付压力而出现的生理和心理上的应激变化。适度的紧张有助于人们激发内在潜力，但过度紧张会影响人们的身心健康。

从心理学角度看，紧张是外部条件加于机体的刺激超出了机体的相应反应能力而引起的心理不平衡。

一个人处在极度紧张状态时，往往会表现出惊慌、恐惧、愤怒或者苦闷、忧愁、焦虑等情绪。这种情况也叫做紧张反应，常伴有神经系统的变化、行为改变和心理活动异常等。神经系统的变化如手或全身颤抖、出汗、皮肤发红或发白、心率加快、血压升高等；行为改变如肌肉僵直、动作不协调、用力不当、多余动作增加等；心理活动异常如注意力不集中、精力分散、记忆缺失、思维迟钝等。紧张反应又称紧张综合征。当紧张消除后，上述症状自动停止，机体又恢复到原来状态。

对此，心理学提出易患心脏病的人有一种共同的行为模式——A型行为模式。A型行为模式的提出是心理学对于身心疾病研究的重要贡献，长期以来医学界认为诱发心脏病的原因是高血压、血清胆固醇、吸烟等，但后来经过调查发现这些因素解释或预测不到心脏病的半数，而紧张情绪逐渐被确定为阻碍人类健康的因素。

A型特征的人喜欢过度的竞争，喜欢在追逐中获得升迁与成就感，但是一般脾气比较火爆、遇事容易急躁、不善克制、喜欢竞争、好斗、显示自己才能。他们通常憎恨延期，缺乏足够耐心，当获得放松心情时甚至会产生罪恶感。而与之相对的B型特征的人工作起来神情轻松自在，而且思绪缜密。他们在工作之外拥有广泛的兴趣，相对于A型性格的人倾向于选择从容地过好每一天，做事情不骄不躁，而且充满耐心，肯花时间来考虑问题。

不难看出，A型性格容易情绪过激，更容易陷入紧张的情绪。其实，A型人格的人事业心强，多数能在自己的领域获得成就，这是他们的优势。但是由于他们长期生活在紧张的节奏之中，其思想、信念、情感和行为的独特模式，源源不断地产生内部的紧张和压力。所以A型性格的人也要注意到自身的健康。如果你觉得自身有上述A型性格特征倾向或面临过重的压力，应该在心理上加以调适，为自己的心灵减负，不要对自己期望过高，以致在心理和生理上负担都十分沉重。

A型性格的人由于一系列的紧张积累，极易导致心血管病，甚至可随时发生猝死的情况。有统计表明，85%的心血管疾病，与A型行为有关。同样，有关研究也表明，A型性格与冠心病的发生密切相关。在心脏病患者中，A型性格达98%。

所以A型性格的人要正常看待成功与失败，更好认识和应对困境、挫折和各种变化。学会运用弹性思维，为自己创造一个积极、有序、宽松的生活和工作环境。

通过下面的测试题，可以知道你的行为模式。对于下面的问题，你只需要回答"是"或"否"，最好以第一反应来作答。

1. 和家人或朋友比，你是和同事沟通起来更容易？（　　）

2. 是否某位同事让你感觉非常紧张？（　　）

3. 是否觉得周日晚上不如周六上午放松？（　　）

4. 你是否讨厌在聚会上与人闲谈？（　　）

5. 安排业余活动时，是否向来都很珍惜时间？（　　）

6. 你是否一向准时赴约？（　　）

7. 你在社交场合是不是常常提到工作？（　　）

8. 你的配偶或朋友是否认为你不容易相处？（　　）

9. 无所事事时，感觉没有忙着工作时自在？（ ）

10. 运动时是否常想改进技巧，多赢得胜利？（ ）

11. 当你生病时，你是否会将工作带到床上？（ ）

12. 当计划必须改变时，会感觉不自在？（ ）

13. 当你处在等待状态时，是否常常感觉懊恼？（ ）

14. 你是否喜欢闷头在家而躲避处理人际关系？（ ）

15. 你交的朋友是不是多半属于同行？（ ）

16. 处于压力之下，你是否仍会仔细弄清每件事的真相，才能作出决定？（ ）

17. 平时的阅读物是否多半和工作相关？（ ）

18. 你是否比同事加班时间长？（ ）

19. 你多数娱乐活动是否都和同事一同进行？（ ）

20. 你是不是在周末也会焦躁不安？（ ）

所有题目答"是"得1分。请统计总分，如果分数在12~20分则属于A型性格。

如果你是A型性格的人，那么要避免陷入焦躁状态，不要被突发事件打乱阵脚，更不要时刻让自己处于紧张状态，要学会随时调节自己的内心。

紧张是一种"侵略性"的情绪

据调查，大约85%的工伤等灾难性故事是由人为因素造成的。这些因素可能来自于两个方面：一方面是身体不适、疲劳和疾病致使精神状态和工作效能发生变异；另一方面是由于不良生活事件导致情绪波动，出现紧张、焦虑、抑郁的现象。根据一次统计显示，仅仅美国由于心理紧张致病而降低劳动生产率的损失每年竟高达600亿美元。

然而，紧张具有侵略性，尤其是在"大事"面前，紧张让人变得大脑空白，甚至原本熟悉的工作也变得生疏起来。

比如下面这些事例：

2000年8月11日，在上海举行的流行音乐演唱会上，韦唯突然失声，使其第二场演出也被迫取消。这不仅让慕名而来的观众感到失望，也使韦唯失去了一次绝好的向国际乐坛冲刺的机会。

2004年，周杰伦在香港红磡的演唱会，成绩很优秀，可是压力也很大，他说："唱到第二场时，当天早上醒来时，我发现自己喉咙很怪，好像快没声音了，紧张地把医师请来，结果，医师一请声音就来了，我想这都是心理因素吧！"

2007年8月初，在巨大的压力下，"快男"陈楚生的嗓子出现了问题，清亮的声音开始变得嘶哑，公司火速安排他去北京的一家著名医院就诊。

2009年5月1日，蔡依林在香港举行签唱会，因坐车劳顿，再加上巨大的心理压力，导致在台上突然失声，频频喝水调整之后才应付过关。

很多人经常出现职业性失声、声音嘶哑，去喉科就诊，医生发现这些患者除过度发音或发音方法不当外，最大的原因在于紧张。紧张情绪的"侵犯性"，让习惯的舞台的歌手都会发挥失常。

当紧张情绪爆发时，我们的大脑会被这种担忧所占据，我们所有理智的想法会被暂时"请"出大脑。比如，很多人提起"考试"就会莫名的紧张。在我国，"考试"一直是个严肃而略带沉重的话题。在考试的挑战中，一些人难以控制自己的情绪，被焦虑、不安、失望，乃至绝望打倒，放弃了自己年轻的生命。所以，心理学家认为紧张对每个人的情绪具有"侵犯性"。

上海某重点中学有一名高三学生，父母望子成龙，从小对他要求极其严格，他在上初中时就没了双休。上高中后，父母就更变本加厉，为了让他专心冲刺奥林匹克竞赛，竟然

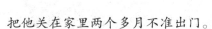

把他关在家里两个多月不准出门。

后来，孩子变得越来越暴躁，父母还以为儿子是学习压力太大造成的暂时现象，直到儿子真的几次自杀才意识到问题严重性，到医院一检查，才发现患了严重的躁狂症。可惜，这时已经是晚期了，住院好几个月，也没有什么好转。父母这才追悔莫及，求医生救救他们的孩子。

南京一名初三的男生坠楼身亡，15岁少年没有留下任何遗书，有的仅是口袋中尚未做完的试卷。

湖北一名18岁的女孩，在离高考还有不到两个月的时候，在自家阳台上自杀了。她在不到500字的《遗言》中反复写道："我已走到了绝路"、"我实在没有办法了"、"但我也不想这样"。

高考前一天，西安市长安区某中学高三男生死在了离家不远处的一口枯井里。他在遗书中写道，自己从小就想当考古学家，但进入高中后成绩都不太好，实现不了理想。

高考分数线下来的那一天，西安车辆厂中学应届高中毕业生郝某得知自己离本科分数线只差两分，吊死在了自家的房梁上。

这样的事情还有很多，心理学家对高中学生进行了一次问卷调查，有近70%的学生表示自己曾经或经常感到紧张和焦虑，而其中能够有意识地通过各种方法自我调节的不到30%。

一位心理医生说道："十几年前，精神科门诊极少碰到学生，而现在几乎每周都能遇到，而且在中考、高考前后来就诊的明显增多。"另外，他还发现这些学生一般分为两类：一类是学习非常优秀，由于太要强，不能容忍别人超过他们，最后心理承受能力崩溃；另一类是学习成绩差而父母期望值又非常高，这些学生在学校和父母的双重压力下也非常容易紧张。

的确，现代社会充满竞争和挑战，紧张也随之愈演愈烈。人们通常把工作的成就看成是生活中重要的组成部分，认为前途决定着自己的安宁、幸福和前途。而并不是所有人都能意识到自己的工作往往是导致紧张的来源。

快节奏的生活、工作的压力容易使人心态失衡，我们每个人都会遭遇到紧张的"侵犯"，如果患得患失，不能以平和的心态去面对工作和生活，就会感到心力交瘁或迷惘躁动。持续的紧张状态，甚至能严重扰乱机体内部的平衡，并导致疾病。所以，现代社会的每个成员都要认识紧张情绪，调整自己的心态。

紧张是本能的"心理准备"

紧张反应是人体对外界刺激的一种保护性机制，人体的应激反应是一种有效的保护性反应，是一种本能准备。正如，美国精神治疗专家史提芬博士说道："紧张就和饥饿、口渴一样，都是人生活的一部分。但是，如果过度紧张，则对人体不但无益，反而有害。"

人类的早期，紧张情绪为人类的繁衍提供了保障，他们能够躲避危机，比如凶猛食肉动物、自然灾害等。等危险出现时，人类已经意识到了潜在的危险，紧张能够调动肾上腺素流入肌肉，让我们行动更加灵活，感官也变得更加敏锐。

所以，实际上紧张也不是一无是处的情绪，心理紧张也有积极和消极的两面性，在现代社会也是如此。从积极角度看，在工作中适度的紧张感可以提高工作效率，还可以消除倦怠情绪。根据实验证实，紧张度过低的状态下，人不能激发全部的工作能力和兴奋感，所以就限制了工作能力的发挥。而随着紧张度的提高，当达到紧张和承受能力的结合点时，人的工作效率可以达到最高点。如果紧张感超过这一结合点，人的心理就会产生波动。

但是如果在工作和生活中，这种"心理准备"超过了限度而我们自己没有主观地去调节，那么就会起到负面的效果。比如当我们人手短缺，无法按期完成任务时，紧张感会逼迫我们，如果这种紧张状态持续长时间，那么就会破坏我们生活的平衡。正如心理专家曾经所说："在某些事情上，紧张的情绪是有益的，这会使我们高度关注。但过于紧张就不好了，这会使简单的变得复杂，复杂的变得更加复杂。"

所以，我们要学会积极地面对紧张，让自己迅速将紧张转化为解决问题的办法。

芮妮有回开车载她7岁的儿子放学回家。她心事重重，银行的催账让她感到紧张。因为有很多账单等着要付，而且也赚不到什么钱。她先生的身体一直不好，无法工作，因此他们靠抵押贷款度日。这情况很严重，是需要她好好考虑，但是并不需要她整天时时刻刻担心。

在开车途中，她儿子开始聊到树叶的颜色变了，枫叶的种子荚被抛到空中，就会像直升机一样旋转下来……芮妮几乎没听懂儿子说的话，因为她一直在思考自己的财务状况。

芮妮遇到红灯停下车时仔细看了看儿子，突然觉悟到自己错过了什么。她不停地担心，使她无法真正聆听孩子说话，无法和他有所互动。在担忧的过程中，她已经习惯了只把儿子的话听进一半。芮妮明白自己想摆脱心中的恐惧，选择一种不同的情绪。她反问自己："除了紧张，我现在还有什么样的感觉呢？"

芮妮有好几种选择。她可以感觉：

感激自己有时间和儿子相处，以及跟儿子很亲近。

聆听儿子的心里话使她心生喜悦。

好奇且真正关心儿子的日子是怎么过的。

相信自己有能力处理自己的财务危机。

找到解决的办法，与银行协调。

换一所房子，利用差价来付清欠债。

……

事实上，只要她选择体会任何情绪，她都可以立即体验到。但即使无法完全抛开心中的紧张情绪，也不需要让紧张操控自己的情绪，而是找到解决的办法。

因为担心生活上的某一层面而使自己的心情完全沉浸在紧张情绪中，就可能找不到解决的办法，使自己的情绪更加恶化。

的确，紧张是人们应对生活的"心理准备"，适度的紧张能提高人的反应速度和活动效率，摆脱危机，但过度的紧张则是一种不正常的情绪状态，会暂时让人失去解决问题的能力。

认识造成紧张的内外因素

其实在职业群体中，个体对自己、对同事、对工作内容是否满意，上下级关系是否融洽，能否与他人协调合作，都会影响个人的心理状态和劳动效率。工作要求高于个人能力、与个人愿望不符、工作性质突然发生变化、责任的突然增加或减少都会使人情绪紧张，进而产生各种心理问题。

心理学家的研究表明：个人经历、认知评价、个体的情绪状态、个体的倾向性、生活经历对心理紧张的产生都有影响。所以，我们可以看到，造成紧张的因素既有内部因素，也有外部因素。

造成紧张的内部原因在于：

1. 经历不同

每个社会成员生活经历不同，因此他们所经受的紧张体验也自然会不一样。比如：一个有实践经验的司机能够沉着冷静地处理各种复杂的路面情况；而同样的情况对一个实习的司机来说，突然在路面上出现的任何新情况都会造成他的心理紧张。或者职位的升降对权力欲旺盛的人来说影响非常大，他们会特别看重职务的变迁；而同样的情况对于淡泊名利者，影响就会较小。

2. 情绪的影响

人的情绪影响他对事物的看法，个体的情绪状态对紧张的发生也有明显的作用。在人心情愉快时，比较容易接受自认为合理的批评；但是在心烦意乱时，极可能由于细小的不如意而暴跳如雷。

3. 喜爱竞争

有人认为：造成现代人紧张的最重要的因素便是竞争。对此，明尼苏达州圣托马斯大学心理学教授约翰·陶尔认为，那些受外部动机控制的人觉得他们的自尊是由他们的成功决定的，当他们开始任何行动时，他们首先想的是"我需要赢"。而正是这种心态造成了他们的紧张情绪。

造成人们情绪紧张不仅会有来自内部的因素，也有来自外部的因素。下面就是心理学家通过调查发现的在现代社会刺激人们的外部因素：

1. 个人权益受到影响

这种影响来自各个方面，有时不能以个人愿望为转移或无法控制。比如家庭中经济困难、天灾人祸、生死离别、生活中的不幸遭遇等。

2. 感到要求超出本身能力负荷

如一个人在做一些超越自己能力所及的事情时，压力增大使个人不适应，也会造成紧张感。比如一个普通的职员，工作能力特别好，人际关系好，担任领导后，由于工作变动、责任增加也会感到力不从心，不能胜任工作，致使压力很大。或者外界给个人提出一些过高的要求时，紧张感会引发焦虑等心理问题。

3. 改变带来的应急源

当人在遭遇一些重大挫折时，这些应急会改变人的心理状态，当生活有重大变动时，也会影响人的情绪。比如学生升入大学或者工作变动，都会让人产生很强的紧迫感。

4. 外界的刺激导致心理处于矛盾和冲突

当受到外界刺激时，一个人容易处于心理矛盾时感到进退两难，骑虎难下。如做了错事，实话实话担心受到处分，而不说出来又担心以后会被查出来，所以终日处于紧张、焦虑、期待、揣测之中。

5. 人际关系对个人的影响

人际关系带来社会支持，社会支持是指一个人通过社会联系所能获得的他人在精神上的支持。社会联系包括家庭成员、朋友、同事、社会组织。精神支持是指在社会中被尊重、被理解、被同情的体验。我们了解心理紧张对健康的影响和产生的原因，促使我们采取积极的方式，提高心理健康水平。

总之，认识到造成我们紧张情绪的因素，有助于我们缓解紧张心理。针对这些来自外部和内部的紧张源，我们就可以找到适当的方法来帮助自己调节身心的平衡，从根源排除造成我们紧张的因素。

消除造成紧张的错误习惯

现代的人们生活太紧张，自己把自己逼得太紧。他们疯狂地逼迫自己赚钱，想使自己变得更阔气、更高人一等，结果常常得不偿失，所得到的物质财富并不能补偿他们失去的快乐与健康。

紧张情绪会带来繁乱的生活，就像一个发条永远上得十足的表不会走得太久；一个马力经常加到极限的车不会用得太久；一个绷得过紧的琴弦就易断；一个心情日夜紧张的人则易病。

心理学家指出，我们很多紧张感都是由不正确的习惯造成。当今世界竞争激烈，无论是个人还是团体都会追求快节奏、高效率，这就不可避免地给人带来许多紧张感。

现代人习惯于处处竞争，其实，这是一种错误的习惯。爱竞争与个人的动机和生活的环境有关，人们爱好竞争的动机从心理学上看源于内部的追求完美的倾向，或源于外部的刺激因素，如地位、财务或者他人的赞美等。

美国亚利桑那州精神病学家斯蒂文·艾柯伯格提出："我们将美国梦定义为人们通过自力更生而出类拔萃，但是，到底我们要超过多少人才算成功？什么时候这种竞争才是值得赞美的，什么时候它又是病态的？"

的确，我们需要改变处处争先的习惯。因此我们要克服紧张的心理，设法消除造成紧张的错误习惯。所以善用表的人永不把发条上得过足；善驶车的人永不把车开得过快；善操琴的人永不把琴弦绷得过紧。有的习惯造成紧张，也有的习惯让我们放松。而坏习惯可以改正，好习惯可以慢慢养成。

下面是一些可以帮助我们的具体做法：

1. 相信自己

这里所说的自信不是狂妄自大，也不是自以为是，而是要学会自我控制。有段话是这样说的："如果我不靠自己，我又靠谁呢？如果我只想着自己，我又算什么人呢？如果我现在不想，又待何时？"

的确，很多紧张情绪都是因为不自信造成的。任何时候都要相信自己、依靠自己，不要在面对要求的时候怀疑自己，这样只会产生懊丧心理，加重精神紧张。

2. 当机立断

很多人在遇到事情突发变故时，就会变得无所适从，无法决策。要知道，优柔寡断，只会加剧精神负担。面对危机，无法作出决策是可怕的。不论对自己还是对你周围的人，都会增加心理压力和精神紧张。一个懂得调节自己情绪的人面对困难会立刻作出决断并付诸行动。即便他发现自己作的决定是错误的，也会另谋他途。

3. 改变工作习惯，做到张弛有度

当一个人工作太久后，疲惫和压力就会产生，这时如果不改变工作的步调，很可能会造成情绪不稳定、紧张等问题。在紧张情绪很难调节时，从脑力劳动转换去做几分钟体力劳动，从坐姿变为立姿，绕着办公室走一两圈，都可以迅速恢复精力。

4. 改变错误的休息习惯

心理学家认为，学会休息是改变紧张的最重要手段。泰戈尔曾说："休息与工作的关系，正如眼睑与眼睛的关系。"现代人因为想要获得事业上的成功，总是强迫自己无休止地工作，公文包里塞满了要处理的公文。如果要让他们停下来休息片刻，他们会认为那是在浪费时间。其实他们没有认识到休息和运动一样重要，因为如果缺乏休息，你的身体会积劳成疾。

当我们感到心力交瘁时，可能会使自己的健康状态和工作能力停滞，做出言行不合时宜的举动来。此时我们的身体就像一只耗掉大部分电量的蓄电池，无法再像平时一般正常工作。休息是给自己"充电"，如此才能确保身体继续正常运作。经过一天的持续工作之后，能量需要进行补充，否则很难在第二天保持旺盛的精力。

总之，我们改变原来的那些造成我们紧张的错误习惯。在错误的习惯控制下，人的精神处于越来越紧张的状态。受压抑的感情冲突久久不能得到宣泄，不仅在身体上出现疲劳症状，甚至会引起心理的崩溃。如果你能够改变自己的习惯，在健康的生活和工作习惯下调节紧张的情绪就不再是一件难事了

放弃强制，紧张情绪会自然消除

一位心理学家说过："在医生接触的病人中，有70％的人只要能够消除他们的紧张感，病自然就会好起来。"精神失常的原因何在？没有人知道全部的答案。可是在大多数情况下，极可能是由我们自己强制导致的。紧张不安的人如果能够放弃强制自己，那么情绪就会好转起来。

当一个人已经出现了紧张的情绪反应时，需要科学的调节。对于这种情况，人们习惯上常常会劝慰当事人："别紧张！""有什么大不了的！"而当事人自己也通常会这样告诫自己："不紧张！这有什么了不起的！"然而，十分不幸的是，这种办法几乎是行不通的，实际上这样的强制会使人感到更加不安。因为这是在和自己过不去，在给你制造更大的紧张。正如有句话所说的"情绪如潮，越堵越高"。

有一位经营服装批发的商人，由于经营不慎，赔了几笔生意，为此他整天心情都闷，每天晚上都睡不好觉。妻子见他愁眉不展的样子十分担心，就建议他去找心理医生看看，于是他前往医院去看心理医生。医生见他双眼布满血丝，便问他："怎么了，是不是受失眠所困扰？"商人说："可不是吗？"心理医生开导他说："这没有什么大不了的，你回去后如果睡不着就数数绵羊吧！"商人道谢后离去了。

过了一个星期，他又来找心理医生。他双眼又红又肿，精神更加不好了，心理医生非常吃惊地说："你是照我的话去做的吗？"商人委屈地回答说："当然是呀！还数到三万多头呢！"

心理医生又问："数了这么多，难道还没有一点儿睡意？"商人答："本来是困极了，但一想到三万多头绵羊有多少毛呀，不剪岂不可惜？"心理医生于是说："那剪完不就可以睡了？"商人叹了口气说："但头疼的问题来了，这三万头羊毛所制成的毛衣，现在要去哪儿找买主呀？一想到这儿，我更睡不着了！"

的确，如果不能放松下来，那么你担心的事情永远都会来困扰你。所以，当紧张的情绪反应已经出现时，我们要放弃强制自己去做什么，而是要有效地调适我们的心理。

1. 坦然面对和接受自己的紧张

你应该告诉自己偶有的紧张是正常的，很多人在某种情境下可能比你更紧张，不要责怪自己，也不要与这种不安的情绪对抗，而是体验它、接受它。

要训练自己像局外人一样观察你害怕的心理，告诉自己："如果我感到紧张，那我确实就是紧张，但是我不能因为紧张而无所作为。"

此刻你甚至可以选择和你的"紧张心理对话"，问问自己为什么这样紧张，自己所担心的最坏的结果可能是怎样，这样你就做到了正视并接受这种紧张的情绪，坦然从容地应对，这样就能放松紧绷的心神，有条不紊地做自己该做的事情。

2. 做一些放松身心的活动

具体做法是：

（1）选择一个空气清新、四周安静、光线柔和、不受打扰、可活动自如的地方，找到一个自我感觉比较舒适的姿势，站、坐或躺下，放松自己的身体，从而获得稳定的心理状态。

（2）活动一下身体的一些大关节和肌肉，做的时候速度要均匀缓慢，动作不需要有一定的格式，只要感到关节放开、肌肉松弛就行了，不要过分劳累，以免起到负面效果。

（3）深呼吸，慢慢吸气然后慢慢呼出，每当呼出的时候在心中默念"放松"，让有节奏的呼吸帮助你放松下来。

（4）将注意力集中到一些日常物品上。比如，看着一朵花、一点烛光或任何一件柔和美好的东西，细心观察它的细微之处。点燃一些香料，微微闻一闻散发的芳香。

（5）闭上眼睛，想象美好的事情。比如着意去想一些恬静美好的景物，如蓝色的海水、金黄色的沙滩、朵朵白云、高山流水等。

（6）做一些与当前具体事项无关的自己比较喜爱的活动。比如游泳、洗热水澡、逛街购物、听音乐、看电视等。

3. 给紧张情绪一个发泄的出口

让自己的情绪发泄出来，不要让它烂在肚子里。如果某个人或者某件事让你觉得紧张，心情还无法平静，那么就不要压抑这种情绪，让这种不满的情绪自由发挥出来吧。

你不必真的对着发火。你可以对着墙，把它作为宣泄的对象，把你心中的情绪全部都表达出来，或者找一张纸，把你心中的疑虑、担心全都写下来。

一旦你的情绪得到发泄，就下决心不要再回顾这个事件。生活必须继续，不要让它一再拖住你的思绪，毕竟它只是你经历的许多事中的一部分。

4. 找到心灵的宁静房间

有位精神治疗专家曾说过："要在你的心灵寻找出'宁静房间'，这是任何人都需要的。"这里所谓的"宁静房间"，就是指要设法让自己放弃强制，尽量松弛。

那么，你怎么放松自己呢？是从大脑开始，还是从神经开始？都不是，你应该从肌肉开始放松。为了说得具体一点，我们假定由眼睛开始，先把这一段文字读完，然后向后靠，闭上眼睛静静地对你的眼睛说："放松，放松，不皱眉头，不皱眉头，放松，放松……"你不停地慢慢地重复约一分钟，就会感到逐渐放松下来。

正如心理学家所说，放弃强制自己安静下来还不如放低对于自己的要求，凡事从长远和整体考虑，不过分在乎那一时一地的得失，不过分在乎别人对自己的看法和评价，自然就会使心境松弛一些。同时要学会调整节奏，有张有弛。工作学习时要思想集中，放松时就要痛快。要保证充足的睡眠时间，适当安排一些文娱、体育活动。做到有张有弛，劳逸结合，这样就可以从心理调节情绪，使我们不受紧张的困扰。

总之，我们要学会正视我们的紧张情绪，不是在紧张的时候压制自己，而是学会理性地疏导，用一些温和而又有效的方法来调节内心。

转移关注点，为紧张寻找替代品

当人处于非常紧张状态的时候，都会本能地去抑制紧张，想逃离紧张的状态。但是紧张往往是自己不可控制的。在紧张的刺激下，人会突然变得心跳加快、呼吸急促，甚至思维停滞。失去了紧张的刺激，人会无所事事，但是紧张过度可能把人的精神压垮。

不会紧张的人是不存在的。没有人会说自己从来不曾或者以后都不会感到紧张，尽管我们看到很多人好像镇定自若，一点也不紧张，其实只是他们把内心的紧张掩藏得很好，或者他们专注去做一些事而迅速转移了紧张的注意力。

所以，心理学家建议我们当紧张情绪爆发的时候，我们要分散自己的注意力。当我们把注意力集中在一些具体的事上，这个时候就有新的事件带给我们刺激，这种刺激替代原来的紧张，那么原来紧张的焦点不存在了，我们的心情就会放松下来。

苏珊是一位高中的女孩，她喜欢运动，尤其喜欢打网球，是学校里的网球比赛亚军。学校一年一度的网球联赛就要开始了，苏珊信心十足地报了名，满怀着夺冠的希望。

比赛前，当苏珊查看赛程表时，发现第一场和自己比赛的竟是曾经打败她的冠军，她很是灰心，开始垂头丧气起来。"这次可能连预赛出线的机会也没有了。"

苏珊把所有的时间用来打球、练习，可是进展非常小，在压力下她的训练效果很差，整天在球场上抱怨。

妈妈看见苏珊如此绝望，自己的压力也很大。她对苏珊说："你为什么感到难过呢？""我当然想当冠军，不过我又在第一场遇见这么厉害的选手，我只想当冠军。"

"但是亚军又怎么样呢？你享受的是比赛的过程，而不是冠军的头衔。我有一个方法，如果你照着我的话做，你也许能赢这场比赛。"

"真的吗？妈妈快点告诉我好吗？"

"你现在闭上眼睛，回想以前你打网球时最精彩的一幕，把那过程从头到尾重演一次，好好地感受网球带给你的快乐，而不是冠军。"

不久，比赛开始了。苏珊的心态很平和，她高兴地踏上球场，施展浑身解数，而对手为保住冠军而畏首畏尾，结果苏珊把对方打得落花流水，顺利地赢得第一场比赛。比赛结束之后，苏珊兴高采烈地冲向妈妈，说："没想到我注重了比赛的乐趣，就不再感到紧张了！"

妈妈巧妙的几句话就成功地化解了苏珊赛前的紧张感，她帮助苏珊转移了关注点。在我们的生活中，我们可能也会遇到与苏珊类似的情形，所以我们要学会将关注点转移，如果你一直盯着冠军，还能体会到比赛的乐趣吗？

美国心理学教授韩斯·施义博士说："不要把事情看得太严重，更不要把小事情弄得紧张兮兮的，否则，一旦养这种习惯，紧张就会越来越严重。"所以，最好再寻找一些能够让自己高兴起来的兴趣，适度改变一下日常生活，这些做法都会转移你紧张的情绪，对于驱除紧张都是非常有帮助的。

提高我们对"紧张"的适应能力

伴随着生产的发展和社会进步，人们生活中的刺激因素与日俱增。考试、求职、面试、应聘、下岗、工作压力过大、人际竞争激烈、劳资矛盾纷呈，都会造成心理紧张，我们无法逃避生活，所以需要我们提高适应能力。

心理适应能力是一种潜能存在，是人们自觉主动地应用心理学原理，解决工作生活中的紧张心理和紧张带来的不适感受，提高应对危机的技巧。

心理适应能力良好的人，能够做到自觉地缓解、调节紧张问题；而心理适应能力差的人，会沉浸在焦躁情绪中难以自拔，担心未来生活会遇到不测，寝食难安，从而破坏了心态平衡，甚至会损害健康。

社会一天天在发展，各种问题正在逐步得到解决。然而对于个体来说，改变环境的力量是有限的，主要的任务是提高自己对社会环境的适应能力，所以你可以通过三条途径改善适应状态。

1. 要主动适应环境

被动适应是对环境无可奈何、被迫顺应的心理反应，是一种消极的适应，常常会伴有压抑、紧张、焦虑、痛苦等心理感受。

如没有通过考试在家里郁郁寡欢，生活贫困的人产生的自卑自怜的情结，这些都属于被动适应，这最多只能说是一种承受。面对工作的消极被动，只是一种被动的承受，而当这种承受超越我们能力常常就会激发我们的紧张情绪。

所以我们要学会主动适应环境，主动适应是面对现实环境积极地寻求适应，是充分调动主观能动性努力、克服困难和走向成功的过程。主动适应往往伴有因为积极向上、最终获得成功而产生的喜悦和兴奋的心理体验。

主动适应有利于人的才能和潜能的充分发展，是人们心理健康的重要标志，也能防止遇到陌生人、事或者挫折就紧张、焦虑。因此，当我们遇到困难和挫折情境时，要善于积极主动地去适应社会和自然环境，增进心理健康水平，这样便能更好地缓解紧张的情绪。

2. 提高自己的承受能力

在生活中，有的环境我们难以适应，在这种情况下，有很多人采用回避的方法来减少或消除环境对个体的不良刺激。如心理承受能力低的人回避创业、考试等情况。

可是逃避并不能从根本上解决我们的紧张情绪，在生活中无法避免造成新的挫折，我们应当循序渐进、从小到大地克服困难，调节紧张情绪，提高我们的承受能力，而不是用回避法解除或避免心理困扰。

3. 寻求社会支持

社会支持是指个体在感受到紧张时所得到的他人关心、帮助。通过心理学研究表明，社会支持可以起到降低生活事件造成的紧张性，促进适应社会环境的作用。朋友、家庭、群众团体都能够为个体提供社会支持。

寻求社会的心理支持，可以帮助我们树立自强向上的精神，使我们消除自卑感，挖掘潜力、发展能力，通过提高自己来应对紧张情绪。

总之，提高适应能力使我们缓解紧张情绪的重要方法，也是我们在现代社会中生活、工作的重要能力。所以习惯紧张的人要根据上述方法，提升自己的心理适应能力，在生活和工作中得到更好的发展。

用理性疗法缓解紧张情绪

过度紧张，常常是我们的"感性"在发挥作用。没有人能告诉你生活中将会发生什么。但有时一些意外烦恼总是不期而来，为此，有些人紧张不堪，结果让自己的生活变得更糟糕。其实，这样的做法很感性，也很愚蠢。我们既然不能改变既成事实，为什么不改变面对事实尤其是坏事的态度呢？

有些人仅仅因为打翻了一杯牛奶或轮胎漏气就神情紧张，失去控制。这不值得，甚至有些愚蠢。所以我们要学会用理性疗法缓解紧张情绪，通过分析和思考来帮助自己调节紧张情绪。

何雨是家里的独生子，由于历史的原因，父亲个人的理想成了泡影，便将全部的期望寄托在何雨的身上。他在父亲的灌输下形成的强烈的"出人头地"意识与其一般的智能和责任心形成了巨大的反差。

高考前，黑板上每天变化的高考日期倒计时和随时变化着的同学们的考试成绩一览表，加上父亲那企盼的目光，给何雨造成了巨大的心理压力。他出现食欲下降、恶心、心慌、心悸、惶惶不可终日的连锁反应。

当黑色七月如约而至的时候，何雨突然心中一阵慌乱，脑中一片空白。他压抑着紧张情绪，越压抑，心理越紧张，结果，他落榜了。面对这沉重的打击，他长时间不能从失望、痛苦、无助的情绪中解脱出来。

当他第二次面对高考时，他变得更紧张恐惧。由于紧张感达到了极点，他甚至想放弃第二次高考。在第一门考试时，考场出现了异常，在一时混乱的气氛中，何雨心中那巨大的紧张感突然消失了，第一门考试发挥了较好的水平，从而影响了以下几门考试的成绩。他勉强考取了一所高等专科学校。

但事情远远没有终结，在他几年的大学学习中和走向社会后，只要面对考试，紧张不安的情绪便会出现。

偶尔出现过度的紧张如能及时调整，不会对人造成大的危害，但他这样持续的情绪紧张状态对人体特别有害。有人把持续的情绪紧张称之为体内的"定时炸弹"。因此，长期、高度的情绪紧张，对人体是十分有害的。单纯地放松不能解决，所以我们要学会建立健康的思维来应对。

人往往并非受到事情本身的困扰，而是受到他们对这些事情的看法的困扰。人们总是带着自己已有的信念、期待、价值观去评价他所遇到的事件。因此，即使面临同样的事件，其感受也是大不相同的，所以我们需要理性的思考。

"理情疗法"是20世纪50年代心理学家艾尔伯特·艾利斯创造的一种心理疗法。该疗法认为，并非事情本身，而是我们对这些事情的看法导致我们心烦意乱。困扰我们的信念都源自三种一般的非理性的信念，分别是：

（1）我必须要做好并且获得别人对我表现的称赞，不然我就毫无用处。

（2）其他人必须对我体谅、公平、友好，并且要像我期望中那样，否则他们就应该受到谴责和惩罚。

（3）我必须得到我想要的，我不想要的不能出现在我的生活中，我不能容忍我得不到我想要的。

第一种信念常常会导致焦虑、抑郁、羞耻和愧疚，第二种信念往往带来暴怒、消极的攻击和暴力行为，第三种信念通常会导致自怨自艾和拖拉。

"天下本无事，庸人自扰之"，人的紧张感往往不是起于事，而是起于他对这件事情的看法。可见"横看成岭侧成峰"，改变我们对事件的看法是缓解和消除不良情绪的好方法。

当紧张的情绪产生的时候，不要惊慌失措，要具体分析一下，这些问题是不是你生活中非常重要的问题？它们产生哪些后果令你惊慌不已？

类似这样的理性问题和思考能够帮助你于你将紧张的情绪减少到最低程度，使你的情绪能够平和、冷静下来，应付所面对的难题。同时还应该试着把内心忧虑的事用笔全部记录下来，然后逐条检查，把不是很急切的事抽出来，先思考解决比较急迫的事，接着再慢慢想办法解决其他的问题。这样，不仅缓解紧张情绪，还能帮助你有条不紊地理清积压的难题。

所以，你总会遇到紧张的时候，但是不要为紧张过分担忧。学会理性思考，转变自己的思维模式和应对的心态。记住，如果你不控制它们，它们就会控制你。

让紧张感"慢下来"，专注生活

心理学家说，紧张伴随着新世纪成为一种流行的文明病。紧张过度，不仅会导致严重的精神疾病，还会使美好的人生走向阴暗。只有舒缓紧张情绪，放松自己的心灵之弦，才能在人生的道路上踏歌前进。人生需要消除过度紧张，就要学会过一过"慢"生活。

"慢"，生活和工作之间的一个美丽的平衡点；慢生活，一种有条不紊、有张有弛的生活节奏。在现代社会的快节奏生活中"慢"下来，以平和的心态面对生活中的各种压力和诱惑。

一位作家说道："过品味生活，在于抓住生活的空隙。一些不经意间发生的事情，往往会带来许多欢乐。"

也许你会问，在竞争如此激烈的年代，哪有资本慢下来？其实不然，"慢生活"并非让你无所事事，"慢生活"中的"慢"更多的是一种健康的心态，一种积极的生活态度。对我们普通人来说，每一天都是当"慢人"的好时候。

埃玛·盖茨博士是美国大教育家、哲学家、心理学家、科学家和发明家，他一生中在各种艺术领域和科学领域中做了许多发明，有许多发现。

盖茨博士的个人生活证实，他锻炼脑力和体力的方法可以培养健康的身体并促进心智的灵活。他思考问题非常全面。

拿破仑·希尔曾带着介绍信前往盖茨博士的实验室去见他。当希尔到达时，盖茨博士的秘书告诉他说："很抱歉……这时候我不能打扰盖茨博士。"

"要过多久才能见到他呢？"希尔问。

"我不知道，恐怕要三个小时。"她回答。

"那么你能告诉我原因吗？"

她迟疑了一下然后说："他正在静坐冥想。"

希尔忍不住笑了："那是什么意思啊——静坐冥想？"

她笑了一下说："最好还是请盖茨博士自己来解释。我真的不知道要多久，如果你愿意等，我们很欢迎；如果你想以后再来，我可以留意，看看能不能帮您约一个时间。"

于是希尔决定留下来，而且他也发觉这个等待是多么有价值。下面是希尔所描述的情形：当盖茨博士终于走进房间里时，他的秘书给我们介绍，他在看过介绍信以后高兴地说："你想不想看看我静坐冥想的地方，并且了解是怎么做的？"

于是他领我到一个隔音的房间去，这个房间里唯一的家具是一张简朴的桌子和一把椅子，桌子上放着几本白纸簿、几支铅笔以及一个可以开关电灯的按钮。

从谈话中我慢慢得知：盖茨博士每次遇到棘手的问题时，就走到这个房间来，关上房门坐下，熄灭灯光，让全部心思进入深沉的集中状态。他就这样运用"集中注意力"的方法，要求自己的潜意识给他一个解答。等整个思路比较清晰明了时，他就会立刻抓紧时间把它记录下来。

埃玛·盖茨博士曾经把别的发明家努力过却没有成功的发明重新研究，使它尽善尽美，因而获得了200多种专利权，他就是能够加上那些欠缺的部分——另外的一点东西。

在忙碌的现代社会，只有放慢脚步才能找到生活的美，才能在自己的生活体验中发现新的深度。漫步在幽深的小路上，呼吸着清新的空气，透过林荫，怀着一种悠闲的心情细数阳光洒在地上碎石般的条纹，或者闭上眼睛，感受扑面而来的淡淡花香。仰天长望，几朵白云在轻轻地飘；哼一首无名的小曲，默念一首小诗，这些都会让你充分地感受到生活之美。

在繁忙的生活中，我们忘了停下脚步来考虑这个根本的问题，我们中的很多人都在忙着用生命去赚钱，却很少有人去规划一个值得拥有的生命。

当你一个人静下来的时候，你有没有问过自己："每天忙来忙去，我到底在忙什么？我真正追求的是什么？"研究发现，约有93%的人不清楚自己的价值观是什么，他们不知道自己忙来忙去究竟要到哪里去，如同水面上的浮萍一样，糊里糊涂地过了一生。他们的生活可以用三个字来概括——"忙、盲、茫"。

生活好像一盏灯，把脚步放慢一些，灯就被点着了，点亮的灯会照亮生活中原本十分平凡的瞬间。

常见场合如何克服紧张

心理紧张是人们生活中不可避免的，尤其是在一些特殊的场合里。因此掌握特定场合的紧张心理调解术是非常必要的。下面是一些容易引起紧张心理的场合与一些实用的调节方法。

1. 面试紧张

刘光是一名大四学生，来自东北农村，性格内向、身材矮小，现在正面临着求职的困扰，他每次想起工作的事情，就莫名其妙地恐惧和不安。因为他性格内向，不善言辞和交往，虽然在上学期间成绩不错，得过几次奖学金，但由于缺乏社会经验和工作经验，总是觉得自己找不到理想的工作。

有几次，他去人才市场和几个用人单位面试，因为害怕和紧张，在面试现场手足无措，结果可想而知，特别是他感到用人单位盛气凌人，让他喘不过气来。因此，后来一提到找工作，他的身上就直冒冷汗，再也不敢去人才市场了。

有的人在求职过程中受过某种刺激，大脑中形成了一个兴奋点，当再遇到同样的情景时，过去的经验被唤起，就会产生紧张感。紧张心理还与人的性格有关。一般从小就害羞、胆量小，长大以后也不善交际、孤独、内向的人易产生紧张感。

面对求职场合，我们并不是束手无策，只要认真对待，我们完全可以摆脱它的困扰。具体的自我调适与训练方法如下：

（1）告诉自己是合格的，自己的能力足以应聘成功。告诉自己，来参加面试说明对方已经确认你拥有足够的应聘资格。

（2）告诉自己招聘单位从未见过"完美"候选人。任何一次面试都不是十全十美的，你也不必为此而费尽心思。只要表现良好，让自己体现出所有特点。

（3）知道你也有了解情况的权利。接受面试的目的之一就是要搜集足够信息，对是否需要这份工作，是否需要与未来的同事打交道作出判断。

（4）弄清你最怕什么，在无人的对方多练习。有针对性地多演练几次，你的紧张情绪就会大大减少，那些求职的问题抛向你的时候你也就不会那么张口结舌。

（5）如果觉得自己不合格，就把自知之明当成优点。学会把面试当成一次了解信息的活动，将每一次面试都当做一次练习，减少自己的紧张感。

2. 公开发言

公开发言似乎是一小部分演讲家的专有活动，很多人对当众发言感到紧张。比如晓晴就是其中的一位。

晓晴工作很认真，可就是不敢当众发言，尤其是在公司的总结大会上。晓晴在小的时候就不爱说话，长大后参加工作了总觉得自己口才不好，所以在去年的公司全体会议上出了洋相。所以每次看到单位的其他同志发言，她都非常羡慕，但是不知道怎么克服自己的紧张情绪，所以她每天都在担心开会等一切需要公开发言的事情。

做到在人前顺利发言并不难，首先要树立自信。当然这要经过一段时间有意识的培养。其次是要充分利用人多的场合，鼓励自己多说话，哪怕只说一两句也行，慢慢地增加说话内容。除此以外可以参考下面的一些小窍门：

（1）做一些克服羞怯的运动。

（2）强迫自己做数次深长而有节奏的呼吸，这可以使紧张心情得以缓解。

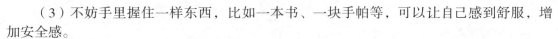

（3）不妨手里握住一样东西，比如一本书、一块手帕等，可以让自己感到舒服，增加安全感。

（4）经常读些课外书籍、报刊杂志、开拓自己的视野，丰富自己的阅历。

3. 交际场合

一位初入职场的年轻人这样说道：

我去年刚大学毕业，现在在一个商贸公司工作，开始来单位的时候还很有信心跟别人交往，后来由于太注重别人对自己的看法而变得小心翼翼，又怕得罪了别人，然后就不知不觉单独跟一个人聊天就会紧张，特别是和陌生人接触时面部表情都会变得麻木。

其实每个人在与自己不熟悉或比较重要的人交往时，都会出现一种紧张或激动感，并反射性地引起人体交感神经兴奋，去甲肾上腺素等儿茶酚胺类物质分泌增加，从而使人的心跳加快，毛细血管扩张。心理学家研究发现这是因为人们都会关注自己在他人眼中的形象，在这种情况下与他人交往时，自然免不了紧张的情绪反应。

缓解与陌生人交往时的紧张心理，心理学家推荐下面这些做法：

1. 降低内在欲望，不过分在意自己的表现

人在与人交往的过程中都会有一种内在的欲望，希望给对方留下好印象，而想把自己的缺点隐藏起来。这种欲望过强，就会很在意自己的表现是否完美、出色，因而造成紧张情绪。当我们不苛求自己能让人人满意，能容忍自己在人际交往中出现的失误或失态，不去过分在意自己的表现，而是追求自自然然地与人交往时，紧张情绪自然不会发生了。

2. 提高自信心

很多社交焦虑者缺乏自信，提高自信心有助于消除焦虑感。提高自信心有两个原则，一是减少对自己的否定性评价，增加肯定性评价，如"我现在的自我状态不错"、"我做得很棒"、"别人不会看不起我"；二是参与那些容易成功的活动或社交情境，当你与某个人接触能够不太焦虑时，就是一个信心的支持，通过多次的锻炼，你的自信心就会越来越强。

3. 放松的方法

深呼吸是最简便的放松法，当自己在社交场合感觉紧张时，可以暂且找一个不引人注目的角落，有规律地做几次深慢呼吸，同时在心里默念：放松、放松。第二种放松的方法是"想象性放松法"，平时想象自己进入了最容易放松的情境，如在幽静的公园里散步、在温暖的沙滩上晒太阳、在草原，每天练习几次，想象得越逼真、越鲜明越好。当你以后在社交场合中感觉紧张时，便可想象经多次练习的情景，以达到放松的状态。

4. 模仿学习

在平时看电视或日常的生活中，可以仔细观察他人在与人接触时，在言语、表情、手势等方面的运用，模仿他人是如何待人接物的，从而增加自我的人际交往技能。

现代社会离不开与人交往，所以掌握在不同场合的紧张心理调节方法对每个现代人都非常实用，在紧张时使用这些方法，可以帮助我们平定起伏的情绪，让从容取代紧张情绪。

克服紧张的几个心理调节术

200年前，欧洲有一首民谣："我们背井离乡，为的是那小小的财富。"而现在，西方流行的观念是"过普通人的生活"。的确，拼命地工作挣钱，却没有时间和精力来享受安闲、舒适的生活，的确是一件悲哀的事情。

在竞争越来越激烈、节奏越来越快、压力越来越大的现代社会中，要想生活得轻松自在一些，你应该放松生命的弦，让金钱、地位、成就等追求让位于"普通人的生活"。

下面介绍消除紧张情绪的几个调节术：

1. 畅所欲言

当有什么事烦扰你的时候，应该说出来，不要存在心里。把你的烦恼向你值得信赖

的、头脑冷静的人倾诉：你的父亲或母亲、丈夫或妻子、挚友、老师、学校辅导员等。

2. 暂时避开

当事情不顺利时，你暂时避开一下，去看看电影或一本书。或做做游戏，或去随便走走，改变环境，这一切能使你感到松弛。强迫自己"保持原来的情况，忍受下去"，无非是做自我惩罚。当你的情绪趋于平静，而且当你和其他相关的人均处于良好的状态可以解决问题时，你再回来，着手解决你的问题。

3. 每天晚上再做一次总的反省

我们可以反问自己："我做事有没有讲求效率？有没有让肌肉做不必要的操劳？"这样会使你养成一种自我放松的习惯。

想想看："我感觉有多累？如果我觉得累，那不是因为劳心的缘故，而是我工作的方法不对？"丹尼尔·乔塞林说过："我不以自己疲累的程度去衡量工作绩效，而用不累的程度去衡量。"他说，"一到晚上觉得特别累或容易发脾气，我就知道当天工作的质量不佳。"如果全世界的人都懂得这个道理，那么，因过度紧张所引起的高血压死亡率就会在一夜之间下降，精神病院和疗养院也不会人满为患了。

4. 让自己保持镇定

当生活中遭到一些不幸或生活中遇有突然的变故，往往会迅速进入强烈的紧张状态。这时松弛的妙方是保持镇静。其实，为了对付紧张情绪，人类也不断创造出各种行之有效的松弛技术，如西方的静默祈祷法、东方的印度瑜伽术、坐禅术和太极拳等。

5. 尽量在舒适的情况下工作

记住，身体的紧张会导致肩痛和精神疲劳。

在紧张的学习和工作之余，多参加自己喜爱的文娱体育及其他社会活动，使自己的注意力得以转移，情绪得以放松，心境得以开阔。例如，欣赏一曲优美抒情的轻音乐或喜爱的戏剧唱段，也可以去看戏或跳舞，还可以练气功、打太极拳或去运动场跑跑步、打打球。如果你天生好静，不妨读一些轻松愉快、趣味性强的书刊，或去街头的林荫道、公园的花草丛中漫步。

6. 适当安排计划

若所拟的工作计划不符合实际，便会受到挫折而引起情绪紧张。医学专家建议我们在预订工作进度表中，可安排一小段"空白时间"。在这段时间里面不预先安排任何事情。每次到这段时间时，可利用它来完成先前未能做完的事情，或是着手下一步工作。这样既有助于完成计划，又能感觉到自己能支配自己的工作，内心就不会很紧张烦乱。

7. 超越紧张

紧张的情绪也可予以升华，转用于学习或工作中。当情绪突然紧张起来时，往往精力特别集中，有可能把事情做得更好。而随着任务的顺利完成，内在的由于紧张带来的不适也会随着渐渐消失。

另外，我们的心灵需要安静、独处与放松的时间，以利于缓解紧张情绪。因此，不妨在自己的时间表上，安排几分钟或十几分钟静坐默想的时间，以获得内心的平静，让自己摆脱紧张的困扰。

第八章

提防焦虑，不如改写心灵的"保护程序"

——不焦虑的心理调节术

从"周瑜"看典型的焦虑人格

在《三国演义》中，作者笔下的周瑜，身负才华却命运悲惨。诸葛亮激用计策三气周瑜使得周瑜焦虑不堪，最后身亡。他"怒气冲天，大叫一声，金疮迸裂，气伤箭疮，半晌方苏"。周瑜仰天长叹曰："既生瑜，何生亮！"

作者描写了周瑜与诸葛亮屡次斗智，受挫，身心备受煎熬，不仅心理焦虑不断，而且身体也受到了损害，最终周瑜活活被诸葛亮气死。虽然《三国演义》中的周瑜的形象是作者虚构，但是从他的身上可以看出焦虑人格的特点。

这类人格的人，其特征就是焦虑、紧张、情绪化，还喜欢担心东担心西。处于焦虑状态时，他们常常有一种说不出的紧张与恐惧，或难以忍受的不适感，主观感觉多为心悸、心慌、忧虑、沮丧、灰心、自卑，但又无法克服，整日忧心忡忡，似乎感到灾难临头，甚至还担心自己可能会因失去控制而精神错乱。在情绪上整天愁眉不展、神色抑郁，似乎有无限的忧伤与哀愁，记忆力衰退，兴味索然，注意力涣散；在行为方面，常常坐立不安，走来走去，抓耳挠腮，不能安静下来。

这是一种人格障碍。其实焦虑与我们紧紧相关，每一个身心健康的人在生活中随时都有可能与焦虑打交道。比如：

小时候，你做了错事，不敢回家，怕回去被爸爸打屁股。后来不得已，还是回到了家里。这时，听到爸爸下班进门时的咳嗽声，当时的心情就是典型的焦虑。

到了青春期，你和异性第一次约会，怀里像揣了二十五只兔子——百爪挠心的滋味：心慌心跳，心神不定，坐立不宁，说话也是结结巴巴，前言不搭后语……种种类似的表现，也是焦虑。

科学地说，焦虑是一种缺乏明显客观原因的内心不安或无根据的恐惧，其特点是焦躁、忧虑、恐惧和紧张不安。正常的焦虑迫使人们萌生逃避或摆脱不良环境的愿望，因此可以说是一种"保护性反应"。但是，如果焦虑的"过激反应"超过了人体正常所能承受的范围，导致了焦虑人格，那么就会与前面提到的周瑜一样，对身心造成伤害，这样的焦虑已经成为一种"障碍"了。

小说《老人与海》，荣获1954年诺贝尔文学奖。作为这部小说的作者，著名作家海明威的生活经历并非像外人想象的那样充满文学家的浪漫与激情，相反却处处是紧张与压力，甚至他的内心还时常经受着剧烈痛苦而复杂纷呈的变化。他曾企图利用各种各样的方式摆脱与逃避沮丧、低落的情绪。如不停歇地旅行冒险、不停地寻求各种刺激生活等。海明威总想在身体上企求生存，可是他在心理上却渴望着死亡。

小说《老人与海》的主人公桑提亚哥在海上与鲨鱼搏斗的经历与内心活动，正是海明威当时矛盾心态的展现。

"你尽可能把他消灭掉，可就是打不败他"。这是小说中老人的内心独白，也是海明威一生的写照。抑郁，就像一张挣脱不了的罗网，将这位文学巨匠紧紧地缠绕。

为了挣脱出焦虑与忧郁情绪，海明威曾不断寻求女人与烈酒的刺激，他跟许多女人有过关系，结过许多次婚，搬过很多次家；饮酒从红葡萄酒到威士忌，最后到伏特加，但是仍无济于事。他像只被凶恶老鹰穷追不舍的猎物，被追得走投无路、无处躲藏。在1961年夏日的一天，他终于用子弹结束了顽强拼搏的一生。

那一年，海明威62岁。

的确，焦虑人格让人很难适应生活。但是，焦虑解决不了任何问题。既然如此，我们不如心平气和地面对一切。当一个人有这种想法的时候，就意味着他离解决麻烦已经不远了。

总之，我们要防止焦虑成为病态的人格，在生活中要尽可能地寻找各种能舒缓压力的方式，做个自在、心无挂碍的现代人。正如亚里士多德所说，生命的本质在于追求快乐，而使得生命快乐的途径有两条：第一，发现使你快乐的时光，增加它；第二，发现使你不快乐的时光，减少它。所以，停止过当的忧虑吧，让自己去追求快乐。

焦虑是心理应激的本能反应

就像压力和挫折难以避免一样，焦虑也是我们生活的一部分。人类的祖先就生活在一个充满危险的世界，当时人类有天敌、灾害、疾病、寒冷等种种威胁。可是正是因为这些危险让人类得以进化，而这种进化让人们可以躲避这些威胁。焦虑就是一种保护，虽然现在的人类已经脱离了那些威胁，但是这种人类的本能遗传了下来。不仅人类有着焦虑的困扰，类似的情况也会发生在动物的身上。

沙鼠是生活在撒哈拉大沙漠中的一种土灰色的鼠类。这些沙鼠每当旱季到来之时，都要储备大量的食物——草根，以此来备好得以度过艰难日子的干粮。所以，每当在旱季到来之前，沙鼠都会忙忙碌碌，在自家的洞口上进进出出，一刻都不放松，非常的辛苦忙碌。

在储备粮食时有一个现象很是奇怪，当沙地上的草根已经足够使它们度过旱季时，它们仍旧辛苦地继续储备，将草根咬断运进自己的洞穴，似乎唯有如此，它们才能够得到安心，感到踏实，否则就会焦躁不安。

但是从客观角度出发，沙鼠原本是用不着这样劳累和过虑的。因为经过研究证明，这一现象是由一代又一代沙鼠的遗传基因决定的，它们完全是出于一种本能的担心。也就是说，沙鼠的辛苦和忙碌是没有意义的。

不仅动物，人类也总是会陷入到很多自己根本无法控制但是又不由得担心的境地。但是，很多时候我们的担心都是无法掌控的。也就是说，并不是我们过分担心，就可以换来事情的顺利解决。与其让这种担心成为徒劳，还不如将心放宽，不为这些无法控制的事情烦恼。

事实上，平凡与成功是两种不同的生活思维，因而会带来截然不同的结果——快乐与焦虑。有一个墨西哥渔夫的故事，很生动地说明了这个问题。

有个美国商人，在墨西哥海边看到一个渔夫划着小船靠岸，小船上有几尾大黄鳍鲔鱼。美国商人对墨西哥渔夫能抓这么高档的鱼恭维了一番，并问需要多少时间才能抓这么多。

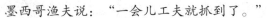

墨西哥渔夫说："一会儿工夫就抓到了。"

美国人又问："你为什么不待久一点，多抓一些鱼呢？"

墨西哥渔夫觉得不以为然："这些鱼已经足够我一家人生活所需了！"

美国人接着问："那么，你一天剩下的时间都干什么呢？"

墨西哥渔夫解释说："我每天睡到自然醒，然后到海里抓几条鱼，回来后跟孩子们玩一玩，再跟老婆睡个午觉，黄昏时，晃到村子里喝点小酒，跟哥儿们玩玩吉他，我的日子过得可充实呢！"

美国人不以为然，帮他出主意，说："我是美国哈佛大学的企管硕士，我倒是可以帮你忙。你应该每天多花一些时间抓鱼，攒钱买条大一点儿的船，抓更多的鱼，然后再买更多的渔船，最终拥有一个船队。这时，你就不必把鱼卖给鱼贩子，而是直接卖给加工厂。然后，你可以自己开一家罐头工厂，控制整个生产、加工处理和营销。再然后，你可以离开这个小渔村，搬到墨西哥城，再搬到洛杉矶，最后到纽约，在那里经营你不断扩充的企业……"

墨西哥渔夫问："这需要花多少时间呢？"

美国人回答道："15~20年。"

墨西哥渔夫问："然后呢？"

美国人大笑着说："然后你就可以在家当国王啦！时机一到，你就可以宣布股票上市，把你的公司股份卖给投资大众。到时候你就发财啦！就可以几亿几亿地赚！

墨西哥渔夫问："再然后呢？"

美国人说："到那个时候你就可以退休啦！你可以搬到海边的小渔村去住。每天睡到自然醒，出海随便抓几条鱼，跟孩子们玩一玩，再跟老婆睡个午觉，黄昏时，晃到村子里喝点小酒，跟哥儿们玩玩吉他！"

墨西哥渔夫疑惑地说："我现在不就是这样了吗？"

从这个故事中，我们可以看出，美国商人与墨西哥渔夫对人生的态度是截然相反的。美国商人在追逐成功的同时，也在追逐焦虑；墨西哥渔夫在甘愿平凡的同时，也在享受快乐。究竟哪一种态度更好，这很难说，因为每个人都有不同的价值观，也都有选择自己生活方式的权利。但是，如果过于追名逐利，以至于焦虑到影响自己的身心健康，那自然是得不偿失的。

在快节奏的社会里，升学就业、职位升降、事业发展、恋爱婚姻、名誉地位，种种事情使人们承受着巨大的心理压力，由此产生焦虑情绪，造成心神不宁，焦躁不安，严重影响人们的工作和生活。焦虑已经开始广泛地影响到了现代人的生活质量。我们这些看上去正在享受物质生活的人们，早已被时代贴上了一种叫作焦虑的特殊标签。

环顾四周你就会发现很多人都在面对着焦虑：毕业生有就业焦虑或是考研焦虑；上班族有升职焦虑或是跳槽焦虑；求职者有竞争焦虑或是待遇焦虑；未婚男女有结婚焦虑或是婚房焦虑；结婚男女有离婚焦虑或是子女培养焦虑；休假期也会有资讯焦虑……

这些焦虑都是人的本能，我们无法不焦虑，但是能够通过一些有效的方法来调节自己。下面就教你几个小方法来缓解焦虑：

1. 进行耗氧运动，以振奋精神

焦虑者可通过强耗氧运动，振奋自己的精神，如快步小跑、快速骑自行车、疾走、游泳，等等。通过这些耗氧量很大的运动，加速心搏，促进血液循环，改善身体对氧的利用，并在加大氧的利用量中，让不良情绪与体内的滞留浊气一起排出，从而使自己精力充沛，并进而振作起来，心理困扰由此自然就得到了很大排解。

2. 休闲常听音乐，以改变心境

一个人，不管他的心情多么不好，只要能听到与自己的心境完全合拍的音乐，就会感到无比的舒畅。以音乐来摆脱心理困扰时，要注意选择能配合当时心情的音乐，然后逐步将音乐转换到有利于将自己的心情调整到希望获得的方面来。

3. 选择适宜颜色，以滋养身体

美学家通过研究多人的行为发现，犹如维生素能滋养身体一样，颜色能滋养心气，而且效果还较明显。要注意选择适宜的颜色，凡是能使心情愉快的鲜明、活泼的颜色以及具有缓和和镇静作用的清新颜色都可采用，这样，可使你的视觉在适宜的颜色愉悦下，产生滋养心气的效果，并使心理困扰在不知不觉中消释。

4. 做一个3分钟放松运动操，以缓解焦虑

一分钟"抬上身"——缓慢地使身体向下触及地面，双臂保持俯卧撑姿势，然后双手向下推，胸部离开地面，同时抬头看天花板，吸气，然后再呼气，使全身放松。

一分钟"触脚趾"——双手手掌触地，头部向下垂至两膝之间，吸气。保持这个姿势，再抬头挺胸，同时呼气，然后全身放松。

一分钟"伸展脊柱"——身体直立，双腿并拢，在吸气的同时将双臂向上伸直举过头，双掌合拢，向上看，伸展躯干，背部不能弯曲，然后呼气放松。

总之，焦虑是一种本能的反应，与其针锋相对地"正面斗争"，不如找到一些其他有效而简单的方法来缓解。

焦虑者往往将危险过分渲染

焦虑的人常常背负着沉重的精神压迫，因为在他们眼里世界充满了危险。于是，焦虑就像野火一样，在头脑中"烧"个不停：演艺明星为了更大的名气烦躁不安；企业老总为了业务拓展彻夜难眠；公务员为了升职寝食难安；白领职员面对堆积如山的工作心急如焚；学生不仅考学压力难以承担，毕业之后还要为工作发愁……

可见，焦虑的人常常对威胁性事件提前预料，而这种预料常常是夸大的而且常常对未来产生无名的担心。然而如果不加控制，这种放大了的担心就会成为焦虑症。

一年前，中年人王辉与一帮朋友打麻将至深夜，其中一位上厕所老不出来，后来发现他昏倒在厕所里，经送医院抢救，结果还是未能挽回生命。王辉问医生怎么回事？医生回答道："心脏猝死。"

几个月后，王辉一边"神游"，一边过马路，突然吱的一声响，一辆车在距离他仅仅一两尺的地方刹住，吓了他一跳，当即他感觉心慌、心跳加速、头昏眼花。回家后，躺了一阵，似乎没有什么事，他自然也就没加留意。几天后，由于工作过于劳累，他又出现上述症状。这时他忽然想起那位已过世的朋友，害怕自己也会心脏猝死，心里猛然一惊。

此后，他总感觉心脏不舒服，有憋气感，心慌心跳就成了常事。他反复跑医院，在心脏科进行了多次系统检查，却查不出任何结果，令他更加恐慌。

因为王辉的病症没有时间性，所以一出门就没有安全感。虽然他身体很棒，却总担心自己会昏倒，于是与世隔绝。他注意力越来越不集中，记忆力也大不如前，什么事也放不下心来。他在家休养，如果妻子下班后还没回来，他就烦躁不安，不停打电话，不停看时间。在家不敢看电视，甚至连广告也怕，只要上面一提到"死、血、坟墓、病、药"这类字眼，他就会鸡皮疙瘩顿起，心中发寒，控制不住情绪。

焦虑情绪常常过分渲染危险，像王辉一样，焦虑常常表现为由于担忧、牵挂。一般而言，人们所担忧的事往往并不是客观存在的威胁，常常也没有明确对象。焦虑中的人，总处于惴惴不安中，无理由地预感将来会发生什么不祥或不幸的事情，因此往往会坐卧不宁、魂不守舍、烦躁慌乱、情绪低落。

有一个已到知天命之年的老人刘宋玲得了一种怪病——她一听到"饿"字，马上就"饿得前胸贴后背"，虽然两小时前她刚吃过饭。她一天吃十多顿饭，但依然感觉饥肠辘辘。

刘宋玲退休后不久，就陷入饥饿感中。"感到饿就吃，才吃一点马上就不饿了，过一会儿，又感到饿。"刘宋玲说，随着时间的推移，饥饿感的频率和强度不断加强。"吃完饭不到两个小时，就又饿得心慌，一听到别人说饿，马上就觉得自己腹中空空，就是晚上，也要爬起来吃上三四顿饭。"刘宋玲痛苦极了。

刘宋玲四处求医，有医生认为她患了胃溃疡，但检查结果却一切正常。

日子一天天过去，刘宋玲的饥饿感越来越强烈，已经达到了只要别人一说"饿"字，她就会焦虑得"头发都吓得立起来"的状态。她到心理医生那里看病时，还随身携带了大量的方便面、方便粉丝等食品，只要一感觉到饿，马上就吃。这一天她吃了13顿饭。

经过心理专家诊断，刘宋玲患的是非常严重的焦虑障碍，主要是对"饿"很敏感，产生了焦虑心理，这也与她一饿就吃、一吃就饱、每次食量只有一点点有关。

确诊后，心理卫生中心的专家用特殊治疗方案对她进行治疗，一周后，刘宋玲的饥饿感不再那么强烈；两周后，饥饿感得到初步缓解；到了第三周，刘宋玲和"饥寒交迫"的日子彻底再见了。

专家指出，这种病是心理原因所致，因此保持一个良好的心态非常重要。因为焦虑常常是把危险过分的放大，我们所担心的事情不一定会发生。那些你一直恐惧的灾难在你身上发生的几率其实微乎其微，人们总是习惯花很多时间和精力去担忧也许永远也不会发生的事，其实只是杞人忧天罢了。

如果你能冷静接受你所遭遇的每一件事，而不是过分地夸大它带来的危害，那么你就没有必要浪费时间让自己焦虑。

焦虑是一种病，需要自我治疗

随着抑郁患者自杀率的升高，引起了人们对抑郁症的重视，但与此同时却忽略了焦虑对社会的影响。殊不知，焦虑症和抑郁症一样，是一种严重影响人们生活质量的心理疾病，甚至它的危害比抑郁症更大、更广。

焦虑作为一种心理疾病，在很多时候并没有得到应有的重视，这主要是因为，心理问题的治疗不如生理疾病那样迫在眉睫。生理疾病由于有比较明显的症状使得患者无法或者不愿意忍受，从而产生强烈的求治动机。相反，心理疾病则由于没有那么明显而急迫的症状表现，往往患者会因为各种原因而拖延。

所以，我们首先要对焦虑有一个清醒的认识，才能够积极地调节自己的心态，进而彻底摆脱焦虑。

要知道，如果焦虑长期得不到处理，40%～50%的人会出现抑郁症状，有许多名人饱受焦虑的煎熬，例如，韩国的崔真实、李恩珠等明星的自杀事件。

心理学定义为：焦虑是一种以广泛和持续焦虑或反复发作的惶恐不安为主要特征的神经症，除焦虑心情之外，还常伴有头晕、胸闷、心悸、呼吸急促、口干、尿频尿急、出汗、震颤等神经症状和运动性紧张。

现代医学认为，精神焦虑可以导致许多种疾病，例如胃溃疡、胸腺退化、神经衰弱、免疫功能降低等。调查表明，平时到医院看病的人当中，几乎60%以上的人是由于焦虑引起。

过度焦虑，就会成为一种心理障碍，如广泛性焦虑障碍、惊恐障碍、恐怖障碍、强迫障碍等，都包括在内。随着人类的发展过程，焦虑已经成为一种严重影响人们身心健康的心理疾病。有很多非常有才干的人在人生的战场上左冲右杀，取得了不错的成就，本想再登高一步，不料却在内心的战争中吃了败仗，倒在了焦虑的情绪下。

随着社会不断发展和变革加剧，人们承受的心理压力越来越大，焦虑的发病率也越来越高。在这种形势下，学会积极预防、维护自身心理健康，出现问题及时诊治就显得尤为重要。

玲玲是河北某大学的一名本科生，最近由于要参加研究生考试，她的精神紧张到了极点。她每天晚上只能睡3个多小时，而且睡觉时还常常做梦。她晚上睡觉的时候，常会感到心神不宁，并且伴有心慌、疲劳等症状。后来，她到医院检查，发现患有中度焦虑症。

一开始，玲玲还不明白焦虑症是怎么一回事，觉得可能就是压力有些大，让医生开了些药就回学校了。结果，上网一查可把她吓坏了。首先想到的是自己还能不能好，然后又想到这样的状态怎么能考上研呢？跟家里一说，父母更是着急，立即发动亲朋好友寻找治焦虑的药。结果，药吃了不少，心理医生也看了不少，却反而越来越焦虑了。

人的思想中常常存在一种错误认识，觉得无论什么病都会有一些特效药、特效疗法，由于科技的发展，人们更加追求什么高级仪器、外国疗法，凡是媒体上宣传过的，都要试一试，而每种疗法又都是浅尝辄止。这些做法忽视了自己对抗焦虑的潜力和能动性。

事实上，焦虑作为一种心理疾病，调动自己的潜力和能动性，恰恰是缓解焦虑的最重要的方法。

因此，针对焦虑，无论是心理治疗还是药物治疗，首先要将自己放在第一位，医生放在第二位。如果把心理病的治疗比做一次心灵手术的话，那么最合适、最理想的手术者并非心理医生，而是患者本人，心理医生只是手术的助手和顾问。

认清焦虑的心理运行规则

人在焦虑时，仿佛走入了思维的死胡同，有着特殊的心理运行规则。这时的人常常会无缘无故、莫名其妙地焦虑不安、苦闷伤感。如果再遇上环境刺激时，就犹如"火上浇油"，进一步激发并加重忧愁和烦恼。

除此之外，忧虑的人还总觉得自己"生不逢时"，有一种"怀才不遇"的感觉，于是抱怨生活对自己不公平，觉得一切都不顺心、不满意；有的人将个人的利害关系、荣辱得失看得太重，为了一些微不足道的小事整日患得患失、忧心忡忡，以致造成心理疲劳，影响正常的工作、学习和生活；有的人甚至"庸人自扰"，整日担心这个，害怕那个，自寻烦恼。

如果自己习惯了焦虑的运行规则，那么个人就会不知不觉地把自己囚禁在一座"心灵监狱"之中，因为自己的折磨而痛苦不堪。所以，即使一个很小的挫折也会造成极大的心理恐慌，或者持续焦虑、反复焦虑。

一位公司职员，一天觉得自己好像生病了，就去图书馆借了本医学手册，看该怎样治自己的病。他一口气读完了该读的内容，然后又继续读下去。当他读完介绍霍乱的内容时，方才明白，自己患霍乱已经几个月了。他被吓住了，呆呆地坐了好几分钟。

后来，他很想知道自己还患有什么病，就依次读完了整本医学手册。这下可明白了，除了膝盖积水外，自己一身什么病都有！

他非常紧张，在屋子里来回踱步。他认为："医学院的学生们，用不着去医院实习了，我这个人就是一个各种病例都齐备的患者，他们只要对我进行诊断治疗，然后就可以得到毕业证书了。"

他迫不及待地想弄清楚自己到底还能活多久，于是，就搞了一次自我诊断：先动手找脉搏，起初连脉搏也没有了！后来才突然发现，一分钟跳140次！接着，又去找自己的心脏，但无论如何也找不到！他感到万分恐惧，最后他认为，心脏总会在它应在的地方，只不过自己没找到罢了……

他往图书馆走时，觉得自己是个幸福的人，而当他走出图书馆时，却被自己营造的"心理牢笼"所监禁，完全变成了一个全身都有病的"老头"。

他决心去找自己的医生，一进医生家门，他就说："亲爱的朋友！我不给你讲我有哪些病，只说一下没有什么病，我的命不会长了！我只是没有害膝盖积水症。"

医生给他做了诊断，坐在桌边，在纸上写了些字就递给了他。他顾不上看处方，就塞进口袋，立刻去取药。赶到药店，他匆匆把处方递给药剂师，药剂师看了一眼，就退给他说："这是药店，不是食品店，也不是饭店。"

他很惊奇地望了药剂师一眼，拿回处方一看，原来上面写的是：煎牛排一份，啤酒一瓶，6小时一次。10英里路程，每天早上一次。他照这样做了，一直健康地活到现在。

这位职员陷入焦虑的思维。在现实生活中，很多与他一样的人喜欢用自己不懂的事情塞满自己的脑袋，把一些不相干的事和不会发生的危险与自己强行联系在一起，这就是焦虑的心理运行规则。

例如，人们早晨在上班前或出去办事前都会照照镜子、整整衣服、理理头发，焦虑的人从镜子里看到自己脸色不太好看，并且觉得上眼睑水肿，恰巧昨晚睡眠又不好，这时马上有不快的感觉，顿疑自己是否得了肾病，继而觉得自己全身无力、腰痛，于是觉得自己不能上班了，甚至到医院就医。

所以改变焦虑，我们就要认清焦虑的心理运行规则，并且打破这个规则。当在镜子里看到自己脸色不好，要认识到这是由于睡眠不好而精神有些不振，眼圈发黑时，马上用理智控制自己的紧张情绪，并且暗示自己：到户外活动活动，做做操，练练太极拳，呼吸一下新鲜空气就会好的，这样你就能振作起来，高兴起来。

可见，我们所焦虑的事情往往不会真的发生。比如有人很怕闪电，可是一个人被闪电击中的机会，大概只有三十五万分之一。

我们可以根据平均率来估算我们预测的危险会不会发生。

美国海军也常用平均率所统计的数字来鼓舞士兵的士气。海军士兵刚被派到一艘油船上的时候被吓坏了，这艘油轮运的是高单位汽油，于是他们都认为，要是这艘油轮被鱼雷击中，就会爆炸开来，把船上的每个人都送上西天。

可是美国海军有他们的办法。海军单位发出了一些很正确的统计数字，指出被鱼雷击中的100艘油轮里，有60艘并没有沉到海里去，而真正沉下去的40艘里，只有5艘是在不到5分钟的时间沉没。那就是说，如果鱼雷真的击中油轮，每个士兵有足够的时间跳下船——也就是说，在船上发生意外的几率非常小。知道了这些平均数字之后，士兵们的忧虑一扫而光。

如果我们检查一下所谓的平均率，就常常会为我们所发现的事实而惊讶。所以，在焦虑摧毁我们以前，要先改掉焦虑的思维方式，遇到了困难时，我们可以停下来，问问自己下面的三个问题：

（1）我现在正在担心的问题，到底和我自己有什么样的关系？

（2）在这件令我忧虑的事情上，我应该在什么地方设定一个"到此为止"的最低限度——然后把它整个忘掉。

（3）我到底应该为这个困难支付多长时间？我是否已经付出了超过它本身的价值呢？

总之，如果你发现自己还是不能停止焦虑，那么计算一下概率，你就会发现，其实你一直所担心的事有99%根本就不会发生。那你还需要担心什么呢？

情绪宜疏不宜堵——自我疏导排焦虑

很多人喜欢把哈姆雷特称为"忧郁王子"。有人说他实际上是一个"焦虑王子"，因为他每天都在徘徊、都在犹疑，他的内心是焦躁的、不安的，而这些正是焦虑的特征。可以说，哈姆雷特之所以让我们感觉那样痛苦，正是因为他处于深深的焦虑之中。

的确，良好的情绪可以成为事业和生活的动力，而恶劣的情绪危机对身心健康会产生极大的破坏作用。有时我们会强迫自己停止焦虑，但是强制自己停下的方法可行吗？对于情绪来说，发泄更为有效，正所谓情绪宜疏不宜堵，我们需要自我疏导焦虑的情绪。

其实，不良情绪积压久了，会对我们的身心造成极大的危害。意识到不良情绪形成时，要及时自我疏导，不要让它长时间占据我们的思维，不然，它就会像一颗毒瘤一样，时刻威胁着我们。

隋璐从大学毕业后进了一家国企，这家国企规模很大，历史悠久，在全球也很有名，福利、待遇、薪水都不错；缺点是分工太细，流动性差，纪律太多。千篇一律的制服和单调的工作使她感觉到自己离原来的梦想越来越远。在上大学时，隋璐一直向往做一个有优越感的、工作独立的外企员工，所以，几年来她一直在为找这样的工作而努力，后来终于如愿以偿了。

隋璐在上海一家大型外资公司实现了这样的梦想，但是从踏进外企的第一天起，上司的习难、同事的冷漠、工作的压力都让她心灰意冷，几次都委屈得落泪。加上工作路途远，无法正常上下班，总也不能适应环境，心情郁闷，使她感觉一下子老了很多。她每次想到原来的单位和同事，眼圈禁不住发红，上班成了地地道道的煎熬，现在她已经不想干了。

而且由于最近的睡眠越来越差，她更加烦恼。她曾经骂自己是笨蛋，断定自己当时一定是脑子坏了，要不怎么会离开原来的单位呢？

但是她害怕再次失败，一直都不敢到另外的公司去面试，内心很是焦虑。

隋璐一味地强迫自己，可结果却恰恰相反。其实，一个人在心里想些什么是别人无法操控的，因此，快乐与否的感觉操纵在你自己手中。别人不能把思想硬灌进你的脑子里，要寻求快乐，就要放弃那些无谓的追求，如果你容许不愉快的经验或恶言占据你的心灵，后果只能自己承担。

一个人的快乐与否，与外在的环境是有很大关系的，当你意识到这一点的时候，就应该主动去寻找快乐，去接触快乐，只有这样，你才能够成为一个真正快乐的人。

做自己思维的主宰，自我激励，通过不断的自我激励，会使你获得一股内在的动力，摆脱负面情绪的困扰。如果你经常对自己说："我很快乐，没有什么事情能够值得我去焦虑。"那么，快乐就会自然而来，焦虑就会自然而去。

总之，焦虑严重影响着我们的心理健康，因而也是身体健康的大敌。保持心理健康首先就得排解焦虑，把心中的不平、不满、不快、烦恼、恐惧和愤恨统统及时倾泻出去。请记住，哪怕是一点小小的烦恼也不要放在心里。如果不把它发泄出来，它就会越积越多，乃至引起最后的总爆发，导致一些疾病的产生，我们一定要及时地自我疏导。

你的大脑需要定期的安全检查

在生活中，有些人经常忧心忡忡、焦虑不安、烦躁好动、唠唠叨叨等，这就是焦虑过度的表现。这些人总担心生活中出现不良之兆，对未来满怀恐惧，常常为一些小事弄得鸡犬不宁。比如：邻居家的人患病了，会不会传染给自己家？再过五六天就没有肥皂了，是不是应该早点去买回来，不然，到要用的时候没有了怎么办……

科学家对人的忧虑进行了科学的量化、统计、分析，结果发现，忧虑是毫无必要的。统计发现，40%的忧虑是关于未来的事情，30%的忧虑是关于过去的事情，22%的忧虑来自微不足道的小事，4%的忧虑来自我们改变不了的事实，剩下4%的忧虑来自那些我们正在做着的事情。

可见，很多焦虑都是无用功。但是，这些想法存在我们的大脑中，长久而来成为一种过分担忧的思维模式。所以，在日常生活和工作中，当遭遇各种失败和挫折，要想避免情绪失调，就应多检查一下自己的大脑，看是否存在一些让你变得忧虑的思维模式，比如："绝对化的要求"、"我必须要怎样"和"如果没完成工作，天就塌下来了"等不合理想法。

有一个人的眼睛受伤了，然后他就产生了种种对未来可怕后果的想象，为此他遭受了两天两夜的折磨。他几乎彻夜难眠，想象着自己正躺在医院里，医生们开始做手术，而他的眼球可能要被摘除；他还想到，自己的另一只眼睛也慢慢地受到了感染，自己成了一个盲人；成了盲人的自己，整天生活在黑暗中，进出需要别人的搀扶，成了一个活着的废物……他的整个思想完全陷入对可怕未来的臆想之中，他几乎要发疯了！

在事故发生的几天后，朋友在街上看到他，他神采奕奕。朋友询问了他眼睛的情况，他说："哦，现在已经好了。只是一小粒煤渣掉了进去，引起了感染。"

这个人的焦虑闹出了笑话。其实在普通人看来这只是一件小事，但是，如果你的头脑中习惯了焦虑，那么这种小事也会放大危险。有位心理学家曾说过："我们生活中80%以上的情绪问题都是由自己造成的。"

蒙坦，这位伟大的法国哲学家说过："一个人因发生的事情所受到的伤害，不及他对发生的事情所持的心境来得深。"

的确，我们要定期检查头脑中的焦虑"病毒"，这样才能避免长期受到焦虑的困扰。

俗话说："解铃还须系铃人"，既然焦虑大都是由我们自己造成的，那么我们也可以通过一些方法掌控自己的情绪，把焦虑驱赶出去。

当然，你首先必须掌握一定的方法：

1. 培养主动寻觅快乐的心态

鼓励自己寻找快乐，主动去迎接生活。追求快乐要确定一个前提：那就是要了解快乐不是唾手可得的。它既非一份礼物，也不是一项权利；你得主动寻觅、努力追求，才能得到。

2. 扩大生活领域，尝试新的事物

当你肯尝试新的活动，接受新的挑战的时候，你会因为发现多了一个新的生活层面而惊喜不已，这样就不会因为一些小事而"钻牛角尖"。

3. 换一个工作

有时，一份工作也会让人焦虑不堪。有时，人会认为自己这一生只能成功地担任一种工作，扮演一个角色，甚至以为如果不能得到或办到这一点，自己就永远不会快乐，这种想法未免太狭隘了。换一份工作，也可以让人换一种心情。

4. 把自己当作衡量的标准

我们不停感受到"成就"的压力，这种压力随着年龄的增长愈来愈强烈。很多人处处想表现优异，认为自己非得十全十美，别人才会接纳、喜欢自己。一旦发觉自己处处不如人时，就开始伤心、自卑，结果焦虑就这样占据了他们的思维。所以，你应该把自己当作衡量的标准，想想我们做出的进步和努力，今天比昨天获得了怎样的发展，如果你真的已经尽了力，相信一定会今天比昨天好，明天比今天更好。

5. 关心周围的人、事、物

假如你现在开始关心身边的人、事、物，你对生命的看法一定会有很大的改观。因为如果人只为自己活，就会让自己的思想变得狭隘，感受处处受到局限。要知道，以自我为中心的人也许会不断地进步，但是却永远不易感到满足。

6. 步调太急时要放慢一点

你可能从早到晚忙这忙那，像个时钟似的团团转。可是当你停下来思索片刻时，会不会觉得不太舒服、不够满意呢？许多人因为害怕面对空虚，就用很多琐事把时间填满，结果使生活的步调绷得太紧，反而得不到真正的快乐。

7. 善于自我满足

根据专家调查研究，善于自我满足的人有一个特点，那就是不过分在乎别人的批评。所以你不要因为别人的冷言冷语就伤心或是气愤，要增加自己对负面评价的"免疫力"。

每个人都有焦虑的时候，但这并不妨碍人们获取快乐。只要你定期给自己的大脑做"安全检查"，排除头脑中的"病毒"，建立新的思维方式，那么焦虑就不会将你的生活拖入到不堪重负的境地。

把焦虑变成"自我保护机制"

其实与其焦虑不堪，还不如将焦虑变成自我保护的有效手段。因为，焦虑让人感受到了危险，这是人的一种预感。如果善于利用这种预感，那么你就能提前改变，避免危险的发生，保护自己。

将焦虑变成自我保护的方法需要人调整自己的心态，将忧虑转化为证明力量。弥尔

顿在双目失明后，也发现了同样的真理："思想的运用和思想的本身，就能把地狱变成天堂，把天堂变成地狱。"

老张在一个研究所工作，为人正直，工作勤奋，成了所里的一根台柱子。然而，许多年过去了，他却一直没有被评上工程师职称。他心里感到很不服气，可自己又没有什么办法，于是逐渐变得郁郁寡欢，经常因为一点小事发脾气。

老马是老张的同事，和老张一起分到研究所，情况差不多，也是几次没有评上工程师职称。一开始，老马也非常苦恼，可是时间一长，就发现这解决不了任何问题，还搞得家里家外都很紧张，于是就改变了心态，开始立志发奋，几年下来，不仅自费学了英语，又在学习商业管理知识。后来，他出去搞了一个民办科技实体，干得红红火火。

两个人遇到了同样一件事，却一个焦虑，一个快乐；一个积极，一个消极。究其原因，就是因为老张孤注一掷，甘心"一棵树上吊死"，不寻找其他的出路。这样唯一的精神寄托一旦失去，人就会变得委靡不振。

而老马却不同，他信奉"此路不通彼路通"，把注意力和精神追求进行转移，反而因祸得福，给自己找到了一条通往快乐的道路。

其实，老马利用了焦虑，帮助自己改善了境遇。如果你时常被焦虑困扰，那么不妨转变思维，你处在焦虑中，那么说明你有什么事情没有做好，让自己总结好经验，然后去追求一个别的目标。

要把眼光盯在未来的希望上，把焦虑视为自己该转变的信号。让更具有意义的事占据你的脑际，你的心就会亮堂一点。因为我们对事情的态度基于我们自己怎么决定，所以心理学家建议我们，与其焦虑，不如将其变成自我的保护机制。

职场中打拼：躲开焦虑的"弹头"

现代都市，职场焦虑无所不在，有的人在工作中面对升迁、降职、考试等突发情况时出现了各种心理问题：忧郁、烦躁、心慌、胸闷，甚至整夜整夜地失眠等。心理学家称之为"职场急性焦虑"。

"职场急性焦虑"不但严重危害身心健康，而且伴随着焦虑必然会出现注意力无法集中、精力减退，思维混乱、理不出头绪、静不下心等，引起工作效率的明显下降。

事实上，不管焦虑来自工作、生活、人际关系还是我们自身，它只是一种情感的表现。很多职场人都会有些轻微职场焦虑，比如：

1. 跳槽焦虑

一年多来，26岁的曹磊频频跳槽，每个工作都干不到4个月。后来，他被某医院神经内科确诊为"跳槽焦虑症"，这与其失恋阴影及童年经历有关。

曹磊12岁时母亲离家出走，父亲一直未告诉他原因。他认为是母亲抛弃了他和父亲。大学毕业后，曹磊找到了一份不错的工作，还谈了恋爱。一年多后，他计划结婚，可女友却提出分手。女友的"无情"让他想到母亲，他觉得自己被抛弃了。

曹磊觉得太丢人，便跳槽了。新工作不错，上司、同事对他评价也很好。可三个多月后，他又有一种待不下去的感觉，再次跳槽。此后又跳了三四次。曹磊说，每次换工作三四个月后，便和同事们混熟了。可这一熟，反而让他感到害怕。"其实我也不想跳槽，可不跳又难受。"他说。

据某职业咨询机构研究发现，跳槽焦虑症正在袭扰中国城市白领，尤其是工作2～3年内的年轻白领，是跳槽焦虑症的高发群体，这一群体中大部分还没有成婚，没有来自家庭的负担和责任，使得他们不惧怕风险。并且，年轻人野心勃勃，幻想着未来的风光生活，愿意为了这份梦想放弃安定。跳槽焦虑症的主要症状包括：阶段性地厌倦工作，想要换个

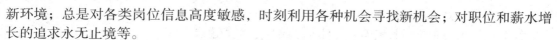

新环境；总是对各类岗位信息高度敏感，时刻利用各种机会寻找新机会；对职位和薪水增长的追求永无止境等。

某职业规划专家研究认为，跳槽焦虑症的诱因很多，比如很多人工作了几年后，认为自己已经有了相当的价值，但自己的职位、薪水没有达到理想的状态。

现代的年轻人必须要警惕"跳槽焦虑症"的袭扰。当你又产生了跳槽念头时，一定要先想好，究竟自己的职业方向在哪里，跳槽是否有利于个人职业生涯的下一步发展。

2. 考核焦虑

小林是去年新进外企的名校大学生，最近听说公司要对他们进行考核再定年奖的数目，这几天大家都在抓紧准备即将到来的公司年考。"这是我第一次参加公司的年考，领导也没告诉我们考什么内容，哪些是重点。再加上事关薪资收入、今后公司对自身的评价，因此很多同事都十分紧张，就怕过不了关，影响以后升职，很多人急得上了火。"小林说，最近一周自己吃饭没味、睡觉失眠，脑子里成天想着考试、年奖，快要崩溃了。由此，他患上了焦虑症。

某知名外企的许先生虽然只有30岁，却已是外企的行政部副经理。去年过年时他就给自己定好了年度"规划"，要在而立之前年收入过20万元，在公司升职一级，与相爱多年的女友结婚……一年就要过去了，不但升职和加薪无望，女友也要出国任职，感情路上亮起了"红灯"。许先生陷入了强烈的挫败感中，整天长吁短叹。在朋友的劝告下，他走进了心理咨询中心就诊，医生诊断他患了焦虑症。

为什么会出现"考核焦虑症"呢？专家分析，这是一种心理失衡的表现。一些人在遭遇考核的时候会心理失衡。每个人都想干得出色，不想让上司的期待落空，并争取提薪升职。企业中能人甚多，这样人与人之间的竞争感增强了，压力感也增强了。

如何应对考核焦虑症，心理专家给出了一些建议：

（1）这段时间最重要的是要保持一种平和的心态，维持正常工作状态，有条不紊地把自己当前的事情做好。有些人一件事情还没做完就想着另一件事，很明显不利于平复自己的状态。

（2）还可以用简单的心理暗示法放松心情。最简单的方法就是先做一个深呼吸，然后暗示自己"我很放松，头脑很清醒"。

（3）有条件最好先停下工作，听一些轻音乐，看看爱看的书。而早起慢跑一会儿，一天的精神状态也会很好。

（4）不妨向身边的至亲好友诉说，也可以向正规的精神卫生及心理机构寻求专业帮助。

3. 失业焦虑

都市人的失业焦虑，已不仅仅是当前全球经济危机才出现的问题，只不过这次经济危机把这种焦虑扩大了，这才引起了人们的重视。

一直以来，由于社会竞争的压力、机械化现代化的不断提高，使得就业岗位与需就业人员的差距越来越大，就业形势越来越严峻。由之带给都市生活人群的失业恐慌一直延伸到在校学生，社会上广为流传的调侃口头禅"大学生毕业等于失业"的话不无道理。

小张本来是一名护士，今年5月被开除，一直没有找到合适的工作，应聘了几家医院，都没有被录取。几个月下来，她已经筋疲力尽了。她现在生活压力很大，每天节衣缩食，长期下去身体一定受不了。最近，她开始神情恍惚了，而且晚上经常失眠，她真的很想回家，在妈妈的怀里大哭一场。

迫于生活压力，有工作的怕失去工作，没工作的饱受失业焦虑的困扰，由此便形成了所谓的失业焦虑症，具体表现为：莫名其妙的恐惧、害怕、紧张和不安。有一种期待性的危险感，对目前、未来生活缺乏信心和乐趣。有时情绪激动，失去平衡，经常无故地发怒，与家人争吵，对什么事情都看不惯、不满意。常常感到心悸、心慌、胸闷、气短、心跳加快，且有乏力、失眠等症状。

针对这种由失业引起的焦虑，心理专家给出了一些建议：

（1）我们要对自己有一个正确的认识，失业只能说明你现在不适合这项工作，并不能说明你能力不足。

（2）抱着自信的态度去找工作。你要相信，天无绝人之路，世界之大总有一份工作是属于你的。

（3）要学会正确处理各种应激事件的方法，增强心理防御能力，即使求职失利，也不要灰心，再接再厉。

（4）在求职过程中，应该善待自己。除了最终的结果外，对你所付出的努力也应予以庆祝。

（5）要积极调节情绪，如心理松弛、转移注意力、排除杂念，以达到顺其自然、泰然处之的境界。

（6）培养广泛的兴趣和爱好，使心情豁达开朗，而不要整天只想找工作的事，须知"欲速则不达"，放松心态才能事半功倍。

（7）对于无法自我调节、消除焦虑症的人而言，求助心理医生是最好的应对方法。

职场焦虑的现象越来越广泛，职场人应该也开始重视我们的快乐和追求。我们应该摆正心态去快乐工作，而不是在职场焦虑的困扰下疲于奔命。

用催眠疗法缓解焦虑

在很长时间以来，催眠术以它神秘的外表、近乎于魔术般的表演，使人们以为催眠不过是江湖人的把式，而只是供人消遣的娱乐而已，甚至还有人把它当成一种巫术。然而，事实已经证明，催眠术绝不是一种神秘的巫术，也不是江湖骗子所能耍弄的把戏，更不是魔术师的花招，它是一门学问，是一门有待于深入研究和开发的科学。而催眠法能够帮助我们缓解焦虑的情绪。

简单来讲，催眠术是运用暗示等手段让受术者进入催眠状态，能够产生神奇效应的一种法术。它是以人为诱导（如放松、单调刺激、集中注意、想象等）引起的一种特殊的类似睡眠又非睡眠的意识恍惚心理状态。其特点是被催眠者自主判断、自主意愿行动减弱或丧失，感觉、知觉发生歪曲或丧失。

催眠开始于一种暗示感应，它是改变意识控制水平的一组最初活动。借助它，能使受暗示者对外部的注意力分散减到最小，并只集中在暗示的刺激上，相信自己正进入一种特殊的意识状态。这里，暗示感应包括想象特定的经验，或对事件的反应进行视觉化。重复进行这种暗示感应活动，会使感应程序暂时固定下来，就像个人生活习惯一样，使受暗示者很快进入催眠状态。典型的暗示感应程序会使人进入深度放松状态。例如，催眠表演给人留下的深刻印象，实际上不在于催眠师的力量，而在于被催眠者的可暗示性。个体之间存在可暗示性上的差异，从根本没有反应到完全有反应。

在我们的日常生活中，是不是经常有这样的事发生呢，当我们聚精会神地看一部电视剧时，会不知不觉地沉浸于剧中情结，心情随主人公的悲欢离合而时喜时悲；有时清晨来到办公室，本来精神飒爽、心情愉悦，过了一会儿却变得烦躁不安；到商场逛街购物，回家一看，有很多东西都是可有可无的，连自己也不知道为什么买了这么多没用的东西，浪费了很多钱……我们对这些现象无不感到莫名其妙。然而，从心理学角度来看，这是人们受到暗示作用的结果。

的确，在现实生活中，当人被某些东西连续、反复地刺激，尤其是言语的诱导，会使其从平常的意识状态转移到另一种特殊的意识状态，而在这种特殊的意识状态下，将比平常更容易接受暗示。

也有人认为，催眠状态犹如聚精会神做某件事的情景。正如哈佛医学院催眠专家弗雷德·弗兰克所说，催眠术只是将人们分散在各处的精力和思想聚集起来，这并不是处于昏迷状态，也不是处于睡眠状态，而只是像当你聚精会神地沉浸在一项工作中或阅读一本小

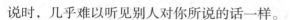

说时，几乎难以听见别人对你所说的话一样。

在现实的世界里，人人都会感受到压力，考试升学、应聘工作、竞争上岗、婚姻家庭，处处充满压力。压力无处不在，就连小孩子也不例外，大人们在比成就、比地位、比金钱、比婚姻以后，还会津津乐道地比孩子的聪慧程度。在这种沉重压力下，人们怎么能不焦虑呢？

解除焦虑，过去多靠服用抗焦虑药物，虽然可暂时缓解，但无法根除。心理治疗是根除焦虑症是唯一方法，其中催眠的效果尤其显著。

李女士今年38岁，在某报社担任责任编辑，家庭和睦，事业顺利。不料，近半年来常常会有紧张不安的感觉出现，但又讲不清楚具体为什么事情而紧张。总之，经常有担心的感觉，比如自己的气色、皮肤好不好，是不是老了？老公某天回家比较晚，她就忍不住会问这问那，怕老公有所隐瞒。儿子读小学六年级快毕业了，她非常担心儿子能不能进入市重点学习，一天到晚把这些事情挂在嘴边。

日子久了，老公和孩子都觉得很烦。有一次，老公不耐烦说了一句："我看你有病。"她又觉得自己似乎真的有病一样，并开始出现手心出汗、心悸、肌肉紧张、睡眠质量下降等症状。最初以为是内分泌紊乱，去医院检查后确定正常，经诊断为焦虑症。用药物治疗后有一定改善，但药物治疗副作用比较大，医生建议她用自我暗示的方法进行催眠治疗。

于是，李女士向医生咨询了自我催眠的一些基本方法，又买来几本相关的书，经过近一个月的自我催眠后，她已经有了明显的改变：平时自我感觉不那么紧张，焦虑和担心偶尔也有，但很快能恢复平静，睡眠完全恢复正常，老公和孩子也说她"跟以前不一样了"。

李女士所出现的情况，属于焦虑症里面的广泛性焦虑症，一般没有明显的应激事件，但会表现出各种焦虑症状，如过分紧张、担心、焦虑以及植物神经功能紊乱等情况。催眠治疗可以通过调整大脑功能和内分泌水平来起到有效调理躯体症状的作用，在改善睡眠和情绪方面也比较容易见效。其实，李女士所运用的自我催眠法非常简单，很容易就能学会，如果你有这方面的困扰，不妨也试一试。

一般来说，在进行催眠治疗时，应着重了解和分析产生焦虑的原因，在催眠状态下给自己输以改善情绪的暗示："最近焦虑一直困扰着我，从现在开始，这种紧张、焦虑已慢慢消失，我现在只有轻松和愉悦，没有丝毫的焦虑。"如此反复暗示自己，你的身体就会慢慢放轻松，这时候，你再继续暗示："我现在已经轻松了，紧张焦虑正在消失，今天的治疗效果非常好，醒来后我仍然能保持良好的情绪。随着情绪的好转，我的焦虑感完全消失，精神和体力也得到了恢复和提高。"

经第一次催眠治疗后，你的焦虑消失，第二次催眠治疗应在巩固第一次疗效的基础上，再继续对其他症状进行针对性治疗。"我的焦虑已消失，通过这次治疗情绪会更加愉快，记忆也随之恢复，头痛也治愈了。从今天起我能像以往一样正常生活了。"

通过数次催眠治疗，疾病痊愈后仍需再进行1~2次巩固性治疗，其目的是提高认知能力和对应激因素的适应能力，预防复发。暗示语是："人生活在社会群体中，会遇到各种紧张刺激的干扰，今后再遇到这些刺激，我也不会紧张、不会焦虑了。"

通过催眠治疗，你将产生抵御刺激的免疫力，再也不会受到焦虑的困扰，你将会很好地适应社会，成为一个真正健康的人。

颜色影响心情，给生活加点阳光颜料

通过心理学的研究发现，环境中的不同颜色与我们的心情有着紧密的联系，所以，缓解焦虑情绪，我们可以借助颜色来帮助自己，学会给自己加点"阳光"颜料。我们每个人——除了色盲，恐怕都不会对颜色麻木不仁。不同的颜色会给我们带来不同的心情，这是每个人都体会到的。例如，当你抬起头，看到湛蓝的天空，一定会感觉神清气爽，而如果看到的是一片乌云，一定会心情压抑。再例如，不同色调的画作和摄影作品，会使我们感受到不同的心情；房间里墙壁刷上不同的颜色，也让我们感觉不同；甚至我们还会根据不同的心情和个性，选择不同颜色的衣服。

国外曾发生过这样的事：有一座黑色的桥梁，每年都有一些人在那里自杀。后来，有人提出把桥涂成天蓝色，结果自杀的人就明显减少了。再后来，人们又把桥涂成了粉红色，在这里自杀的人就一个都没有了。

从心理学的角度分析，黑色显得阴沉，会加重人的痛苦和绝望的心情，容易把本来心情绝望、濒临死亡的人，向死亡更推进一步，所以对焦虑的人来说，要学会远离阴暗的房间，走出户外。而天蓝色和粉红色则容易使人感到愉快开朗，充满希望，所以不容易让人产生绝望的情绪。

心理学家对颜色与人的心理健康进行了研究。研究表明，在一般情况下，红色表示快乐、热情，它使人情绪热烈、饱满，激发爱的情感；黄色表示快乐、明亮，使人兴高采烈，充满喜悦；绿色表示和平，使人的心里有安定、恬静、温和之感；蓝色给人以安静、凉爽、舒适之感，使人心胸开朗；而灰色则使人感到郁闷、空虚；黑色使人感到庄严、沮丧和悲哀；另外，白色使人有素雅、纯洁、轻快之感。

另外，在临床实践中，有关学者对颜色治病也进行了研究，效果非常好。高血压病人戴上烟色眼镜可使血压下降；红色和蓝色可使血液循环加快；病人如果住在涂有白色、淡蓝色、淡绿色、淡黄色墙壁的房间里，心情很安定、舒适，有助于健康的恢复。

总之，各种颜色都会给人的情绪带来一定的影响，使人的心理活动发生变化，进而还会影响人的生理机能。因此，我们的日常生活中一定要注意颜色的搭配，无论是衣服，还是家里的装修，最好都选择一些给人带来好心情的"阳光颜色"。这样，我们的生活必然会多一点快乐，少一些焦虑。

颜色不仅可以给你带来有益的刺激，还可以对你的情绪起到安抚的作用，下面这些颜色能够帮助你调节自己的情绪。

粉红色：能抑制愤怒，降低心肌收缩力，减缓心率。

浅蓝色：可消除大脑疲劳，使人清醒而精力旺盛。

咖啡色：能让人心理趋于平静，消除孤独感。

黄色：可集中注意力，增加食欲。

紫色：能消除紧张情绪，对孕妇有一定的镇静作用。

红色：能提高食欲、升高血压，但易致人性急、发怒。有心脏病的人不宜居住在墙壁为红色的房间内。

白色：对烦躁情绪有一定的镇静作用，对于心脏病人有益。

黑色：能减少人体内的红细胞，并容易诱发事故，易使人感到疲倦。

蓝色：可减慢心率，降低胆红素，对呼吸道疾病的治疗有一定的作用。

绿色：具有调节神经系统的作用，能消除紧张情绪、减慢心率，活跃思维；对治疗抑郁症、厌食症有一定的作用，对视网膜有益。

总之，颜色丰富了我们的生活，而且在不间断地影响着我们的心情，有的时候，这种影响是至关重要的，尤其对焦虑的人来说。所以，给自己的生活环境加点阳关颜料吧，让你喜欢的颜色来帮助你缓解焦虑。

压力来时弯腰，让心灵恢复弹性

——抗住压力的心理调节术

"心身耗竭综合征"：压力的恶性循环

根据心理咨询师反映，因为"工作压力大"而寻求心理辅导的人数正在迅速增长。不难发现，"最近感觉压力好大"这句话几乎成了现代人的常用语。这句话在一个侧面反映了在当代社会，压力的恶性循环正在逼近我们的生活。

第28届国际心理学大会公布的一份调查结果显示：在北京中关村工作的知识分子，平均寿命只有53岁，比普通的北京人的平均寿命低了将近20岁。心理学家认为这正是压力的恶性循环的结果。

于是，一种被称作"心身耗竭综合征"的现象在职业人群里传播，"心身耗竭综合征"是指在工作重压下的一种身心疲惫状态。

比如我国精神卫生部门就曾提出，根据临床门诊数字显示，约有10%~20%的白领被"身心耗竭综合征"困扰，而有几乎1/3的白领工作者表示自己因为干得太多、太累而逐渐失去自己的生活。这是一个可怕的数据，心身耗竭的恶性循环正侵蚀着人们的健康和生活品质。

其实"心身耗竭综合征"的概念，最早出现于20世纪70年代早期，是由美国纽约的心理分析学家赫伯特·弗罗伊登贝格尔提出。在当时他注意到，在压力下，自己对工作发生了一些变化。很多人的身心都因此饱受折磨：在心理方面，他们的情绪容易起伏，睡眠质量较差，而且注意力容易涣散；在身体方面，他们经常会感到腰酸背痛，有部分人还会出现消化系统紊乱的情况。这些不舒服的症状就是"心身耗竭综合征"的特征，因为多年的劳累与体能透支导致。

随后他根据调查发现，类似的情况在不同的行业都普遍存在。那些受到"心身耗竭综合征"困扰的人就在我们身边，他们在工作中全力以赴，可能也会换来在工作上的顺风顺水。可是在那些令人满意的工作业绩后面却是极大的工作量、连续不断地加班和频繁的会议。

职场混迹6年多的张磊在这几个月来情绪低落，他想不通自己为什么会讨厌曾经为之打拼的工作。在外企任高级主管的张磊毕业于知名高校，进入公司后干劲十足，把自己的时间和精力都花在搞好业务和同事维护关系上。

张磊的积极让他升职迅速，他很快成为地区的销售代理。可是在升职的同时，任务更多了、工作时间更长了、压力也变得更大了，他几乎每周工作至少50多个小时，睡到一半会突然醒来想方案，和朋友聚餐的时候也总是被领导或者客户的电话叫走。

长期这样下来，张磊发现自己睡眠质量变差，思维也不如原来畅快，对周围的人和事越来越冷漠，经常感觉非常疲倦，这种疲倦即使周末睡懒觉也无济于事。胃口也不如以前，越来越感觉自己尽管前途光明，但是看不到幸福的未来。

张磊发现工作已经消耗了他大量精力，以至于其他事情都不再重要。开始陷入不断恶化的、疲惫和漠然的状态中，没有热情，漠不关心甚至莫名其妙地发火。

在现在职场中有很多人和张磊一样，总以为忍一段时间就会好起来，却没有重视到这种持续紧张的状态对人的心理危险，因为这种心身的耗竭不能一夜把人摧毁，在压力下人的精力是逐渐衰退的，速度慢得让人从未察觉出这些细微变化，直到情况严重。比如有些人无休止地延长加班时间，甚至在周末加班时他们会简单地认为，"没有问题——我现在只是有点疲劳而已"。可接下来，许多类似的情况就会陆续呈现，取消娱乐活动的安排，错过与朋友计划了很久的旅行，为损失的工作时间而埋怨自己，等等。

正是这种潜在而持久的状态会循环起来，所以更加隐蔽而且危险。很多心身耗竭的人往往是最后一个意识到自己病情严重的人，他们花大量的时间去工作，却没有想到工作压力成为他们健康的最大敌人。

下面有一些心痛的实例：

2004年，年仅38岁的均瑶集团董事长王均瑶因积劳成疾逝世；
2005年，同样38岁的网易代理首席执行官孙德棣猝死；
2006年，37岁的上海中发电气集团董事长南民因患急性脑血栓去世；
2007年，42岁的绿野木业公司董事长许伟林因心肌梗死逝世；
2007年，38岁的百度CFO王湛生意外辞世；
2008年，年仅39岁的北京同仁堂股份有限公司董事长张生瑜突发心脏病去世；
2009年，歌手阿桑因乳腺癌去世，年仅34岁。
……

这些人和这些事情不禁令人扼腕叹息。健康专家认为许多精英之所以英年早逝有不同的原因，但是工作压力是其中重要的一条。

那些心身耗竭综合征的患者，他们的工作能力都会逐渐地下降。他们会发现，自己很难集中精力，记忆力也越来越差，并开始犯一些原来不会出现的错误。"然后，恶性循环就开始了，"施泰德说，"一旦意识到自己的工作不再像以前那样出色，身上的压力就会变重，事情会越来越糟。"

在这样一个快速发展的时代，人若不改变自己的想法，那么所获得的压力是会循环下去的。

所以，当工作与生活之间有很大的差距的时候，我们应该学会随时调整心态。无论如何，人不应该为不会停止的工作而活着，要懂得让自己从压力的恶性循环中走出来。

6种常见的压力谬论

压力，在心理学上也被唤作应激，关于压力的概念最早于1936年由加拿大著名的生理心理学家汉斯·薛利提出。他认为压力是表现出某种特殊症状的一种状态，这种状态是由生理系统中因对应激源的反应所引发的非特定性变化所组成的。

虽然人人都感受到压力，但是人们对压力的错误理解也很多，很多人不懂得如何应对压力，甚至不清楚所谓的压力到底是什么，有的人能够承受压力，而另一些人却被压力击垮；有人对压力谈虎色变，也有人不会看重压力。从这我们可以看出，外部压力是很小的一部分原因，更大的原因来自于自我。也就是说，是我们自己让自己的心灵背负了沉重的压力，并且无法调节。而出现这样的情况，主要是人们曲解了压力。下面就是人们对压力的6种常见的错误理解。

第一种错误理解：压力无处不在，而你对它无能为力

实际上，压力的确无处不在，人要活着不免遇到各种压力。而不同的是你可以计划你的生活，所以那些压力并不能压垮你，如果有了正确的面对方法，我们既可以放松自己，甚至也可以有效地利用压力为我们自己服务。

第二种错误理解：压力对于每个人都是相同的

我们可能会面对同样的工作或者任务，但是压力却不是相同的。有人感受到压力，但是却未必所有人都会感受到同样的压力。因为每个人的心理素质不同、性格不同，所以我们每个人对压力的反应方式也会不同。

第三种错误理解：压力是一无是处的

有人觉得压力是没有任何好处的，认为"零压力"才是幸福人生。其实这对压力的理解错了，有压力才会有追求，面对压力重要的是如何把握它。如果能够正确把握压力，压力会使我们有动力和快乐。

第四种错误理解：没有外在表现，就没有压力

没有症状并不意味着没有压力。有时候，压力在我们身边，可是我们却没有感受到，我们也许会觉得工作很开心，而看似繁重的工作任务也可以承受，我们会认为自己适应了这种工作强度，可是压力对我们的压迫正在被这些想法所掩盖。

第五种错误理解：只需要注意压力的主要表现

这种谬论假定是那些"次要"的症状，例如我们感到头痛或胃酸，便可以被我们无视。实际上这些"次要"的表现正是压力的早期警告，我们的身体告诉我们的生活已失调，而你需要尽快找到处理压力的方法。

第六种错误理解：压力太大时，可以依靠药物或者酗酒抽烟帮助我们缓解压力

不可否定，服用一些镇静剂的确可以暂时减轻压力，但是药物不能解决产生压力的根源。解决压力还是要靠我们自己的心理调节，而长期服用药物不仅会形成药物依赖，甚至会引发其他疾病。除此之外，酒精可以刺激我们的神经系统，也有人利用香烟来获得镇静作用。

但是这种依赖行为，不仅不能解决压力问题，还会起到反作用。虽然抽烟喝闷酒能够暂时缓解紧张状态，但经常使用容易导致酒精中毒，而香烟带来的副作用更是危害无穷。

总之，对抗压力，我们要做到"知己知彼"，这样才能"百战不殆"。每个人认清自己的压力状况，并且找到自己的方法，既不能套用别人的模式，也不能使用不健康的方法。

压力伴随生命周期的每个阶段

压力来自方方面面，工作的繁重、生活中的各种琐事、情感纠葛、人际紧张都可能造成压力，让你感觉到一种"备战状态"，精神高度紧张，随时等待着灾祸的发生。绝大多数社会人都面临着相似的境况，尤其是金融危机来临之后，大家都在担心自己的饭碗能否保得住、高额的房贷如何偿还、父母子女等待供养……可以说，承受着压力是一个现代人的常态。

压力在每个阶层中都存在，学校也不例外。很多学生从小学起在家长望子成龙的期待下，在同学之间激烈的竞争下，为了考上大学，不分白天黑夜，埋没在无边无际的题海里。学习已经不是一种快乐。据广州最近一项调查，69.5%的青少年觉得学习上的压力很大。

可以说压力是无处不在的，压力是现代社会人们最普遍的心理和情绪上的体验。心理学家认为："人活着就会感受到压力"。的确，没有人是可以"免疫"的，不管你喜欢与否，压力是生活的一部分，会每天伴随着我们。

由于各行各业竞争的加剧，求职难已成了不争的事实。即使有了工作，在这个飞速发展的社会里，人们又时时面临"下岗"的威胁。

憨豆先生，这个我们想起来就不禁要笑出声的著名笑星，为世界上很多的人所喜爱。但有多少人能想到，这位给人带来无数欢笑的大明星居然也会因为工作压力而得上抑郁症。

据英国《太阳报》报道，著名笑星憨豆先生因其新片《英国间谍约翰尼》受到了影评家的猛烈批评而感到压抑，曾经接受治疗。

憨豆先生为此对夫人苏尼塔拉说，他要找回自我。于是他进入了美国的亚利桑那州的一家心理放松治疗中心。该治疗中心曾对众多明星进行心理治疗，治疗费用为每周3500英镑。

憨豆先生曾经在美国接受了为期5周的心理治疗，而后他正在英国自己的寓所里继续接受治疗。憨豆先生还是很担心他的喜剧风格会被新生代的表演风格所代替，他承认工作带给他的压力非常大。

不仅那些名人如此，一些学者根据调查指出，整个就业人群有将近一半在工作中是不愉快的，90%的人在消耗大量的时间和精力从事与他们生活目标关系不大的工作。巨大的无形压力正"追杀"着都市的白领一族。据调查，85%的白领认为自己缺乏职业安全感，担心失业、职业不稳定，缺少归属感，对可能出现的失败表示忧虑。

除此之外，快节奏的生活、多变的世界，给人们的恋爱、婚姻、家庭带来了很多不确定的因素，遭受挫折的机会增加。生活压力使人们不得不面对住房紧张、环境污染、交通拥挤、抚养孩子、照顾父母、支付医疗保险这些难题。由于种种利益冲突，人际关系变得越来越复杂，情感交流日益减少。即使遭遇了困难和挫折，也找不到地方宣泄。

但是过度的压力总是与紧张、焦虑、挫折联系在一起，久而久之会破坏人的身心平衡，造成情绪困扰，损害我们的身心健康。

一项针对中国的工作与生活平衡的研究表明：中国员工把工作看得比其他国家员工更重，每周工作时间更长，有高达93%的被调查者每周工作时间在40小时以上，有62%的被调查者甚至每周工作在50小时以上，这显然是惊人的。

一个时常加班的人感同身受地说："我们现在的项目也是天天加班，最多一次也是5个通宵加班升级导致手蜕皮、脚肿、吃不下饭，现在略微好点了，想象当时的日子，简直是噩梦。"过度地透支自己的体力和脑力，不是没有付出代价的。长时间加班、无休息日地工作等违反生理规律的劳动极易导致病理性疲劳，然后必然降低人体免疫功能，诱发或加重各类疾病的发生。

2006年5月，深圳华为公司一位年仅25岁的员工，因工作任务紧迫持续加班近一个月，导致全身多个器官衰竭，突然死亡；2005，清华大学两位年轻教师因积劳成疾，相继突然死亡；2009年，深圳丝路数码技术有限公司的朱波连续加班5个通宵突然猝死。

这些黑色的镜头无疑不是给我们敲响警钟，心理压力对人的身心健康的影响是广泛而普遍的。

可见压力是伴随人们的生活的，无论年纪、工作，无处不在的压力伴随着我们，存在于社会生活的各个方面。例如第一次上台演讲、第一次求职面试、亲人患病或死亡、工作变动或丧失。而承受压力是生活中不可避免的。正确面对压力、调节压力变得尤为重要。

当人的生命受到威胁时，花钱就不会心痛。因为这时候我们才会发现：我们已经没有资格与自己的健康讨价还价了。很多人终其一生都是在给医院打工，透支自己的健康来换取金钱、权位，前半生拿命换钱，后半生拿钱换命。

所以，无论你处在生命的任何一个阶段，都要学会认识到自己所感受的压力，在年轻的时候就注意休息，调整自己的状态，积极地对抗压力，有一个健康的身体。可以说，扛得住压力，我们才有健康的身体，才奠定了我们享受幸福的基础。

好压力是动力，坏动力是压力

我国知名的心理咨询专家曾奇峰先生说过：心理压力是魔鬼与天使的混合体。的确，我们可以看到：好的压力是动力，坏的动力是压力。

一方面，它就像是能带给人心灵和躯体的双重伤害的魔鬼，美国职业安全健康研究认为："在现代，工作的压力对人的健康造成的危害，也许比过去任何时候都要严重。"现代生活中，事业和家庭的双重责任让很多人无法承受。很多人诅咒压力、憎恶压力，在压力中消沉，甚至在压力中崩溃，选择一些极端的解决方式。

也许谁也不会相信，那个在电视荧屏上风度翩翩的央视主持人崔永元竟然因为工作压力患上了重度抑郁症，而且事后才被大众所知晓。

崔永元说，自己出名后，感觉身上责任就非常重大了。"有了责任感之后特别痛苦，每天睡不着觉。我每天到了早上8点，看到太阳冉冉升起，别人都开始上班，自己却躺在床上无法入睡，非常煎熬。我想，为什么要对自己这么苛刻，为什么还要坚持？"一直在这样的状态下，崔永元就不可避免得患上了重度抑郁症，情绪很低落。刚开始的时候，领导还不相信乐观的崔永元会得抑郁症，以为他是找借口不想工作。崔永元只能苦着脸说："你要是不相信我的话，你把我吃的药拿去吃吃看。这个药的效力特别大，一般人都受不了！"尽管如此，崔永元对自己的病情还是很有信心："这个病正在恢复中，我相信我会变成一个健康人的。"

临床心理学家发现，溃疡病的主要起因就是心理压力。溃疡病患者往往具有同样的特点：努力拼命工作，总是担心工作不完美，担心自己能力不够，经常体验到无助感等。癌症和心脏病的发作也与心理压力有着密切关系。由此可见，压力的确是一个"魔鬼"。

然而，另一方面，完全没有心理压力的情况是不存在的。如果你的生活失去了压力，那么"空虚"就会找上门来。无所事事，对生活失去兴趣的状态比高压状态更加不利于你的心理和生理健康。除此之外，压力又能让我们保持较好的觉醒状态，智力活动处于较高的水平，可以更好地处理生活中的各种事件。

心理学家特里普利特曾经主持过一项实验：他让被试者在三种情况下，骑自行车完成25英里路程。第一种是单独骑自行车，第二种是有人跑步陪同，第三种是与其他骑车人同时骑行。结果表明，单独进行的情境下，被试者的平均时速是24英里；有人跑步陪同时，被试者的平均时速为31英里；而与其他骑车人同时骑行，平均时速为32.5英里。

后来，特里普利特在实验条件下，要求儿童绕钓鱼线，越快越好。通过调查结果发现，大家一起绕的儿童比单独绕的儿童速度更快。这个实验证明了人在竞争中，压力会迫使人们提升自己。

自然界曾有一种腔棘鱼，又称"空棘鱼"，它因脊柱中空而得名。生物学家在白垩纪之后的地层中找不到它的踪影，因此得出结论：这个登陆英雄已经告别了世间，全部灭绝了。1938年在南非，人们发现了一条腔棘鱼，这个史前鱼种还活着！在距今4亿年前的泥盆纪时代，腔棘鱼的祖先凭借强壮的鳍，爬上了陆地。经过一段时间的挣扎，其中的一支越来越适应陆地生活，成为真正的四足动物;而另一支在陆地上屡受挫折，又重新返回大海，并在海洋中寻找到一个安静的角落，与陆地彻底告别了。

谁会想到，这个安静的角落就是11000米深的海底。要知道，人类入海比登天还要难。首先是巨大的压力:水深每增加10米，压力就要增加1个大气压。

在11000米深的海底，压力将高达1100个大气压，别说人的血肉之躯，就是普通的钢铁构件也会被压得粉碎。还有海底的恶劣环境:黑暗、寒冷！太阳光进入海中很快被吸收，10米处的光能只及海洋表面的18%，100米深处则只有1%了。光线稀少，热量自然难保留，水下的寒冷、黑暗可想而知。然而，腔棘鱼通常生活在非常深的海底，并把自己隐藏在海底礁石的洞穴里。

在恶劣的海底，它们学会与压力共处，在自己创造的历史里痛并快乐地生存着，超乎人类想象地在海底存在了4亿年！

腔棘鱼的奇迹告诉了人们一个道理：压力，并非痛苦、沉重的代名词，直面压力，愈挫愈勇，人生将奇妙无比。可是大多数人认为，压力总是负面的，对人只有伤害性。其实，若把压力视为积极的、正面的，就可作为生命中的"激素"，让压力促使个人成长；若视为消极的、负面的，就会成为个人的"死敌"，令人喘不过气来。

我们经常说，压力就是动力。就像弹簧，你给它一定的压力，它才能蓄积势能，然后伸张得更长。对于人来说也是一样，我们在适当的压力下能够绷紧神经，更专注于目标，并投入更多的精力在这上面，所以能够比轻松状态下更快地完成任务、达成目标。

可是在生活中，不少人畏惧压力、逃避压力。其实他们忽略了压力也是一种动力。俗谚说"人无压力轻飘飘"、"人无压力不成材"。正视压力，与压力共处，是正确的选择。

加拿大医学教授赛勒博士曾说："压力是人生的燃料。"他告诉我们，压力具有两面，好的压力是人生的动力，而坏的动力却是人生的压力。不要认为压力只有不良影响，应多去开发压力的有利因素。适当的压力并非坏事，若压力调适得当，会转化为动力，不仅能减少疾病的发生，使自己活得更舒适、更有意义，还可驱使我们去挑战自己的能力，激发个人潜能。

现代人面对的常见"压力源"

人们早已习惯被称作"白领"、"精英"等，为了不愧对这一称号，人们便努力地工作，面对来自上司的压力，来自同事的挑战，来自客户的挑剔，甚至来自家庭内外的压力……直到有一天，脆弱的内心再也无法面对。

刘宇原本是山里的孩子，全家人省吃俭用供他上学读书，他凭着自己的勤奋刻苦，在教学条件极差的情况下考上了北京一所名牌大学。当他接到大学录取通知书时，不仅他们全家，整个乡村都为他感到骄傲、感到高兴。乡亲们激动得奔走相告，纷纷给他家送礼祝贺。

大学毕业后，刘宇进了北京一家大公司，成为家乡第一个走出大山的人。也许是刚到一个新的陌生的环境，也许是对自己的要求过高、过严，刘宇到公司已经两周了，从未好好睡过一天觉。每天晚上他都睁着眼东想西想，偶尔睡着一下也会做噩梦，吓出一身冷汗。他就这样一天天地熬着，一直熬得眼眶发黑、脸色发黄、精神委靡，和刚进公司时的他判若两人。

正是这种压力让刘宇陷入了危机。刘宇的生活发生了变化，正是这种变化成为了他的压力源。

我们感受到的压力指那些使人感到紧张的事件或环境刺激，比如有人说："我要参加考试，我觉得压力好大"，压力来自于快要考试这件事。

压力最初是一个物理学的概念和躯体的感受。我们的身体能够感受到的压力都是可见的，比如一件东西压在我们手上，通过分析我们能够清楚地知道这样的压力的来源、大小甚至怎么逃避重物的挤压。但是当我们面对心理压力，就没有这么简单。

导致心理压力的原因是复杂而多元化的，心理学家称这些具有威胁性或伤害性并因此带来压力感受的事件或环境称为压力源。生活中的压力源可能存在于人们自身，也可能存在于环境之中。

心理压力有一部分是由已经发生或即将发生的生活事件引起的。比如没有完成的任务、即将来临的面试、必须面对的冲突、突然换了工作，等等。如果我们能够分析自己压力的来源，那么调节起来就容易得多。

心理学家在研究中把造成压力的各种生活事件进行分析，提出了四种类型的压力源：

1. 躯体性压力源

躯体性压力源是指通过对人的躯体直接发生刺激作用而造成身心紧张状态的刺激物，

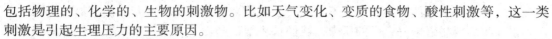

包括物理的、化学的、生物的刺激物。比如天气变化、变质的食物、酸性刺激等，这一类刺激是引起生理压力的主要原因。

2. 心理性压力源

心理性压力源是指来自人们头脑中的紧张性信息。比如内心的冲突、遭遇挫折、不切实际的期望，等等，心理性压力源直接来自人们的头脑中。

3. 社会性压力源

社会性压力源主要指造成个人生活方式上的变化，并要求人们对其做出调整和适应的情境与事件。社会性压力源包括个人生活中的变化，也包括社会生活中的重要事件。比如，突然更换工作人就会感受到压力。

4. 文化性压力源

文化性压力源最常见的是文化性迁移，即从一种语言环境或文化背景进入到另一种语言环境或文化背景中，使人面临全新的生活环境、陌生的风俗习惯和不同的生活方式，从而产生压力。若不改变原习惯适应新的变化，常常会出现不良的心理反应，甚至积郁成疾。

你可以仔细思考自己到底有哪些压力，它是来自工作、生活、交际还是其他方面，把让你感到困难的事情仔细写出来。然后为这些事情排一个序，哪些是你必须马上要解决的，哪些是可以稍微放缓一下的，从重点开始逐个一一击破。

生活中压力是自然的、不可避免的，但每个人感受到的压力程度不同。即使是同样的"应激源"，不同的人压力感也不同，这是因为每个人抵抗压力的能力有别。

你可以试试这些化解压力的办法：

1. 自我心理暗示

通过积极地自我心理暗示，如告诉自己"这些都不算什么，我可以轻松解决"，或者训练思维"游逛"，在头脑中想出自己在不同的场景，比如"蓝天白云下，我坐在平坦绿茵的草地上"，"我舒适地泡在浴缸里，听着优美的轻音乐"。这些积极的暗示都能在短时间内让你平复心情，获得一些轻松之感。

2. 自我激励

如果经常因为发生问题而谴责自己，我们便会常常感到一种负面的罪恶感，而这种罪恶感往往是压力的来源。相反的，我们应该试着用正面的方式告诉自己"做得好"、"你将难缠的局面控制得很好"、"即使我不时地失败，人们仍会喜欢我"、"犯错误并不意味着做人的失败"。慢慢地，正面的说法便会自动出现，同时也会增加我们的自信心，使我们提高适应压力的能力。

3. 用大哭来发泄

心理学家认为，大哭能缓解压力。一个对比试验可以证明这个结论：心理学家曾给一些成年人测验血压，然后按正常血压和高血压编成两组，分别询问他们是否偶尔哭泣。结果87%的血压正常的人都说他们偶尔有过哭泣，而那些高血压患者却大多数回答说从不流泪。由此看来，让人类情感抒发出来要比深深埋在心里有益得多。

4. 为压力寻找合理的解释

这个方法是在你明确压力来自什么方面以后采取的，目的是增强心理承受能力。比如说当你在繁重的工作中与同事产生纠纷，感觉到对方更增添了你的工作压力。这个时候你不妨想一想对方的处境，他可能最近面临着什么困境造成情绪不稳定，所以才与你的合作中产生了摩擦。找到了合理的解释，你就会觉得心里平和多了。

5. 寻求支持

当你觉得自己的心理压力过大，已经快超出承受范围的时候。可以适当地向亲戚、朋友、心理医生求助。倾诉可以缓解你的精神紧张，千万不要一个人硬撑。其实承认自己在一定时期软弱，然后通过外部有益的支持降低紧张、减弱不良的情绪反应是明智之举。

6. 写出被压抑的情绪

每天写下自己的感觉，能够帮助我们解除因为失业、婚姻问题、对朋友或家人生气，或者因忍受其他受创经验所造成的情绪压力。这个方法对无法说出问题与忧虑或者内心情绪反应的人特别有帮助。此外，这对那些不能立刻找到听众的人，也很有帮助著名的木桶理论："一只木桶能装多少水"不是取决于那块最长的木板，而是取决于最短的那块木板。正如我们要想管理好自己的压力，我们首先要清楚自己在哪一种情况下最容易感受到压力。

总而言之，压力是客观存在的，但是我们可以通过分析自己来找到引起压力的原因。你不可能减掉所有的压力，但是把压力放在沙漏里，让它一点一点地囤积，又一点一点地漏下，你的生活就能找到平衡，心情也能归于平静。

你能否抗住压力——压力自测评估

压力是一种常态，但不会与压力相处的人就会打破这种状态，而让自己的精神和身体陷入崩溃的边缘。如何与压力相处，关键是承受者的心态和耐力。

通过研究，心理学家已经很清楚地认识到，长期的压力在诱发疾病中扮演了重要角色。虽然压力带来的紧张感能够帮助人类躲过危机，促使肾上腺素流入肌肉，让我们行动灵敏，同时我们的感官也变得敏锐。可是在工作中，如果我们无法按期完成任务时就会心急火燎、手忙脚乱，为工作着急上火埋怨自己时，我们的警报系统就会亮起红灯——心跳加快、血压上升。如果这种紧张状态长时间的持续下去，我们的身体便会不可避免地发生问题。

实际上，精力自然衰退的中年人因过度操劳而引发身心衰竭更常见，但同样情况也可能出现在青年人身上。在美国佛罗里达州的劳德代尔堡曾有过一项民意调查，结果发现，年龄在25～39岁的工人，有近1/3因为工作而感觉心力交瘁。

现代社会的特殊病"过劳死"，这个概念最初来自20世纪七八十年代的日本，其突出特点是由于工作时间过长，劳动强度过重，心理压力加大，导致精疲力竭的亚健康状态。由于积重难返，突然引发身体潜藏的疾病急速恶化，救治不及而丧命。

心理学家说道："体检、化验查不出明显的病状，但自我感觉很累，工作时无精神，生活中缺少乐趣，而且常伴有抑郁、焦虑等情绪反应。"这是很多有工作压力的人共同的感觉。专家指出，这种状态会进一步发展为过劳，直至引起疾病或导致死亡。

2011年的4月，有一位女孩因过度劳累而与世界永远说再见了。她是一位刚走出校门不久的硕士，在城市里从事审计工作。她常常加班到深夜甚至凌晨，由于工作忙，即使得了重感冒也没有去治疗，仍坚持日夜加班，最终不幸诱发急性脑膜炎，医治无效不幸与世长辞。一个如花一般的生命就这样走到了尽头，她的离去引发了人们的深思，却很难改变现代人劳累的命运。在激烈竞争的职场，人们只能适应这样熬夜的生活。

越来越多的人被迫加入到亚健康的行列中。人才研究报告指出，我国目前有超过七成的知识分子都处于亚健康状态，如果知识分子不重视这一问题，不久的将来，这部分人中将有一半以上要患上肿瘤、心血管病、糖尿病和脂肪肝等疾病，而这些患病人中有一半将面临"过劳死"，只有1／10的人有望安享天年。

我国社会发展迅速，许多人感到压力的可怕，几乎每天都生活在各种事件的刺激中。同样一件事，在某些人眼里简直不足挂齿，而在另一些人看来却是天大的事，这正是因为每个人抵抗压力的能力不同。

你是否也在承受着巨大的压力呢？下面是一份测试，目的是评估压力的起因，你不必花太多时间去思索题目，只需尽可能快地作答。

1. 我的工作量多到无法愉快胜任。1（　）2（　）3（　）4（　）
2. 我常常因为工作困难到无法顺利完成。1（　）2（　）3（　）4（　）
3. 我受到的干扰很多。1（　）2（　）3（　）4（　）
4. 我无法确定自己在什么时间做什么事。1（　）2（　）3（　）4（　）
5. 我在一个时间里被分配多项任务。1（　）2（　）3（　）4（　）
6. 我对身边的人感觉到不满意。1（　）2（　）3（　）4（　）

7. 我常常为我的工作无法达到标准而担忧。1（　　）2（　　）3（　　）4（　　）

8. 危机的情况总是层出不穷。1（　　）2（　　）3（　　）4（　　）

9. 工作总是出现变化，而我事先不知道。1（　　）2（　　）3（　　）4（　　）

10. 工作结束时总是感觉很疲惫。1（　　）2（　　）3（　　）4（　　）

11. 我对工作有厌倦感。1（　　）2（　　）3（　　）4（　　）

12. 工作单调而简单。1（　　）2（　　）3（　　）4（　　）

13. 我对生活的环境感到厌烦。1（　　）2（　　）3（　　）4（　　）

14. 我感觉我的工作没有任何价值感。1（　　）2（　　）3（　　）4（　　）

15. 同事的关系剑拔弩张。1（　　）2（　　）3（　　）4（　　）

16. 周围的人很枯燥，没有幽默感。1（　　）2（　　）3（　　）4（　　）

17. 我的工作量不足以让我保持忙碌。1（　　）2（　　）3（　　）4（　　）

18. 我总是期望发生一些令人兴奋的事情。1（　　）2（　　）3（　　）4（　　）

19. 周围的人全都很讨厌。1（　　）2（　　）3（　　）4（　　）

20. 我的工作常常是机械而重复的。1（　　）2（　　）3（　　）4（　　）

评分

1：从未或不常；2：偶尔；3：经常；4：不断或几乎每次都是。前面10题的分数加起来得到你的P分，后10题的分数加起来得到你的T分，两项的得分侧重你工作的两方面，忙碌或是单调，而这二者可以勾勒出你工作中所承受的压力。

如果P和T分都低于23分：分数显示你的工作会很愉快，且不受压力苦恼，或者这些压力对你来说可以轻而易举地化解掉；

如果你的P分高于23分：和大多数人一样，你的工作有压力，这种压力不会让你感到难以承受；

当T分高于23分：你的工作倾向于枯燥乏味，而且你有可能感觉没有获得重用或者不满，希望自己会有更高的突破；

P和T分都（或者其中之一）高于29分：你目前可能觉得工作压力让你喘不过气来，这时你需要停下来思考怎么样面对自己的压力，因为你如果任压力发展下去，会伤害自己的身体。

通过这个测试，你可以对自己的压力状况做一个大体上的了解。如果你面对的压力超过了自身的承受能力，就要为自己拉响警报，学会主动卸掉压力。

平衡的心态是对抗压力的缓冲器

你的心态决定你怎样去看待事物，是把它看作动力还是看作压力。而你的承受力则决定了同样的状况下你能扛起压力前行，还是被它压垮，关键在于你能否保持心态的平衡。

随着社会竞争的加剧，人们生活和工作节奏加快，压力也日益渗透于其工作生活的方方面面。信息超载，新旧文化、价值观的冲突，下岗失业，环境污染，人际关系紧张等因素给他们造成强大的心理压力。

威尔斯是哈佛商科的毕业生，本来前途无量，但当他面临择业时却承受了过多的压力。威尔斯的父亲已经是一个成功的商人，经营着连锁大酒店，他的商业故事甚至被选入学生教材。这样的背景，大家都觉得会是威尔斯事业成功的动力。但威尔斯却陷入了巨大压力之中：哈佛的光环让他只能抛弃选择那些没什么名气的小公司，而成功的父亲此时在他看来成了不可逾越的大山，他觉得每个人都在拿他和父亲比较，然后得出他不成气候的结论。在自己的胡思乱想之下，他变得日渐消沉，甚至染上了毒瘾。

在很多人看来，威尔斯的所谓压力根本就没有什么。但身陷其中的威尔斯却被这些被别人看作动力的东西压倒。这其中的奥妙就是是否能够保持平衡。

这是因为，在各种不同的心理压力之间，会有一种"压力抵消"现象，这和我们通常理解的压力并不相同。

如果单纯表面地看，各种心理压力叠加在一起，人感受到的压力应该是各种压力之和，而人所承受的压力会更大。其实并不是这样的，如果能找到合适的叠加方法，会让自己得到平衡的心态，而更好对抗压力。所以，很多心理学家呼吁人们调节心理达到平衡的心态。

比如在工作上承受很大压力，这时去看一场同样会给人心理压力的、对抗激烈的篮球赛，工作的压力就会暂时被忽略，而我们并不会因为这种压力的叠加而感到难以承受，反而会因为情绪的宣泄而感到放松。完全没有心理压力的情况是不存在的。其实我们每个人都可以用一种压力缓解另一种压力，关键是要找到平衡的心态。

江玲被考研的重负压得喘不过气。想想考试的时间马上就要到了，自己还有很多知识点没有记住，她陷入了焦虑中。江玲一直在思考："已经花费了这么些时间和精力，万一考不上怎么办？为了考研已经错过找工作的最佳时间了……"就这样，江玲无法专心致志地看书，晚上躺在床上辗转反侧，不能成眠。

江玲感觉自己快要崩溃了，想找人倾诉自己的烦恼，可是周围的同学都忙着复习考研，没有心思听她倒苦水，江玲只好继续压抑着。直到有一天，江玲不顾一切地跑到操场，大声地哭起来。痛哭之后，江玲顿时觉得身心轻松。她突然想开了：只不过是考研，有什么大不了的呢？考上了继续学习喜欢的专业，考不上还可以节省两年时间直接参加工作。

想通之后，江玲擦擦眼泪，继续回教室看书了。令她惊奇的是，哭过之后，脑子清醒多了，学习效率也提高了。

的确，其实大哭一场对我们的压力是一种有效的释放，能够帮助我们促进心理平衡，让心境平静下来。

所以，当你感受压力太重无法承受了，不如先让自己放下来不去想，把注意力转到让你轻松快乐的事情上。等心态调整平和以后，就不会害怕你面前的压力了。可以选择例如短期旅游、爬山远眺、呼吸新鲜空气等活动，这些方式都能够开阔视野、增加精神活力。或者可以忙里偷闲听听音乐、伸展一下身体、唱唱歌、聊天逛街，也是消除疲劳、让紧张的神经得到松弛的有效方法和精神良药。

除此之外，我们还要学会正视现实，不要让自己追求完美。心理学家说道："面对一个无法改变的事实，最好的办法就是接受它。不管发生什么事情，哪怕是天大的事情，也要对自己说：'不要紧！'"记住，积极乐观的态度是解决任何问题和战胜任何困难的第一步。要知道风雨之后总会有彩虹，因为天不会总是阴的。自然界是这样，生活也是这样。

研究证明人过高的期望不能实现时，往往对身边的人充满敌意，对前途悲观失望。一个人的快乐，并非是它拥有的多，而是它计较的少。舍弃不一定是失去，而是另一种更广阔的拥有。世界上没有完美的人，我们每个人都会犯错误，所以做错了事一点都不要紧，犯了再大的错误也不要紧，只要认真地找出原因，积极地吸取教训，改了就好。

最后，心理学研究发现，如果一个人能够保持心情愉快，那么他的新陈代谢就会改善，而当一些负面情绪出现时，比如烦闷、懊恼、愤恨、焦虑、忧伤，就会打破心理平衡，进而很难承受住压力。因此，要经常保持愉快的心情，平衡自己的心态，培养坚强、乐观、开朗、幽默的性格，保持积极向上的生活态度。

总之，当遇到生活中不可避免的一些压力和不顺心的事，最好的处理方法就是以积极的心态去面对，让心态健康的自己能够为强大的压力缓冲，用平衡的心态去打造健康幸福的生活。

深度放松，让你的节奏慢下来

在快节奏的生存环境中，人们因工作或生活造成精神压力巨大的现象非常常见。如果

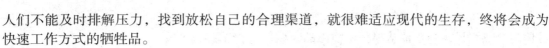

人们不能及时排解压力，找到放松自己的合理渠道，就很难适应现代的生存，终将会成为快速工作方式的牺牲品。

你感觉压力无法承受时，就选择让自己的节奏放缓，深度放松下来。一个人也许可以通过长跑来减轻压力，另一个人可能躺在自家的沙发上听音乐就可以减缓压力，而其他人可能更喜欢在院子里摆弄植物。这些属于各人的调节方法本身并不重要，重要的是，我们要让自己的节奏慢下来。

贺小林是一家保险公司业务员，5年的工作机会让她有着不错的收入，算是小有成功。可是已经步入"中产"的她，生活却毫无快乐可言。

"生活压力大！工作辛苦，生活无聊，交际累，件件事都有压力，每天下来疲惫不堪，逐渐对一切都失去了兴趣。"贺小林说，事实上，工作的压力让她感觉总有做不完的事，匆匆忙忙，感觉每件事完成的质量都不高，一向信心十足的她，甚至对自己的工作能力产生了怀疑。在感情上，她常常莫名其妙地跟男朋友陷入冷战状态，次数多了之后，双方几乎到了分手边缘，可是贺小林不知道要怎么缓解两个人的关系。

更让她感到无奈的是，繁忙的工作占用了她绝大部分的休息时间，已经很久没有跟知心好友联系，她觉得所有的朋友都抛弃了自己，所以心理上非常孤独。"明年我就31岁了，事业没进展，爱情不是我想象，年龄逐年增大，新人又层出不穷，自己连个主任都没混上，我就感到一阵阵恐慌。"贺小林说："每天一躺到床上，就不由自主地想到工作，我根本睡不着。这种感觉太痛苦了。"夜间长期失眠，早上没有动力起床，开始大量掉头发，经常是随手拿着的东西就不知道放哪儿了。

她时刻处在压力下，觉得自己身心要崩溃了。

像贺小林一样不懂放松自己的人并少数。心理学家告诉我们，要在压力下找到良好的生活方式。健康的生活方式要求我们要放松下来，因为人必须在紧张与放松之间寻求自己的平衡点，在工作中和生活之中也要做到有张有弛。

在一家外企工作的小李最近压力很大，到公司已经3年了，领导有意在他与另外一名同事之间选取一人做部门经理。恰巧这一段时间小李的业绩不是很好，有一个非常难"啃"的项目，这几个月他几乎拿出全部的下班时间来加班。

这一天，虽然已经到了下班时间，可是他手里的工作并没有做完，他对着电脑一直加班到晚上9点钟。他感觉自己由于强大的心理压力而停不下手中的任务，他决定要去健身房拉伸一下肌肉，他匆匆收拾东西来到健身房，上跑步机气喘吁吁地完成运动量，他原本以为高刺激的运动会让自己的心情更加烦躁，可是做完运动后他的心情竟然变得好了起来，这个意外的发现让小李感觉很舒畅。在接下来的一个月里，小李结束了一天的工作之后，就会来到健身房做一个小时的运动。

这些运动帮助他缓解了心理压力，小李回到家总会睡个好觉，连续几个月的疲劳也不再来困扰他了，因为他不再思考那些没完成的工作。没想到这一段的时间的夜间减压运动帮助他在白天的工作提高了效率，他发现那些任务并没有之前那么难做。就这样一个月以后，小李出色地完成了任务，得到了晋升。而和他同样面对升职的同事，却因为心理压力而患上了高血压。

有很多人都经历过类似的情况，当心理压力过大的时候就换一种方式来刺激自己，这些叠加后的压力反而会让自己放松下来。

适当进行自我放纵，还要选择一个适合自己的方式。如果在你工作中获得了某种奖励或者成功完成了一件自认为值得兴奋的事情，这时，你就可以给自己一点儿特殊的回报。为了帮助你选择最为适合的放纵方式，这里提供几种方式。

1. 回家之后泡个热水澡，或者休假的时候泡一次温泉

水本身就有清洁、净化的意思。历史上曾用水治疗疾病的情况，希腊医学之父希波克拉底就指出过大海有治疗的属性，建议饮酒前应用沸水沐浴。现代人泡温泉也许源于此。

水能够洗走一身的征尘，驱走人们心中的忧虑与压力。人们忙碌一天之后，晚上总是习惯洗个热水澡，当水流从喷头中喷出的时候，全身都感到舒畅。

如果你是一个有心的人，可以在水中放些鲜花，点上一些带香气的蜡烛，让香气借着水蒸气在室内弥散。此时，全身的肌肉和大脑迅速放松，心情马上变得愉悦起来，仿佛一切不愉快的事情都离你远去了。

2."越是疲劳，就越要参加运动"

此新理念正受到城市"高压一族"的追逐。因为适当的运动是健康的源泉，也是减轻压力的最佳方法。运动让人心情畅快，比枯坐着或是躺着更加健康，它是一种更主动的休息方式，可让人因压力而感觉疲惫的神经彻底放松。如运动有很多方式，可以利用上下班的时间走路，或是在工作期间做一做伸展动作，动作虽小，但对缓解压力非常有效。

3.定期进行按摩

一次按摩，能让你的身体放松、驱走疲劳。在现在社会中，按摩很常见，种类也比较多，其中有专门为面部准备的面部和头皮按摩，它可以激活位于前额和头顶的直觉与精神中心。当然，你可以根据自身的需要来选择适合的按摩方式。

定期按摩的效果最好。一周一次是比较理想的间隔，哪怕是一个月一次，也有提高能量的作用。

4.做一些没有思想压力的活动

平时的工作生活或多或少对我们都有不种程度的压力。到了周末，你就不要再让自己陷入这种紧张的状态之中了。最好是关掉手机，清理大脑，彻底关闭思维，让自己单纯地做些没有思想压力的事情。

你可以翻看一本杂志；窝在沙发里看泡沫剧；闭目聆听几着轻音乐；甚至是整个下午无所事事。

总之，只要你能在充满压力的世界中深度放松下来，就能让自己恢复平衡。所以，心理专家告诉我们要学会放松——让自己高压的身体恢复能量。

避免对自己"角色加载"

人们总是喜欢追逐一个又一个目标，在一个目标达成后，又会给自己设定了一个更高、更遥远的目标。追赶无法完成的任务成了现代人生活的重要内容。

美国有一位橄榄球俱乐部著名的教练回忆他年轻时争强好胜的性格时说，"任何事情都是战争，无论是打乒乓球还是谈话，我总是想赢。"他的好斗为他赢得许多世界冠军。然而，他同样期望赢得每一场与女友的争论，并常常将午餐时的闲聊变成火药味十足的竞争。后来，这种紧张不仅造成自己的不快乐，也使女友无法忍受而离开了他。"我终于意识到问题的严重性，生活并不永远是竞技场。"

的确，生活不是竞技场，我们要学会给自己卸载压力。人希望自己在事业上获得成功，这并无过错，一旦因为过分追求高目标而给自己造成无法化解的压力，便是对自己的伤害了，这在心理学上被称为"角色加载"。心理也有承受能力，就像汽车有核定的载重量。汽车拉的货物超过了核定载重量就会对车造成伤害，缩短了车辆的使用时间。而人如果对自己的承受能量"加载"就会破坏自己的健康。

一位著名心理学家卫朗文曾说："严格来讲，压力是一个选择结果。这句话的意思是说人所承受的压力是自己追逐而来的。

所以，不难发现，最大的压力往往会降临到最优秀的那个人头上——这些人总是敢于挑战最难的任务，不知疲倦，而且干劲十足。在他们的脑子里总是会出现一种想法——"我们应该……"

但是，这样的想法其实有一种自我的"角色加载"。因为这样的"应该"是我们给自己设定了一个目标，这个目标或许能够成功或许不能，有时候，这个"应该"的目标设定的过大过强，超出了我们的能力范围，这就有可能给我们带来过重的负担和压力。

张明是某高三学生，平时很聪明，成绩也很好。父亲从张明的身上看到了考上大学的希望，十分高兴。可是，他给孩子定下的目标，不是根据孩子的实际情况而定，而是希望孩子只报北大。尽管张明的成绩不错，可是想要考上北大还是有一定的差距的。听了父亲的目标计划，张明觉得自己的压力很大。

快要临近高考了，可是张明一点儿也打不起精神，他很害怕自己让父亲失望。越是这样想，就越是没办法集中精神复习。后来，开始出现失眠症状，在临近高考时，得了严重的神经衰弱症，连续几个月，整夜整夜睡不着觉。成绩如何，可想而知。

不仅是在学习的过程中，在日常的工作中，人们也常常给自己制订"超标准"的计划。这样的情况下，达不成原有的目标，我们就会承受很大的压力，也会因为没有取得预想的成绩而备受打击。时间长了，我们就会变得越来越悲观，越来越失望，到最后甚至不再相信自己的能力。

有人习惯把压力归结为外部因素，觉得人所受的压力是外部环境所给予和造成的。但是当你感觉自己已承受不了压力的时候检查一下自己，看看是否有累赘之物加重了你的负担，是不是自我强迫，自己给自己施加的压力。

其实人要尽量对自己的角色做"卸载"，工作和目标也要建立在现实的基础上，这样才有实现的可能性。但人们往往站得太高，看得太远，结果只能一路追逐。当生活在忙碌的状态下时，我们就会被压力压垮，而失去了生活的快乐。其实，不论你是什么职位，不论你的工作状态如何或是地位有多重要，你都需要把压力卸掉一点。

抵抗压力的九型人格

九型性格学是一个有2000多年历史的古老学问，它按照人们惯性的思维模式、情绪反应和行为习惯等性格特质，将人分为9种：完美主义者、给予者、实干者、浪漫主义者、观察者、怀疑论者、享乐主义者、领导者和调停者。其中每种人格都具有与其他人格截然不同的思考模式、性格特质和行为习惯。

而人的性格特点与抵抗压力的方法都可和九型人格对应起来。下面是九型人格的测试题，借此来了解我们自身与周围的人。在做九型人格测试题之前，你需要注意以下几点：

要凭第一感觉选择，不要过多权衡。可以在与你情况相符的题目旁做记号，记录相关题目后面的数字。答题结束后将相同的数字归为一类，看看有多少个1、多少个2、多少个3，然后找出数量最多的数字，对照答案，便能了解自己是九型人格中的哪一种。

1. 我很容易迷惑。
2. 我不想成为一个喜欢批评的人，但很难做到。
3. 我喜欢研究宇宙的道理、哲理。
4. 我很注意自己是否年轻，因为那是找乐子的本钱。
5. 我喜欢独立自主，一切都靠自己。
6. 当我有困难时，我会试着不让人知道。
7. 被人误解对我而言是一件十分痛苦的事。
8. 施与比接受会带给我更大的满足感。
9. 我常常设想最糟糕的结果而使自己陷入苦恼中。
10. 我常常试探或考验朋友、伴侣的忠诚。
11. 我看不起那些不像我一样坚强的人，有时我会用种种方式羞辱他们。
12. 身体上的舒适对我非常重要。
13. 我能触碰生活中的悲伤和不幸。
14. 别人不能完成他的分内事，会令我失望和愤怒。
15. 我时常拖延问题，不去解决。

16. 我喜欢戏剧性、多彩多姿的生活。

17. 我认为自己非常不完善。

18. 我对感官的需求特别强烈，喜欢美食、服装，纵情享乐。

19. 当别人请教我一些问题时，我会巨细无遗地分析得很清楚。

20. 我习惯推销自己，从不觉得难为情。

21. 有时我会放纵自己，做出僭越的事。

22. 无法帮助别人会让我觉得痛苦。

23. 我不喜欢人家问我广泛、笼统的问题。

24. 在某方面我有放纵的倾向（如食物、药物等）。

25. 我宁愿适应别人，包括我的伴侣，而不会反抗他们。

26. 我最不喜欢的一件事就是虚伪。

27. 我知错能改，但由于执着好强，周围的人还是感觉到压力。

28. 我常觉得很多事情都很好玩、很有趣，人生真是快乐。

29. 我有时很欣赏自己具有权威，有时却又优柔寡断，依赖别人。

30. 我习惯付出多于接受。

31. 面对威胁时，我要么变得焦虑，要么对抗迎面而来的危险。

32. 我通常是等别人来接近我，而不是我去接近他们。

33. 我喜欢当主角，希望得到大家的注意。

34. 别人批评我，我也不会回应和辩解，因为我不想发生争执与冲突。

35. 我有时期待别人的指导，有时却忽略别人的忠告径直去做我想做的事。

36. 我经常忘记自己的需要。

37. 在重大危机中，我通常能克服对自己的质疑和内心的焦虑。

38. 我是一个天生的推销员，说服别人对我来说是一件轻而易举的事。

39. 我不相信一个我一直都无法了解的人。

40. 我爱依惯例行事，不大喜欢改变。

41. 我很在乎家人，在家中表现得忠诚和包容。

42. 我被动而优柔寡断。

43. 我很有包容力，彬彬有礼，但跟他人的感情互动不深。

44. 我沉默寡言，好像不会关心别人似的。

45. 当沉浸在工作或我擅长的领域时，别人会觉得我冷酷无情。

46. 我常常保持警觉。

47. 我不喜欢对人尽义务的感觉。

48. 如果不能完美地表达，我宁愿不说。

49. 我的计划比我实际完成的还要多。

50. 我野心勃勃，喜欢挑战和登上高峰的体验。

51. 我倾向于独断专行并自己解决问题。

52. 我很多时候感到被遗弃。

53. 我常常表现得十分忧郁的样子，充满痛苦而且内向。

54. 初见陌生人时，我会表现得很冷漠、高傲。

55. 我的面部表情严肃而生硬。

56. 我很飘忽，常常不知自己下一步想要什么。

57. 我常对自己挑剔，期望不断改善自己的缺点，以成为一个完美的人。

58. 我经常怀疑那些总是很快乐的人。

59. 我做事有效率，也会找捷径，模仿力特强。

60. 我讲理，重实用。

61. 我有很强的创造力和想象力，喜欢将事情重新整合。

62. 我不要求得到很多的注意力。

63. 我喜欢每件事都井然有序，但别人会认为我过分执着。

64. 我渴望拥有完美的心灵伴侣。

65. 我常夸耀自己，对自己的能力十分自信。

66. 如果周遭的人行为太过分时，我准会让他难堪。

67. 我外向、精力充沛，喜欢不断追求成就，这使我的自我感觉良好。

68. 我是一位忠实的朋友和伙伴。

69. 我知道如何让别人喜欢我。

70. 我很少看到别人的功劳和好处。

71. 我很容易知道别人的功劳和好处。

72. 我嫉妒心强，喜欢跟别人比较。

73. 我对别人做的事总是不放心，批评一番后，自己会动手再做。

74. 别人会说我常戴着面具做人。

75. 有时我会激怒对方，引来莫名其妙的争吵，其实是想试探对方爱不爱我。

76. 我会极力保护我所爱的人。

77. 我常常刻意保持兴奋的情绪。

78. 我只喜欢与有趣的人为友，对一些寡言少语的人却懒得交往，即使他们看来很有深度。

79. 我常往外跑，四处帮助别人。

80. 有时我会讲求效率而牺牲完美和原则。

81. 我似乎不太懂得幽默，没有弹性。

82. 我待人热情而有耐心。

83. 在人群中我时常感到害羞和不安。

84. 我喜欢效率，讨厌拖泥带水。

85. 帮助别人达到快乐和成功是我重要的成就。

86. 付出时，别人若不欣然接纳，我会产生挫折感。

87. 我的肢体硬邦邦的，不习惯别人热情的付出。

88. 我对大部分的社交集会不太感兴趣，除非那是我熟识的和喜爱的人。

89. 很多时候我会有强烈的寂寞感。

90. 人们很乐意向我表白他们所遭遇的问题。

91. 我不但不会说甜言蜜语，而且别人会觉得我唠叨不停。

92. 我常担心自由被剥夺，因此不爱作承诺。

93. 我喜欢告诉别人我所做的事和所知的一切。

94. 我很容易认同别人所做的事和所知的一切。

95. 我要求光明正大，为此不惜与人发生冲突。

96. 我很有正义感，有时会支持不利的一方。

97. 我注重小节而效率不高。

98. 我感到沮丧和麻木多于愤怒。

99. 我不喜欢那些侵略性或过度情绪化的人。

100. 我非常情绪化，一天的喜怒哀乐多变。

101. 我不想让别人知道我的感受与想法，除非我告诉他们。

102. 我喜欢刺激和紧张的关系，而不是稳定和依赖的关系。

103. 我很少用心去听别人的心情，只喜欢说说俏皮话和笑话。

104. 我是循规蹈矩的人，秩序对我十分重要。

105. 我很难找到一种我真正感到被爱的关系。

106. 假如我想要结束一段关系，我不是直接告诉对方，而是激怒他，让他离开我。

107. 我温和平静，不自夸，不爱与人竞争。

108. 我有时善良可爱，有时又粗野暴躁，很难捉摸。

记录下你所得的数字：

"1"共有（　　）个，对应完美主义者。

"2"共有（　　）个，对应给予者。

"3"共有（　　）个，对应实干者。

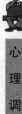
"4"共有（　　）个，对应浪漫者。

"5"共有（　　）个，对应观察者。

"6"共有（　　）个，对应怀疑论者。

"7"共有（　　）个，对应享乐主义者。

"8"共有（　　）个，对应领导者。

"9"共有（　　）个，对应和平者。

在很大程度上，我们的性格左右了我们对事物的看法，更多时候我们是在透过自己的基本假设来看环境的。通过九型人格，便会获知自我的性格类型，从而找到自己的压力来源和应对的方法。

1号性格的人追求完美，关注焦点自然落在了错误及需要纠正改善的地方。1号性格的人很难忍受错误，他们在自己犯错误、受到批评时会感到压力。

如果你是1号，那么你就要尝试接受和包容自己的不完美，多放松自己。尽量不要以自己的标准要求别人，不要吹毛求疵，要学会包容。

2号性格的人喜欢帮助别人，以助人为乐来实现自我的价值，2号的关注点自然落在了别人的需要上。所以当他们长期压抑自己的需求，感到自己不被人需要时会承受很大的压力。

如果你是2号，就要学会主动告诉别人自己需要什么，而不是要求别人善解人意。人人都需要关爱，当别人关心你的时候，要懂得接受。除此之外，在面对工作方面当面对压力时，会静下来思考解决的办法。

3号性格的人渴望成功，希望得到别人的认可与赞美，关注焦点自然落在了如何获得别人的认可上。当3号性格的人无所事事，没有获得自己想要的成就时会感到压力很大。

如果你是3号，就要明白名利只是成功的象征，不是人生的全部；要明白自己的力量有限，而失败不是世界末日。同时还应及时反省，脚踏实地走好每一步，不要总是企图寻找捷径。

4号性格的人注重自我的感觉，渴望浪漫。4号的神经极其敏感，情绪波动很大，易走极端，自我折磨并折磨周围的人。4号孤僻、尖锐的个性往往会造成他们在人际关系上的困扰。

如果你是4号，不妨尝试放开自我，不要仅仅关注眼前的负面因素。在日常生活中有意识地培养自己多样的兴趣，结交各种朋友，除此之外还可以通过运动来调节心情。

5号性格的人注重知识的积累，对自己的生命空间有一份贪婪的渴求。关注焦点落在了如何获得更多的知识及有更多时间独处上。5号喜欢做自己感兴趣的事情，不管有没有人支持。他们很理性，不容易动感情，这种特质使得他们即使在重压之下，仍然能保持冷静的头脑和清晰的思维。不过有的时候，过于理性的5号常常会给人冷酷、冷漠的感觉。孤僻、自闭的个性，有时会将5号置于孤立无援的境地。

如果你是5号，平日里最好多参加一些鼓励表达自己的活动，多多接触他人和努力投入情感，让你身边的人知道你跟他们是同一战线，你支持他们的目标，你愿意帮助他们。

6号性格的人认为安全第一，他们渴望稳定，认定这个世界危机四伏，必须防患于未然才能安然地生活，关注焦点便自然落在了潜在的风险与问题。由于极端没有安全感，所以6号的神经总是过分紧张。对危机的恐惧过于强烈，有时候让6号产生逃避心理。他们做人循规蹈矩，不允许自己的言行有偏差，也不喜欢人家不遵守规则。他们做人太过谨慎，有时会过分敏感，这很容易让周围人产生莫名的压力，不敢与6号太过接近。

如果你是6号，要注意不要让怀疑阻碍了自己与他人的交往，不要总是与他人划清界限，不要总是询问他人的立场，试着相信别人，用平和的心态看待这个世界。

7号性格的人天生乐观，向往自由、渴望快乐，是天生的乐天派，反应敏捷，关注焦点自然落在了如何拥有更多的快乐体验与更多的选择、更多有新意的想法上。被限制约束时，或周围环境太沉闷时，无法自由活动不得已面对沉闷时，不得已面对恐惧与痛苦时，7号性格的人可能会觉得有压力，可能会用行为逃避或思想逃避的方式来应对。

如果你是7号，就要明白成长过程也有沉闷的时候，这是人生的一部分。生活中应加强自律，完成一件事再开始另一件事。不要小看那些比自己差的人，或自以为比一些不够活跃的人强，要学会接受批评，注意改正自己的弱点。

8号性格的人习惯伸张正义、主持公道，注意力焦点便自然落在了掌控及权力上。被别人控制或者自己无法完全做主时就感受到压力。8号有时候为了达到目标，会因为不计后果而付出代价。此外，8号在压力大的时候脾气会很暴躁，也很容易得罪人。

如果你是8号，在发脾气之前，先在心里倒数10秒让自己平静下来。与人相处时，要努力发现他人行为的逻辑性和正确性，允许他人持有不同的观点。出现问题时，不要总是从外界寻找问题的根源，学会从自己身上找原因。

9号在感受压力很大又被大声命令时会用眼睛瞪住对方，不出声。9号性格的人渴望和谐、爱好和平，喜欢与周围的人和睦相处，关注焦点便自然落在了如何与人保持良好的关系上。

如果你是9号，注意不要让举棋不定的困惑取代自己的真实感觉和愿望。要一心一意地完成任务，不要被其他事情分心。多尝试从自己的立场上考虑问题，保留自己的意见并把它说出来。当负面情绪出现的时候，不要把注意力转移到不必要的替代品上，要积极地面对它。

以上便是九型人格的压力来源分析以及心理调节的方法。最后，需要注意的是，数字最多的只是你的主要性格，除此以外还要参照其他较多数字所对应的人格类型，以便获得更详细、更准确的信息。

第十章

怒火最易烧伤自己，用"冷静"为心降温

——控制愤怒的心理调节术

情绪难驾驭，总统也曾当众踹门而出

网络上曾流传过这样一段画面：美国总统奥巴马在一个公共场所讲完话后愤怒地踹门而去。这一段视频资料很快传遍网络，大家都感到好奇，奥巴马踹门是怎么回事？总统也有难以控制的愤怒吗？

其实，这段视频是一位国外网友通过剪辑制作而成，但是这段视频仍然被人们津津乐道，引发了人们对"总统踹门而出"的议论和猜想。

为什么如此拙劣的剪辑却让人们"上当"呢？除了剪辑之外，还在于人们相信每个人都很难控制自己的愤怒爆发。这个事件表现出这样一种现象——愤怒是最难驾驭的情绪之一。

每个人都会有愤怒的情绪，也都会关注愤怒的问题。有些人需要别人帮助，以免怒火失控；有些人需要别人帮助自己释放掩藏起来的怒火；有些人把因为某人而生的愤怒迁怒于无辜的人，也有些人将怒火发泄到自己身上。这些都是人们在愤怒时的表现。

愤怒是当人对客观现实的某些方面不满，或者个人的意愿一再受到阻碍时产生的情绪。比如：人的需要得不到满足、遭到失败、遇到不平、个人自由受限制、言论遭人反对、无端受人侮辱、隐私被人揭穿、上当受骗等多种情形下人都会产生愤怒情绪，愤怒的程度会因诱发原因和个人气质不同而有不满、生气、愤怒、恼怒、大怒、暴怒等不同层次。

但是愤怒本身并不是邪恶的，甚至我们离不开愤怒的情绪。生活中，愤怒无处不在：情侣间吵架拌嘴，员工对老板的抱怨指责，孩子顶撞父母或者父母责骂孩子，甚至，下班路上的拥堵也能让我们坐在车里一边狂按喇叭一边破口大骂，这些都是我们会经历到的。

从以下情境中你可以见到很多常见的愤怒，甚至会找到自己的影子：

每次回父母家吃饭，总要担心他们会在什么事情上对你指手画脚：你的发型，你的衣着，你工作不够努力，你应该尽快结婚然后要个孩子……你表面上满口答应，心里却早已经是大大的不爽了。

你的女朋友样样都好，除了她那爱迟到的臭毛病。每次约好了时间，你总是习惯提前

半个小时到达，然后就开始望眼欲穿地等，不知道半个小时还是一个小时之后，她才能踩着优雅的步子款款走来。每次这样的等待都会让人心生愤怒，都会让你在约会中迟迟进入不了状态。

一个原本要休息的周末，你赶去公司加班，出门前给老公布置了几项"作业"：攒了一周的衣服要分批塞进洗衣机里；冰箱空了，该去超市采购下周的口粮；笔记本染了病毒几近瘫痪，抽空检查一下……到了晚上，你拖着一身疲惫进门，却发现脏衣服还堆在那里，冰箱里依然什么都没有，电脑甚至无法开机。于是，你情不自禁地开始生气。

在愤怒情绪的调动下，人体进入一种战争状态。即便一件很小的事情也可以引发巨大的怒火。

比如你与朋友约好了要在晚上见面。如果你是非常准时到了约会地点，可是你的朋友到了半夜时候都没有出现，而且连一个电话都没有打过来，你打电话去询问却无人接听，等等。

可见，愤怒是一种人人都会有的情绪，它普遍存在人与人的交往之中，可以说有人际交往，就会发生不同的价值观与做事方法的冲突。因此，每一个人都不可能避免愤怒，我们也无法避免冲突，除非我们只生活在家里，不与任何人接触。

但是，愤怒对我们是有害的，愤怒不仅破坏我们在别人心中的形象，还会影响身体的健康。心理学家研究发现，人生气（10分钟）会耗费大量精力，其程度不亚于参加一次3000米赛跑。

愤怒情绪会对人的身体造成很大危害，生气时的生理反应十分剧烈，分泌物比任何情绪的都复杂、更具毒性。美国生理学家爱尔马把人们在悲痛、悔恨、生气或心平气和时呼出的气体分别收集起来，做对比实验。他把心平气和时呼出的气体放入特殊液体中沉淀后，则溶液清澈透明，悲痛时呼出的气体沉淀后呈白色，悔恨时呼出的气体沉淀后则为蛋白色，而生气时呼出的气体沉淀后为紫色。把紫色液体注入小白鼠身体，几分钟后，小白鼠死了。

震惊于实验结果的同时，我们更要清楚，我们每一个人面对生活中的各种困惑、烦忧，都应该学会宽容、学会理解、学会忍让、避免愤怒，牢记"气大伤身"，用宁静博爱的心态，对待世事是非，烦恼自会远离。哲人说：生气，其实就是拿别人的错误来惩罚自己。

不错，何必为别人背沉重的情绪包袱，何必为别人犯下的错误承担责任，其实，人只要肯换个想法，调整一下态度，或者移转一下视角，就能让自己有新的心境。只要我们肯稍作改变，就能抛开坏心情，迎接新的处境。

虽然愤怒人人都有，而且难以控制，但是如果让愤怒过度，那么不仅会"烧坏"自己的健康和生活，也会影响周围的环境。

愤怒是情绪的自然流露

愤怒是一种正常的生理反应，是每一个人都会有的正常情绪，它的本身并不邪恶。一个人在前一分钟可能还觉得桌子上摆着的盆栽很漂亮，但是下一分钟可能就会觉得它突兀又难看，原因可能就是他想起一件让自己生气的事，这种现象在我们的生活中十分普遍。

其实，愤怒是我们情绪的自然流露，无论你是否喜欢，它都与人绑在一起，伴随我们每一个人的一生。密歇根大学的心理学家布莱德·布施曼认为："虽然大家都知道表达愤怒常常会逐渐升级并导致更为过激的行动，但明知有害还要表达出来。"

愤怒是我们对现实的反映，所以这种情绪反应带有很强烈的个人色彩。

不会生气的人是麻木的，他的心情就像一滩死水。我们要知道我们是有权利愤怒的。愤怒，是自我肯定的表示。如果一个人从来不敢愤怒，就会失去表达自己想法和需要的勇气。最后要么形成抑郁情绪，要么愤怒积累超过极限而突然爆发。

所以，愤怒是自然的情绪表达，而真正危险的是那些由愤怒转化成的行动。对此，托尔斯泰曾经说过："愤怒对别人有害，但愤怒时受害最深者乃是本人。"

为了探究愤怒产生的缘由，心理学家对人在愤怒时的心理做了下面的分析：

1. 自以为是

当我们对某件事感到愤怒时，容易坚信自己是站在正义的一方——而别人则是错得离谱。在此种情况下，你不妨先问一问自己，事实真是如此吗？如果我们仍旧深信不疑，继之选择了表示自己的愤怒，如此一来，你表现的极可能就是一副得理不饶人、气焰高涨的样子。

如果你有一丝一毫这种感觉，那么原因可能是你太看重自己了，抑或将他人的所作所为均看成和自己有利害关系，而非仅是他人的因素。

2. 自尊受损

如果我们觉得自尊心受损，我们可能就会把事情看得过于个人化，认为他人的行为均是针对你的攻击或侮辱，即使他们并未存心如此。

当我们有着上面这两种情况时，我们就可能无法控制情绪，感受到强烈的愤怒。

其实，愤怒是一种很正常的情绪，它本身不是什么问题，但如何表达愤怒则是个问题。有效地表达愤怒会提高我们的自尊感，使我们在自己的生存受到威胁的时候能勇敢地保护自己。

然而，脾气暴躁、经常发火，不仅是强化诱发心脏病的致病因素，而且会增加患其他病的可能性，它被心理学家称为一种典型的慢性自杀。因此为了确保自己的身心健康，必须做好心理调节，自己克服爱发脾气的坏毛病。

虽然情绪难以控制，但是正是由于这一点，那些懂得克制的人才会受人尊敬，也会容易获得成功。

有一次，有位管理员为了显示他对富兰克林一个人在排版间工作的不满，把屋里的蜡烛全部收了起来。这种情况一连发生了好几次。有一天，富兰克林到库房里赶排一篇准备发表的稿子，却怎么也找不到蜡烛了。

富兰克林知道是那个人干的，他忍不住跳起来，奔向地下室，去找那个管理员。当他到那儿时，发现管理员正忙着烧锅炉，同时一面吹着口哨，仿佛什么事情也没发生。

富兰克林抑制不住愤怒，对着管理员就破口大骂，一直骂了足有5分钟，他实在想不出什么骂人的语句了，只好停了下来。这时，管理员转过头来，脸上露出开朗的微笑，并以一种充满镇静与自制的声调说："呀，你今天有些激动，是吗？"

他的话就像一把锐利的短剑，一下子刺进了富兰克林的心里。

富兰克林的做法不但没有为自己挽回面子，反而增加了他的羞辱。他开始反省自己，认识到了自己的错误。

富兰克林知道，只有向那个人道歉，内心才能平静。他下定决心，来到地下室，把那位管理员叫到门边，说："我回来为我的行为向你道歉，如果你愿意接受的话。"

管理员笑了，说："你不用向我道歉，没有别人听见你刚才说的话，我不会把它说出去的，我们就把它忘了吧。"

这段话对富兰克林的影响更甚于他先前所说的话。他向管理员走去，抓住他的手，使劲握了握。他明白，自己不是用手和他握手，而是用心和他握手。

在走回库房的路上，富兰克林的心情十分愉快，因为他鼓足了勇气，化解了自己做错的事。

从此以后，富兰克林下定了决心，以后绝不再失去自制，因为凡事以愤怒开始，必以耻辱告终。你一旦失去自制之后，另一个人——不管是一名目不识丁的管理员，还是有教养的绅士，都能轻易地将你打败。

在找回自制之后，富兰克林身上也很快发生了显著的变化，他的笔开始发挥更大的力量，他的话也更有分量，并且结交了许多朋友。这件事成为富兰克林一生当中最重要的一个转折点。

成功后的富兰克林回忆说："一个人除非先控制自己，否则他将无法成功。"一个人的弱点总是在发脾气的过程中暴露出来的，它往往成为崩溃的前兆。谋略和战斗力也会在愤怒的情绪中消散，所以永远保持客观与冷静的态度至关重要。

事实上，情绪流露是自然的，但是学会克制自己的情绪而不是表达出来的人，更容易获得成功。学会舒缓愤怒，也是一个人高情商的表现。养身贵在戒怒，戒怒就是养怡身心，尽量做到不生气、少生气、性情开朗、心胸开阔、宽厚待人、谦虚处世，这样不仅有益于身心健康，也利于提高自己的道德修养和思想水平，于人于己都有益。

有的愤怒是爱的"假面"

从小到大我们被一再告知发怒是不对的，那些直接或者间接的生活经验也让我们意识到愤怒的"破坏力"有多大——你有可能在冲动间失去朋友、得罪亲人或者丢掉工作。

所以，我们倾向于把愤怒看作是一种野蛮的、消极的情绪，但是心理学家研究发现愤怒也有积极的作用。所以，有人说有的愤怒是爱的"假面"。

的确，有的愤怒是一种"建设"的情绪，能够为我们带来积极的意义，只是它还戴着不理性的"面具"而已。愤怒爆发时，如果怀有恶意或敌意，那么它造成的结果也很可能是破坏性的。但是，如果能够从愤怒中找到改变自己的力量，就很可能带来建设性的结果。比如下面这个故事：

乔治·罗纳在二战期间被迫逃往瑞典，之前他曾在维也纳当过很多年的律师，人生阅历和生活阅历都很丰富。到了瑞典，他已身无分文，他必须找一份工作养活自己。

他学过好几种外语，既能说又能写，因而他想到一家进出口公司找份秘书工作。他给很多公司写信，说了自己的想法，绝大多数公司回信告诉他，现在处于战争时期，他们不需要这类职员，不过他们已把他的名字存入档案。

其中有一封回信这样写道："你对我生意的了解完全错误，你既错又笨，我根本不需要任何替我写信的秘书。即使需要，我也不会请你，因为你甚至连瑞典文都写不好，信里全是错字。"

乔治·罗纳读完这封信后怒火中烧，他简直要疯了。这个人也太讨厌了，自己的瑞典文写得狗屁不通、错误百出，还有资格指责别人，太狂妄了。于是他也写了一封信，想气气那个讨厌的家伙。

他转念又想：等一等，我怎么知道这个人说的不对呢？我学过瑞典文，可是它不是我的母语，或许我真犯了很多我不知道的错误。如果这样的话，我想找到一份工作，就必须努力学习。这个人可能帮了我一个大忙，尽管他本意并非如此。他用这种难听的话表达意见，或许有他的道理，我应该写封信感谢他一番。于是，他写了一封感谢信。

后来，由于他的诚恳和理性地表达意见，他竟然被这家公司聘用了。

所以，愤怒是无害的，关键在于你如何表达自己的愤怒情绪。如果你能够理性地看待让你愤怒的人和事，你就会发现，这些愤怒是爱的"假面"。

的确，一个不开心的人更有可能只意识到了自己的错误，一个愤怒的人却会积极地改正错误。我们应该提醒你的是，只要意图是正确的，即使可怕的、危险的情绪也可以发挥积极的作用。

愤怒也可能会带来破坏性的结果，比如因为生气而开始吸烟、饮酒、赌博、暴饮暴食、冲动性地购物、砸东西、实施暴力，就只能带来破坏性的结果。可是每当我们感到愤怒的时候，就去激励自己，利用自己的愤怒情绪等，那么这些愤怒情绪就会带来生产性的结果。所以，心理学家归纳了愤怒"爱"的一面：

1. 愤怒是一种动力
你有时会听人们说他们能把愤怒转化为正面的力量，把它作为动力来使用。事实上愤怒本身就是一种积极的、强大的推动力。研究表明，当我们面对艰难险阻时，愤怒能够促使我们更快地达成目标。

愤怒时，肾上腺分泌出皮质醇（氢化可的松）、肾上腺素，所以大脑处于高度警觉状态。杜克大学医学中心的威廉姆斯教授指出："愤怒造成了典型紧张"，而这种紧张会激发人体的潜能。

所以，当我们使用正确的积极的愤怒时，你会感到自己充满了力量，会让自己自信起来。

2. 愤怒可以有益于人际关系

经过研究表明，亲密的人之间隐藏愤怒是有害的。当你隐藏了愤怒，你的同伴不知道他们做错了什么，并且会继续这样做，所以，隐藏愤怒对你们的关系没有任何好处。

如果你认为发怒的理由合理，并且你的目的在于找到一个解决方法而不仅仅是为了发泄，那么表达愤怒确实会有益于你与周围人的关系，让对方了解你的不满，这样就会增进彼此的感情。

3. 愤怒能够让我们看清自己

我们在愤怒时可以清晰地认识自己。研究调查了人们认为愤怒能让他们清醒地认识自己和自己犯过的错误。但是要建立在我们能意识到什么时候生气以及生气的原因。

4. 愤怒是一种谈判的策略

当你想得到某样东西时，愤怒可能是一种合理的手段。一项研究表明，相比于那些温和的人，谈判双方对愤怒的人有很少的要求并做出了很大程度的妥协。

如果你显得强势，而另一方较为弱势，愤怒可能会在合理的情况下发挥最大的作用。

总之，如果你很容易发怒的话，那么就说明你可能有一些还难以解决的问题压在心头。你就需要找出这些问题，然后设法摆脱它们，继续前进。有人说，生气是拿别人的错误惩罚自己。真正聪明的人，学会从他人的怒火中取得温暖，而不是顺着自己的怒气燃烧自己。

所以，愤怒也能被我们所用，因为能够自我控制是人与动物的最大区别之一。只要懂得克制，脾气这匹烈马就会被紧紧牵住，无法脱缰招惹是非，反而会成为我们的"情绪帮手"。如果我们能够正确地看待愤怒的情绪，摘掉愤怒的"假面"，我们就会发现愤怒可以为我们所用。

错误的"心理投射"引起愤怒

投射作用，是指个体依据其需要、情绪的主观指向，将自己的特征转移到他人身上的现象。比如，在认识和评价别人的时候，我们常常免不了要受自身特点的影响，我们总会不由自主地以自己的想法去推测别人的想法，觉得既然我们这么想，别人肯定也这么想。

而心理学家认为：错误的心理投射，也会引起人的愤怒。

小樱樱今年才10岁，可大家都说她"人小脾气大"，因为小樱樱动不动就爱发脾气。只要稍有不顺心的事，她就很难控制自己的情绪，总要拿哪个人或哪件东西来出出气。她上课迟到受批评，回家后冲妈妈出气，怪妈妈没有早一点儿叫她起床；在学校值日时打扫卫生，地扫得不干净，她怪扫帚破了不好扫，因此拿扫帚发脾气；考试成绩不理想，她生老师的气，说老师出题太怪、太难、太偏，弄得她做不出来；走路摔跤她还生路的气，怪路坑坑洼洼不平坦……

总而言之，小樱樱就是喜欢发脾气。而且，小樱樱发脾气还有个特点，那就是怪别人不好，怪东西不中用，因而总要骂人、摔东西，把他们当成"出气筒"。比如，考试不理想，小樱樱会气得把试卷撕得粉碎；和爸爸妈妈发脾气，樱樱还会摔碗、摔杯子，甚至字写不好她也要摔铅笔、扔本子，为此班上同学给她取了外号——"脾气大王"。

无论父母还是老师询问她，她都很难说清楚为什么生气。

不难发现，她对外界的人和事的要求非常高，如若没有达到标准，她就会生气。的确，人们期望别人能做到尽善尽美，所以我们不愿意看到对方犯错。

这是因为，有时我们感到愤怒是因为我们在"审判"别人，比如我们设立了一些幻想或过高的标准，并以这些标准衡量别人的做法。但是我们不在乎对方是否知道我们对他所指定的这些标准，所以当对方没有达到我们的预期，我们就会因此产生愤怒情绪，这就是错误的心理投射。

在有一位得道高人曾在山中生活三十年之久，他平静淡泊，兴趣高雅，不但喜欢参禅悟道，而且也喜爱花草树木，尤其喜爱兰花。他的家中前庭后院栽满了各种各样的兰花，这些兰花来自四面八方，全是年复一年地积聚所得。大家都说，兰花就是高人的命根子。

这天高人有事要下山去，临行前当然忘不了嘱托弟子照看他的兰花。弟子也乐得其事，上午他一盆一盆地认认真真浇水，等到最后轮到那盆兰花中的珍品——君子兰了，弟子更加小心翼翼了，这可是师父的最爱啊！他也许浇了一上午有些累了，越是小心翼翼，手就越不听使唤，水壶滑下来砸在了花盆上，连花盆架也碰倒了，整盆兰花都摔在了地上。这回可把弟子给吓坏了，愣在那里不知该怎么办才好，心想：师父回来看到这番景象，肯定会大发雷霆！他越想越害怕。

下午师父回来了，他知道了这件事后一点儿也没生气，而是平心静气地对弟子说了一句话："我并不是为了生气才种兰花的。"

弟子听了这句话，不仅放心了，也明白了。

师傅没有愤怒，他没有你没做好你就错了这样的标准，也不会将这个标准投射在别人身上。

的确，不管面对谁，我们都要制怒，在脉搏加快跳动之前，告诉自己，我不会将我的标准投射给你，这样就能凭借理智的伟力平静自己。

想一想，如果惹你生气的人犯了错误，是由于某种他们不可控的原因，我们为什么还要愤怒呢？如果我们还是将自己的观点投射给他，却无法改变事实，那么不是庸人自扰吗？

我们看到了这一点，我们就会更理性，更能辨明是非黑白。对于犯错的人或者不符合我们标准的人，我们只应该去理解并帮助他们，而不是大发雷霆。

找到愤怒的"发源地"

有人这样说：如果你愤怒，就说明你遇到了麻烦，或者出现了问题；但也有人说：只要愤怒是事出有因的，就不会有什么问题。其实，愤怒情绪有着刺激的原因。

比如当你正在安静思考的时候，一声紧急的刹车声就有可能让你心生怒火；但是换成另外一个人，他的情绪可能就不受这种外界的干扰，还是专注在思考中。

如果遇到这种情况，你会不会生气？为什么会这样呢？其实愤怒并不是无中生有，而是需要某些条件，只有条件成熟时才会引起不满情绪，其实愤怒是有着"发源地"的。

如果我们学会利用这种信号找到愤怒的发源地，就可以在源头上调节我们的情绪。比如不同的人会有不一样的愤怒点，每一个人在愤怒时受到的刺激都是不同的。

下面是一些常见的原因，这些原因都有可能引起一个人的愤怒：

（1）行为受到妨碍。

路边的人对公园里踢足球的孩子喊道："你们都快点回家吧，不要再踢球了，吵得邻居都没办法睡觉。"

（2）遇到无礼或者不当的要求。

比如你的老板对你说："你身为一个下属，给领导倒一杯咖啡是应该的吧？"你是一个工程师，而不是他的秘书。

（3）被人侮辱、无视。

被人侮辱，很容易引起情绪的失控。比如一对夫妻吵架，妻子喊道："赚的钱连一辆汽车都买不起，你还算是男人吗？"

（4）受到不公平的待遇。

比如在学校，老师说："这次，我就选择班干部参加这次旅游活动吧，其他学生要努力成为班干部。"

（5）对人不礼貌。

在街上或者商场里面发生争执，有人会吵架："喂！你和我都是人！不要以为你如何如何就了不起！"或者在饭店等场所受到服务人员的不礼貌对待都会引起人的愤怒。

（6）人与人之间的背叛。

比如商业伙伴之间的商业背叛和欺诈行为，或者恋人之间说道："在你不在的这段时间，我爱上了别人。"

（7）不遵守约定。

比如本来朋友从你这儿借的钱要归还，可是当你讨要的时候他说："这个月我手头比较紧，上次借你的那些钱我下个月再还你吧。"而你现在也没有钱花，这时就会引起愤怒。

（8）没有责任心。

本来应该同事做的任务，可是他因为出去玩就一股脑地推给你，还对你说："我有点急事，你帮我完成这些任务吧。"

（9）当你朝着既定目标前进，却可能由于某人的行为而受到阻碍时。

（10）当我们着实受到严重伤害，但为了掩饰自己的脆弱，于是代之以愤怒，以求自卫。

（11）当某种情境或某人的行为勾起我们昔日某种不堪的回忆时。

（12）当我们觉得自己的权利受到剥夺或遭到某人误解时。

（13）当我们受到惊吓或处事不当时，自己生自己的气。

除了这些，还有一些原因也可能引起你的情绪，比如说谎、轻率或浅薄的举动、破坏物品等，而这些原因在表现出来时有语言上的刺激与身体动作的刺激，比如威胁、谴责、责怪、抱怨；也有非语言上的刺激，比如抱起双臂、冷笑、无视、固执、甚至沉默等。

上述的例子都是可能会引起愤怒情绪的外来刺激。而如果想要在愤怒的发源地控制愤怒情绪，就需要了解自己会因为什么而愤怒。了解惹自己生气的刺激都有哪些、生气时的反应，等等情况。这就是控制愤怒的第一步。只要留意愤怒爆发的原因，就能有针对性地帮助自己控制愤怒。

用理智拆除"情绪炸弹"

很多汽车都有很敏感的控制系统，有的还设置了自动报警系统，这些设计可以让车主避免很多危险。但是如果车主无视这些警报，而是继续驾驶的话会怎么样呢？也许整辆汽车都会报废掉，或者出现安全事故。同理，愤怒也会给人的安全系统造成破坏，但是这种破坏都是我们在不理智的情况下发生的。

所以，避免愤怒带来不可挽回的后果，我们要学会用理智拆除"情绪炸弹"。否则，任由愤怒"爆炸"，我们可能会因为一件小事而付出巨大的代价。

生活中，将许多人击垮的有时并不是那些看似灭顶之灾的挑战，而是一些微不足道的、鸡毛蒜皮的小事。

愤怒是一种普遍的情绪，每个人都会愤怒。对于愤怒，不同的人有不同的处理办法。有的人很容易激怒，一触即发；有的人永远一副受气包的模样，实际上是把愤怒压在心底；有的人在这里受了气，却到别处发；有的人明明是自己错了，却先对他人发火，转嫁责任，这些都不是应对愤怒的好方法。如果你不能找到健康的方法来承认你的愤怒、表达你的愤怒，怒火将会为自己找到不正当、不健康的甚至产生反作用的发泄渠道。

制怒的智慧来自于理智。理智可以为思考提供空间，因为愤怒的时候情绪变得冲动，思考的空间就少了，所以我们要借助理智的力量。举例来说，如果有个朋友答应你，要在星期一之前打电话给你，让你知道她是否能够帮你处理宴会事宜，但现在已经星期三了，而她依然没打电话过来——假使如此让你感到义愤填膺，不要认为她一点儿都不尊重你，也许她只是临时有其他事耽搁了，所以无法打电话给你。纵使这样并不能让愤怒消失无踪，但起码可以将它导向正确的方向。

所以，在怒火中烧时我们要冷静下来。一定要劝自己回头想想自己为什么与人发生冲突，是不是自己太冲动？这样，头脑就会较为冷静、较为理智，看问题就会比较乐观，从而避免做出过激的举动和后悔莫及的蠢事。

哈佛教授詹纳斯·科尔耐说："我把人在控制情感上的软弱无力称为奴役。因为一个人为情感所支配，行为便没有自主之权，而受命运的宰割。"每个人在生活中都会遇到不合自己心意的事，这时候如果不保持冷静，不克制自己的冲动行为，就会为此付出代价。

遇到不开心的事，要去想想怎样做才能不让这种不悦的感觉升级为愤怒。千万不要让负面情绪扩大为自己的愤怒，这样只会让你变得愈加愤怒。要告诉自己：不要因为这些小事情让自己的心情变得糟糕，是自己怒不可遏。随时随地留意愤怒，关注愤怒，化解愤怒，才能保持快乐和幸福。

为愤怒情绪找一个宣泄的出口

愤怒常常被认为是一种最难处理的情绪。有的人爱发脾气，稍不如意便火冒三丈，其实，这是愤怒情绪的宣泄手段。的确，情绪需要发泄，如果压抑自己的愤怒，也会带来不良的影响。

我们经常可以在冲突之后听到这样的说法：我没有生气，只是挺失望的。心理学家告诉我们，说出这话的人确实是生气了，只是他自己不愿意承认。但是否认并不能让怒气消失，他们更愿意躲开惹自己生气的那个人和那种场景，刻意保持距离。如果有人问："你怎么了？"他们就会回答："没什么，我只是有点儿累，今天太忙了。"这就是被压抑的愤怒。

生活中有一些人，表现出来的永远是温和不愠、彬彬有礼的样子，即便受到很大的委屈，也总是能一笑而过。或许这些人的"愤怒点"真的很高，或许他们还有你没看到的另一面。翻翻报纸的社会新闻版你会看到类似的故事：被解雇的职员闯进办公室，持刀刺伤炒掉自己的上司；看上去唯唯诺诺的丈夫，杀害妻子之后自杀身亡；品学兼优的留学生，持枪袭击同胞，震惊校园……

他们的亲朋好友总会在事后感叹："他看起来是个很不错的人，真不敢相信会做出这样的事来。"他们没有认识到，那些积压在心里的愤怒是如何在长期压抑中逐渐膨胀，最终变得不可收拾的。

所以对于我们来说，愤怒并不会因为我们忽略它，或者决意对其置之不理，就自动凭空消失。恰相反，那些原本细小的愤怒会郁积起来，随着时日流逝而越发强烈，或者转变成一种你无法轻易察觉的扭曲情绪。你转而将愤怒的原因转移到自己身上，那么愤怒将蚕食掉你的自尊，进而吞噬你的自尊心、上进心以及你对自己的信心。被压抑和否认多年的愤怒会因郁积而恶化，直到有一天不期然爆发出来，甚至导致性格障碍。

宣泄愤怒时极易丧失理智，轻则出言不逊，影响人际关系，重则伤人毁物，有时还会造成难以挽回的损失，所以很多心理医生建议我们要给自己的情绪找到出口。

所以，你要学会控制自己的情绪，千万不能放纵自己。每个人都有冲动的时候，尽管它是一种很难控制的情绪，但不管怎样，你一定要努力去做，否则，一点细小的疏忽，就可能贻害无穷。

有一天晚上，张先生接到了一个奇怪的电话，是一个陌生女士打来的。对方的第一句话就是："我恨透他了！我诅咒他！""他是谁？"张先生感到莫名其妙。"他是我的丈夫！"张先生想，哦，打错电话了，就礼貌地告诉她："对不起，您打错了。"可是，这位女士好像没听见，像竹筒倒豆子一般说个不停："我一天到晚忙家务，还要照顾不懂事的孩子，家里还有生病的老人，他却以为我在家里很清闲！有时候我想出去散散心，他也不高兴，可他自己天天晚上出去，说是有应酬，谁知道他干吗去了……"

尽管张先生一再打断她的话，告诉她打错了，但她还是坚持把话说完。最后，她喘了一口气，对张先生说："对不起，我知道您不认识我，但是这些话在我心里憋了太长时间，心里太压抑了。谢谢您能听我说这么多话，现在说出来，心里舒服多了。"

这位女士找到陌生人来倾诉自己的不愉快，这的确是一种有效的排解方法。所以，当你遇到情绪困扰的时候，也要及时为情绪找一个出口。因为愤怒的情绪如果长期积聚在心中，会损害身心健康。在很多时候，只要把困扰我们的情绪问题说出来，心情就会感到舒畅。

大学毕业后，秦少明应聘到一家公司做助理。刚开始时，他很难受，特别是老张、小李等人动不动就唤他去打杂时，他就会发无名火，觉得很没尊严。他觉得他们在把他当奴才使唤。不过，事后他冷静一想，又觉得他们并没有错，他的工作就是这些。刚进公司时，王经理也这么对他说过，但一旦涉及具体事情，他的情绪就有点失控。有时咬牙切齿地干完某事，又要笑容可掬地向有关人员汇报说："已经做好了！"

有几次，他还与同事争吵起来。从此以后，他的日子更不好过了，同事们都不理他，秦少明在公司感到空前的孤独。

有一天，女秘书小吴不在，王经理便点名叫秦少明到他办公室去整理一下办公桌并为他煮一杯咖啡。他硬着头皮去了。王经理一眼就看出了秦少明的不满，便一针见血地指出："你觉得委屈是不是？你有才华，这点我信，但你必须从这个做起。"

他叫秦少明先坐下来，聊聊近况。可秦少明身旁没有椅子，他不知道自己该坐在哪里了，总不能与王经理并排在长条双人沙发上坐下吧！

这时，王经理意有所指地说："心怀不满的人，永远找不到一个舒适的椅子。"难得见到他如此亲切和慈祥的面孔，秦少明放松了很多。

手脚忙乱地弄好一杯咖啡后，秦少明开始整理王经理的桌子。其中有一盆黄沙，细细的、柔柔的，泛着一种阳光般的色泽。秦少明觉得奇怪，不知道那盆黄沙是用来做什么的。

王经理似乎看出他的心思，伸手抓了一把沙，握拳，黄沙从指缝间滑落，很美！王经理神秘地一笑："小秋子，你以为只有你心情不好，有脾气，其实，我跟你一样，但我已学会控制情绪……"

原来，那一盆沙子是"宣泄"用的。那是王经理的一位研究心理学的朋友送的。一旦他想发火时，可以抓抓沙子，它会舒缓一个人紧张激动的情绪。朋友的这盆礼物，已伴他从青年走向中年，也教他从一个鲁莽少年打工仔，成长为一名稳重、老练、理性的管理者。王经理说："先学会管理自己的情绪，才会管理好其他。"

与其情绪用事，伤了自己，不如像王经理一样，给情绪找个合适的出口，让负面情绪慢慢消失。对于情绪的宣泄，可采用如下几种方法：

（1）直接对刺激源发怒。如果发怒有利于澄清问题，具有积极性、有益性和合理性，就要当怒则怒。这不但可以释放自己的情绪，而且是一个人坚持原则的集中体现。

（2）借助他物出气。把心中的悲痛、忧伤、郁闷、遗憾痛快淋漓地发泄出来，这不但能够充分地释放情绪，而且还可以避免误解和冲突。

（3）学会倾诉。当遇到不愉快的事时，不要自己生闷气，把不良情绪压抑在内心，而应当学会倾诉。

（4）高歌释放压力。这种方法对治疗心理疾病具有特殊的作用，而音乐疗法主要是通过听不同的乐曲把人们从不同的不良情绪中解脱出来。除了听以外，自己唱也能起同样的作用。尤其高声歌唱，是排除紧张、激动情绪的有效手段。

（5）以静制动。当人的心情不好、产生不良情绪时，内心都十分激动、烦躁、坐立不安，此时，可默默地侍花弄草，观赏鸟语花香，或挥毫泼墨或垂钓河边。这种看似与排除不良情绪无关的行为恰是一种以静制动的独特的宣泄方式，它是以清静雅致的态度平息心头怒气，从而排除沉重的压抑。

（6）哭泣。哭泣可以释放人心中的压力，往往当一个人哭过之后，发现心情会舒畅很多。

总之，情绪需要宣泄，但应该合理。有怒气的时候，不要把怒气压在心里，也不要把怒气发泄在别人身上，更不要把怒气发泄在自己身上。因为这样不但于事无补，反而会使问题进一步恶化，给自己带来更大的伤害。

克制你的冲动情绪

当我们的理性被情绪压制的时候，我们就会冲动起来。这时我们的情绪忽然爆发，而我们的大脑仿佛被瞬间"关闭"了。所以，有时候人会克制不住自己的愤怒情绪，做出一些冲动的蠢事。

培根说："冲动就像地雷，碰到任何东西都一同毁灭。"如果你不注意培养自己冷静平和的性情，一旦碰到不如意的事就暴跳如雷，情绪失控，就会让自己陷入自我戕害的囹圄之中。

南南的爸爸妈妈大吵了一架，起因是妈妈放在自己外套里的300元钱不见了，妈妈认定是爸爸拿的，但爸爸却不承认。下班后，爸爸直接去保姆家接南南，保姆一边帮南南穿衣服一边说："昨天我给南南洗衣服，从她口袋里找出300元钱，都被我洗湿了，晾在……"没等保姆把话说完，爸爸立刻就把南南拽了过去，狠狠打了她两个耳光，南南的嘴角立刻流血了。"你竟敢偷钱！害得我和你妈妈大吵了一架，这样坏的孩子不要算了！"他丢下南南掉头就走了。南南根本不知道发生了什么事，只觉得脸很痛就哭了起来。保姆对南南妈妈说："你家先生也太急躁了，不等我把话说完就打孩子，这么小的孩子怎么可能偷钱啊！100元钱对她来说就是张花纸，一定是她拿着玩时顺手放到口袋里的。"南南被妈妈抱回家后，总是不停地哭闹，妈妈只好带她去医院做检查。

检查结果让夫妻俩完全呆住了：孩子的左耳完全失去听力，右耳只有一点听力，将来得戴助听器生活。由于失去听力，孩子的平衡感会很差，同时她的语言表达也将受到严重影响。南南爸爸简直痛不欲生，他一时冲动打出的两个巴掌竟然毁了女儿的一生，他永远也无法原谅自己，并将终生背负着对女儿的亏欠。

每个父亲都是爱自己的孩子的，南南的爸爸也一定为女儿设想过前途，想过女儿美好的未来，但冲动却使他亲手毁了这一切。

与南南的爸爸一样，很多人都无法控制冲动的魔鬼，而做出使自己后悔不已的事情来，因此，我们应该采取一些积极有效的措施来控制自己冲动的情绪。

冲动的时候，应当用理智告诉自己冷静下来，迅速地分析事情的前因后果，尽量使自己不陷入冲动鲁莽、简单轻率的被动局面。要对自己说："我现在是不清醒的，一定不能乱讲话或者做一些过分的举动。"

对于爱冲动的人，不妨采用以下方法，帮助自己疏导缓解冲动情绪，防止因冲动而酿成大祸。

1. 推迟愤怒

当有一事件触发了你强烈的情绪反应，在表达出情绪之前，先为自己的情绪降降温，比如在心里对自己说："我三分钟后再发怒。"然后在心中默默地数数。不要小看这三分钟，它在很大程度上可以帮助你恢复理智，避免冲动行为的发生。

2. 环境转换

在情绪即将失控的时候，请赶快转换一个环境，你的注意力和精力也会相应地转移，可以使即将失控的情绪得到平息。值得提醒的是，你的行动必须及时，不要在消极情绪中沉溺太久，以免最终酿成情绪的失控。

3. 描述感觉

当你情绪激动的时候，可以试着把注意力放在你身体的感觉上，去感觉"我现在心跳很快"、"我现在脸很红"、"我现在呼吸局促"等，当你关注自己身体的时候，实际上是将关注点从事件上转移。

4. 加强沟通

等我们平静下来的时候，经常与周围的人谈谈。彼此听听对方最容易发怒的事情，想一个沟通感情的方式，注意不要生气。

5. 运动驱散冲动

心理学家发现，运动是有效解决冲动的方法，尤其是多参加一些户外活动，主动做一些消耗体力的运动，如登山、游泳、武术或拳击等，使不快得以宣泄。当感觉自己的情绪无法控制时，可以主动做一些运动，让冲动的情绪随着汗水一起流淌掉。

总之，你下次面对一个怒气冲冲且情势变得越来越严重的局面时，不妨控制住你的情绪，然后再心平气和地寻找解决问题的办法。这样做，你就能将你拥有的最重要的资源控制在你手里，而这资源便是你的心灵。

当你因交通拥堵在应聘面试时迟到；在超市付款时，一个顾客推着装得满满的购物车插队到自己的前边；为了一个至关重要的项目辛苦了几个月，懒散的同事却得到了提升；等等。遇到这样的事情会让你冲动发怒吗？在你拍案而起或爆发前，深吸一口气，然后提醒自己：冲动是魔鬼。

愤怒来临时，迅速转移注意力

愤怒是一种极具毁灭力量的情绪，它不仅能够摧毁你的健康，而且可以扰乱你的思考，给你的工作和事业带来不良的影响。但是，当你放下愤怒的事情一段时间不去想它，我们的怒火便会慢慢平息。

所以，当你无法制止住自己的愤怒情绪时，适当地转移注意力，往往会起到很好的效果。因为许多愤怒是突然爆发的，而我们也无法压制这种怒火。让我们生气的事，往往是触动了尊严或切身利益，在这样的情况下，我们很难一下子冷静下来。一旦察觉到自己的情绪非常激动，可以及时采取暗示、转移注意力等方法自我放松，鼓励自己克制冲动。人的情绪其实只需要几秒钟、几分钟就可以平息下来，但是不良情绪不能及时转移，就会更加强烈。别人的刺激就像是一根导火线，我们似乎只能等待炸弹爆炸的一瞬间。

电影《空中监狱》中有这样一段情结：在海军陆战队受训完毕的卡麦伦来到妻子工作的小酒馆，正当两人沉浸在重逢的喜悦中时，几个小混混不合时宜地出现了，对他漂亮的妻子百般骚扰。卡麦伦在妻子的劝阻下，好不容易按下怒火，离开酒馆回家去。没想到他们在半路上又遇到那帮人，听着他们放肆的下流话，卡麦伦再也无法忍受了，他不顾妻子的叫喊，愤怒地冲过去和他们搏斗起来。混乱中，一个小混混从衣兜里掏出一把锋利的匕首，卡麦伦不假思索地夺过匕首，一刀捅入对方的胸膛……那人当场死亡，卡麦伦因为过失杀人，被判了10年徒刑。无论他多么后悔，也只得挥泪告别刚刚怀孕的妻子，在狱中度过漫长的痛苦时光……

制裁歹徒其实不一定要靠拳头和武力，当时，如果卡麦伦能稍微理智一些，转移自己的关注点，事情不一定会演变到这种地步。我们应该学会控制自己的情绪，不要轻易被对方干扰，丧失理智。

有一个农夫，因为一件小事和邻居争吵起来，争论得面红耳赤，谁也不让谁。最后，农夫只好气呼呼地去找智者，因为他是当地最有智慧、最公道的人，他肯定能断定谁是谁非。"智者，您来帮我们评评理吧，我那邻居简直不可理喻！他竟然……"农夫怒气冲冲，一见到智者就开始了他的抱怨和指责。但当他正要大肆讲述邻居的不是时，被智者打断了。

智者说："对不起，正巧我现在有事，麻烦你先回去，明天再说吧。"

第二天一大早，农夫又愤愤不平地来了，不过，显然没有昨天那么生气了。"今天您一定要帮我评个是非对错，那个人简直是……"他又开始数落起邻居的恶劣。智者不紧不慢地说："你的怒气还没有消退，等你心平气和后再说吧！正好我昨天的事情还没有办完。"接下来的几天，农夫没有再来找智者。有一天，智者散步时遇到了农夫，他正在地里忙碌着，心情显然平静了许多。

智者问道："现在你还需要我来评理吗？"说完，微笑着看着农夫。

农夫羞愧地笑了笑，说："我已经心平气和了！现在想来那也不是什么大事，不值得生那么大的气，只是给您添麻烦了。"

农夫过了很长时间以后就不会再将注意力放在让他愤怒的事情上，所以他没有在气头上做出无法挽回的事情。就像心理学家所说，迅速地转移注意力，愤怒便不再显得那么难以逾越了。

吵架有时候是种发泄，但是，如果碰到无理取闹的人，你说再多也是白费口舌，对自己的精神绝对是种折磨，还不如睁一只眼闭一只眼，不予理睬。这个人说话很不讲道理，让人恼火，你可能真的快沉不住气了，很想冲上前打骂一顿。但是这种无理取闹的人，他的目的就是想闹，惹恼你他才高兴，看着你气急败坏的样子他肯定在心里偷乐。其实，对付这种人最好的办法就是不理他，任其吵闹，你还是继续做自己手中的事，保持你脸上的微笑，这个微笑是留给自己的。慢慢地，对方也会觉得很无趣，或者会为你的豁达所折服。

因此，碰到无理的人，最好的办法就是不要当场就出招，除非你有绝妙的反击策略，而且已经胸有成竹。所以面对他人无理的对待，你不必硬碰硬，试着用迅速转移注意力的智慧来处理，事情一样会有回转的余地。

不因批评而愤怒

不愿意接受批评是我们心理固有的趋向，我们总是喜欢受到认可和赞扬，如若有人对我们持否定态度，我们的心理很快会防御起来。当受到他人的批评时，我们立刻做的往往不是反思自己，而是站在批评者的敌对面。就像鼓起一张防御批评的心理之网，而遮住我们自省的视线。

一般的人会因为他人的批评而愤怒，而那些有智慧的人会想办法从中学习。因为在很多时候，敌人对我们的看法可能更接近事实的真相，我们通常对自己的评价带有很强的主观性。而多数的批评是站在客观的角度上，对我们的错误进行指正。

因此我们都应该接受善意的批评，因为人非圣贤，孰能无过。爱因斯坦曾说自己的结论有百分之九十九的时间都是错的。伟大的人常常能看到自己的渺小之处，他们不会畏惧批评，反而还会利用批评来促进自己的成就。

曾任美国总统的林肯是一个善于处理批评的人。林肯写下了如何处理来自他人的批评的方法，这些方法已经成为许多人的处世准则。在第二次世界大战期间，麦克阿瑟将军曾经把它抄下来，挂在总部的写字台后面的墙上；丘吉尔也把这段话镶在镜框里，挂在书房的墙上。这个方法就是："对于善意的批评，请微笑着接受；对于恶意的中伤，尽管一笑置之吧！"

微笑着接受善意的批评，这是一种豁达的人生态度。

不要把别人的善意批评想象成对自己的人身攻击；切忌把别人的意见误认为是给自己难堪，让自己陷入尴尬境地。善意的批评是人生中不能缺少的，它是我们增长见识必须付出的代价。

诗人惠特曼曾说："你以为只能向喜欢你、仰慕你、赞同你的人学习吗？从反对你的人、批评你的人那儿，不是可以得到更多的教训吗？"有这样一则小故事：

在一个小村庄里有一口枯井，一天，一户人家的驴子不小心掉进了这口枯井里，它的主人想尽办法要救出驴子，不论主人如何努力，都不能把驴子弄出井口。几个小时过去了，驴子还在井底哀嚎。最后，这位主人决定放弃营救活动，他请来左邻右舍帮忙将井中的驴子埋了，以免驴子痛苦。于是主人和邻居们手持铲子，开始将泥土铲进枯井中。这头驴子很快意识到自己的处境，于是极为凄惨地叫了起来，但所有填土的人并没有停下。忽然，出人意料的事情发生了，驴子的惨叫声停止了。主人好奇地探头往井底一看，跟前的景象令他大吃一惊：当铲进井里的泥土落在驴子的背部时，驴子的反应令人称奇——它将泥土抖落在一旁，然后站到泥土堆上面。就这样，驴子每次都将大家倒在身上的泥土悉数抖落在井底，然后再站上去，不但没有被土活埋，反而离井口越来越近。

很快，这头驴子便得意地上升到井口，然后在众人惊讶的表情中快步地跑开了。

我们难免会陷入"枯井"，甚至被人落井下石。脱困的秘诀就是：将身上的"泥土"抖落，然后站到上面去。这正如我们面对批评的态度，勇于接受批评，然后会让你更上一层楼。

总之，不要怀着敌意来看待批评，即使忠言逆耳也要仔细聆听，了解别人的批评是否具有建设性，它能让你变得足智多谋、沉稳成熟。若懂得冷静聆听批评，既能保持情面，又对人际关系具有积极的效益。固然有些批评是尖酸刻薄的，你也要淡化处理，这样才有机会听到热心人给你的忠言和卓见。

不做情绪"污染者"

生物学家达尔文说："人类要是发脾气，就相当于在人类进步的阶梯上倒退了一步。"生活中，我们常常会发脾气，事后回想起来，其实都是些"鸡毛蒜皮"的小事。为小事动怒、为小事发狂是很多人都会犯的毛病。遇事不能冷静思考，而是一味地发怒，并不能将问题很好地解决，反而让自己离"文明"又远了一步。

对于环境污染人们早已耳熟能详，我们都在尽最大努力去避免所面临的各种污染，如空气污染、噪声污染、光源污染，但生活中有一种污染却尚未引起人们的注意，这就是情绪污染。现代社会信息交流快捷，人际交往频繁，环境气氛对人的影响力强，情绪会相互感染，朋友之间、同事之间尤其是家庭成员之间情绪很容易互相传播。

情绪污染主要指坏情绪对其他人情绪的消极影响。当你被不良情绪侵害时，切忌把不良情绪反击回去或发泄给别人。比如下面这个心理学上著名的例子：

有一位脾气暴躁的经理，一大早起床，发现快要来不及上班了，便急急忙忙地开着车往公司急奔。

一路上，为了赶时间，这位经理连闯了几个红灯，终于在一个路口被警察拦了下来，给他开了罚单。

这样一来，上班更是要迟到了。到了办公室之后，这位经理有如吃了火药一般，看到桌上放着几封昨天下班前便已交代秘书寄出的信件，经理更是生气，把秘书叫了进来，劈头就是一阵痛骂。

秘书被骂得颇有些莫名其妙的感觉，拿着未寄出的信件，走到总机小姐的座位，照样是一阵狠批；秘书责怪总机小姐，昨天没有提醒她寄信。

总机小姐被骂得心情恶劣之至，便找来公司内职位最低的清洁工，借题发挥，对清洁工的工作，没头没脑地又是一连串声色俱厉的指责。

清洁工底下没有人可以再骂下去，她只得憋着一肚子闷气。

下班回到家，清洁工见到读小学的儿子趴在地上看电视，衣服、书包、零食，丢得满地都是，当下逮住机会，便把儿子好好地修理了一顿。儿子电视也看不成了，愤愤地回到自己的卧房，见到家里那只大懒猫正盘踞在房门口，儿子一时怒由心中起，恶向胆边生，立即狠狠地踢了一脚，把猫儿给踢得远远的。

由此我们看到脾气暴躁的人，容易迁怒周遭所有的人、事、物，这是自古而然的。任何人都会有情绪激动的时候，每当这时，一是要有点忍耐和克制精神，要学会情绪转移。把不良情绪带给他人，将心中怨气发泄在他人身上是一种情绪污染。

芬妮脾气很暴躁，情绪容易波动，她常因为小事和别人吵闹不休，所以人际关系愈来愈紧张，结果连男朋友也受不了她的脾气，向她提出分手。

终于有一天，她觉得自己已经处于崩溃边缘，她打电话向朋友詹森求救。詹森安慰她："芬妮，我知道现在对你来说是有点糟，好好调整一下，一切就会好转。你现在要做的第一件事是让自己安静下来，好好地享受一下宁静的生活。"

听了詹森的话，芬妮开始试着放弃先前忙碌的生活，好好地放松一下自己，休了一个长假。当她稳定一段时间之后，詹森拿出了两个透明的刻度瓶，分别装了一半刻度的清水，随后又拿出了两袋分别为白色和蓝色的玻璃球。詹森说："当你生气的时候，就把一颗蓝色的玻璃球放到左边的刻度瓶里；当你克制住自己的时候，就把一颗白色的玻璃球放到右边的刻度瓶里。现在，你该学会控制自己的情绪，否则，你会继续把你的生活搞得一团糟。"

此后的一段时间内，芬妮一直按照詹森的建议去做。后来，詹森看望芬妮时，把两个瓶中的玻璃球都捞了出来。芬尼发现，那个放蓝色玻璃球的水变成了蓝色。原来，那些蓝色玻璃球是詹森把蓝色颜料涂到白色玻璃球上做成的，这些玻璃球放到水后，蓝色染料溶解到水中，水就呈现了蓝色。

詹森借机对芬妮说："你看，原来的清水投入'坏脾气'后，也被污染了。你的言行举止是会感染别人的，就像玻璃球一样。心情不好的时候，你要控制自己。你的坏脾气一旦投射到别人身上，就会对别人造成伤害，所以你一定要控制好自己的言行。"

芬妮后来发现，当按照詹森的建议去做时，人真的不会那么暴躁了，事情也容易理出头绪。慢慢地，芬尼的情况越来越好，一年之后，芬尼已经不会再为一些小事感到生气，也不再乱发脾气。

所以，遇到令人恼怒的事情时，自己要冷静下来，要想法消除不良情绪，或是把它转化成一种促己上进的力量。同时，日常生活中要学会正确对待挫折和错误，正确对待他人的批评，掌握有效控制自己情绪的方法。不要把不良情绪带到你的家庭、你的办公室，不做令人讨厌的"愤怒传染者"。

跨过了生气，才能迈向幸福

每个人都会遇到令自己生气的事情，或许很多时候，有错的是对方。这种情况下，我们可能心理就不平衡了：错的明明是他，凭什么让我和颜悦色地体谅？

既然知道自己没有错，为什么还要用生气来狠狠地惩罚自己，让自己心里不痛快呢？我们该做的是最大限度地降低别人的错误对自己的影响。

其实，跨过了生气这道坎，你能再次快乐起来。既然不好的事情已经发生，或许耽误了你的工作进度，推迟了你的旅游计划，让你错失了一个好机会，但是损失已经造成，唯一能避免损失进一步扩大的就是保持愉悦的心情。

莱蒙是一个牛奶供应商。一天，店里的职员因为家里有事，需要请假，莱蒙只得自己负责外送牛奶。

忙碌了一天，莱蒙关上店门刚要离开，突然接到一个电话，是附近公寓的客人打来的，说要一箱巧克力味的牛奶，问还能不能给送。莱蒙心想反正也没什么事，就答应了。

这是一栋老式公寓，没有电梯。莱蒙扛着一箱牛奶爬了6层楼，气喘吁吁地按响了客人家的门铃。开门的是一位老妇人，老妇人看着莱蒙问道："你来这里做什么呢？"莱蒙看了看手表，笑容可掬地回答："送牛奶，您在20分钟前订了一箱巧克力味的牛奶。""哦，年轻人，你肯定是弄错了，我没有订过牛奶。"老妇人很肯定地回答。

莱蒙有些迷糊了，但他确信自己并没有记错，于是向老妇人说了一下具体地址，老妇人肯定了地址是没错，但是就是坚持着自己没要牛奶。莱蒙没有办法，又觉得没有必要和老人家争辩什么，于是道了歉离开。

刚下楼，莱蒙的电话又响了，还是刚才的那个电话，还是要巧克力味的牛奶。这次，来蒙很仔细地再三确定了客人的地址，他说道："请问您是布里特太太吗？""是的，我是。""那好，我现在马上给您送过去。"莱蒙挂了电话又一层一层地爬到了六楼，此时，他的衣服都已经被汗水湿透了。

莱蒙很有礼貌地按响了同一个门铃，老妇人笑着打开了门，说道："年轻人，我就是布里特太太，谢谢你肯再跑一趟。"

莱蒙并没有追究那个"再"字，而是很真诚地说道："应该的，是我的原因，如果我再确认一下，可能您就记起来了，不好意思，让您又打了一遍电话，还等了这么久。"

布里特太太感动极了，她说："我之前订过其他家的牛奶，他们都是来了一次就不愿再来了，因为楼层太高，实在是不方便。我刚才是为了考验一下你，请不要介意。"

莱蒙听了，立刻谅解了老人，他说："请您放心，我一定是随叫随到，如果您一时间喝不了这么多，我可以分几次给您送。"

就是因为莱蒙的这一句话，整个老年公寓的牛奶都由莱蒙专供了，盈利十分可观。

的确，因为不生气，小伙子莱蒙又获得了一次商机。遇到事情容易生气既不利于解决问题，周围的人也会对生气者产生反感。在人际交往中，人们更愿意和那些比较随和的人打交道，而不是那些动不动就脸红脖子粗的人。

研究者们发现，越不能原谅他人的人，患病的可能性越大，他们的报告显示的病症就越多。"我们十分惊讶地发现，谅解对于治疗人们的疾患竟然具有如此强大的疗效。"参与研究的威斯康星大学教育心理学教授恩赖特如是说。

这就说明了谅解除了会使我们变得更加富有同情心、更加仁慈以外，还给我们带来很多其他身体方面的好处：比如谅解减轻了由侵犯造成的痛苦感，有助于治愈伤痛，而且当我们在谅解他人时便与做错事的对方在心理上更近一步，也会在谅解他人时卸下了一直压迫你的心头重担，从而使你继续你的生活，而不是对过去的某一件小事念念不忘。谅解还能够使你成为更加健康的人，促进了你整个精神和情绪上的健康，这样的生活也够有质量。

拥有了这样的心态，我们就能尽力避免让自己陷入生气的坏情绪之中，而当我们以快乐的心态面对一切，控制自己不生气的时候，也许就会惊奇地发现：生活是美好的，自己是幸福的。

让愤怒变从容的心理调节法

控制愤怒的目的不是消极地消除愤怒情绪，而是积极追求幸福的人生。因此，控制愤怒的真正意义并非单纯地把我们的愤怒情绪清除掉，而是要学会运用自己的能力将原本愤怒的的态度转化为从容的生活态度。

汽车大王亨利·福特的发迹就源于能够调节自己的情绪，对愤怒保持克制，并且将愤怒转化为完善自己的动力。

在亨利·福特还是一个修车工人的时候，有一次刚领了薪水，兴致勃勃地到一家他一直十分向往的高级餐厅吃饭。年轻的亨利·福特在餐厅里呆坐了差不多15分钟，没有服务生过来招呼他。最后，餐厅中的一个服务生看到亨利·福特独自一人坐了那么久，才勉强走到桌边，问他是不是要点菜。

亨利·福特连忙点头说是，只见服务生不耐烦地将菜单粗鲁地丢到他的桌上。亨利·福特刚打开菜单，看了几行，就听见服务生用轻蔑的语气说道："菜单不用看得太

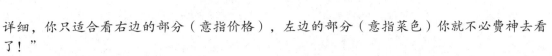

详细，你只适合看右边的部分（意指价格），左边的部分（意指菜色）你就不必费神去看了！"

亨利·福特惊愕地抬起头来，目光正好迎接到服务生脸上满是不屑的表情，当下使得亨利·福特非常的生气。恼怒之余，不由自主地便想点最贵的大餐。但转念，又想起口袋中那一点点可怜微薄的薪水，不得已，咬了咬牙，亨利·福特只点了一个汉堡。

服务生从鼻孔中"哼"了一声，傲慢地收回亨利·福特手中的菜单。

在服务生离去之后，亨利·福特并没有因为花钱受气而继续恼恨不休，他反倒冷静下来，仔细思考，为什么自己总是只能点自己吃得起的食物，而不能点自己真正想吃的大餐。

亨利·福特当下立志，要成为社会中顶尖的人物。从此之后，他开始朝梦想前进，由一个平凡的修车工人逐步成为叱咤风云的汽车大王。

脾气的好坏，全在自己。然而，控制自己的愤怒的确是件非常不容易的事情，因为我们每个人的心中永远存在着理智与情感的斗争。如同所有的习惯一样，控制冲动也是一种经过训练而得到的能力。

（1）当愤怒时多想想盛怒之下失去理智可能引起的种种不良后果，心中不断提醒自己："不要发怒"，努力控制自己的情绪表现，多想想可能引起的种种不良后果。这样可以起到控制愤怒的作用。具体而言，我们可以采取以下方法来帮助自己将愤怒的情绪转化为从容。

（2）可以主动释放愤怒情绪，将心中的愤懑、不平向人倾诉，从亲朋好友处得到规劝和安慰，可以缓解怒气。还可以在工作、学习中向使自己愤怒的人说明自己的不满，说出自己的意见，使矛盾得以调和，不满得以消除。

（3）远离愤怒的场所。学会自我控制必须从提高自己对外界刺激的承受力和对外界刺激的客观评价入手。我们还可以尽量避免接触使自己发怒的环境，减少愤怒情绪，或者在即将发怒时通过转移注意力而减轻愤怒，尽快离开当时的环境，避免进一步的刺激，使愤怒情绪消退。

（4）采取正面的行动。愤怒提醒了我们，世事并非都如人所愿，正因为这种不满情绪才会促使我们改善自己。向着目标采取正面的行动，可以帮助将我们愤怒的力量转化为我们不竭的动力。

在控制愤怒的时候，不仅要理解原理，同时还要把那些技巧付诸行动。就像我们学游泳的时候不仅要理解其原理，还要进行充分的练习一样，控制愤怒也是如此。因此，我们应尽可能地去理解我们调节情绪的方法，同时还要付诸行动。

第十一章

仇恨的毒素，伤人三分已占七分

——消解仇恨的心理调节术

仇恨是受到伤害的本能防御

报复心理，可以说是人类根深蒂固的一种本能。中西方都有关于复仇的俗语，中国有"君子报仇，十年不晚"，西有"以牙还牙，以眼还眼"。从古到今，由于人类的报复本能而导致的战争或惨剧，数不胜数。

如果从理性的角度来看，很多报复行为其实往往得不偿失的，甚至有时候是玉石俱焚。可是，即便要付出巨大代价，为什么大多数人依然会选择报复。这种报复的情绪和行为背后，究竟隐含着怎样的心理运行规律呢？"信任游戏"是研究人类报复心理和行为的一个经典研究范式，不妨做一做下面这个实验。

设想一下，在"信任游戏"里你和另外一名参与实验者会被分在不同的房间，彼此不知道对方的身份。

实验者会给你们每人20块钱，由你先做第一步，在两个选择中选择一个：（1）把你手里的20块钱全部给对方；（2）将这20块钱留下。如果你把20块钱留下，那么游戏结束，你和另外一名参与者各拿20块钱回家。如果你把你的20块钱给对方，那么实验者会将你的20块钱乘以4给对方，也就是说，对方将得到80+20=100块钱。

然后，对方也要作出两个选择中的一个：（1）独吞100块钱；（2）将这100块钱均分，每人得50块钱。

最后，如果对方选择独吞，你还可以额外支付费用，用自己的钱惩罚对方。而且，你每拿出1块钱，实验者就会相应扣掉贪婪对家手里双倍的钱，也就是说如果你能狠下心拿出50块钱，那么对家赢的钱就一分不剩了。

试想一下，如果你在玩这个游戏，当对家背叛了你的信任独吞100块钱奖金的时候，你愿意花自己的钱来实施报复吗？无疑，大多数人的答案是肯定的。

心理学家迈克尔博士说："复仇是对恶行非常好的威慑，同时也能给人带来一种成就感。"从这种角度说，"报复心理"对于维持群体的稳定非常重要，正是由于群体中的每个人对越轨者渴望进行"惩罚"的冲动才使个体在实施越轨行为时考虑再三，权衡利弊。

威斯康星大学的神经学家发现，当人们受到羞辱时，左前额叶大脑皮层的脑电活动明显增强；而当人们在饥饿时面对食物，大脑这个部位的活动也会增强。这种脑部活动增强的含义与其说是反映了愤怒时的感受，不如说是要将愤怒表达出来。这是生理的正常规律，就像饥饿时进食一样，能把愤怒表达出来也会让人充满快感。

我们在新闻上或者人们在生活中常常会听到、看到或者亲身经历大大小小的因为仇恨而出现的报复事件。人对"复仇"的渴望常常超乎寻常，很多电影和小说都表达了人们复仇的情结。但是人不能让自己的"复仇心理"漫无边际。

一家KTV的女服务员跳槽后，老板张某一怒之下，竟然纠集3名员工和一个朋友实施报复。5个年轻人戴着口罩手持镐柄，在4天内两度窜至女服务员一个当保安的亲戚所工作的居民小区，打砸小区门卫室，将监控显示器等办公用品砸烂，并打伤了3名保安。

广东陆丰一初中一名学生因为和同学发生口角，就自带硫酸泼洒同学，造成18名学生不同程度受伤，而18名受伤的学生最重者烧伤面积达19%。

一对夫妻吃了自己下的面条后，竟口吐白沫、不省人事。警方接到报警后，迅速开展侦查。让人吃惊的是，这起案件是一起投毒报复案，可是凶手竟是一名不满15岁的少年。
……

越来越多的人因为一点小事就会做出愚蠢的事情，但是每个人都会有或大或小的报复行为，比如被父母责备后就几天不和父母说话，这样的"报复行动"，几乎人人都做过。

虽然仇恨对我们来说并不陌生，可以说每个人都有报复心理，但是当仇恨挣脱了自我的控制，就会酿成可怕的后果。报复会把一个好端端的人驱向疯狂的边缘，使他的心灵不能得到片刻安宁。唯有克制自己的仇恨，才能抚慰人暴躁的心绪，弥补不幸对你的伤害，让你不再纠缠于心灵毒蛇的咬噬中，从而获得自由。

仇恨是一种难忘的情绪记忆

也许你不知道，情绪也是有记忆的。美国的一位叫作基思·佩恩的心理学家认为：人们要么忘却了不该忘的事情，要么是想抛开的回忆却无论如何也摆脱不掉。

情绪记忆又被称作是情感记忆，是一种以我们曾经体验过的情绪、情感为内容的记忆。当一种情境或者事件引起个人强烈或深刻的情绪、情感体验时，对情境、事件的感知，同由此而引发的情绪、情感结合在一起，都可保持在人的头脑中，情绪记忆具有鲜明、生动、深刻、情境性等特点。情绪记忆往往比其他的记忆更为牢固。有时虽然经历的事实已有所遗忘，但那些激动或沮丧的情绪依旧会存留在记忆中。

的确，人可能会忘记快乐的内容，但是却认为受到过的伤害是刻骨铭心的。这种记忆，随时可能从我们的头脑中涌现出来，难以忘记。而仇恨是人最难以忘记的情绪记忆，仇恨是人类最原始的情感，在人的婴儿期就发现存在朦朦胧胧的恨。后这种仇恨的能力继续发展，在后来的生活中学习和激发。

如果你的头脑里塞满了仇恨和报复，你怎么能再装下快乐呢？在人与人相处过程中，由于利益不同、性格迥异等原因，矛盾、摩擦是不可避免的。人们常常会为此困扰不已，甚至深陷其中，难以自拔。那么，这些事情就要羁绊住我们宝贵的人生时光吗？答案肯定是否定的。我们要学会宽容，穿越仇恨的桎梏。

李牧和他的邻居原本和睦相处、关系融洽。可是在一年夏天，李牧家院子里的树木长得枝繁叶茂，蜿蜒曲折的树枝蔓延到了邻居家的花园，遮住了邻居家花园的阳光。邻居家对此非常恼火，多次劝说李牧砍掉树枝。李牧对邻居的建议充耳不闻，两家的关系从此不如以前那样融洽。后来，邻居在一气之下愤然把李牧家的树木主干砍掉了，整棵树很快就枯萎了。李牧知道后，非常生气，跑到邻居家大吵一顿，两家从此后不再说话。

就这样过了几年，两家谁都不愿意先低头，关系始终僵持着。直到一次，李牧正在花园除草，丝毫没有注意到一个醉汉驾驶着一辆车，在路上飞快地行驶着。在酒精的作用下，醉汉根本没有清醒的头脑把握方向盘。突然，车辆朝着正在劳作的李牧冲过来。这一幕被邻居看在眼里，邻居大叫一声"快躲开"，李牧猛回头，已经来不及躲闪，这辆车轧过李牧的双腿，李牧疼得晕了过去。邻居迅速拨了急救电话，并赶紧报警。在救护车到达之前的时间里，邻居对李牧进行了紧急救护，做了简单的包扎。很快，李牧送到医院进行了抢救。所幸，由于抢救及时保住了双腿。经过几个月的治疗、护理，李牧很快恢复了健康。他们一家对邻居非常感谢。

如果没有邻居的及时提醒，后果不堪设想。两家人对此事唏嘘不已，感触良久，两家也就此抛开了以往的恩恩怨怨，重归于好。

的确，虽然仇恨难以忘记，但是如果你能学会宽容就能够超越仇恨。真善美是印刻在每个人的心灵中的，仇恨只是暂时"蒙蔽"了我们。生活中，总有一些事情需要我们牢记心头，而又有另外一些事需要我们忘却于脑后。什么该记住，什么该忘却，这才是需要我们用心去体会的。人们从出生到死亡，在生命的每个过程都要与很多人相遇，从陌生到熟悉。在相处的过程中，矛盾、摩擦、冲突不可避免。所以，重要的是我们懂得用宽容来化解仇恨。

所以，在人生的旅途中，我们要学会记住别人对你的帮助，忘却别人对你的不好，学会宽容才能让你活得更自在、更轻松，坦然地去面对旅途中的风风雨雨。

不能化解仇恨，仇恨就会成为你的主宰

在很多武侠大片里，作者常常会将主人公的仇恨设定为延续前一辈的恩怨。也许只有这样的矛盾才能激化人物的性格，让情结更加吸引人。可是，我们也常常会在这些武侠剧中看到，主人公因为背负着前一辈的仇恨，生活得十分辛苦，有时候应该与之做朋友的人，因为报仇的使命却错过；为了坚守复仇的秘密，他所作出的牺牲太多太多。

所以有人说："如果你不能化解仇恨，那么仇恨就会成为你的主人。"的确，仇恨是带有毁灭性的情感，如果一直背负着，那么人就会成为仇恨情绪的牺牲品。虽然自己的情感得到了寄托，但是将仇恨的种子延续下去，不仅会加重自己的负担，甚至会剥夺原本生活赋予我们的快乐。

一位画家在集市上卖画，不远处，前呼后拥地走来一位大臣的孩子。这位大臣在年轻时曾经把画家的父亲欺诈得心碎地死去，所以画家一直铭记着父亲的仇恨。大臣的孩子在画家的作品前流连忘返，并且选中了一幅，画家却匆匆地用一块布把它遮盖住，并声称这幅画不卖。

从此以后，大臣的孩子因为心病而变得憔悴，最后，他父亲出面了，表示愿意付出一笔高价。可是，画家宁愿把这幅画挂在自己画室的墙上，也不愿意出售。他阴沉着脸坐在画前，自言自语地说："这就是我的报复。"

每天早晨，画家都要画一幅他信奉的神像，这是他表示信仰的唯一方式。可是现在，他觉得这些神像与他以前画的神像日渐相异。这使他苦恼不已，他不停地找原因。然而有一天，他惊恐地丢下手中的画，跳了起来，他刚画好的神像的眼睛，竟然是那大臣的眼睛，而嘴唇也是那么的酷似。他把画撕碎，并且高喊："我被这没有边缘的仇恨给毁了！"

这是印度大文豪泰戈尔的一篇名为《画家的报复》的作品。这种仇恨的种子一旦被"遗传"、"继承"，就会演变为可怕的破坏力。我们在心中怀恨、心存报复的同时，我们的身心也同样被这恶毒所折磨。

一个心中常想报复的人，其实自己活得也并不快乐。因为他的精力几乎全用在想怎样报复上了，而且就算成功他也会有种失落与悔恨交织的情感。《呼啸山庄》中的男主人公

希斯克利夫先生，由于小时候受到其他人的嘲弄，发誓报复。当他回到山庄时便展开了一系列报复行动，最后许多人因此而痛苦地死去，但他那苍老的心却突然感到一种可怕的孤独，这就是对报复的报复。

光想着报复别人的人，会不惜一切代价，即使是为此牺牲了太多的欢乐时光。可是当有一天，他想报复的人已经不在了，或者以后没有力气再去跟别人计较的时候，他就会发现，原来自己已经付出得太多。实施报复者，短暂的快意之后，到头来是"众叛亲离"，还要整天担心遭到报复；被报复者，虽然得到了大家的同情和帮助，但所受的伤害在他心中始终留下阴影。所以说，报复行为的最终结果只能是两败俱伤，没有胜利者。报复心理是要不得的，它会让你的内心越来越狭隘，身心越来越疲惫。

所以，对待曾经伤害自己的人，不要一直怨恨了，给予一点宽容，我们就能透过乌云看到阳光。我们要主动地遗忘仇恨，对自己进行适当的心理调节，正如治水宜疏不宜堵，仇恨也需要我们疏导，而不是成为控制我们的主人。

同理心沟通，让仇恨化解于无形

紧紧抓住过去受到的伤害不放，只能给双方带来悲痛。所以，莎士比亚忠告人们说："不要因为你的敌人而燃起一把怒火，灼热得烧伤你自己。"有时候，我们仇恨对方，却没有设身处地考虑我们的仇恨对象心里在想着什么。

心理学家说过："谅解不是盲目的，并不是一种自以为是的一味宽容恶行的行为，也不是遗忘。谅解的最重要组成部分是设身处地为别人着想。"因为，我们想让他人为我们做什么事，你能想到的最好的方式就是要知道他们需要什么，然后让他们知道怎么去获得。对于仇恨，我们也需要了解我们仇恨对象的内心。

对此，有句英国谚语说道："要想知道别人的鞋子合不合脚，穿上别人的鞋子走一英里。"看似简单的话语却包含着深刻的寓意，那就是我们与人相处的时候要学会同理心思考。

同理心一词源自希腊文empatheia（神人），原来是美学理论家用以形容理解他人主观经验的能力。同理心又叫作换位思考、神入、移情、共情，即透过自己对自己的认识来认识他人。

一位母亲在圣诞节带着5岁的儿子去买礼物。大街上回响着圣诞赞歌，橱窗里装饰着彩灯，盛装可爱的小精灵载歌载舞，商店里五光十色的玩具琳琅满目。

"一个5岁的男孩将以多么兴奋的目光观赏这绚丽的世界啊！"母亲毫不怀疑地想。然而她没想到，儿子呜呜地哭出声来。"怎么了，宝贝？""我……我的鞋带开了……"母亲不得不在人行道上蹲下身来，为儿子系好鞋带。母亲无意中抬起头来，啊，怎么什么都没有？没有绚丽的彩灯，没有迷人的橱窗，没有圣诞礼物……原来那些东西都太高了，孩子什么也看不见！这是这位母亲第一次从5岁儿子目光的高度眺望世界。她感到非常震惊，立即起身把儿子抱了起来……

从此这位母亲牢记，再也不要把自己认为的"快乐"强加给儿子。"站在孩子的立场上看待问题"，这位母亲通过自己的亲身体会认识到了这一点，这就是同理心思考。

心理学家说过，同理心是控制仇恨的基础。同理心思考是我们考虑问题时的一种有效的心理体验过程，将内心世界和对方联系起来，想对方所想，在对方的立场上审视自己的观点。如果能够做到同理心思考，就可以避免我们因为仇恨而失去了生活中的快乐。

有一对感情甜蜜的恋人，他们经过长达5年的爱情长跑，终于登记结婚了。婚后的生活过得非常温馨。后来，妻子发现自己怀孕了，两个人早就想要一个孩子了，得知这一消息简直欣喜若狂。然而，命运却总是喜欢捉弄人。妻子在怀孕三个月后遭遇车祸。可怜的女人被紧急送往医院抢救，经过医生的奋力抢救，她的命保住了，但是，孩子没有了，而且医生告诉她很有可能以后不会再怀孕了。

夫妻二人被这一晴天霹雳震惊了，此后，这个家庭的生活彻底改变了。丈夫不再像以前那样心疼妻子，就像换了个人一样。妻子心中对丈夫满是愧疚，自认为很对不起丈夫，尽管他对自己不再像从前那样，她还是尽心尽力照顾他的生活。不久，妻子就发现丈夫的行动越来越诡异。同事的一席话果然证实了她的猜想，丈夫发生了婚外情。她终日以泪洗面，苦苦哀求丈夫珍惜他们的幸福。但是，沉湎于另一段感情的男人，哪里能听得进去，反倒告诉她说："你不能生孩子，总不能让我绝了后吧，对方已经怀孕了，你必须马上去和我办离婚手续！"妻子听后，心如刀割，此刻她也彻底明白昔日他们的感情已经荡然无存，决定离婚来成全他们。

在还没来得及办理离婚手续之前，她的丈夫竟然意外遭遇了车祸，当场死亡。妻子得知这一消息后，非常悲痛，甚至后悔自己没有早一点离婚成全他们。正当她躲在家里流泪的时候，一个大肚子的女人敲开了她的家门。打开门后，看到这个女人同样红肿的双眼，她明白了对方的身份。不错，这位身怀六甲的女人正是前夫的情人。她来的目的，是恳求女人在孩子出生后收养这个孩子。这个昔日自己恨得咬牙切齿的女人竟然提出了如此非分的想法，她断然拒绝。但是，前夫的情人下跪来求她，他们尚没有领取结婚证，无法抚养这个孩子。这时，她的心动了，无论如何，这个孩子是无辜的，并且，孩子的身上流淌的毕竟还是丈夫的血。她终于答应了这个请求。孩子出生后，她收养了这个孩子，将其视如己出。

妻子在丈夫背叛自己的情况下，仍然在他死后替他承担了责任。她站在丈夫的角度去理解丈夫，想着去成全自己的丈夫，她用自己的宽容、大度化解了昔日的仇恨。她的宽容不仅给这个孩子敞开了一扇大门的同时，也为自己打开了一条心灵的通道。站在对方立场来说话确实不容易，但却不是不可能。同理心就是将心比心。同样的时间、地点、事件，而当事人换成自己，也就是设身处地去感受、体谅他人。人与人的关系没有公式可言，只能以关心为出发点，为双方都留下空间，设想他们所想要、所需求的东西，他们能做的事，及他们自己的生活。

的确，谅解需要你不但要认识到他人的行为伤害你，同时也要为别人理智地考虑一下。在这种同情行动中，你已经从受害者的角色中摆脱出来，你的视野就透过伤害行为本身，看到了他人的内心，而不是一味地责怪了。

宽容的心，才能储存更多快乐

我们都知道，如果在系统中安装的应用软件越多，那么电脑的运行速度就会越来越慢，不仅如此，在电脑运行的过程中，还会因为这些有大量的垃圾文件，若不及时清理掉，不仅仅影响电脑的运行速度，还会造成死机甚至整个系统的瘫痪。所以必须定期地删除多余的软件，清理掉那些无用的垃圾文件。我们的生活和电脑系统的情况十分类似，如果你想让自己过得快乐，就不能背负太多不必要的仇恨，像清理电脑一样，我们要学会删除仇恨情绪，这样我们的心灵才能储存更多的快乐。

因为家里穷，女孩在很小的时候就被母亲送给了别人。长大后，女孩知道了自己的身世，心中对亲生父母充满了怨恨。父母几次要来与她相认，她都拒绝了。

有一次，母亲来看她，给了她一件亲手织的毛衣，她连看都没看，就扔进了箱底……这样的僵局持续了十几年，转眼，女孩结了婚，生了孩子。初为人母，当她把全部的爱都给了自己的孩子的时候，她越发不懂母亲当时为何如此狠心，心里的怨恨更是有增无减。

女孩30岁时，母亲病危了。消息传来的时候，刚好是冬天，乡里的人送来信，说母亲想见她一面，让她穿上母亲亲手给她织的毛衣。

女孩听后，心里开始有些慌乱。再怎么说也是亲生母亲啊！她急急地穿上毛衣上路了。在路上，她觉得冷，于是把手伸进口袋中取暖，她突然在口袋中摸到了一张折着的字

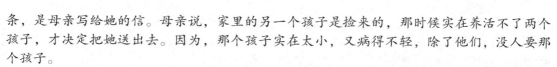

条，是母亲写给她的信。母亲说，家里的另一个孩子是捡来的，那时候实在养活不了两个孩子，才决定把她送出去。因为，那个孩子实在太小，又病得不轻，除了他们，没人要那个孩子。

看到这字条后，女孩非常震惊，她的眼里涌出了泪水：母亲这么多年是多么伤心啊，我是她唯一的女儿啊！

赶到家的时候，母亲已经辞世了。她的手里紧紧握着一枚扣子，那枚扣子的颜色跟女孩毛衣的颜色是一样的。母亲在留给女孩的信里说，送毛衣的那天，回到家里才发现，那件衣服上缺了一枚扣子，那枚扣子掉在了地上。母亲把它捡了起来，一直想去帮她缀上这枚扣子。想了十几年，希望再见到她，希望亲手把扣子交给她，母亲欠她一枚扣子。

女孩拿着这枚扣子，扣子已经被磨搓得光滑滑、亮闪闪的，她不知道，每当深夜时，母亲想她，就会拿出那枚扣子，放在掌心静静地看，看了十几年……

女孩在75岁的时候离开了人世，可是她的人生并不快乐，因为她一直在想，倘若当初对母亲宽容一点，也许就不会让母亲抱憾离世了。因为心中满藏着懊悔，所以在以后的岁月中，女孩一直折磨着自己。

一个可怜的人，前30年活在怨恨中，后45年却光顾着后悔，不知道她在临死的时候，有没有想过她生命的意义和价值，有没有为她这一生感到悔恨？前30年已无法挽回了，为什么后45年还要去为前30年付出那么多的代价呢？

如果在母亲给她送来毛衣的那天，她能够宽容母亲，那么，她的一生可能就会由此改写。如果她能宽容地给母亲一次解释的机会，如果能宽容地原谅母亲，或许就可以拯救两个人的不幸。

曾任美国总统的福特在大学里是一名橄榄球运动员，体质非常好，所以在62岁入主白宫时，他的身体仍然非常挺拔结实。当了总统以后，他继续滑雪、打高尔夫球和网球，而且对这几项运动都很擅长。

1975年5月，他到奥地利访问，当飞机抵达萨尔茨堡，他走下舷梯时，他的皮鞋碰到一个隆起的地方，脚一滑，就跌倒在跑道上。他跳了起来，没有受伤。但使他惊奇的是，记者们竟把他这次跌倒当成一项大新闻，大肆渲染起来。在同一天里，他又在丽希丹宫的被雨淋滑了的长梯上滑倒了两次，险些跌下来。随即一个奇妙的传说散播开了：福特总统笨手笨脚，行动不灵敏。自萨尔茨堡以后，福特每次跌跤或者撞伤头部或者跌倒雪地上，记者们总是添油加醋地把消息向全世界报道。后来，竟然反过来，他不跌跤也变成新闻了。哥伦比亚广播公司曾这样报道说："我们一直在等待着总统撞伤头部，或者扭伤胫骨，或者受点轻伤之类的来吸引读者。"记者们如此的渲染似乎想给人形成一种印象：福特总统是个行动笨拙的人。电视节目主持人还在电视中和福特总统开玩笑，喜剧演员切维·蔡斯甚至在《星期六现场直播》节目里模仿总统滑倒和跌跤的动作。

福特的新闻秘书朗·聂森对此提出抗议，他对记者们说："总统是健康而且优雅的，他可以说是我们能记得起的总统中身体最为健壮的一位。"

"我是一个活动家，"福特抗议道，"活动家比任何人都容易跌跤。"

他对别人的玩笑总是一笑了之。1976年3月，他还在华盛顿广播电视记者协会年会上和切维·蔡斯同台表演过。节目开始，蔡斯先出场。当乐队奏起《向总统致敬》的乐曲时，他"绊"了一跤，跌倒在歌舞厅的地板上，从一端滑到另一端，头部撞到讲台上。此时，每个到场的人都捧腹大笑，福特也跟着笑了。

当轮到福特出场时，蔡斯站了起来，佯装被餐桌布缠住了，弄得碟子和银餐具纷纷落地。蔡斯装出要把演讲稿放在乐队指挥台上，可一不留心，稿纸掉了，撒得满地都是。众人哄堂大笑，福特却满不在乎地说道："蔡斯先生，你是个非常、非常滑稽的演员。"

一个睿智的玩笑，却化解了别人的尴尬。在面对别人对自己的无礼时，福特选择了一笑置之，可见福特的心态是多么的宽容。

心灵有它自己的地盘，在那里可以把地狱变成天堂，也可以把天堂变成地狱。选择了宽容，就是选择了心灵的天堂，选择了怨恨，就会将自己的心推入万劫不复的深渊中。

在人际交往中，宽容是给予、是奉献，是建立人与人之间良好关系的法宝；宽容是一种高贵的品质、崇高的境界，是思想的成熟、心灵的丰盈。

宽容的心才能储存更多的快乐。上苍给了我们同样的命运、同样的机遇，当走到生命的尽头时，我们留下的又将是什么？还要死守着那些深深伤害我们的怨恨和懊悔吗？当然不能。生活的路是越走越宽的，我们何必揪住曾经的伤痛耿耿于怀呢？为此，我们必须学会宽容，学会原谅生活中的阴差阳错，学会包容世间的一切不公平。

宽恕他人，自己也将获得宽恕

仇恨是人类在受到不公平对待和在心灵受伤时自然产生的心理反应。可是仇恨不会带来任何好处，是让我们失去快乐的元凶。

美国著名心血管病专家威廉斯博士对225名医科大学学生进行跟踪研究。25年后，他发现其中敌视情绪强的人死亡率高达14%，而性格随和宽容的人死亡率仅为2.5%。

乔治·赫伯特说："不能宽容的人损坏了他自己必须去过的桥。"这句话的智慧在于，宽容使给予者和接受者都受益。所以，不难看出，如果能够宽恕他人，那么自己也会放下仇恨的包袱。

如果一个人不懂得宽恕，那么，他只能活在不幸和恩怨当中。相反，当真正的宽容产生时，一个人的心里就没有疮疤留下，没有伤害，没有复仇的念头，只有愈合。

宽容不仅能医治被宽容者的缺陷，还可以挖掘出宽容者身上的伟大之处，正如美国作家哈伯德所说："宽容和受宽容是难以言喻的快乐，是连神明都会为之羡慕的极大乐事。"

在当上总统之前，曼德拉曾经因为反对种族隔离政策而被白人统治者在大西洋的一个小岛上关了27年。因为曼德拉是要犯，看管他的看守就有3个人。他们对他并不友好，总是寻找各种理由虐待他。

1991年，曼德拉出狱以后当选总统，那些曾经陷害过他的人都非常担心会被报复，然而让所有人没有想到的是，他"报复"的方式会是那样独特。

在总统的就职典礼上，曼德拉起身致辞，欢迎来宾。他依次介绍了来自世界各国的政要，然后说，能接待这么多尊贵的客人，他深感荣幸，但他最高兴的是，当初在监狱看守他的3名狱警也能到场。随即他邀请他们起身，并把他们介绍给大家。

曼德拉的博大胸襟和宽容精神，令那些残酷虐待了他27年的白人汗颜，也让所有到场的人肃然起敬。看着年迈的曼德拉缓缓站起来，恭敬地向3个曾关押他的看守致敬，在场的所有来宾以至整个世界都静下来了。

后来，曼德拉向朋友们解释说，自己年轻时性子很急，脾气暴躁，正是狱中生活使他学会了控制情绪，因此才活了下来。牢狱岁月给了他时间与激励，也使他学会了如何处理自己遭遇的痛苦。他说，宽容常常源自痛苦与磨难，必须通过极强的毅力来训练。

对别人宽容，恰恰是对自己的宽容。如果一个人不能够经受世界的考验，感受这个世界的美好，心胸只能容得下私利，那他只能生活在焦虑之中，丝毫没有幸福可言。

其实很多人不懂得，宽恕他人的时候也将自己心中的仇恨放了下来。正如常言所说，"冤冤相报何时了"，报复别人不但于事无补，而且必将在自己的心上留下污点和阴影，那是良心和善良的本性提出的警告。如果你的报复不成功，那么将害人害己；即便成功了，你所感受到的也是更多的空洞和悲凉。

三个登山老友，结伴攀登一处峭壁。

这一天，上山时天气晴朗，次日下山却变了，零下的气温将浓雾结为霜雪。三个人以登山绳相连，分别敲开岩上的坚冰，再打入钢钉，勾上绳子，垂降到下一步。

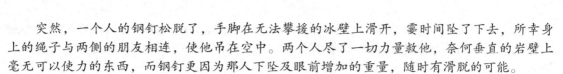

突然，一个人的钢钉松脱了，手脚在无法攀援的冰壁上滑开，霎时间坠了下去，所幸身上的绳子与两侧的朋友相连，使他吊在空中。两个人尽了一切力量救他，奈何垂直的岩壁上毫无可以使力的东西，而钢钉更因为那人下坠及眼前增加的重量，随时有滑脱的可能。

"你们不可能救得了我，把绳子割断，让我走。"悬在半空的人嘶声哀求，"与其一起摔死，或留在这儿冻死，还不如我一个走，只怪我失手！"

他们割断了绳子，那人笔直地跌下去，没有哀号。

剩下的两个人终于安返地面，他们一起到死者的家中，那人的妻子瞬间苍白了面孔，她颓然坐下，没有多问，也没有号哭，只淡淡地说了一句话："只怪他失了手！"

"只怪他失了手"，这是一句多么洞悟人生的话，许多难以挽回的悲剧，我们无法责求任何人，只能饶恕，饶恕别人就是宽恕自己。

富兰克林说："对于所受的伤害，宽容比复仇更高尚。因为宽容所产生的心理震动，比责备所产生的心理震动要强大得多。"如果自己能够宽容别人，不但自己能够及时释放心理垃圾，而且别人也能够因此而宽容自己，同时与自己友好相处。

所以，永远不要对敌人心存报复，那样对自己的伤害将大于对别人的伤害。因为怨恨不会伤害别人，只有自己。我们心中的恨意完全不能伤害到他们，却使我们的生活变得像地狱一般。使我们不能爱我们的仇人，至少我们要爱我们自己。

如果超越不了仇恨，就学着忘却

对于一些小的不公正待遇或冒犯，人们很容易找到借口来平衡自己的复仇心，但是也常常会有人促成报复行动。如果我们被愤怒和仇恨掌控了我们的生活，我们甚至会食不甘味，失去了生活原本的色彩。

仇恨很难被刻意忘掉的，比如分手很难忘怀，特别是当背叛的人带着新欢走到你面前和你说再见的那一刻，你的情绪记忆更会刻骨铭心。

所以，当我们要刻意忘掉一件事的时候，需要从精神上与事件相关的信息隔离开来，学会主动遗忘。

心理学家表示，遗忘是人类的本能之一。主动忘却是一种适应性表现，比如，人们常常要忘掉错误的认识、朋友的旧电话号码或者更改前的会议时间。

同理，面对仇恨的情绪，我们与其被其控制，还不如主动忘却，因为这种负面情绪对我们的生活有着巨大的破坏作用。

一个心智健全的人是不会无缘无故就随便发脾气的，而成熟的人更不会陷入仇恨的困扰。因为他们知道在心里保持仇恨，就意味着放弃了快乐的生活，从此将背上沉重的包袱，所有的苦闷将在心底发酵。所以他们即使无法调节自己的情绪，也会尝试将仇恨的事情忘却。

阿拉伯名作家阿里，有一次和吉伯、马沙两位朋友一起旅行。3人行经一处山谷时，马沙失足滑落，幸而吉伯拼命拉他，才将他救起。马沙于是在附近的大石头上刻下了："某年某月某日，吉伯救了马沙一命。"3人继续走了几天，来到一处河边，吉伯跟马沙为了一件小事吵起来，吉伯一气之下打了马沙一耳光。马沙跑到沙滩上写下："某年某月某日，吉伯打了马沙一耳光。"

当他们旅游回来之后，阿里好奇地问马沙为什么要把吉伯救他的事刻在石上，将吉伯打他的事写在沙上？马沙回答："我永远都感激吉伯救我，至于他打我的事，我会随着沙滩上字迹的消失，而忘得一干二净。"

即使你无法越过仇恨的鸿沟，那么可以选择不要把仇恨挂在嘴边，像马沙一样。当你暂时忘记了仇恨时，仇恨是无法伤害你的，当没有复仇的念头，心理的创伤就会愈合。忘记不仅能医治被宽容者的缺陷，也能让我们在生活中感受更多的快乐。

倘若我们用积极的记忆去替代那些消极的记忆，这样的伤害就会逐渐得到治愈。心理学家认为，人们要刻意忘却一件事情的前提条件就是要从精神上和与事件相关的信息完全隔离开来。

生活并不像我们想象的那样美满、如意，生活只是生活本身，而人们总是愿意用希望去看待生活：我希望如何如何。可当你一旦发现，生活并不是按照你所希望的样子出现在你面前的时候，那就请你从仇恨中跳出来，像一位智者一样，说一句"没关系"，然后暂时让自己学会忘却。

松开拳头，人生才有收获

生活中我们经常会听到这样的话语：人不犯我，我不犯人，人若犯我，我必犯人。其实通过这句话，我们可以看到人的一个很常见的心理：报复。

心怀仇恨的人就像握紧了双拳，试想一下，如果你的双手握紧，还能抓住其他的东西吗？

古希腊神话中有一位大英雄叫海格里斯。一天他走在坎坷不平的山路上，发现脚边有个袋子似的东西很碍脚，海格里斯踩了那东西一脚，谁知那东西不但没有被踩破，反而膨胀起来，加倍地扩大着。海格里斯恼羞成怒，操起一条碗口粗的木棒砸它，那东西竟然长大到把路堵死了。

正在这时，山中走出一位圣人，对海格里斯说："朋友，快别动它，忘了它，离它远去吧！它叫仇恨袋，你不犯它，它便会缩小如当初，你侵犯它，它就会膨胀起来，挡住你的路，与你敌对到底！"

在茫茫人世间，难免与别人产生误会、摩擦。如果不注意，在我们轻动仇恨之时，仇恨袋便会悄悄成长，你的心灵就会背负上报复的重负而无法获得自由。的确，仇恨总会反射到我们的自身。所以，面对生活中的一些伤害时，不要产生报复的心理，更不要采取报复的手段，要开阔心胸，提高自我控制能力，用宽容去化解一切怨恨，让大家都生存在宽容的阳光和清风下。

如莎士比亚所说的："不要由于你的敌人而燃起一把怒火，让心中的烈焰烧伤自己。"所以，要想生活中永远拥有安静和欢乐地心理，永远不要去尝试报复我们的仇人，因为如果我们那样做，更深地受到伤害的只有自己。

1863年1月7日，恩格斯的妻子玛丽·白恩士患心脏病突然去世。恩格斯以十分悲痛的心情将这件事写信告诉马克思，信中说："我无法告诉你我现在的心情，这个可怜的姑娘是以她的整个心灵爱着我的。"

第二天，马克思从伦敦给在曼彻斯特的恩格斯写回信。信中对玛丽的噩耗只说了一句平淡的慰问的话，却不合时宜地诉说了自己的一大堆困境，原来肉商、面包商即将停止赊账给他，房租和孩子的学费又逼得他喘不过气来，孩子上街没有鞋子和衣服，"一句话，魔鬼找上门了"。生活的困境折磨着马克思，使他忘却了、忽略了对朋友不幸的关切。正处于极度悲痛中的恩格斯，收到这封信，不禁有点生气。从前，两位挚友之间隔一两天就通信一次，这次，一直隔了5天，即1月13日，恩格斯才给马克思复信，并在信中毫不掩饰地说："自然明白，这次我自己的不幸和你对此的冷冰冰的态度，使我完全不可能早些给你回信。我的一切朋友，包括相识的庸人在内，在这种使我极其悲痛的时刻对我表示的同情和友谊，都超出了我的预料。你却认为这个时刻正是表现你那冷静的思维方式的卓越时机。那就听便吧！"

隔阂已经产生，友谊经历着考验。其实人与人之间难免会出现一些摩擦，但这更能考验我们的友情，真正的朋友对于彼此之间的难处是会谅解的。收到信的马克思并没有为自己辩护，而是认真地自我批评。10天以后，当双方都冷静下来的时候，马克思写信给恩格斯说："从我这方面说，给你写那封信是个大错，信一发出我就后悔了。然而这绝不是出于冷酷无情。我的妻子和孩子们都可以作证：我收到你的那封信（清晨寄到的）时极其震惊，就像我最亲近的一个人去世一样。而到晚上给你写信的时候，则是处于完全绝望的状态之中。在我家里待着，见到房东打发来的评价员，收到了肉商的拒付期票，家里没有煤和食品，小燕妮卧病在床……"

出于对朋友的了解和信赖，收到这封信后，恩格斯立即谅解了马克思。1月26日，他给马克思的信中说："对你的坦率，我表示感谢。你自己也明白，前次的来信给我造成了怎样的印象……我接到你的信时，她还没有下葬。应该告诉你这封信整整一个星期，始终在我的脑中盘旋，没法把它忘掉。不过不要紧，你最近的这封信已经把前一封信所留下的印象消除了，而且我感到高兴的是，我没有在失去玛丽的同时失去自己最好的朋友。"随信恩格斯还寄去一张100英镑的期票，以帮助马克思渡过困境。

一个攥紧的拳头是什么也不会得到的。只有从心理的角度松开愤怒的"拳头"，我们才能够显示出接受的态度，才会有所收获。

当面对自己的拥有的时候，我们不会吝啬，因为正是我们乐于奉献，乐于成全，我们才能读懂别人故事里的精彩，才能在别人的人生道路上留下自己的痕迹。也正是因为我们乐于与别人分享我们的快乐和忧伤，我们才能在遇到困难的时候，得到别人的帮助。

殊不知，当我们恨我们的仇人时，就等于给了他们制胜的力量。而这种力量会让我们自己寝食难安、魂不守舍、心烦意乱，最终会导致疾病和死亡，这样看来报复并不能让我们对别人的打击实现，反倒对自己的内心是一种摧残。所以，仇恨的拳头，终将会砸在自己的身上。

别让"报复心理"演变成为"报复行动"

报复心理几乎人人都有，但是并不是每个人都会将其实施，成为报复行动。在社会交往中，有些人以攻击的方式对那些曾给自己带来伤害或不愉快的人发泄不满，这种情绪就是报复。报复心理是一种不健康的心理状态，它不仅会对报复对象造成这样或那样的伤害，而且有害自己的心理健康。试想，如果这个世界上每个人都"有仇必报"的话，那么冤冤相报何时了？报复心理是一种不健康的心理状态，心理学家形容报复为人性中的一处"心理死结"。它像一个盘踞在人内心深处的毒瘤，当我们能够控制它时，它就不会影响我们的生活；可是，一旦它失去控制，就会给我们的生活带来巨大的伤害。报复行动会对报复对象造成威胁，而且干扰我们的正常生活，也会损害自己的健康。

心理学家认为，人是既有理性又有非理性的思想。当人们按照理性去思维和行动就会制止自己的复仇活动，让自己快乐地生活。当人们用不合理的逻辑去思维和行动时就会让报复心理演化成报复行动，酿下一杯"双输"的苦酒。

这是一场惨烈的战争，几乎所有的士兵都丧命于敌人的刀剑之下。命运将两个地位悬殊的人推到一起：一个是年轻的指挥官，一个是年老的炊事员。他们在奔逃中相遇，两个人不约而同地选择了相同的路径——沙漠。追兵止于沙漠的边缘，因为他们不相信有人会从那里活着出去。

"请带上我吧，丰富的阅历教会了我如何在沙漠中辨认方向，我会对你有用的。"老人哀求道。指挥官下了马，他认为自己已经没有了求生的资格，他望着老人花白的双鬓，心里不禁一颤：由于我的无能，几万个鲜活的生命从这个世界上消失，我有责任保护这最后一个士兵，他扶老人上了战马。

到处是金色的沙丘，在这茫茫的沙海中，没有一个标志性的东西，使人很难辨认方向。"跟我走吧。"老人说。指挥官跟在他的后面，灼热的阳光将沙子烤得如灸热的煤炭一样，他们没有水，也没有食物。老人说："把马杀了吧！"年轻人怔了怔，唉，要想活着也只能如此了。

"现在，马没了，就请你背我走吧！"年轻人又一怔，心想，你有手有脚，为什么要人背着走，这要求着实有点过分。但连日以来，他都处在深深的自责之中，老人此时要在沙漠中逃生，也完全是因为他的不称职。他此刻唯一的信念就是让老人活下去，以弥补自己的罪过。他们就这样一步一步地前行，大漠上留下了一串深陷且绵延的脚印。

一天，两天……十天。茫茫的沙漠好像无边无际，到处是灼烧的沙砾，满眼是弯曲的线条。白天，年轻人是一匹任劳任怨的骆驼；晚上，他又成了体贴周到的仆从。然而，老人的要求却越来越多，越来越过分。他会将两人每天总共的食物吃掉一大半，会将每天定量的马血喝掉好几口。年轻人从没有怨言，他只希望老人能活着走出沙漠。

他俩越来越虚弱，直到有一天，老人奄奄一息了。"你走吧，别管我了。"老人愤愤地说，"我不行了，你还是自己去逃生吧。"

"不，我已经没有了生的勇气，即使活着我也不会得到别人的宽恕。"指挥官说。一丝苦笑浮上了老人的面容，"说实话，这些天来难道你就没有感到我在刁难、拖累你吗？我真没想到，你的心可以包容下这些难堪的待遇。""我想让你活着，你让我想起了我的父亲。"年轻人痛苦地说。老人此刻解下了身上的一个布包，"拿去吧，里面有水，也有吃的，还有指南针，你朝东再走一天，就可以走出沙漠了，我们在这里的时间实在太长了……"老人闭上了眼睛。年轻人非常诧异，不明白老人为何在生命垂危之际才说出求生的捷径。

此刻年轻人还是坚持要带老人出去，几乎哀求道："你醒醒，我不会丢下你的，我要背你出去。"老人勉强睁开眼睛，"唉，难道你真的认为沙漠这么漫无边际吗？其实，只要走三天，就可以出去，我只是带你走了一个圆圈而已。我亲眼看着我的两个儿子死在敌人的刀下，他们的血染红了我眼前的世界，这全是因为你。我曾想与你同归于尽，一起耗死在这无边的沙漠里，然而你却用胸怀融化了我，我已经被你的宽容大度所征服。只有能宽容别人的人，才配受到他人的宽容。"老人永久地闭上了眼睛。

老人因丧子之痛，难以平复心中的怒火，想方设法地刁难这位指挥官。在缺少食物、缺少饮用水的炙热沙漠里，折磨他人、发泄心中怨恨的同时，自己也在承受心理上的煎熬。然而，最终老人还是被指挥官的宽容所打动，翻然悔悟，并把生的希望留给了年轻的指挥官。老人的举动使指挥官深感震惊，仿佛又经历了一场战争，一场人生的战斗。在这场没有硝烟的战争中，他之所以赢的原因竟然来自于自己不经意之间的宽容。此时他才明白：武力征服的只是人的躯体，只有靠爱和宽容大度才能赢得人心。

没有人真的愿意把"报复心理"演变为一场"报复行动"，但是我们还需要对自己的报复有着强大的自制力。报复行动对当事人的影响无法预期，不管是对复仇者还是被报复的人，都不会存在胜利者。

所以，学会宽容吧，不要将报复心理演变成报复行动，报复只会加重自己的心理负担。要学会超越狭隘，宽待对方。得饶人处且饶人，胸怀大度，让自己的思想境界不断升华。

宽容是一种仁爱的光、无上的福分，是对别人的释怀，也是对自己的善待。有了这种光芒、这种福分，就会远离仇恨，避免心灵的灾难。

不给敌人控制我们的力量

有一位好莱坞的女演员，失恋后，怨恨和报复心使她的面孔变得僵硬而多皱，她去找一位最有名的化妆师为她美容。这位化妆师深知她的心理状态，中肯地告诉她："你如果不消除心中的怨和恨，我敢说全世界任何美容师也无法美化你的容貌。"

不仅容貌，仇恨还会夺走我们的健康。仇恨最容易伤害人体的器官，第一个伤害的就是心脏。如果我们心怀仇恨，我们的心脏动脉硬化的几率会比平均律要高几乎三倍。在情绪激动的时候，我们的血压上升很快，血小板凝结在一起，容易造成动脉硬化。仇恨会导致食欲下降，引发消化系统的疾病。仇恨的情绪也会影响我们的肝脏，引发肝气不顺，肝胆不和。

的确，怀有仇恨的人也许对他人的伤害还不足百分之一，可是他们却在用自我惩罚的方式加上了那百分之九十九。仇恨不仅控制了我们的容貌，控制了我们的健康，还控制了我们的内心。在我们恨"敌人"的时候，他们并未受到伤害，反而我们的生活都被其控制了。

战国时的楚王非常宠爱一位叫郑袖的美女。郑袖不但漂亮，也非常工于心计。后来，魏王送了一个绝色美女给楚王，楚王就把郑袖冷落到了一旁。郑袖妒火中烧，于是暗暗筹定计策。她故意与新美人套近乎，告诉她楚王的一些习惯。

新美人对郑袖心怀感激。郑袖对新美人说："大王对你赞美有佳，只是稍嫌你的鼻子长的不好，你以后见了楚王可以把鼻子遮起来。"美女信以为真。从此，这位美人见到楚王之后就把鼻子捂着。楚王感到很奇怪，就问郑袖是何故。郑袖告诉楚王说："新来的美人说大王有狐臭，见面时都得掩着鼻子才行。"楚王怒不可遏，令人砍掉美女的鼻子，赶出宫去。郑袖自然夺回了楚王的宠爱。

郑袖夺回了楚王的宠爱，却失去了做人最根本的纯良，仇恨蒙蔽了她的心，扭曲了她的人性，所以她以后每日活在战战兢兢中，失去了原本的快乐。

我们在生活中常常遇到那些心里充满了仇恨的人，这些人有不同的年龄、社会地位，他们仇恨的对象也各不相同。虽然我们知道无法使事情得到解决，但是很多人漫无目地地发泄自己的愤恨，其实这种心态对他人和自己都会造成损害。在仇恨下，人很容易做出令自己后悔的蠢事，而且这种仇恨往往只是"苦"了自己，而不是敌人。

唐朝的时候，有个禅师叫慧心，他德高望重，既是有名的禅师，又是当朝国师。

有一次他搭船渡河，渡船刚要离岸，远处来了一位佩刀的大将军，大喊："等一下，载我过去。"船上的人纷纷说："船已经开了，干脆让他等下一回吧。"船夫也大声回答他："请等下一回吧。"将军非常失望，急得在水边团团转。

这时坐在船头的慧心国师对船夫说："船家，你就行个方便，载他过河吧。"船家一看师傅开口求情，只好调转船头。

将军上船后没有位子，这时看到船头的慧心国师，于是拿起鞭子就打，嘴里还骂道："老和尚，快把座位让给我。没想到这一鞭子下来，正好打在慧心国师的头上，鲜血顺着脸流了下来，国师一言不发地把座位让给了将军。

这一切大家都看在眼里，心里既害怕将军的蛮横，又为国师的遭遇感到不平，纷纷窃窃私语："将军真是忘恩负义，禅师请求船夫回去载他，他却抢禅师的位子并且打他。"

将军从大家的议论中似乎明白了什么。他心里非常惭愧，不免心生悔意，但身为将军却拉不下脸面，不好意思认错。

不一会儿船到了对岸，大家都下了船，慧心国师默默走到水边，慢慢地洗掉脸上的血迹，那位将军再也忍受不了良心的谴责，上前跪在国师面前忏悔道："禅师……真对不起！"

将军本以为禅师会谴责他，没想到禅师只是心平气和地说了声"不要紧"。

如果禅师记恨这位将军，后果将难以掌控。而智慧的禅师在淡然的情绪中化解了这一场危机，他的内心没有被敌人控制，反而征服了对方。他体现了自己的风度，而将军却丢失了自己的人品。

对人的仇恨只能转化为对自己攻击的武器。如果有人伤害了你，不必去理会他们，更不必想去报复。当你想和他扯平的时候，你伤害自己的比伤到你的敌人的更多。

所以，不要再使用仇恨的武器了，心理学家说："不能仇恨的人是麻木的，而不去仇恨的人才是聪明的智者。"

宽容别人，更要原谅自己

宽容是一种处世哲学，宽容也是人的一种较高的思想境界。学会宽容别人，也就懂得了宽容自己。在工作或者生活中，我们可能会遇到许多无礼的人或事，或者是别人以貌取人，或许是别人冷目反对你的意见，或者是别人肆意干预你的事情，或者是走在大街上，别人无缘无故对你翻白眼，等等。当面对这种种无礼时，如果你每一次都气得跳墙，与人理论，则未免会过得太累。心态宽容的人，面对别人的无礼，无一不选择了包容，所以他们才会赢得别人的赏识。

林肯参选美国总统时，他的对手斯坦顿想尽办法在公众面前侮辱他，毫不保留地攻击他的外表，故意制造事端来为难他。尽管如此，当林肯当选美国总统后，组建内阁时他选择了斯坦顿做参谋总长。

当消息传出时，一片喧哗，街头巷尾议论纷纷。有人对林肯说："恐怕您选错人了吧！您不知道他从前如何诽谤您吗？他一定会扯您的后腿，您要三思而后行啊！"林肯不为所动，他回答说："我认识斯坦顿，我也知道他从前对我的批评，但为了国家前途，我认为他最适合这份职务。"果然，斯坦顿为国家以及林肯做了不少的事。

过了几年，当林肯被暗杀后，斯坦顿说："林肯是世人中最值得敬佩的人，他的名字将留传万世。"

正所谓"水至清则无鱼，人至察则无徒"，社会是由各式各样的人组成的，有讲道理的，也有不讲道理的；有修养深的，也有修养浅的，我们不能要求别人讲话办事都符合自己的标准和要求。真正的豁达大度者，当他碰到那些得罪自己的事情时，通常的做法便是宽容。

的确，生活中我们要学会宽容别人，但更多的时候我们也要学会原谅自己。我们之所以对以前的某个错误耿耿于怀，迟迟不肯原谅自己，多半是因为我们为之付出了一定的代价。可是，不能原谅又能如何？代价不能再收回，但是我们的心情可以回转，也需要回转，因为生活还要继续。

安琪进入公司刚刚一年，因为表现优秀，很受领导器重。她也暗下决心一定要作出成绩来。一次，上级领导要她负责一个企划案，为一个重要的会议做准备，还透露说如果这次企划案能赢得客户的认可，她将有可能被调到总公司负责更重要的职务。对安琪来说，这是个千载难逢的机会。她非常卖力，每天都熬夜准备这份企划案。

可是，到了会议的那天，安琪由于过度紧张，出现了身体不适，脑子一片混乱，甚至没有带全准备好的资料，发言的时候词不达意，几次中断，会议的结果可想而知……

失去了一个这么好的机会，安琪为此懊恼不已。之后，由于她的状态一直不好，又有过几次小的失误，她对自己更加不满。以前自信的她，现在忽然觉得自己不适合这个工作，不然为什么老是在关键时刻出错呢？她开始惩罚自己，经常不吃饭，想通了又暴饮暴食，或者拼命地喝酒。

安琪情绪越来越不好，领导找她谈过几次话，宽慰她过去的事情都过去了，人应该向前看。虽然她的情绪渐渐稳定了下来，但是她还是不能原谅自己，没有心情做好手中的事情，以致对工作失去了当初的信心。最后，她不得不递交了辞呈。

很多人在犯错之后不能原谅自己，甚至憎恨自己，进而影响到现在乃至未来做事的心情。如果憎恨过于强烈，就无法看到希望的曙光。不如反过来想一想，错误既然已经犯下了，再惩罚自己有什么用呢？而且你已经为此付出了沉重的代价，为什么还要搭上现在和未来呢？

只有原谅自己，才能重新调整心情，开始新的生活。而那些无法原谅自己，始终对自己的过去耿耿于怀的人，得不到人生的幸福。

总之，我们不仅要学会宽容别人，更要学会原谅自己。只有真正从心底里原谅自己，才能驱走烦恼，让心情好转，从而在错误中得到教训，做到"经一事，长一智"。

第十二章

世界无处不诱惑，坚守心灵底线

——抵制诱惑的心理调节术

欲望的"痛苦结构"和"快乐结构"

欲望是人生活中不可缺少的一部分，欲望是与生俱来的，是人类本能的释放。在欲望的推动下，人才能不断地改善自己。所以，心理学家说：欲望是人生存立世、改变和完美自己的根本动力。

欲望是个奇怪的东西，常常在人们心中表现得模糊不清、躁动不安。当一个欲望神不知、鬼不觉地占有了我们的心灵，这可能是上帝赐予的一次机遇，也可能是恶魔布下的一个陷阱，关键在于我们怎样用理智去把握和化解。这就是欲望的"痛苦结构"和"快乐结构"。积极的欲望有着合理的结构，它能够刺激人积极起来，而且在自己的控制之内，不会将人拖进没有节制的"深渊"。而无限制的欲望有着让人痛苦"结构"，就像是一把枷锁，锁住了人的快乐。

有一个男人，经过了自己的艰苦努力，终于拥有了自己的事业和家庭，房子、车子在他的生活中样样齐全，而投身商海这么多年，没日没夜的奔波、操劳的他，有一天终于感觉累了、疲倦了，看着渐渐发福的太太，由不得感叹道："太太，在这个社会上，我们也算小富有余了，我想好好休整一年，然后去找个简单的工作。"

太太不满："作为男人，要有远大志向，不能稍富即安，我们离真正的富翁还差太远。"太太的话像针般又一次深深地扎进男人的心中，男人的尊严在那一刻激灵了一下，人活着究竟为什么，就为那些花花绿绿的钞票，他头一次迷茫了。

然而未等他再展宏图，他却轰然倒下了，莫名其妙的消瘦，胸部长时间的憋闷，让他不得不去医院检查。检查的结果让他头晕目眩，诊断书清晰地写着两个字：肺癌。他差点跌坐在椅子上，医生握着他的手，安慰他："慢慢调养，保持快乐的心情。"

回到家中，他感觉房子突然间变小了，太太也变得陌生，好像不认识了，整天一句话也不说，常常面对着窗外的小鸟发呆，自己再也飞不高了，什么创业，什么人生，什么追求，此刻都失去了意义。

于是他扔下一张字条走了：我走了，是贪婪毁了我，毁了这个家。

这就是欲望的"痛苦结构"，欲望毁坏了一个家庭的幸福生活。的确，欲望的"痛苦结构"它需要理智的调控与节制，因为人不能做欲望的奴隶。

活在同样的世界，而欲望的结构不同就会让人有着不同的感受：有的人感觉生活在天堂之中，有的人感觉生活在地狱之中，主要是因为他们欲望的"结构"不同，幸福快乐来自于每一个人的心灵，来自于人的感知与知觉的品质，来自于人对自己与客观世界的认知方式。

人生似乎处在一个悖论中：有欲望就会有痛苦，但是人没有了欲望，就失去了生活的动力。所以我们要调整内心欲望的结构，既要尊重内心深处种种欲望（愿望），修炼调整内心欲望的能力，使其朝着正确的、可能的方向去发展，使之适应自身条件、社会环境、自然环境，才更为现实。法国大文豪伏尔泰说过："没有真正的需要，便不会有真正的快乐。"

在美国西部一个普通的小山村里，有一位一贫如洗的农家少年。8岁那年，他收到了一份珍贵的礼物，一份来自爷爷的世界地图。从此，地图上的每一个名字都让他产生了无尽的想象。他年轻的目光一遍遍浏览着地图上标注的城市，飘逸的思绪亦随之纵横驰骋，渴望的翅膀在幻想的风景中自由翱翔。

15岁那年，这位少年写下了他的气势不凡的计划——《一生的志愿》：

"要到尼罗河、亚马孙河和刚果河探险；要登上珠穆朗玛峰、乞力马扎罗山和麦金利峰；驾驭大象、骆驼、鸵鸟和野马；探访马可·波罗和亚历山大一世走过的道路；主演一部《人猿泰山》那样的电影；驾驶飞行器起飞降落；读完莎士比亚、柏拉图和亚里士多德的著作；谱一部乐曲；写一本书；拥有一项发明专利；给非洲的孩子筹集100万美元捐款……"

他一口气列举了127项人生的宏伟愿望，不要说实现它们，就是看一看，就足够让人望而生畏了。许多人看过他设定的这些远大目标后，都一笑置之。所有人都认为：那不过是一个孩子天真的梦想而已，随着时光的流逝，很快就会烟消云散。

然而，少年的心却被他那庞大的《一生的志愿》激励着，他的脑海里一次次地浮现出自己漂流在尼罗河上的情景；梦中一次次闪现出自己登上乞力马扎罗山顶峰的豪迈；甚至在放牧归来的路上，他也会沉浸在与那些著名人物交流的遐想之中……没错，他的全部心思都已被自己《一生的志愿》紧紧地牵引着，并让他从此开始了将梦想转变为现实的漫漫征程。

那是一场壮丽的人生跋涉，也是一场异常艰难的生命之旅。但他一路豪情壮志，一路风霜雪雨，硬是把一个个近乎空想的夙愿变成了活生生的现实，他也因此一次次地品味到了搏击与成功的喜悦。44年后，他终于实现了《一生的志愿》中的106个愿望。

他就是20世纪著名的探险家约翰·戈达德。他的欲望让他成为了一个伟大的人，而他在完成梦想的时候获得了人生的快乐，这就是欲望的"快乐结构"。

所以，面对欲望，不要试图彻底将其"消灭"，而是要静下心来，调整自己欲望的结构，调动自己的经验、感知、感觉，去观察、体验它如何萌动，如何发展，直到清醒地认识到这欲望背后到底是什么？实现这个欲望的必要性是什么？把欲望变为现实的主客观条件又是什么？当这些问题有了一个比较明确的答案以后，躁动的欲望就变成了清晰的目的。从这个意义上说，所谓战胜自己的欲望，就是优化了欲望的"结构"。

欲望不可怕，可怕的是"纵欲"

我们生活在信息时代，我们的生活速度与节奏逐渐变得变得越来越快，人们在享受社会飞速发展的成果及丰富的物质财富的同时，身体却成了一架超负荷运转的机器，心理也越来越脆弱，身心承载着巨大压力。

因此，很多人的心理发生了扭曲，产生了很多心理问题，因为他们不能对自己的情绪

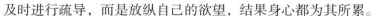

及时进行疏导，而是放纵自己的欲望，结果身心都为其所累。

其实，欲望并不可怕，但是人的欲望是需要克制的，总有新的欲望会无休止地被我们制造出来，所以，欲望的过度释放会造成破坏的力量。叔本华认为，欲望过于剧烈和强烈，就不再仅仅是对自己存在的肯定，相反会否定或取消别人的生存。所以，我们不怕欲望，而是怕"纵欲"。

小唐参加工作有5年之久，可非但没有任何积蓄，反而负债累累，欠了朋友10万元钱。为了尽早偿还债务，他不得不去加班做兼职，节衣缩食，每个月不花任何零花钱。

他为什么如此狼狈呢？原来，小唐非常喜欢电子产品，如果周围人使用的手机或者电脑的价格超过了自己，他心里就非常难受，为此，总会花光薪水与对方较量一番，直到超过对方才满意。

有一天，小唐的同事买了一款新型手机，正巧有事情在小唐面前接了个电话，他就认为对方是在向自己炫耀、示威，于是，他立即使用信用卡，刷掉了4000块买了一款相同的手机，并且在同事面前显摆了个够。

可是没出几个月，他见另一位朋友用了一款某品牌的限量版笔记本电脑，于是小唐赶紧低价处理了自己的笔记本电脑，又向朋友借了5000元钱，买下了那款限量版的笔记本电脑。

为了做电子产品的时尚"潮人"，他一年大约换了十几部手机，为此，父母常常唠叨他，也希望他能够存点钱，在结婚的时候不至于捉襟见肘。可父母的话他就是听不进去，花钱依旧大手大脚的，而且，只要看见别人用的电子产品比自己的好，就会觉得自己的东西过时了，从而迫切地想找到钱而购买新产品。

他放纵自己的欲望，没有任何节制。欲望的沟壑没有被自己填满，而是越来越大。贪婪是欲望无止境的一种表现，它让人永不知足。永不知足是一种病态，如果这种病态继续发展下去，人就会变得贪得无厌。

其实，快乐重要的是对追求过程的一种体验，而不是结果。结果无论成败得失，只要中间过程给你带来了欢乐喜悦，那就行了。有时，得而复失，失而复得，幻想破灭，空欢喜一场，都是快乐的过渡和转化。

曾经有人说：欲望像海水，喝得越多，越是口渴。诚然，欲望过多而且不加节制，那么在你的放纵下欲望就变成了贪婪。所以在生活中，我们要远离贪婪的黑洞，放平心态，学会节制自己，这样我们才能轻松地面对生活，而不是被欲望绑架。

诱惑，不同价值观在内心冲突

人的价值观是从出生开始，并且在成长过中受到家庭和社会影响逐步形成的。一个人所处的社会生产方式及其所处的经济地位，对其价值观的形成有决定性的影响，同时也会受到外界信息的影响，比如报刊、电视和广播等宣传的观点以及父母、老师、朋友和公众名人的观点与行为，等等。

一个人有坚定的信仰、坚强的价值观很重要。当你遇到生命中重要的转折点或巨大的诱惑时，坚定的个人价值观会帮你做正确的取舍。

在社会转型期间，传统社会正在向现代社会转化，人们的传统观念也在向现代观念转化，传统的价值观也在向现代价值观转化。在这种转化过程中，传统价值观受到西方价值观的猛烈冲击。对于人也是一样，很多人由于价值观的冲突，无法抵御诱惑的吸引。尤其是年轻人的观念提升极快，他们不甘于平庸寂寞，不甘于青春转瞬即逝，追求时尚和新鲜事物，容易在物质诱惑下失去辨别是非荣辱的能力。

王娜和李娟是一对好姐妹，不仅读书时在同一所中学与大学，毕业后还进了同一家公司，从事同一种工作。3年时间过去了，王娜终于积攒下一笔钱，付了一套公寓的首期，从此成为了一只幸福的有壳蜗牛，这让她欣喜不已。但与此同时，李娟却传来了坏消息，她因为欠银行债务太多，无法偿还，而要被迫宣布破产。从此，她生活在更多的烦恼之中，身心状态也越来越差。其实两个人的收入完全一样，而且，李娟时常还有亲友的帮助，而王娜只能完全靠自己。那么，两人之间为什么会有这么大的差别呢？

答案非常简单，只要走进李娟居住的那间小屋子，就可以发现，她所使用的各种东西，从化妆品到服装，甚至家里的小摆设，几乎都是名牌。为此，她花费了太多的金钱，以至超出了自己的收入水平，最后只能是破产。

相反，走进王娜的房间就可以发现，她所购买的物品，从服装到皮包，质量与李娟的东西相比都差不多，并不影响使用，但由于不是名牌的缘故，价钱要差上一大截。长此以往，自然省下一大笔钱，而有实力买楼置业了。

其实，世界上的名牌数不胜数。商家为了赚取更多的利益，不断地制造新的名牌。如果你经常逛商场，你就会发现几乎每一季度都会有新的产品面市。当你去追逐名牌时，就会让自己花费越来越多的金钱，直到耗费掉所有的财富，也无法完全让自己满足。

这样消费的价值观，是商家在宣传中创造的，被强行塞进了我们的"头脑"里。

除此之外，还有很多类似的倾向，比如："有钱人才有地位"、"万般皆下品，唯有赚钱高"等形形色色的价值观。在这样的价值观的支配下，我们不得不为了权力、为了地位、为了金钱而丧失了自我和快乐生活。

贪婪的可怕之处，不仅在于摧毁有形的东西，而且能用不同的价值观搅乱一个人的内心世界。我们常常感到自己非常累，但是仍觉得不满足，因为在我们看来，很多人比自己的生活更富足，很多人的权力比自己大。所以我们别无出路，只能硬着头皮往前冲，在无奈中透支着体力、精力与生命。扪心自问，这样的生活能不累吗？被欲望沉沉地压着，能不精疲力竭吗？

就这样，一批又一批人被错误的价值观误导，前赴后继地把自己绑上欲望的战车，纵然气喘吁吁也不歇脚。不断膨胀的物欲、工作、责任、人际、金钱几乎占据了现代人全部的空间和时间。

所以，人要顺其自然地、平淡地看待物质的享受，得之无喜色，失之无悔色。什么都想得到的人，结果可能什么都得不到，甚至连自己已经拥有的也会失去。而一个坚守自己价值观的人，就能平淡对待自己的生活，往往能够找到生命的真正意义所在。

欲望越多，诱惑也就越多

现在觉得自己不够幸福的人们，为了能让自己更加幸福一些，就会把大量支出花费在追求更多的欲望上面。不过，这种"过分幸福"真的是我们所需要的吗？无止境地寻求充满欲望和满足的快乐生活，反而会加深自己的痛苦。所以心理学家说：人们对"幸福"的期望值过高，这种欲望反而夺走了我们对生活的主动权。

明末清初一本叫《解人颐》的书中对欲望做了入木三分的描述："终日奔波只为饥，方才一饱又思衣。衣食两般皆俱足，又想娇容美貌妻。娶得美妻生下子，恨无田地少根基。买到田园多广阔，出入无船少马骑。槽头扣了骡和马，叹无官职被人欺。当了县令嫌官小，又要朝中挂紫衣。若要世人心满足，除是南柯一梦西。"

事实上，我们所拥有的并不是太少，而是欲望太多。欲望使我们感到不满足、不快乐；欲望解除了我们思想的武装，使我们最终任人摆布，容易受到外界的诱惑。

有一个居住在山区的农夫，每天过着日出而作、日落而息，简单平淡的生活，虽然日子不算富裕，但却过得逍遥自在。

有一天，他在地头劳作时偶然挖到一个大宝石，变卖以后他发了大财，同村人都向他投去美慕的眼光，他也非常得意，生活得到了很大改善。可是过了不久，这个农夫却变得郁郁寡欢，整天心事重重，一副愁眉苦脸的样子。原来，他总是担心有人觊觎他的财产。

而且，别人还告诉他："这宝石应该是一对，可是你只挖到一颗，还有一颗不知在什么地方？"他想：要是那一颗宝石也能归我所有，那该多好啊！

在没有得到宝石时，这个农夫虽不富有，但过得悠闲自得，其乐融融。可是在挖到宝石后，如获至宝的他反倒吃饭没胃口、睡觉也不安稳了，生活也没有以前快乐了。这就是欲望膨胀，所以诱惑也在变多，他便失去了最初的快乐。

可能财富得到了、事业得到了、名声得到了、享乐得到了，但轻松的心态却失去了，甚至于最后孜孜求得的幸福也失去了。而懂得简单生活的人就善于放下欲望的包袱，减去一些生活中不必要的内容。

有这么一位行吟诗人，他一生都住在旅馆里，拒绝房子等他认为是负担的东西。他不断地从一个地方旅行到另一个地方。他的一生都是在路上，在各种交通工具和旅馆中度过的。当然这并不是他没有能力为自己买一座房子，而是他选择的生存方式。后来，鉴于他为文化艺术所做的贡献，也鉴于他已年老体衰，政府决定免费为他提供住宅，但他还是拒绝了，理由是他不愿意为房子之类的麻烦事情耗费精力。

就这样，这位特立独行的行吟诗人，在旅馆和路途中度过了自己的一生，直到90多岁时逝世。他死后，朋友为他整理遗物时发现，他一生的物质财富，就是一个简单的行囊，行囊里是供写作用的纸笔和简单的衣物；而在精神财富方面，他给世界留下了10卷优美的诗歌和随笔作品。这位诗人的生活是简单而富有意义的。

他的人生是一种去繁就简的人生，没有太多不必要的干扰，没有太多欲望的压迫，是一种简单而又纯粹的人生。

如果一个人的欲望太多，那么他抵御诱惑的能力也就越低，最终丧失自我，成为欲望的奴隶。总是忘记自己已经拥有的，而去追求未有的：挤公交太累了，还是打车省事；开经济型的汽车太没档次了，明天换一辆豪华奔驰；电脑过时了，还是换个新款笔记本电脑好；有了点结余，给家里的家具家电更新换代。这样的需求，无疑正在刺激着我们，使得我们无法控制自己，禁不住诱惑。

在现代社会，控制好自己的"欲"才能让自己禁得住"惑"，这不仅关系到我们每日的心情，更关系到我们是否能够成功。生命属于个人，每个人都有权设计自己的生活和人生道路。

享乐主义是孕育欲望的温床

享乐主义是受到人们批判最多的一种人生哲学，它是一种病态心理，是个人在后天社会环境中受病态文化的影响，形成的畸形的价值观和人生观。享乐主义使人们尽情地追求物质上的享受和肉体上的快乐，容易使人们缺乏进取精神，无休止地孕育着欲望。

只懂享乐的人们并不因为丰富的物质环境而感到满足，而是处在不断向外的追求中，要豪宅、要名车、要穿金戴银、要年入百万、权位高点再高点，似乎永不满足。但是，当我们期望的东西越来越多时，我们反而会失去快乐。

的确，享乐主义孕育着欲望，而无休止的欲望正是滋生祸端的根源。这是因为物质欲望的满足通常不会伴随着心灵的满足，享乐主义一种消极的、被动的满足，这种满足可以暂时地缓解缺欠的痛苦，但是就长期趋势而论，它们的一再被满足却造成未来欲求量的持续增长，以致于要满足这种欲求变得愈来愈困难。

这些无尽的欲望就像一个永远填不满的无底洞，一点点吞噬着人们的心灵，旧的欲望填满了紧接着新的欲望又产生了，直到有一天这些身外之物成为他们的沉重负担、吃尽苦头。

爱因斯坦说："照亮我的道路，并且不断地给我新的勇气去愉快地正视生活的理想，是善、美和真。我从来不把安逸和快乐看作是生活目的本身——这种伦理基础，我叫它猪栏的理想。"

所以我们要远离享乐主义，可以用以下几种方法帮助自己脱离享乐：

1. 20问法

这是一种自我反思的方法，即自己在纸上写出20个"我喜欢……"全部写下后，再逐一分析哪些是合理的需求，哪些是超出能力的过分的欲望，这样就可明确享乐的对象与范围。

2. 用格言警句来鞭策自己

古往今来，仁人贤士对贪婪之人是非常鄙视的，他们撰文作诗，鞭挞或讽刺那些只知道享乐的行为。想消除享乐，应牢记那些诗文和名言格言，朝夕自警。

3. 不与人攀比

在生活中不能对自己期望过高，自己的需求和欲望要和自己的能力及社会条件相适应，不要贪慕虚荣、讲攀比，内心要想到知足常乐。

总之，享乐主义会使人的精力和体力双重透支。当欲望产生时，再大的胃口都无法填满，贪多的结果只会导致无穷尽的烦恼和麻烦。所以我们要克制自己的欲望，要随时提防自己的享乐主义倾向。学会"修剪"自己的享乐主义，要知道生命的过程中，一切物质都是不可靠的奴仆，想让自己的人生得以升华，就必须放下这些本性之外的东西，去追求生活本身的淳朴，这样才能活得惬意、活得洒脱。

学会"延迟满足"——放弃眼前诱惑

许多人常无奈地感叹：物质条件好了，但却很难开心一笑了。心理学专家认为，这是因为在物质供给越来越丰富的现代社会中，人们的欲望过大，面对的诱惑也更多，而心理却很难调节。

心理学上有一种"延迟满足"方法可以很好地应对诱惑，能够帮助人们控制自己的即时冲动，抵制诱惑。

关于延迟满足有一个著名的实验。

实验人员给参加测试的孩子们分了一些他们爱吃的糖果，并告诉孩子们说："你们要是能够忍住不把自己手里的糖果吃掉，一会儿我们回来时你们还将得到更多的糖果。"随后实验人员离开了房间。有的孩子在研究人员故意离开后忍不住把糖果吃掉了，也有的孩子，想尽各种办法抵御住了诱惑，在实验人员回来后得到了更多的糖果。

研究人员对这些孩子进行了跟踪观察，发现那些通过忍耐等待获得两次糖果的孩子，在日后的生活中也表现出较强的适应性、自信心和独立自主精神；而那些经不住诱惑的孩子则往往屈服于压力，逃避挑战。

在后来几十年的跟踪观察中，也证明那些能够耐心等待、延迟满足的孩子，在事业上更容易获得成功。

延迟满足非常重要，如果不懂延迟满足，那么在重复单调工作的时候可能因为失去耐心而厌倦放弃；没有延迟满足，遇到诱惑的时候便放下自己手头的工作去追求即时的快乐。

在生活中，有一些人为了坚持自己的理想而走在一条艰辛的道路上，他们能够甘于清贫，忍受寂寞，难道他们不愿意享受舒适的生活吗？其实，他们为了达成自己的目标，克制自己的欲望，等待未来的满足，有些长期目标可能要坚持10年、数十年才能达成。在他们追求的过程中也会遇到各种诱惑、阻碍，他们能够约束自己的行为、克制自己的欲望、坚持自己的信仰，这就是延迟满足，无疑，这需要异于常人的耐心和毅力。

在学校的时候小明和张辰是同班同学，大学毕业后他们分到了同一家单位。小明比较活跃而张辰比较踏实。小明去到单位不久就跟其他的同事打成了一片，每天晚上他都有活动，生活有滋有味。而张辰则经常一个人在宿舍里面看书。

三年后，单位职称评审，张辰拿出了自己在职研究生的学历证明以及这几年在学术期刊上发表的多篇论文。而小明除了记得自己开心逍遥的日子什么也没有。

十几年过去了，小明开始计划在退休前为自己谋一个处长的职位，他想起当年的好友。而张辰已经获得了国家专利，每年都有稳定的固定提成，他打算提前退休跟家人去国外享受生活去了。

这就是关于理念导致的两种不同的生活。上面故事中的小明和张辰的目标都是过好日子，由于张辰有长远的目标和计划并且坚持追求，他得到了自己想要追求的生活。那么我们如何运用延迟满足，让自己达成最终的目标呢？

我们要学会放弃眼前的诱惑，通过脚踏实地的努力，让我们想要的生活顺其自然地到来，而不是急于享受，或者走一些"捷径"。

为了促进自己能够延迟满足，我们可以给自己一些奖励，为自己设立一个目标悬赏机制，即达到什么目标的时候就可以得到什么奖励。这个目标是逐级递增的。当然奖励不一定是某种特定的奖品，它也可以是对自我的积极肯定：

实现近期目标时——我足以完成这些任务！

实现中期目标时——我有优秀的能力！

实现长期目标时——我获得了卓越的人生！

当然，延迟满足不是一味地压制我们的欲望，而为了追求更大的目标，获得更大的享受，可以克制自己的欲望，放弃眼前的诱惑，让我们获得是一种克服当前的困难情境而力求获得长远利益的能力。

学会简化我们的生活

人的一生难免会有许多欲望和追求，比如：追求真理，追求理想的生活，追求刻骨铭心的爱情，追求金钱、名誉和地位。有追求就会有收获，我们会在不知不觉中拥有很多，有些是我们必需的，而有些却是完全用不着的。那些用不着的东西，反而成为了我们的负担。

有时园丁要给植物剪枝，把繁盛的枝叶剪去，植物才能更好地生长。人也是如此，一个人如果生活过于繁复，过分追求物质生活，那么他的生活也很难有幸福可言。所以我们要学会简化生活，重新审视你所做的一切事情和所拥有的一切，然后舍弃不必要的生活内容和过分的物欲。

年轻的时候，艾莎比较贪心，什么都追求最好的，拼了命想抓住每一个机会。有一段时间，她手上同时拥有13个广播节目，每天忙得昏天暗地，她形容自己："简直累得跟狗一样！"

事情都是双方面的，所谓有一利必有一弊，事业愈做愈大，压力也愈来愈大。到了后来，艾莎发觉拥有更多、更大不是乐趣，反而是一种沉重的负担。她的内心始终有一种强烈的不安全感笼罩着。

1995年"灾难"发生了，她独资经营的传播公司被恶性倒账四五千万美元，交往了7年的男友和她分手……一连串的打击直奔她而来，就在极度沮丧的时候，她甚至考虑结束自己的生命。

在面临崩溃之际，她向一位朋友求助："如果我把公司关掉，我不知道我还能做什么？"朋友沉吟片刻后回答："你什么都能做，别忘了，当初我们都是从'零'开始的！"

这句话让她恍然大悟，也让她勇气再生："是啊！我们本来就是一无所有，既然如此，又有什么好怕的呢？"就这样念头一转，没有想到在短短半个月之内，她连续接到两笔很大的业务，濒临倒闭的公司起死回生，又重新动了起来。

历经这些挫折后，艾莎体悟到人生"无常"的一面，费尽了力气去强求，虽然勉强得到，最后留也留不住；反而是一旦放空了，随之而来的是更大的能量。

她学会了"舍"。为了简化生活，她谢绝应酬，搬离了150平方大的房子。索性以公司为家，挤在一个10平方米不到的空间里，淘汰不必要的家当，只留下一张床、一张小茶几，还有两只作伴的狗儿。

艾莎赫然发现，原来一个人需要的其实那么有限，许多附加的东西只是徒增无谓的负担而已。

生活中我们要学会适可而止。懂得适可而止，欲望会带给你快乐；不懂得适可而止，欲望只能成为你的包袱。

在英国有位孤独的老人，无儿无女，又体弱多病，他决定搬到养老院去。老人宣布出售他漂亮的住宅。

因为这是一所有名的住宅，所以购买者闻讯蜂拥而至。住宅的底价是8万英镑，但人们很快就将它炒到10万英镑，而且价钱还在不断攀升。老人深陷在沙发里，满目忧郁。是的，要不是健康状况不好的话，他是不会卖掉这栋陪他度过大半生的住宅的。

一个衣着朴素的青年来到老人面前，弯下腰低声说："先生，我也想买这栋住宅，可我只有1万英镑。""但是，它的底价就是8万英镑，"老人淡淡地说，"而且现在它已经升到10万英镑了。"青年并不沮丧，他诚恳地说："如果您把住宅卖给我，我保证会让您依旧生活在这里，和我一起喝茶、读报、散步，相信我，我会用整颗心来照顾您！"

老人站了起来，挥手示意人们安静下来。"朋友们，这栋住宅的新主人已经产生了，就是这位小伙子。"

青年不可思议地赢得了胜利，梦想成真。

世界上最强大的不是坚船利炮，而是一颗仁慈的爱心，故事中的小伙子拥有一颗善良仁慈的心，因而得到老人的青睐而成为住宅的主人。

在人的一生中，都无法避免困难和问题。物质上需要帮助、支持；精神上需要理解、鼓励；兴趣上需要满足、发挥……如果我们能想他人之所想，急他人之所急，及时给他人以物质和精神上的帮助和安慰，在他心里就会产生巨大的震撼力，而对自己，则减掉了许多原来扔也扔不掉的精神负担。有时候我们舍掉一些东西，并不是绝对的失去，而是用另一种形式得到了一些东西，这些东西甚至比舍弃的东西更珍贵，更令人愉悦。

其实，人人都有欲望，都想过美满幸福的生活，都希望丰衣足食，这是人之常情。但是，如果把这种欲望变成不正当的欲求，变成无止境的贪婪，那我们就无形中成了欲望的奴隶了。

有些时候，我们所拥有的东西不一定是越多越好，凡事要适可而止。生命如舟，载不动太多的物欲和虚荣。要想使之在抵达彼岸前不在中途搁浅或沉没，就要学会轻载，把那些应该放下的"包袱"果断地放下。

简化生活的意义在于让自己的生活简单而富有乐趣。所以，减去一些生活中不必要的欲望吧，不要让自己成为欲望的奴隶。这就好像参加一趟旅行，当一个人带了太多的行李上路，在尚未到达目的地之前，就已经把自己弄得筋疲力尽。唯一可行的方法，是为自己减轻压力，就像剔除多余的行李一样。

第十三章

生命走进低谷，也要留下坚强的足迹

——应对挫折的心理调节术

习得性无助：挫败感是我们学来的

心理学家认为，挫败感是我们学来的。美国心理学家塞里格曼做过一个实验：

首先把一只狗放进一个笼子里，锁住笼门，使狗不能逃出来，笼子里装有电击装置。通过这一装置给狗施加电击，电击的强度刚好能够引起狗的痛苦，但不会伤及狗的生命。

塞里格曼发现，这只狗在一开始被电击时会拼命地挣扎，努力想逃出这个笼子，但经过再三努力，它发现无法逃脱后，挣扎的强度就逐渐降低了。

然后，这只受过电击的狗被放进另一个笼子，这个笼子分为两部分，中间用隔板隔开，隔板的高度是狗可以轻易跳过去的。隔板的一边有电击，另一边没有。塞里格曼发现，这只曾受过电击的狗除了在刚开始的时候很惊恐外，此后一直卧倒在地，绝望地忍受着电击的痛苦，根本不尝试逃脱。

塞里格曼又把没有经受过电击实验的狗直接放进有隔板的笼子里，发现这些狗全部都能逃脱电击之苦，轻松地从有电击的一边跳到安全的另一边。

上述试验中，狗所表现出来的绝望心理被称为"习得性无助"。现实生活中，人们也会产生这种心理。当一个人发现无论他如何努力，无论他干什么，都以失败而告终时，他就会觉得"不适合干这行"，"这不是我所能控制的"，于是，他的精神支柱就会瓦解，斗志也随之丧失，最终就会放弃所有努力，陷入绝望。一旦陷入绝望的泥潭不能自拔，就会彻底和幸福绝缘。

"我就破罐子破摔了，爱咋咋地！"

身材瘦高的男生甩掉书包，躺在床上，双手捂着耳朵，紧闭着眼睛。房间外头是母亲尖利的喊叫。

"这次考试，竟然三门不及格，比上次还多一门。你说，你到底还想不想学好了！你自己看看，这次考试就连你最拿手的数学也只考了70分。我说的你听没听见？开门！"

过了二十几分钟，男生松开双手，母亲的喊叫已经停止了。他深深吸了口气，无力地坐在床边。

在小学和初中学习成绩都名列前茅的男生，自从进了重点高中后就开始讨厌学习。他发现，班上的同学个个都很强，这对他的自信心带来了严重的冲击，开学不久的一次考试失利更是将他推进了深渊。

他曾经下定决心要迎头赶上，但期中考试的成绩让他更加丧失动力。在那次考试中，有两门功课不及格，总成绩也很低。为了这件事，男孩的父母被班主任请到了学校。

男孩觉得自己已经很努力了，不知道为什么成绩总是上不去。父母的苦口婆心让他很是心烦，这以后，他索性破罐子破摔，经常不写作业，上课也不好好听讲，任凭学习成绩一路下跌。

这个男孩遇到挫折以后失去了斗志，其实很多人的身上都能看到这样的情况。原本是一个行业内的精英，在换了环境以后，身上的"光环"逐渐暗淡，遭遇了一些挫折，便产生了消极心理，这种落差让他们更容易否定自己的能力，失去了客观的判断。从心理学角度来看，这就是一种典型的"习得性无助"。

那些总认为"我不行了"、"做不了了"、"我就这水平了"的人，就是在否定自我的价值，这样他们的思维很容易走向极端，并把自己的小缺点放大，甚至坚定地相信这就是阻碍自己进步的唯一障碍。这些人已经习惯了失败，也安于习惯，确定自己是个失败的人，不会再为成功进行努力的尝试。那么极有可能他们真的不会再取得成功了，其实阻止他们成功的不是命运，而是习得性无助。

习得性无助让人自设樊篱，把失败的原因归结为自身不可改变的因素，放弃继续尝试的勇气和信心，所以才会"破罐子破摔"。

没有人会轻易成功，正如没有人总是失败。只要想成功并为之付出努力，就一定能够拥有自己想要的幸福。在很多时候，成功还是失败，需要看我们用什么样的心态去面对，只要不断迈出勇敢的脚步，人生就会充满希望。

悲观视角下的挫折才是真的挫折

遭遇挫折时，有人会觉得这是命运的捉弄，他们把失败、不幸统统归咎于命运，比如：是命运没有让我生在大富之家；是命运让我高考落榜；是命运让我事业一败涂地……

实际上，导致他们失败的并非命运，而是他们习惯了以悲观的角度看待世界。悲观的人习惯否定自己，那么就会容易陷入到自我否定中。比如，"我没考上重点大学，我没有前途了"，"我没找到工作，可怎么活下去啊？"

其实这种想法是非理性的，是我们内心无法承受挫折导致的。

有两个同学没有做作业，一个是A同学，一个是B同学，他们没有完成作业的原因一样，都是因为他们上课没有专心听讲，在下面聊天，没有听到老师布置什么作业。老师不知道他们为什么没有完成作业的原因，只知道他们没有按时完成作业，于是在课堂上就严厉地批评了他们，老师说："你们两个太不像话了，作业都不按时完成，简直为我们班丢脸。"

A同学听到这一句话，心里一阵难过，于是乎就哭了起来，他觉得自己实在是不像话，上课没有认真听讲，不尊重老师，作为一个学生是不称职的。下课铃响了，他依然呆呆地坐在座位上反省，郁闷的心情持续了一整天。

而B同学听到老师的批评，他并没有太多的感觉，他想一次没有完成作业说明不了什么问题，下次注意听老师讲课就行了。所以，当下课铃声响起，B同学就和其他同学一样欢呼雀跃地飞奔出教室，同其他同学一起在球场上嬉笑，没有被这件事情影响很深。

为什么同样的一句话，对两个人造成了不同的结果呢？正是因为他们看待批评的视角不同，所以两个人做出了完全不同的反应。

心理学家认为，悲观的人对失败的看法与乐观的人有所不同，悲观者在看待失败上有三个特点：

第一，时间长度上，悲观的人把失败解释成永久性的；而乐观的人则倾向于认为一次失败是暂时的，下次就会好了。

第二，从空间维度上，悲观的人把失败解释成普遍的，如果某个阶段目标失败了，就会认为自己会在所有目标中都失败；而乐观的人则不会将失败普遍化，认为某个目标没实现只是说明自己在这个方面需要进一步努力，与目标无关。

第三，悲观的人倾向于将失败解释为个人原因，认为只有自己要对失败完全负责；而乐观的人则认为失败虽然有个人原因，但不只是个人的原因，有时一些无法抗拒的力量和运气也影响着成败。

赛里格曼的理论向我们提示，只要改变对失败的看法，就会使悲观者有信心去重新面对现实，树立学习、生活的目标。

所以，我们要坚信事情往往不是我们想象的那样。这是对生活的信心，只要不在悲观的视角下看问题，就会看到对生活的希望，有了信心与希望，无论事情再糟糕，人也会有面对现实的勇气和决心。

约翰是一个汽车推销商的儿子。他活泼、健康，热衷于篮球、网球、垒球等运动，是中学里一个众所周知的优秀学生。

后来约翰应征入伍，在一次军事行动中他所在部队被派遣驻守一个山头。

激战中，突然一颗炸弹飞入他们的阵地。当他向后看时，发现自己的右腿右手全部炸掉了，左腿也变得血肉模糊。他想哭，却哭不出来，因为弹片穿过了他的喉咙。人们都以为约翰再也不能生还，但他却奇迹般地活了下来。

在生命垂危的时候，他反复诵读一句格言："如果你懂得苦难磨炼出坚韧，坚韧孕育出骨气，骨气萌发不懈的希望，那么苦难会最终给你带来幸福。"约翰一次又一次默念着这段话，心中始终保持着不灭的希望。

凭借着乐观的视角，回国后，他从事了政治活动。他先在州议会中工作了两届。而且，他学会驾驶一辆特制的汽车并跑遍全国，发动了一场支持退伍军人的事业。34岁那一年，总统命他担任全国复员军人委员会负责人……

后来，人们可以经常在篮球场上看到他摇着轮椅打篮球。他经常邀请年轻人与他做投篮比赛。他曾经用左手一连投进了18个"空心"。

约翰之所以能够生存下来并创造人生的辉煌，是因为他不从悲观的视角看挫折。

只要困难面前不低头，就会等到成功的一天。生活并非总是一帆风顺的，苦难与挫折随时都有可能来临。如果我们从积极的角度看待困难和挫折，以一种勇敢的人生姿态去迎接命运的挑战，那么挫折便不再是打败我们的困难，而是让我们成长的磨炼。

挫折有时只是感觉，绝非事实

如果一个人坚持"糟糕"的观念时，那么当他遇到糟糕的事时，就会陷入不良的情绪中而一蹶不振，这就是著名的情绪ABC理论。情绪ABC理论是由美国心理学家埃利斯提出的。理论中的A（activatingevent）是指事情的前因，B（belief）是人所持的信念，而C（consequence）是指事情的后果，即人的消极情绪和行为障碍结果（C），不是由于某一激发事件（A）直接引发的，而是由于经受这一事件的个体对它不正确的认知和评价所产生的错误信念（B）所直接引起。

有位年轻的姑娘，10年前被车撞倒，江湖医生说她瘫痪了。她相信了江湖医生的话，于是感到头脑呆滞、双腿麻木，再也站不起来了。她整日坐在轮椅上，肌肉渐渐萎缩，真的变成了瘫痪者。

转机发生在第二次车祸。5年后的某一天，当她连人带车被一辆三轮车撞出人行道时，她突然觉得疼痛难忍。家里人不相信她会疼痛，送她到了一家大医院，医院外科专家确诊她根本没有瘫痪。

经过一段时间的物理治疗，她很快就能站立起来行走了。当她站起来时，除了深感幸运外，还深感遗憾，别人说自己瘫痪了，自己就信以为真，当初为什么不去试试呢！

所以，我们可以看出，挫折只是感觉，绝非事实，只要你肯转变看待错误的视角，那么挫败感就不存在了。

生活中，出现问题、失误并不可怕，重要的是在于你如何面对它。比如你犯了小错，却认为这是致命的，那么这个小错就足以击败你；如果你认为这是成功前的磨炼，那么你就已经按响了成功的门铃。

人生并不完美，失误是难以避免的，只要我们用积极的态度去正视它，也许在小小失误的背后就隐藏着成功的机会。

杰克在一家外资商贸企业工作，他是一个公司的办公室主任，手下有十几名员工，工作倒也做得顺手。经济危机犹如一阵飓风刮来，一夜之间遍及全球，而影响最大的就是商贸方面。

杰克所在的公司瞬间陷入困境，货源推不出去，资金链条不再正常运行，银行不再放贷。怎么办？为了生存，公司只得尽可能地缩减各项开支。大量裁员是其中一个重要方法，而杰克所在的部门是服务型，又无法给公司创造出可观的利益，杰克被炒鱿鱼了。

杰克在刚听到这个消息后，马上开始紧张起来。他想：如果我失去了这个工作，现在还有谁会想雇用我？

当天，他回到家里。看到儿子正在书房写作业，女儿自己在客厅玩耍，妻子在做晚饭。为了照顾两个孩子，妻子已经几年没有工作了。所以这个家庭全靠他一个人。这一切让杰克感到了自己的责任，他决定从眼前不幸的处境中寻找机会。

后来，经过和妻子商量，杰克决定自己创业。妻子把家中所有积蓄拿出来，他又把房子作为抵押贷了一部分钱。在离家不远处开了一个便利店，这样一来，当杰克进货或者需要外出时，妻子也可以到店里帮忙。

经过苦心经营，两年下来，这个便利店越来越好。于是，他们又把这两年赚来的钱重新投资，扩大了规模。白手起家从不简单，但杰克成功了。如今，杰克夫妇经营着两家便利店，都有专门人员进行管理。他们享受过着轻松而自由的生活，不必再过朝九晚五的办公室生活。

回忆失去工作的那段时期，杰克说："总而言之，这也算是一种赐福。经营便利店所得到的经验，远胜过我跟着一个老板做事多年的所得。包括我有幸举办各类活动、与诸多人共事，一切都美妙极了。"

自强者总是想办法摆脱逆境。他们会看向未来，暂时的挫折并非一定就是一件坏事。

在学习和工作中，刚开始的时候总是不够顺利，是因为我们没有认识到挫折往往只是一种感觉。如果我们对这个感觉产生了让自己退却的恐惧，那么我们将难有作为。

所以，打败挫败感，就要有积极的心态。拿破仑·希尔曾经说过："你的心态是你——而且只是你——唯一能完全掌握的东西。"只要我们积极地练习，我们完全可以用积极的力量来引导自己的心，让自己看破挫折的伪装，发现其中隐藏的机会。

悲观者与乐观者的心理画像

心理画像，是一种警方破案的方法。是根据已掌握的情况对未知的犯罪嫌疑人进行动机、心理特点等方面的分析，而形成对犯罪嫌疑人的人物形象的描述。其实，我们也可以利用这个"画像"的方法，找到自己容易被挫折打败的原因。

同一件事情，在不同的人眼里是不一样的，每个人的视角都不同。面对挫折的时候也是一样的，悲观的人往往看事情的阴暗面，而乐观的人善于发现事情的积极因素。

如果你的内心常对自己说：万一失败了怎么办？或者"失败了，我再也没有机会

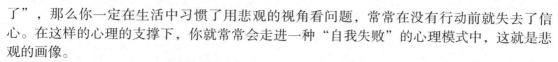

了"，那么你一定在生活中习惯了用悲观的视角看问题，常常在没有行动前就失去了信心。在这样的心理的支撑下，你就常常会走进一种"自我失败"的心理模式中，这就是悲观的画像。

而乐观的人则不同，他们不惧怕挫折，反而认为挫折是一种磨炼，他们将失败视为一种经验和教训，认为只是成功的阶梯而已。

不妨看看乐观者和悲观者的对话吧：

有两个见解不同的人在争论三个问题。

第一个问题——希望是什么？

悲观者说：是地平线，就算看得到，也永远走不到。

乐观者说：是启明星，能告诉我们曙光就在前头。

第二个问题——风是什么？

悲观者说：是浪的帮凶，能把你埋葬在大海深处。

乐观者说：是帆的伙伴，能把你送到胜利的彼岸。

第三个问题——生命是不是花？

悲观者说：是又怎样，开败了也就没了！

乐观者说：不，它能留下甘甜的果。

突然，天上传来了上帝的声音，也问了三个问题：

第一个：一直向前走，会怎样？

悲观者说：会碰到坑坑洼洼。

乐观者说：会看到柳暗花明。

第二个：春雨好不好？

悲观者说：不好！野草会因此长得更疯！

乐观者说：好，百花会因此开得更艳！

第三个：如果给你一片荒山，你会怎样？

悲观者说：修一座坟茔！

乐观者反驳：不！种满山绿树！

于是上帝给了他们两样礼物：

给了乐观者成功，给了悲观者失败。

同样是人，会有截然不同的人生态度，不同的人生态度会造就截然不同的人生风景，不同的世界观会导致截然不同的人生结局。同理，一样的事情，可以选择不同的态度对待。选择往积极的方面想，并作出积极努力，就一定会看到前方独特的风景。

然而学会及时总结得失，我们才会有良好的心态，做到宠辱不惊；学会及时总结得失，我们才会不断完善，一步一步迈向成功。

威廉·赛姆儿是美国著名投资大师。他的事业如日中天，在全球金融领域里，"威廉·赛姆儿"这几个字如雷贯耳。在一次十拿九稳的投资中，他由于分析错误而损失了一大笔资产。

朋友与家人都对他很不满，可威廉·赛姆儿却异常沉着，将这次投资的整个分析过程一一回想，找到了其中产生错误的主要原因。紧接着，他又有了一次投资机会，家人与朋友都非常担心，害怕他不能从上一次的失败中解脱出来。但是威廉·赛姆儿本人毫不动摇，坚持要投资，并获得了成功。

在人漫长的一生中，谁也不能保证自己永远不犯错，但我们应该从错误中总结经验教训。要知道，挫折和失败是人生历练不可缺少的财富。

很多时候，一个人的苦乐成败，不在于外物的左右，而在于自己的心态和看待世界的角度，如果你用悲伤的眼光看待生活，那么你的生活就会暗无天日；如果你用乐观的眼光看待世界，那么你就会发现，生活到处充满成功的喜悦。

如果当初都在一个个"不可能"面前因恐惧失败而退却，放弃尝试的机会，则不可能有成功的降临。没有经过勇敢的尝试，就无从得知事物的深刻内涵，而勇敢作出决断，即使失败，也会获得宝贵的体验，从而愈发坚强，愈发有力，愈发接近梦想。

挫败感来自高预期与薄弱心理

挫折感是在你的某种需要得不到满足时的一种紧张情绪状态。假若挫折感过于强烈，或时间过久，超过个体的承受能力，就会引起情绪紊乱。

心理学家认为挫败感强的人内心比较脆弱，内心的防线容易被一个小小的失败而击溃。这是造成挫败感的内部原因。除此之外，如果一个人对自己预期较高，却无法达到这种不可能达成的目标时，就会产生沮丧的情绪，产生挫败感。

所以，挫败感既来自薄弱的心理素质，也源于对自己过高的要求。

那些自我评估过高的人因为常常设定不现实的目标，或者很多愿望难以实现，也容易受到挫折打击。例如一个身材矮小的人却一心想成为职业篮球运动员，那么这个愿望显然很难实现，当愿望落空他就会体验到巨大的挫折感。

所以，避免挫败感打败自己，我们既要提高心理素质，也要学会给自己卸掉压力。

文森特·梵·高，现在的人听见这个名字觉得如雷贯耳，但是在19世纪的那些伟大画家中，梵·高的价值在那个时代被人们低估了。虽然后来他变成了最著名的画家，一幅画能卖到8250万美元，但在当时，他却是最落魄的艺术家。一贫如洗的他一直靠他的商人弟弟资助生活，内心的脆弱让他无法承受挫折。

生活的潦倒、情感的挫折、命运的不公，这些遭遇都让梵·高越来越郁郁寡欢，他会时常用一些自残的方式来折磨自己。1888年12月23日，梵·高和法国阿尔城艺术家协会会长戈甘经历过一场激烈争论后，用剃须刀在自己的耳朵上割下了一块肉，并用报纸将它包起来，带到妓院里——这是梵·高第一次用过激的"表演"方式呈现在人们面前，而事实上，他当时的抑郁症已经很严重了。

1889年2月，梵·高因耳伤出院才过了一个月，当他正走在医院的一个出口处时，突然拿起了装满松节油的瓶罐，喝下了一升多松节油，这是他第一次企图自杀。之后的梵·高便时常有些令亲友不安的举动出现，显然这是因为精神负担过重而引起的。

时间到了1890年7月27日，不负心理重荷的梵·高拿着手枪走进了一个农民的田庄。他没有将左轮手枪对准自己的头部或心脏，而是朝自己的下腹部开了一枪，然后他拖着沉重的脚步回到了自己的房间。当被人发现时，已是两天后的早晨了。

这位才华横溢的大画家死时年仅37岁，生活给他的磨难彻底摧毁了他的意志。其实生活中有很多突发的挫折，会给我们的心灵带来巨大的压力，很多人会因为这些压力而变得情绪低沉，甚至会因此而没有活下去的勇气。有时，你可能会感到绝望，感到恐惧，万念俱灰。

但是越是这个时候，越要与自己的负面情绪做抗争，越需要在心底对自己说：坚持一下，没什么要紧的。过了这一刻，一切都会好起来。我只需要再坚强一点，期望的目标再低一点。

一天，一位老教授在爱米莉的班上说："我有句三字箴言要奉送各位，它对你们的学习和生活都会大有帮助，而且可使人心境平和，这三个字就是'不要紧'。"

爱米莉领会到了这句三字箴言所蕴涵的智慧，于是便在笔记簿上端端正正地写下了"不要紧"三个大字，她决定不让挫折感和失望破坏自己平和的心境。

后来，她的心态经受了考验，她爱上了英俊潇洒的凯文，他对她很重要，爱米莉确信他是自己的白马王子。

可是有一天晚上，凯文却温柔婉转地对爱米莉说，他只把她当做普通朋友。爱米莉以他为中心构想的世界当时就土崩瓦解了。那天夜里爱米莉在卧室里哭泣时，觉得记事簿上的"不要紧"三个字看来很荒唐。"要紧得很，"她喃喃地说，"我爱他，没有他我就不能活。"

但第二日早上爱米莉醒来再看这三个字，她开始分析自己的情况：到底有多要紧？凯文很要紧，自己很要紧，我们的快乐也很要紧。但自己会希望和一个不爱自己的人结婚吗？日子一天天过去了，爱米莉发现，没有凯文自己也可以生活得很好。爱米莉觉得自己仍然能快乐，将来肯定会有另一个人进入自己的生活，即使没有，她也仍然能快乐。

几年后，一个更适合爱米莉的人真的出现了。在兴奋地筹备婚礼的时候，她把"不要紧"这三个字抛到九霄云外。她不再需要这三个字了，她觉得以后将永远快乐，她的生命中不会再有挫折和失望了。

然而，有一天，丈夫和爱米莉却得到了一个坏消息：他们用所有积蓄投资的生意经营不下去了。

丈夫把这个坏消息告诉爱米莉之后，她感到一阵凄酸，胃像扭作一团似的难受。爱米莉又想起那句三字箴言："不要紧。"她心里想："真的，这一次可真的是要紧！"可是就在这时候，小儿子用力敲打积木的声音转移了爱米莉的注意力。儿子看见妈妈看着他，就停止了敲击，对她笑着，他的笑容真是无价之宝。爱米莉把目光越过他的头望出窗外，在院子外边，爱米莉看到了生机盎然的花园和晴朗的天空。她觉得自己的心情恢复了。于是她对丈夫说："一切都会好起来的，损失的只是金钱，不要紧。"

意志和希望大概是治愈绝望情绪的最好良药，情绪是一个天平，就看你要倒向哪一边。遇到困难就像爱米莉一样，对自己说一句"不要紧"，相信自己终会熬过去，相信风雨过后，一定会有彩虹。有时候，我们面对的第一号敌人，并不是具体的事情，而是我们的内心，是我们内心的恐惧、焦虑和懦弱。

人生的路总是坎坎坷坷崎岖不平，每一个人都会遇到这样或那样的挫折。既然它是生活所赐予的，谁也无法逃避，那么，就让我们用心来感受挫折。

事实上，很多问题并不像我们想象的那么严重，只是我们的内心太脆弱，却对自己的要求太高，如果我们能够尝试着对自己说"不要紧"，时刻保持积极的心态，那么这些人生困难最终都将被克服。

单一自我评价容易导致挫败感

每个人的内心都有一幅用来描绘自己的精神蓝图。对我们的意识来说，这幅图像可能模糊不清、朦朦胧胧、看不分明，甚至一个人的意识根本没有觉察到它的存在。

这个自我意象就是我们自己对"我是什么样的人"的看法，它是以我们的自我看法为基础形成的，是一个人对自己的评价。一个人一旦形成对自己的评价，那么这个评价就会变成"事实"。

生活中，对于消极失败者来说，他们的口头禅永远是"不可能"，这已经成为他们的失败哲学，他们"奉行"着"不可能"主义，一直走向失败。

这就是因为他们给自己的评价太单一，其实每个人都有自己的优点和缺点。如果你因为一次的失败就否定自己，给自己"零分"的评价，那么怎么能够打败挫折，重振自己的意志呢？

林心晴在一家公司工作近10年，总是抱着"我的能力有限，再努力也没有用"的心态，因此工作上从未有什么出色的业绩，薪水也不见涨。一天，她终于忍不住向老板大吐苦水。老板对她说："你虽然在公司待了近10年，但你的工作经验却和只工作了1年的员工差不多，能力也只是新手的水平。"

可见，有自信积极的心态对每个人的职业前景都是非常重要的。要想别人看重你，首先要自己看重自己。

其实在生活中，每个人都向往一帆风顺的生活，这本身无可厚非。但是在现实中却经常会有不好的事情发生，而面对这些不可改变的残酷现实时，我们最好的选择便是勇敢地接受事情的真相，珍爱自己，相信自己，乐观地面对生活，而不是进行单一的自我评价，以某一次的成败来衡量自己。

我国的青年作家段云球曾被誉为中国版保尔，他的著作《当身体还剩下四分之一时》曾在网上引起轰动，他不屈不挠的意志感动了很多人们。他出生两年后父母离异，他随着母亲来到了黑龙江省鹤岗市，然而7岁那年他被火车夺走了双腿和右手，从此他的人生开始了四分之一的生活。面对如此残酷的现实，他从没有被挫折打倒，虽然车祸夺去了他的肢体，但并没有夺去他面对生活的勇气和信念，他用凳子做自己的腿，用凳子一步一步地走路；用左手吃饭、穿衣、照顾生活。残酷的现实让他上到小学四年级便退学，但他通过自学，将小学到中学的课程全部学完，用毅力不断地充实自己、鼓励自己。

为了养活自己，他买了辆残疾人摩托车。刚开始骑车的时候，他常摔得鼻青脸肿。但是身残志坚的他从没胆怯放弃，一边驾驶摩托一边思考驾驶技巧。经过他不懈的艰苦练习，终于可以熟练地驾驶摩托车上路了。随着父母渐渐老去，自己渐渐长大，他决心利用自己仅有的写作特长工作、挣钱，照顾年迈的父母，他用残缺的身体，仅用5个月的时间便写出了长达20万字的自传体小说《当身体还剩下四分之一时》，张海迪曾给其题词："愿你更加顽强勇敢，锻造更加坚韧的生命品质！"

他没有否定自己，正是对自己的高标准和意志力，让他战胜了挫折。其实我们每个人都有自身的缺陷，无论是哪一种不完美，你都要学会用积极的心态接纳它、正视它，并从中找到自身的优势克服它。

接纳自己、正视自己是一种有效的自我防卫办法，既可以淡化那些不能完成的目标，也可以缓解内心的沮丧。于是，当我们回过头理解痛苦和磨难的时候，就完全有理由变得更为从容和自信。

实际上，人要在挫折与失败中扩展自己的评价，从失败中的经验进一步了解自己，不仅要检讨自己的得失，对错误认真总结，也要认可自身的优点，这样，才能在失败和挫折中扬长避短，而不是因为片面的评价，自己全盘否定自己。

从积极意义上定义挫折

挫折虽然带来的是不愉快的情绪体验，但挫折对人的影响并不都是负面的，对于不同的人就会产生不同的影响。对于强者它可以成为垫脚石，让人站得更高；对于弱者它可以成为绊脚石，使人一蹶不振。经历挫折，可以使人从失败中吸取经验教训，增强意志力，增加克服困难的勇气，提高解决问题、适应环境的能力。挫折承受能力差的人却可能因此产生心理上的痛苦，造成情绪不稳、行为失态，甚至导致生理心理疾病。

可见挫折既有积极意义也有消极意义，可以为我们所用，也可以伤害我们，关键在于我们能否从积极意义上定义挫折。

对此，拿破仑·希尔认为：不管如何失败，都只不过是不断茁壮发展过程中的一幕。要提高承受挫折的能力，首先要正确认识挫折，为自己建立一个正确的挫折观，要学会从积极的意义上定义挫折。

对于弱者来说，挫折就像一柄吓人的尖刀，一旦挫折来临，就被吓倒，任其宰割。其实他们本身就是不幸的，他们感受不到阳光的温暖，体味不到生活的甘甜，世上一切的事物在他看来都是未熟的青果，尝到的总是满口的苦涩。

而对于心理素质强的人来说，所经受的挫折是一股抗争的动力，他知道人生本来就不是一帆风顺的，人生苦短，不能因一次跌倒而耽误自己的行程。

在英国萨伦港的国家船舶博物馆里，停泊着一艘著名的船，这艘船1894年下水，在大西洋上曾138次遭遇冰山，116次触礁，13次起火，207次被风暴扭断桅杆，然而它从没有沉没过。劳埃德保险公司基于它不可思议的经历及在保险费方面带来的可观收益，最后决定把它从荷兰买回来捐给国家。

这只"伤船"在饱经沧桑后，被安放在了一个安静的地方。而很多成功之人，在功成名就后都有类似的这艘船一样的感受，他们会告诉别人：正因为我受到如此多的挫折，伤痕累累，我才有享受安宁的资格。人生正如航海，你想抵达成功的彼岸，就不可能不受伤，不可能不面对挫折。

所以，挫折并不都是坏事，如果处理得好的话它也可以成为自强不息、奋起拼搏、争取成功的动力和精神催化剂。

生活中许多优秀人物就是在挫折中成熟，在困境中崛起。正相反，那些过于一帆风顺的生活反而会使人耽于安逸、丧失斗志，在挑战到来时措手不及。因此可以说，挫折对我们来说也是一种宝贵的机会。只要能坦然地从积极的意义上定义挫折，树立战胜挫折的勇气和信心，就可以适应任何变化的环境。

卢克是一家饭店的经理人，每天都是笑容满面，显得非常快乐。曾经有人对他提出了这样的问题："我第一次见到像你这样总是乐观积极的人，你有什么秘诀吗？"

卢克答道："每天早上醒来后，我就会对自己说：'我今天可以做个选择，一种是愉快的心情，另一种则是恶劣的心情。然后，我每次都会选择愉快的心情。遇到不如意的事情时，我就会想：'我是要成为受害者呢，还是从这件事情中学到什么？'而我的选择是从中学到新知识。此外，每当有人吐露不满时，我会想：'只是听着别人吐露不满，还是告诉他人生也有光明的一面？'而我的选择也总是后者。"

"但是，一直这样做是很困难的事情吧？"

卢克微笑着回道："您说得对。人生其实就是一场不断选择的过程，在有很多备选项的情况下，我们每次都只能做一种选择。事实上，我们也可以选择拥有愉快的心情或恶劣的心情，甚至于选择拥有怎样的人生。"

几年后，卢克遇到了一场意外。他上夜班时忘记关掉饭店的后门，导致三名歹徒侵入了进来，枪击了他。随后，强盗们很快就逃掉了。万幸的是，受伤的卢克被邻居们发现，很快送往了医院。

来医院看望的朋友问道："强盗们用枪瞄着你的时候，你想什么了？"

"当我受到枪击倒在地面时，其实我有两个选择，一种是继续我的人生旅程，另一种是死亡。这一次，我选择的是前者。"

人生就是一个接一个的选择，而挫折与之相伴。当我们面对挫折时，如果我们选择消极看待，跟随我们的就是失败。而像卢克一样选择的是从积极的角度看待挫折，那获得的将是快乐的人生。

每逢事业一失败，没等别人说失败者自己就会想：我失败了，从此阳光离我远去，我再也不会成功了。但如果你知道"一切都不断在茁壮发展"，那么你也许就不会沉浸于失败的黑暗之中，甚至还可以创造出另一个机会来。

为自己树立积极的心向

心向是1904年符兹堡学派成员瓦特发现的一种现象：参与实验的人在一接到指示就以所要求的方式作出反应，而不用任何进一步的思考的现象。这就像是一种心理定式。

心理定式对人们有着重要的影响，在面对挫折时，定式思维有着积极的一面，那就是如果你能为自己树立积极的心向，你就能够不畏惧挫折。但是如果你常常以消极的定式思维看待生活，那么挫折就容易击败你。

有人常常把生活中的不顺利，学习、交往中的挫折、失败当成不应该发生的事情。他们常常错误地认为生活应一直是快乐而丰富的，人际关系应该是和谐而互助的。一旦生活

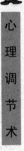

中出现不利于自己的事件，就认为它不应该发生，从而变得烦躁易怒、痛苦不堪、失去对自己的信心。有些人遇到的是一些小挫折，却把后果想象得非常糟糕、可怕。夸大后果的结果是使人越想越消沉，情绪越来越恶劣，最后难以自拔。这就是消极的思维定式，消极的心向让人遇到挫折时，立刻想到后退。

所以我们要树立积极的心向，要知道，每个人的一生都是在失败的挑战中度过的。经验来自于磨难的升华。生活中最可怕的是不能从逆境中用自己的智慧战胜它，而永远被逆境所困。要有足够的勇气设法扭转这个局面，不要逃避、不要拒绝，以此为跳板，这样才能走向成功。

卡拉曾是一个很消极的人，多年前的一个晚上，他散步到长岛的一处草地上，计划在那里自杀。他觉得生命已无任何意义可言，生活中已无任何希望，他随身带了一瓶毒药，一口喝尽，躺在那儿等死。

第二天晚上，他睁开眼睛，看到月光皎洁的夜空，十分惊异。他想不通自己为什么没有死，他始终认为，这是上帝的意思，上帝希望他活下来，因为另有任务给他。当他知道自己仍然活着，突然间重新有了生存的渴望，他感谢上帝的恩赐，让他活下来，并且下定决心，一定要活下去，要以帮助他人为职责。

后来，卡拉成了一位特殊的积极思想者，他把帮助他人当做自己生命的全部使命。

当然，树立积极的心向要保持积极向上的心态，我们熟知的成功人士乔布斯也曾遭遇过重大的挫折，他曾经在斯坦福大学所作的演讲中说过下面一段话：

"我感到非常幸运，因为我在很早的时候就找到了我最喜欢的东西。斯蒂夫·沃兹尼亚克和我20岁的时候就在父母的车库里开创了苹果公司。在10年之后，苹果公司从那两个车库中的穷光蛋发展成为拥有超过4000名的雇员、价值超过20亿的大公司。在公司成立的第九年，我们刚刚发布了最好的产品，那就是麦金塔。那时我也快要到30岁了。但是，在那一年，我被解雇了。

在苹果快速成长的时候，我们雇用了一个天才一样的人和我一起管理苹果公司，在最初的几年，公司运作得非常好。可是在后来我们对公司的未来发展方向发生了分歧。当我们争吵不可开交的时候，董事会站在了他的那一边。所以在30岁的时候，我被炒了。在而立之年，我生命的全部支柱离自己远去。

在最初的几个月里，我真是不知道该做些什么。我丢失了创业的激情，我觉得自己让与我一同创业的人都很沮丧。但是我渐渐看到了希望，我仍然喜爱我从事的这些东西。苹果公司发生的这些事情丝毫没有改变这些。我被驱逐了，但是我仍然钟爱它，所以我决定从头再来。

我开始没有觉察，但事情的发展证明，从苹果公司被炒是我这辈子发生的最棒的事情。因为，作为一个成功者的极乐感觉被作为一个创业者的轻松感觉所重新代替：对任何事情都不那么特别看重。这让我觉得如此自由，进入了我生命中最有创造力的一个阶段。

在接下来的5年里，我创立了一个名叫NeXT的公司，还有一个叫Pixar的公司，然后和一个后来成为我妻子的女人相识。Pixar现在是世界上最成功的电脑制作工作室。在后来的一系列运转中，苹果收购了NeXT，我又回到了苹果公司。我们在NeXT发展的技术在苹果的复兴之中发挥了关键的作用。我还建立了一个幸福的家庭。我可以非常肯定，如果我不被苹果解雇的话，这其中任何一件事情也不会发生的。"

世界上有无数像乔布斯一样的强者，即使丧失了他们所拥有的一切东西，也还不能把他们叫做失败者，因为他们有着积极的心向。

所以，为自己树立积极的"心向"吧，让战胜挫折成为一种心理定式。真正体会"不以物喜，不以己悲"，在狂风暴雨的袭击中，那些心灵脆弱的人们只能束手待毙，但积极的你却仍然保留着不屈的信念，而这种精神会帮你能够克服外在的一切不利境遇，获得成功。

用积极的语言鼓舞自己

引起人们强烈挫折感的与其说是挫折、冲突，不如说是受挫者对所受挫折的看法以及所采取的态度。积极的人善于用积极的语言鼓舞自己。

在生活中也可以看到这种情况：一句话可以叫人哭，一句话也可以叫人笑，语言本身就是一种威力强大的情绪控制手册。马克·吐温说："恰当地用字极具威力，每当我们用对了字，我们的精神和肉体都会有很大的转变，就像在电光石火之间。"

约翰·伍登在40年的教练生涯中，所带领的高中和大学球队获胜的概率在80%以上，在全美12年的篮球年赛当中，他所带领的球队曾替加州大学洛杉矶分校赢得10次全国总冠军。如此辉煌的成绩，使伍登成为大家公认的有史以来最称职的篮球教练之一。

曾经有记者问他："伍登教练，请问你如何保持这种积极的心态？"

伍登很愉快地回答："每天我在睡觉以前，都会提起精神告诉自己：我今天的表现非常好，而且明天的表现会更好。"

"就只有这么简短的一句话吗？"记者有些不敢相信。

伍登惊讶地问道："简短的一句话？这句话我可是坚持了20年！这与简短与否没关系，关键在于你有没有坚持去做，如果无法持之以恒，就算是长篇大论也没有帮助。"

伍登教练不仅在工作中时刻保持积极的心态，在生活中他也是一个积极乐观的人。

例如有一次他与朋友开车到市中心，面对拥挤的车潮，朋友感到不满，继而频频抱怨，但伍登却欣喜地说："这里真是个热闹的城市。"

朋友好奇地问："为什么你的想法总是异于常人？"伍登回答说："一点都不奇怪，我总是只看事物有利的一面。不管是悲是喜，我的生活中永远都充满机会，这些机会的出现不会因为我的悲或喜而改变，只要不断地让自己保持积极的心态，我就可以掌握机会，激发更多的潜在力量。"

语言作为沟通、交流的工具在人类文明的进程中起着不可替代的作用，对人类社会的贡献可谓巨大。心理学家一直以来都在潜心研究如何更好地运用语言来为自己服务。

人们很早就认识到了语言的力量，并用语言来激励自己，比如常见的"座右铭"就是一个专有名词，是指那些能够帮助人们磨砺心志、催人奋进的自我激励文字。

座右铭常常写于座位旁边，简短的一两句话，用以约束自己的行为，勉励自己，鞭策自己。鲁迅三味书屋书桌上的那个"早"字，周恩来少年时奉行的"为中华之崛起而读书"，不仅成就了两位伟人的丰功，更激励了无数世人的斗志，为国人所称道。然而，座右铭的作用远不止于此。

比如"天道酬勤"，再比如"有志者，事竟成。破釜沉舟，百二秦关终属楚；苦心人，天不负，卧薪尝胆，三千越甲可吞吴。"落第秀才蒲松龄以历史上自强者的事迹自勉，终于著成《聊斋志异》。

还有"天将降大任于斯人也，必先苦其心志，劳其筋骨，饿其体肤，空乏其身，行拂乱其所为，所以动心忍性，增益其所不能。"孟子的这段名言千多年来给无数人带去了精神力量，也自然成为人们自我激励的有力武器。

生活中如果你选择使用积极的语言、词汇，你就能拥有振奋、乐观、充满活力的正面情绪；如果你选择使用消极的语言、词汇，你就会自我设限，甚至自暴自弃，你就会错失人生的大好机会。

因此心理学家说："我们所选择使用的语言文字不但会调控我们的情绪，进而还会决定我们的命运。"那些充满睿智的语言可以帮助我们变得兴奋、充满活力和进取精神，所以选择一个座右铭吧，让积极的预言鼓舞自己走出挫折的人生低谷。

面对人生，积极地做好准备

不敢面对和承认自己失败的人是真正的失败者。生活中有欢乐也有痛苦，有成功也有失败。乐观的心态，是一种随时应付失败的心理准备。

人生的低谷更像是一面镜子，在人生的低谷中，我们往往能更好地审视自己的人生、重新认识自己。在热闹处，在繁忙处，人们往往没时间看清自己，人们总是在处于逆境的时候才肯回过头来看看自己到底错在哪里。当我们走了一段弯路，跌得头破血流时，才会在实践的基础上深刻反省自己，并开始为自己今后的道路制定一个比较切合实际的目标。

所以我们要积极地面对人生，为奋斗做好准备。

著名发明家贝尔费尽大半生的财力，建立了一个庞大的实验室。但不幸的事情发生了，他一生的研究心血在一场突发的大火中几乎付之一炬。当他的儿子在火场附近焦急地找到父亲时，儿子看到已经67岁的贝尔居然静静地坐在一个小斜坡上，看着熊熊大火烧尽一切。

贝尔见儿子来找他，扯开喉咙叫儿子快去找妈妈来："快把她找来，让她看看这场难得一见的大火。"大家都以为大火可能对贝尔造成了重大打击，但是他说："大火烧去了所有的错误。感谢上帝，我们又可以重新开始了。"

没多久，新的实验室建起来了，著名的贝尔实验室已成为科学家的摇篮。

谁都可能像贝尔一样遭遇到打击，但是并非每个人都能够立刻振作起来。而贝尔即便遭受巨大的挫折，也能够积极面对，为人生的奋斗随时做好准备。

正如丘吉尔总结他一生的成功所得出的经验一样：成功根本没有秘诀，如果有的话，就只是两个：第一个是坚持到底，永不放弃；第二个就是当你想放弃的时候，回过头来照着第一个秘诀去做：坚持到底，永不放弃。

卡罗·道恩斯原是一家银行的职员，但他放弃了这份在别人看来安逸而自己觉得不能充分发挥才能的职业，来到杜兰特的公司工作。当时杜兰特开了一家汽车公司，这家汽车公司就是后来声名显赫的通用汽车公司。

工作6个月后，道恩斯想了解杜兰特对自己工作优缺点的评价，于是他给杜兰特写了一封信，告诉对方自己已经准备好了承担更大的责任。道恩斯在信中问了几个问题，其中最后一个问题是："我可否在更重要的职位从事更重要的工作？"杜兰特对前几个问题没有作答，只就最后一个问题作了批示："现在任命你负责监督新厂机器的安装工作，但不保证升迁或加薪。"

杜兰特将施工的图纸交到道恩斯手里，要求："你要依图施工，看你做得如何？"道恩斯从未接受过任何这方面的训练，但他明白，这是个绝好的机会，不能轻易放弃。道恩斯是个勇敢的人，正如他主动给杜兰特写信一样，没有丝毫恐惧，他钻研图纸，又找到相关的人员，做了缜密的分析，很快他就弄通了这项工作，终于提前一个星期完成了公司交给他的任务。

当道恩斯去向杜兰特汇报工作时，他突然发现紧傍杜兰特办公室的另一间办公室的门上方写着：卡罗·道恩斯总经理。杜兰特告诉他，他已经是公司的总经理了，而且年薪在原来的基础上在后面添个零。"给你那些图纸时，我知道你看不懂，但是我要看你如何处理。结果我发现，你是个领导人才。你敢于直接向我要求更高的职位，这是很不容易的。我尤其欣赏你这一点，因为机会总是垂青那些准备好了的人。"杜兰特对卡罗·道恩斯说。

的确，对于那些时刻准备好的人，他们随时准备承担责任，因为他们有这个能力，也有积极的态度。事实上，每一个段磨难后面都蕴藏着一个机遇，只要你善于发现，完全从问题上站起来，找到成就自己的新的时机。如果道恩斯被图纸吓到了，那么还有后来的成功吗？

世上有问题、困难，却没有绝境。机遇到处都有，只要能够积极地面对人生，随时做好挑战困难的准备，那么走到哪儿都能发现机遇。

即使屡战屡败，也要感恩对手

许多人都视对手为眼中钉、肉中刺，欲除之而后快。其实，如果没有对手，也许我们就会走向极端，走向灭亡。人要对对手心存感激，而不应对对手怀有嫉妒之心，这样才能提高自己，化不利为有利。

一位动物学家对生活在非洲大草原奥兰治河两岸的羚羊群进行过研究。他发现东岸羚羊的繁殖能力比西岸的强，奔跑速度也不一样，平均每一分钟要比西岸的快13米。

几经努力，动物学家才明白，东岸的羚羊之所以强健，是因为在它们附近生活着一个狼群，西岸的羚羊之所以弱小，正是因为缺少这么一群天敌。

大自然的法则就是"物竞天择，适者生存"。没有竞争，就没有发展；没有对手，自己就不会强大；没有敌人，谈什么胜利。

往往敌人和对手显得比朋友更真诚，因为当他们在打败你时，从来不会手下留情；当他们为了你的某个缺点嘲笑你时，他的那份冷酷也令你刻骨铭心。可正是对手的追逐让我们昼夜"习武"，练成一身好功夫；是对手的狡诈让我们时刻保持警戒之心，是他们的威胁警示我们提高警惕，是他们的围追堵截使我们不断自我否定，并最终打败真正的敌人——我们自己！

在一次次这样与对手的磨合中，两颗心在竞争组成的螺旋线里，彼此用自己的爱与感恩，宽容地将对方的棱角环住，从而共同进步，共同成长，共同成功。

在第27届奥运会上，孔令辉在男子乒乓球单打决赛中，艰难地以3∶2战胜了瓦尔德内尔，获得了冠军。场内场外的观众都非常高兴，而主持人却说了一句让我们非常难忘的话："我们应该感谢瓦尔德内尔……"

的确如此，正是因为对手瓦尔德内尔多年来竞技水平不断提高，让垄断世界乒坛的中国队找到了真正意义上的对手，并让中国队变得更加强大，我们怎能不感激他呢？

我们的对手确实给了我们压力，让我们面临很多挫折与困难。但是，也正是对手给予我们的这种压力，才能让我们更努力改善自我，战胜自我。从一定意义上讲，对手更像催化剂，它能引发彼此之间的相互竞争，挖掘潜能，并且取得更大的成绩。想想你的对手吧，如果没有他，你也许早就安于现状，昏昏欲睡，不再像从前那样努力奋斗了；如果没有他，你也许还在自我陶醉，等待机会从天而降，绝不会像现在这样积极地争取和把握机会了。

所以，别再诅咒你的对手与敌人了，我们应该感谢他们，是他们促成了我们的成长。成功的时候，很少有人在欣喜之余还能心平气和地总结原因，而失败却会给你带来心灵上更大的震撼和刻骨铭心的记忆，正是你的对手使你不得不一次又一次地审视自己犯过的错误。

感激对手，善待对手，你才能从对手那里找到自己的不足，得到帮助，从而化不利为有利，改变生存状况。没有压力怎会有动力，没有竞争怎会有进步，正是对手的追赶才驱使我们向前迈进，驱使我们生命的车轮不断地滚滚前行。对手促使我们进步，只有共生存才能改写历史。

用一颗感恩的心对待你的对手吧，至少他改变了你既定的生活轨迹，让你的人生登上了一座最高峰！

失败里面常常隐藏着成功的机会

尽管在生活中，我们每个人都会遇到各种各样的挫折和不幸，如果你能够从每一次失败的经验中积累智慧，你就会拥有足够的力量去赢得成功。

有位哲学家说过："失败，是步入更高的开始。"检验一个人，最好是在他失败的时候：看失败能否唤起他更多的勇气；看失败能否使他更加努力；看失败能否使他发现新力量，挖掘潜力；失败以后，看他是更加坚定信心还是就此心灰意冷。

要知道人生只有拼搏进取，勇于挑战才能成功。成功与失败，永远都是并肩携手的，谁也离不开谁。所以，即使失败给你带来痛苦和挫折，也请你感激失败、善待失败，从哪里跌倒，就从哪里站起来，要知道厄运中常常隐藏着成功的机会。

全球饮料巨人"可口可乐"的研究成功其实是源于一个美丽的失误。

美国亚特兰大有一个名为潘伯顿的业余药剂师，他有一天突发奇想，想研制一种令人兴奋的药，他用桉树叶作为材料，做了很多努力，可是药效却不好。

有一天，一位患头痛的病人前来就医。潘伯顿让店员取他配制的药。可是，店员在给他药时，不是冲入了清水，而是误将苏打水冲进了药瓶。病人喝后，潘伯顿才发觉配方错了。但奇怪的是，病人的头痛症减轻了，而且没有发生不良反应。

过了些天，潘伯顿突然受到了启发，他把药和苏打水进行冲兑，进行试验，发现这些液体芳香可口，益气提神。结果，在他的改良下，可口可乐从药品变成了饮料，风靡全世界。

同样的事情还发生在国画大师齐白石先生的身上。在一次作画时，他不小心将一滴墨落到刚完成的画上，围观者惋惜不已。可齐老先生略加思索，用笔在那墨点上轻描几下，一只憨态可掬的小蝌蚪跃然纸上，一幅《戏虾图》又平添了几分神韵，成了不朽的名作。

2002年的诺贝尔化学奖得主田中耕一，在一次实验中不小心把丙三醇误倒入了钴中，可他并没有被失误困扰，而是继续将实验进行下去。最终，无心插柳柳成荫，田中耕一从中发现了可以吸收激光的异常物质，并最终用来对蛋白质分子进行测定，创造出了让世界震惊的发明，使他获得许多科学家倾尽毕生心血梦寐以求的荣耀。

像这样的例子数不胜数，失误中也不缺少机遇和美，只是缺少发现它们的眼睛，你只是相信自己是真的失败了，而没有转换视角，由失败中孕育出那一份机遇。

奋斗者不相信失败。他们将错误当作是学习和发展新技能及策略的机会，而不是失败。有人认为失败一无是处，只会给人生带来阴暗。其实恰恰相反，人们从每次错误中可以学习到很多东西，并调整自己的路线，重新回到正确的道路上来。

法国最珍贵的陶器首推帕里斯烧制的彩陶。他用了整整16年的时间、经历了无数次常人难以想象的失败和磨难，才获得了成功。

1510年，帕里斯出生在法国南部，他一直从事玻璃制造业，直到有一天看到一只精美绝伦的意大利彩陶茶杯。这一下，改变了他一生的命运。

"我也要造出这样美丽的彩陶。"这是他当时唯一的信念。

他建起烤炉，买来陶罐，打成碎片，开始摸索着进行烧制。

几年下来，碎陶片堆得像小山一样，可他心目中的彩陶却仍不见踪影，他甚至无米下锅了。他只得回去重操旧业，挣钱来生活。

他赚了一笔钱后，又烧了三年，碎陶片又在砖炉旁堆成了山，可仍然没有结果。

以后连续几年，他挣钱买燃料和其他材料，不断地试验，都没有成功。

长期的失败使人们对他产生了看法。都说他愚蠢，是个大傻瓜，连家里人也开始埋怨他。他也只是默默地承受。

试验又开始了，他十多天都没有脱衣服，日夜守在炉旁。

燃料不够了，他拆了院子里的木栅栏，怎么也不能让火停下来呀！

又不够了！他搬出了家具，劈开，扔进炉子里。

还是不够，他又开始拆屋子里的板。劈劈啪啪的爆裂声和妻子儿女们的哭声，让人听了鼻子都是酸酸的。

马上就可以出炉了，多年的心血就要有回报了，可就在这时，只听炉内"嘭"的一声，不知是什么爆裂了。所有的产品都沾染上了黑点，全成了次品。

他又失败了。

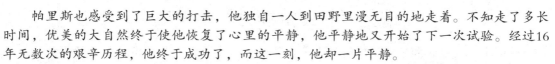

帕里斯也感受到了巨大的打击，他独自一人到田野里漫无目的地走着。不知走了多长时间，优美的大自然终于使他恢复了心里的平静，他平静地又开始了下一次试验。经过16年无数次的艰辛历程，他终于成功了，而这一刻，他却一片平静。

他的作品成了稀世珍宝，价值连城，艺术家们争相收藏。他烧制的彩陶瓦，至今仍在法国的卢浮宫上闪耀着光芒。

帕里斯的成功之路是艰辛而漫长的。他的成功来得何等不易。在一次又一次的失败中一次又一次地重新站起，这正是帕里斯成功的所在。

错误和失败是不可避免的，甚至是必要的；它们是行动的证明——表明你正在做着事情。你犯的错误越多，你成功的机会就越大，失败表示你愿意尝试和冒险。奋斗者应该明白：每次的失败都使你在实现自己梦想的道路上前进了一步。

职场生存，别让挫折扰了心情

现代生活中，每个人都可能遭遇挫折。如你所在的公司突然宣布要裁员，而你可能就在那名单中；虽然付出了很多努力，却发现怎么也不能把工作做得很好；换了很多工作，却一直找不到真正适合自己的工作等。这些都是每天都可能发生在我们身上的事。面对这样的困难和挫折，许多人常常会痛苦、怨恨、自卑，失去希望和信心，心中充满挫败感。

职场中，遇到挫折在所难免。只是有的人很快就从挫折中走出来；有的人会自怨自艾，怨自己怎么老是这么倒霉，为已经打翻的牛奶哭泣，却不曾想到要尽快调整才对；而有些人受挫后会一蹶不振，一下子把自己划为失败之列。

在现代社会中，很少有人一生只做一份工作，失业未必都是坏事。虽然被炒鱿鱼时有些尴尬，其实你冷静想想，也许自己并不适合这样一份工作。与其继续一份不利于个人职业发展的工作，还不如去寻找另一番天地，也许能在新的环境中成就人生。

在职场中受挫后，如果不能及时调整，而使心理失衡，不仅影响自己的工作、生活，还严重影响人的健康。那么，职场受挫后如何才能防止消极结果产生呢？

（1）找朋友或长辈聊天，诉说你的困境与痛苦。

倾诉，作为一种健康防卫方法，既无副作用，效果也较好。如果倾诉对象具有较高的学识、修养和实践经验，将会给予你适当抚慰，鼓起你奋进的勇气，并引导你朝正确的方向前进。

（2）多看自己的优点，与不如你的人进行比较。

多与比自己处境差的人进行比较，多向下比较，让自己逐步心平气和。然后寻找、分析自己没有受挫感的方面，即找出自己的优势，强化优势感，从而扩大挫折承受力。挫折同样蕴涵力量，处理得好即可激发你的潜力。

（3）设定职业目标，进行合理的职业规划。

职场上的挫折干扰了原来的工作步骤，毁了原有的目标。同时也让我们反思，之前所走的道路是否正确，是否真的适合自己，是否按照自己的规划和意愿在进行。

重新审视自己的职业目标是否合适非常重要。如果大方向没错，那就考虑你的方法或阶段的目标是否合适。目标的确立，需要分析、思考，这是一个将消极心理转向理智思索的过程。目标一旦确立，人就会生出调节和支配自己新行动的信念和意志力，从而排除挫折和干扰，向着目标努力。新的职业目标的确立标志着你已经从心理上走出挫折，开始了下一阶段的生涯历程。

比尔·盖茨曾告诫初入社会的年轻人：社会是不公平的，这种不公平遍布于个人发展的每一个阶段。在这一现实面前，任何急躁、抱怨都没有益处，只有坦然地接受这一现实并忍受眼前的痛苦，才能扭转这种不公平，使自己的事业有进一步发展的可能。

总之，职场中人要将自己的挫折经历当做一笔宝贵的人生财富，在不断完善自己的同时，吸取他人珍贵的职场经验。经验的积淀是人生的沉香，愈久愈浓，但如果你毫不在意，它便只是一块普通的木头。

增强"心理抗挫力"的策略

生活中，我们难免要遭遇挫折与不公正待遇，每当这时，心理抗挫力低的人往往会产生不满，不满通常会引起牢骚，希望以此引起更多人的同情，吸引别人的注意力。从心理角度上讲，这是一种正常的心理自卫行为。但这种自卫行为同时也是许多人心中的软肋，牢骚、抱怨会削弱责任心，降低工作积极性，这几乎是所有人为之担心的问题。

在我们的人生道路上，挫折和失败是常有的事，如果忍受挫折的心理能力得不到提高，则焦虑和紧张就会常常困扰我们的身心。所以我们要增强心理的抵抗挫折的能力。

其实，挫折并不可怕，你软弱，挫折就像绳子一样束缚住你的双脚；如果你坚强，挫折就会被你挣脱。因此，面对挫折的时候，个人意志的强弱，决定了你面对挫折的态度以及你将采取的行动。心理学家推荐下面这些方法帮助我们提高抗挫力：

1. 学方法会利用"幽默力量"

假如你拥有幽默感，也就有了能够随着环境变化不断调节自我心理的有力武器，你就能够利用幽默减轻因失败带来的痛苦感。

有位懂得幽默智慧的年轻人在一天早上发生了车祸，他驾驶着刚刚买来的摩托车撞到了墙上，他心里非常难过，但是他懂得用幽默来调节自己的心情，所以他一面查看那辆崭新摩托车被撞后的残骸，一面对周围的人说："唉，我以前总说，有一天能有一辆摩托车就好了。现在我真有了一辆车，而且真的只有一天。"周围的人哈哈大笑起来。

对这个年轻人来说，车被撞已无可挽回，但他并没有看得很重，而是利用幽默的力量，既减轻了自身的痛苦和不愉快，又在尴尬的环境中给自己解了围。

2. 用积极的行动面对挫折

当挫折来临的时候，很多人还没有尝试就被吓倒了，甚至失去了行动的能力。很多时候我们放大了挫折带来的危机感，我们只要果断地行动起来，采取有效的行动去面对挫折，就有可能很快结束困境。就像面临灾难，如果一直等待救援就会失去求生的机会，只有不畏惧困难的态度才能帮助你迅速脱离困境。

逆境、苦难是现实存在的，无法避免。但是我们能够立刻行动，跌倒时坚强地爬起来，就会令我们有很多的意外收获。正像有人说过："困难到了，经验也就不远了；磨砺到了，成功也就近了。"

3. 成败之间保持一颗平常心

实际上，很多人并不是被自己的能力所打败，而是败给自己无法掌控的情绪。负面情绪一齐发作，常常会让人丧失对自身的定位，变得无所适从，从而大大地影响了个人能力的发挥。所以我们需要用平常心来调节自己的情绪。

在奥运会上夺得金牌的冠军，接受媒体采访时，说得最多的就是很简单的一句话：保持平常的心态。的确，在竞技场上保持平常心就能使竞技者超水平发挥。在人生中也是如此。保持平常心，才能笑对挫折与失败。

不管我们身在何种环境，承受什么样的压力，只要能够坦然面对，就能够轻松地走向成功。

4. 让每一天成为一个崭新的开始

"After all, tomorrow is anotherday"，相信每一个读过美国作家玛格丽特·米切尔的《飘》的人，都会记得主人公郝思嘉在小说中多次说过的话。在面临生活困境与各种难题的时候，她都会用这句话来安慰和开脱自己，"无论如何，明天又是新的一天"，并从中获取巨大的力量。

和小说中郝思嘉颠沛流离的命运一样，我们一生中也会遇到各种各样的困难和挫折。面对这些一时难以解决的问题，逃避和消沉是解决不了问题的，唯有以阳光的心态去迎接，让每一天都成为一个崭新的开始，你才能放下昨天的失败的包袱。

5. 拥抱困难，挫折中成长

一个心理健康的人，应能体会到挫折是现实生活中的正常现象，不必逃避，也无法逃避，并在可能的范围内予以克服。如果我们有足够的意志力，困难和挫折反而会成为激励我们成长的宝贵资源。

法国的戴高乐曾经说过："困难，特别吸引坚强的人。因为他只有在拥抱困难时，才会真正认识自己。"

总之，四时有更替，季节有轮回，这是大自然的发展规律。挫折也是如此，要知道：逆境达到极点就会向顺境转化，坏运到了尽头好运就会来到。我们要提高自己的抗挫折能力，这样就能在逆境中积极改变自己，迎接好运的到来。

第十四章

接受不完美，人生才能趋近于完美

——跳出"完美偏执"的心理调节术

追逐"完美"，也是一种心理缺陷

很多人都会追求再完美一点，比如一丝不苟的工作状态，一尘不染的房间，整齐的衣柜，干净整齐的浴室，毫无遗憾的家居装修，一顿完美的晚餐，一次欢乐的家庭聚会，可是这种没有残缺的完美在世界上存在吗？

追求完美其实也是一种不健康的心态，心理学家认为，过分地追求完美是一种心理缺陷，如果长期陷入这种偏执的思维里，人的性格和行为都会受到影响。

刚结婚的李晓晴买了一张新的餐桌，她先把它放在餐厅，却发现无论颜色和质地，都与餐厅的整体设计有些不协调，真不知道自己在家具店的时候，怎么会觉得这是一张完美的桌子呢。

她又把桌子转移到了客厅的窗前，希望自然光可以让这个桌子看着更顺眼一点。然而"阳光早餐"进行了没几天，她就开始感觉桌子放在这里有多不合适了。也许出差回来的老公会对这样的摆放说三道四，爸妈来家里也会说这个桌子离厨房太远，应该放回到餐厅……

不仅对于餐桌如此，生活中的每一件事她都希望追求完美。这种做法让家人无法适应，但是她无法改变自己的想法。

李晓晴的做法已经严重地影响到了自己的生活。她有着完美主义倾向，她如此描述自己的感受："这种思维从小时候开始就有了，现在已经越来越严重了。手机屏幕内有一粒灰尘也会难过得不开心，每次看到手机都会想灰尘这件事；物品比如鞋子的摆放也会反复调整位置，直到舒心为止；如果衣服弄脏了一点也会马上全部拿去洗掉，电脑有一点刮痕就会很生气，甚至想扔掉；看喜欢的动画片或别的电影之类的有一秒没看到也会退回去再看；鞋带总是要强迫自己系到最舒服为止……"

这些都是完美主义者常见的表现。很多人都希望按照自己的想法来设计人生，在他们的心目中，总是渴望一种完美的生活状态。可是人生并没有完美可言，每个人都无法得到童话里的理想世界。如果我们不能接纳生活中的不完美，而一味地苛求生活，那么到头来只是自寻烦恼。美国的《今日心理学》说，完美主义是一种流行病。如果过度强求自己，就会演变成心理疾病。

25岁的刘颖大学毕业，是公司职员。第一次恋爱还是在学校读书时，男友陈浩高大英俊、活力四射，对刘颖十分的呵护、体贴，但她容不得对方的一点点过失，有一次约好看电影，陈浩因为迟到了5分钟，她就认为是他不重视她，而不肯原谅他，最终选择了和对方分手。

第二次恋爱的男友海波是一个公务员，特别爱好文学，因为欣赏他的文学才华和儒雅的外表，两人很快坠入爱河，最初的时光浪漫而又纯美。但是海波提出要结婚时，她却有些犹豫，因为一旦决定做妻子，就希望自己的伴侣不仅才华横溢，还要事业有成，物资条件充裕。但海波却是一个每月只能领2000元钱的小公务员，她无法想象婚后生活的清贫程度，于是不断地鼓励海波辞职经商。在她的软硬兼施下，海波无奈地辞职，加入了南下的淘金大军当中，但他的性格根本就不适合经商，一年下来，不但没有挣到钱，还贴进去了十几万。就这样，彼此的矛盾在相互指责和抱怨中越来越深，最后只好无奈地分手。

刘颖想要找一个"完人"来做自己的伴侣，这就是完美主义心理。

人无完人，金无足赤。没有一个人是完美无瑕的，难道有缺点和不足就注定要悲哀，要默默无闻，无法成就大事吗？其实，只要你把"缺陷、不足"这块堵在心口上的石头放下来，别过分地去关注它，它也就不会成为你的障碍。

我们知道，绝对完美是不存在的，从自然哲学上讲，和谐应该是包容差异、矛盾性的统一。正如任何人都喜欢风和日丽，但自然中一定包括暴风骤雨，人与社会又何尝不是如此呢？

追求完美是人类正常的渴求，也是人类最大的悲哀，因为现实生活中"完美"这个字眼的诞生原来就伴有缺憾。世界上本无完美之事物，如果你一味地将追求完美的茧一层一层地套在身上，那么你最终也会死在这重重的包裹之中。所以，人生旅途中，你永远不要背负"完美"的包袱上路，否则你将永远陷入无法自拔的矛盾之中，最后也只能在哀叹中终老而亡。

完美主义是一种"自我保护"

对许多人来说，追求尽善尽美是理所当然的。然而他们从未想过，正是这种似乎无关紧要的生活态度给他们带来了巨大的压力。

心理学家指出，完美主义是一种个性特征，对个人行为或表现得十分严苛。完美主义者也需要得到所有人的认同，而且非常在意出差错。完美主义不同于目标追求的高度成功，而是担心失败的感觉。

所以心理学家认为，完美主义实质上是一种"自我保护"。当一个人缺乏自信，而且生活上屡遭挫折，那么他的安全感会受到伤害。所以人自然就会需要通过其他途径来补偿，他们想要追求没有残缺的结局，期望这样可以让自己免受他人的责难和非议。无形中，"完美"成为了保护自我的美丽借口。

所以我们也会发现，在生活中每一样事情都想要做到尽善尽美的人，未必是一个"强者"，反而可能是个弱者。

一位胆小如鼠的骑士将要进行一次远途旅行。他竭尽所能准备好应付旅途中可能遇到的各种问题。他带了一把宝剑和一副盔甲，为的是对付他遇到的敌手；一大瓶药膏，为防止太阳晒伤皮肤或被藤条刮伤皮肤，一把斧子，用来砍木柴；一顶帐篷、一条毯子、锅和盘子以及喂马的草料。

他终于上路了——丁丁、当当，咕咕、咚咚，好像一座难以移动的废物堆。当他走到一座破木桥的中间时，桥板突然塌陷，他和他的马都掉入河中，淹死了。

临死前那一刻，他很懊悔，他忘了带一个救生筏。

故事中的骑士到死也没有醒悟，他所期望的完美装备成为了他的死因。这是作家对完美主义的讽刺，我们可以看到——无论多么完美的想法都无法在现实社会中实现。所以想要每一件事都做得完完美美的人，结局注定是悲哀的。具有这种性格的人，在日常生活中通常带有以下几个特点：

（1）神经非常紧张，以至于连一般的工作都不能胜任。

（2）不愿冒险，生怕任何微小的瑕疵损害了自己的形象。

（3）不能尝试任何新的东西。

（4）对自己诸多苛求，毫无生活乐趣。

（5）总是发现有些事未臻完满，于是精神总是得不到放松，无法休息。

（6）对别人也吹毛求疵，人际关系无法协调，得不到别人的合作与帮助。

我们通过分析这些特点，不难看出这正是他们的"自我保护"意识，强迫自己追求完美。根据心理学家的调查研究，人的生活中难免会遇到情感障碍等挫折，比如同学、同事人际关系交流的障碍，事业、学业、家庭生活的挫折等，当需要没有得到正常的合理的满足，人就会不断要求自己，要求自己努力做到优秀，让自己满足。正因为他们有过失败，所以对完美的渴求也就比别人强烈。

具有完美主义人格倾向的人更容易引发强迫心理，甚至得上"完美主义强迫症"。有"完美主义强迫症"倾向的人背负着沉重的精神包袱，不用说在事业上谋求成功，而且在自尊心、家庭问题、人际关系等方面，也不可能取得满意的效果。他们抱着一种不正确和不合逻辑的态度对待生活和工作，他们永远无法让自己感到满足，每天都是焦灼不安的。只求完美，害怕失败，只能使我们处于瘫痪的境地。

我们要知道，不能容忍事物有所缺憾是正常的。但是，这样要求一定要适可而止，正如有人说过的："完美不是问题，只有不分时间、地点的完美主义才是问题。"

世界上根本没有完美，反而正是有了缺憾，才使我们整个生命有了追求前进的动力。珍惜缺憾，它就是下一个完美。

人生就是充满缺陷的旅程。从哲学的意义上讲，人类永远不满足自己的思维、自己的生存环境、自己的生活水准。这就决定了人类不断创造、追求，从简单的发明到航天飞机，从简单的词汇到庞大的思想体系。没有缺陷，产品便不会一代代更新。没有缺陷就意味着圆满，绝对的圆满便意味着没有希望、没有追求，便意味着停滞。人生圆满，人生便停止了追求的脚步。

所以，在你又一次发现自己身上有缺点时，不妨以大度一点的胸怀接纳他们，如果是你想要纠正的缺点，就及时去纠正；如果是无伤大雅的缺点，它们可能就是你生活的乐趣，是你快乐情绪的来源。所以，抱怨情绪会不会产生，还在于我们以何种眼光看待世界，看待自己。

二分法思维模式——完美主义的根源

追求完美的人对自己定的标准和要求都非常高，他们习惯于用唯一的标准来衡量一切。比如，在学校里，由于老师给的都是统一的、唯一的标准，所以学生评价自己只依靠这个"尺子"，达不到要求就会否定自己，或者强迫自己达到这个所谓的标准。

其实，在生活中也是一样，如果这样的思维愈演愈烈，人就容易造成心智迷失的倾向。心理学家分析完美的根源来自错误的思维，即二分法思维模式。

二分法思维模式已经成为现代社会的潜在观念："要么最好，要么不要"。我们在工作或生活中很少会轻易说出"差不多就行了"这样的话。人们对待要求时，也会"宁争第一，绝无第二"。这是一种二分法的思维模式，将所有的事物根据其属性分成两种。

完美主义倾向的人常常这样思考，将事情定义为"成功"和"失败"，如：非黑即白，不是忠的就是奸的，没有达到目标就是失败的。这很明显忽略了中间状态的存在。实际上在商业竞争时，这种争第一的想法是非常必要的，但是将这种追求完美的想法当做人生的信条就大错特错了。因为西方心理学家指出，过度追求完美是一种病态心理，不利于身心健康。

比如下面故事里面的小冶。

小冶曾经是他所在中学的"明星"，他的学习成绩一贯优秀，组织能力也强。尤其是他的物理成绩总是名列前茅，并多次代表学校参加市里的各类竞赛，得过靠前的名次。他还通过自学获得了电脑初级证书，又通过了中级考试。去年，小冶还获得了全市中学生电脑竞赛一等奖，并捧回了一台电脑。而这些都来源于他对自己近乎完美的要求，因为他习惯了做一个"完美"的人。

正是在众人的欢欣鼓舞之中，小冶的母亲却发现了儿子近来的异常。他常常把自己关在小房间里沉思，好长时间目光呆滞，脸无表情。他扔下了电脑，再不去关照它，只顾拿着一本闲书乱翻，却一点也没有看进去。他不接同学的电话，不参加同学的生日聚会，只顾自己遐想。

父母很惊讶，却又奈何不得。

他翻出所有的物理书，一本一本地看，一道一道地解题。然而，没过多少时间，他又兴味索然，再度陷入苦思冥想之中了。

小冶告诉母亲，自己经常会反复地纠缠在一个问题上长久地思考。他认为一个人非好即坏。比如，他常想的问题是"一个人不成功，活着有什么意义"，或者"怎样才能得个诺贝尔奖"等。他忽而感到了接受鲜花与掌声的兴奋，忽而又一落千丈，觉得一切皆无意义。

正是在这样的状态下，小冶的各科成绩反而急剧的下降。所有的老师、同学都难免会非常震惊："一个天才的少年，为何退步至此。"

其实，何尝不是"非好即坏"的二分法思维压垮了"天才"的少年。

由于二分法的思维，人们往往给自己定下高不可攀的标准，一旦没有达到这个标准，就会收获无情的挫折。不但打击自己的积极性，还有可能让自己沉浸在失败前的担惊受怕和失败后的悲观丧气中。追求完美的人常常因担心自己出错而不停地检查自己的行为。有些人还可能演变成对自己行为的怀疑、不确定感，从而重复无意义的动作、反复检查，甚至会患上强迫症和广泛性焦虑的重要症状。

实际上，世界要比"非好即坏"复杂辩证得多，当一个人以不成熟的思维方式面对现实世界时，就会因为对好与坏进行确认时，陷入完美主义的错误。

所以我们要停止这种不成熟的思维方式，人生除了"好"和"坏"还有其他标准，二分法模式只是来自我们内心的诉求而已，我们要接受人生的不完满。

偏执的思想营造完美的假象

心理学家说道："世界上不存在完美，很多完美只是一种假象，是一种完美主义者的偏激诉求。"偏执型的人喜欢走极端，这与他们的非理性观念是一致的。

偏执的人掉进了"完美"的陷阱——他们的要求常常是"必须这样"、"只能那样"，等等。他们有一个不变的目标，就是追求完美。这个意念永远在他们的心头，促使他们一生中都朝此奋斗不息。但是，他们给完美的定义非常苛刻，普通人给完美下的定义是"十全十美"，他们追求确定、精确的"完美"，并且他们非常仔细地注意每一事物的细微之处。

世界上不存在绝对完美的事物，完美主义者却具有一股与生俱有的冲动，强迫自己追求那些漫无边际的目标。

如果你看过美剧《绝望的主妇》，那么你一定记得特征明显的女主角之一Bree，她就是一个偏执的人，生活在自己的"完美"世界里。

她做事力求一百分，无论是家务、烹饪、仪容和相夫教子，她都尽心尽力。她永远会让房间一尘不染，烫平每件衣物，经常通过开Party来表现自己是优秀的女主人。

她是一个自我要求严格的人，出门时一定是一丝不苟，从头到脚都要整整齐齐、干干净净。同时，她对家人也要求严格，用完的东西一定要放回原位，连筷子、汤匙的摆法、朝向都要一致。

她的过分刻意和挑剔，使得丈夫和两个孩子在家里感到很不安，因为他们必须按照Bree完美的安排去生活，从吃早餐、袜子的颜色到交男女朋友都有规定，一旦做错，Bree会立刻纠正和提醒。家里所有的人在她的"完美"之下都有一种窒息感。

当Bree得知丈夫嫖妓之后，异常愤怒；当知道儿子是同性恋时，也怒不可遏。因为她倾尽心力经营的完美爱情、完美家庭已经不再完美了。所以，她也有了外遇，并且间接害死了丈夫。

当丈夫心脏病突发去世之后，Bree并没有像其他年轻的寡妇一样悲恸欲绝，她关心的焦点是如何操持一场完美的葬礼。在葬礼中，一向端庄稳重的Bree做了一件异常疯狂的事。当牧师请众亲友向她丈夫的遗体告别时，Bree大声喊停，原因竟然是她不能忍受婆婆给丈夫戴的那条"可笑的黄色领带"。于是，她在众目睽睽下，解下朋友的领带为丈夫换上。完成这一切后，她才露出了满意的笑容。

这样的行为在很多人看来不可理喻，但是这个形象就是来自于生活中那些偏执的人。

适当的固执，能够为人平添一份"原则"。但是固执绝不是偏执，偏执的人往往容易把人生打成死结，过度地猜疑他人，或者盲目的相信自己。他们追求着完美，所以很多完美偏执的人忙忙碌碌一辈子，可是到最后却一事无成。

然而人间的事情没有一件是绝对完美的。所以，偏执的人也只有在等待完美中耗尽他永远无法完美的一生。

世界上根本就不存在任何一个完美的事物。为了心中的一个梦而偏执地去追求，却全然不顾你的梦是否现实，是否可行，从而浪费掉许许多多的时间和精力，最终只能在光阴蹉跎中悔恨。世界并不完美，人生当有不足。没有遗憾的过去无法链接人生。对于每个人来讲，不完美的生活是客观存在的，无需怨天尤人。

不要再继续偏执了，给自己的心留一条退路，不要因为自己的一时之错而埋怨自己，不要因为不完美而恨自己，不要因为不完美而觉得不幸福。看看那些活得幸福快乐的人，他们没有一个是十全十美的。

完美自己，不如积极完善自己

作为生活在现代社会中的人，力图做到"更好"与"最好"的心理是普遍存在的，这是人的一种天性，是人类社会不断发展的动力之一。正是完美，让人们不停地追求和发展，完美也是促进古往今来世界上许多人发展的源源动力。但是完善自己不意味着完美自己。有些人从表面上看来都很"完美"——从不对别人发脾气，从不做任何自私的举动，甚至时时刻刻都给人完美的形象。其实，过分地完美自己，可能会让人逐渐丧失完整的自我。

所以完美自己是痛苦的，明智的人会利用不满足的想法来积极完善自己。即使走进那些名人的生活，我们会发现他们同样有着不为人知的辛酸。

所以有人如此说道："殊不知人生失意无南北，宫殿里也会有悲恸，草屋同样也会有笑声。"的确，追求完美的人，不一定会过着完美的生活。

有这么一个故事：

在古时候，有户人家有两个儿子。当两兄弟都成年以后，他们的父亲把他们叫到面前说：在群山深处有绝世美玉，你们都成年了，应该做探险家，去寻求那绝世之宝，找不到就不要回来。两兄弟次日就离家出发去了山中。

大哥是一个注重实际不好高骛远的人，有时候，发现的是一块有残缺的玉，或者是一块成色一般的玉甚至那些奇异的石头，他都统统装进行囊。过了几年，到了他和弟弟约定的汇合回家的时间。此时他的行囊已经满满的了，尽管没有父亲所说的绝世完美之玉，但造型各异、成色不等的众多玉石，在他看来也可以令父亲满意了。

后来弟弟来了，两手空空，一无所得。弟弟说，你这些东西都不过是一般的珍宝，不是父亲要我们找的绝世珍品，拿回去父亲也不会满意的。弟弟说，我不回去，父亲说过，找不到绝世珍宝就不能回家，我要继续去更远更险的山中探寻，我一定要找到绝世美玉。哥哥带着他的那些东西回到了家中。父亲说，你可以开一个玉石馆或一个奇石馆，那些玉石稍一加工，都是稀世之品，那些奇石也是一笔巨大的财富。短短几年，哥哥的玉石馆已经享誉八方，他寻找的玉石中，有一块经过加工成为不可多得的美玉，被国王御用作了传国玉玺，哥哥因此也成了倾城之富。在哥哥回来的时候，父亲听了他介绍弟弟探宝的经历后说，你弟弟不会回来了，他是一个不合格的探险家，他如果幸运，能中途所悟，明白至美是不存在的这个道理，是他的福气。如果他不能早悟，便只能以付出一生为代价了。

的确，如果经过了这么长的时间和挫折都不能顿悟，这样的人即便回来又能做成什么事情呢？

实际上，完美主义对人来说既是动力，同时也是压力。如果完美主义者学会制定现实的目标，将会受益很多。一个完美主义者未能达成既定目标，比如跑完800米，他会制定一个更高的目标来补偿，所以，第二天他就会努力跑1000米。世间没有纯美的玉，没有完善的人，没有绝对的事物，为追求这种东西而耗费生命的人，最终会丢失自己。

2004年的法国网球公开赛上，女选手维纳斯·威廉姆斯取得17场连胜的骄人战绩。她对记者发表胜利感言："我还不够努力。有时候，我获胜心切；有时候，我求胜心又不够强。有时候，我不遵从教练指导；有时候，我不听从自己的安排。我讨厌在任何事情上犯错，不仅是球场上。"

可见，威廉姆斯不论在球场上还是在生活中都追求完美，不容许自己有丝毫错误。

正因为威廉姆斯为自己设定了一个非常高的标准，她才能发奋图强，斩获佳绩，追求完美是她达到目标的健康动力。

完美是一种理想的状态，是闪闪发光的金字塔最顶端，是每个人追求的目标，有了它，生活才有了奔头；事事都完美了，生活就没有意义了，所以，不完美的存在恰恰说明了人还有发展的空间、进步的潜力。所以，我们追求完美的时候一定要让自己趋近于完美，而不是强迫自己做到完美，这样你才能无限地接近成功，而不是被完美所拖累。

专注完美过程，不求完美结果

人们希望自己有完美的表现，这本身无可厚非。比如在工作上，要想成为一名好编辑、优秀的外科医生。但是如果在生活的其他领域都要求完美，譬如家庭生活、外貌着装、个人喜好等，这就走入了歧途。事实上，追求完美的过程和追求结果是完全不同的两回事。

人不可能完美，但需要不断追求，不断接受完美。但是在追求过程中，人们需要走出完美的误区，因为过分强求结果的完美，只会使过程变得空洞乏味，而结果也未必就能如你所愿。

很多人人太过注重目标，忽略了过程中的风景，在时间的流逝中失去了生活赋予的快乐。现代人何尝不是如此，总是忙忙碌碌地追求某个目标，忽视过程中的风景，更不用说享受过程了。所以，我们应该学会乐观面对，享受过程，而不是过分注重结果。

世界上没有什么会达到"完美"的境地，你就不必设定荒谬的完美标准来为难自己。你只要尽自己最大的努力去干好每件事，就已经是很大的成功了。

当你实现一个目标，不管这个目标是什么，在此过程中，你都会不断成长。虽然你自己通常并不能察觉到这种成长，可是它却实实在在地发生着。因此，不要仅仅注重结果所带来的，更要知道过程使你发现了自身能力的新东西，并表现出了你身上更多的潜能，这些便是过程给我们的奖赏。

在希腊传说中，大力士西西弗斯，因为触犯了神主宙斯，被罚以苦刑：将一块大石头从奥林帕斯山下推到山上。由于加了神的咒语，巨石在抵达山顶的刹那，总是自动滚落到山下。在这日复一日的循环劳动中，西西弗斯感到无望，甚至绝望；他的惩罚永远都不会结束！

但是有一天他忽然发觉，自己搬动巨石的每个动作都充满了力与美。于是，他专注地享受着自己劳动的每一个动作。这时，一切的劳苦、疲惫和绝望都消失了。他开始全心享受这份苦役，不再抱怨、焦虑，只是凝注在当下那个动作里。奇迹发生了，诅咒竟然就在这一刻解除，西西弗斯从永无休止的苦役中重获了自由。

面对无望的结果，西西弗斯选择了享受过程。在过程的欣赏中，他忘却了永无休止的苦役，生命由此柳暗花明，充满乐观。人生如一盘无解的玲珑棋局，与其苦苦思索无解的结局，不如享受这"下棋"的快乐。所谓退一步海阔天空，当我们懂得从另一个角度享受过程、享受生命的时候，束缚我们精神的"巨石诅咒"便会像雾一样散开。

忽略了人生中的乐趣与体验，即使达到了目标，有了一定的结果，又有什么快乐可言呢？这样，结果的获得便也就意味着人生的尽头。

有一个人非常热衷于登山，他有幸加入了攀登珠穆朗玛峰的活动。到了7800米的高度时，他支持不住了，便停了下来。当他回去讲起这段经历时，大家都替他惋惜：为什么不再坚持一下呢？再往上攀一点点，就能爬到顶峰了！

"不，我最清楚，7800米的海拔是我登山生涯的极限，我不会为此感到遗憾的。"他很平淡地说。

这个人是明智的。他了解自己的能力，没有为了追求完美而勉强自己，所以能够平安归来。

在生活中，我们应该学会追求完美的真谛，懂得珍惜生命的过程，而不是一味地追求结果。在人生中，你绝对不可能让所有人都满意，也不能达到至善至美的境界。完美往往只会成为人生的负担，人绷紧了完美的弦，它却可能发不出音来。如果人总是关注于目标本身，而很少关心目标实现的过程，过程当中的许多本可以唾手可得的美妙之处，就会被无情抛弃。

其实，过程要比目标重要得多，如果你将注意力放在过程上，过好生命的每一个阶段，这样我们的人生才会更充实，也许完美的过程会带给你意外的收获。

把追求完美变成一种欣赏

期待与现实难免有落差，有人可能会退而求其次，或者修正自己的期望，完美主义者则缺乏这样的弹性，常常落入自己设置的圈套中。

人不能天生完美，却可以追求完美。所以心理学家说道："追求完美不是人的缺点，但是往往给人造成心灵的困扰。"我们与其强迫自己，还不如将追求完美变成一种欣赏，让自己在追求完美的过程中，不被这种追求本身所累。

很多追求完美的人已经陷入了病态却不自知，美国心理学家艾丽斯·普罗沃斯特说："他们对追求完美深感自豪。社会对他们追求完美予以高度评价，从而坚定了他们继续追求完美的信心。"

普罗沃斯特经常碰到一些具有强迫症状的事情：比如有人无法忍受桌子上杂乱无章，有人绝不把今天的工作留一半到明天，有人花大量时间不断返工，只是为了达到他自己所设定的那个根本无法完成的目标。

有两个木匠，一个姓赵，一个姓孙，客户要求他们用一天的时间把他们所负责的木材测量好。任务一样多，赵木匠用了一把普通的木匠尺，一天时间就把所分的木材测量好了。

交差之后，他去约孙木匠吃饭，结果他见到孙木匠一脸焦虑，身边放了好几个尺子。孙木匠正在用一把精细的测量工具小心翼翼地测量木材，孙木匠说："到现在我连一根还没有测量好，总是感觉不是太精确。"

实际上，再精确的测量工具也会存在误差，人们也无法测量绝对的数值。孙木匠追求精确的测量，看起来能够把木材测量得更加完美，结果急得满头大汗，也没有成功。

如果你与孙木匠一样，那么生活还会轻松吗？许多人认为做到极致才是人的终极选择，而完美才是证明自己的唯一手段。但是，在现实生活中，完美只是一种追求，是人类进取精神的缩影，而没有人能够达到完美。

有一群男士在一起议论什么样的女孩才是最美的。一个说："有一双有灵性的眼睛是最美的！"另外一个人说："女孩，最能表现美的当然是身材的曲线美，当然也要面目清秀，不要太难看。"一位平时"比较深思熟虑"的人说："当然还是要综合考虑，比如肤色、身体的匀称、素质修养等。"另一位急不可耐地说："你的这种审美观实际上是一种庸俗观，你所综合考虑得出的美人就没有一点特色，其实是最大的平庸。"

其实我们所追求的都是来自于我们的内心，而不是外部世界。你内心渴求完美，那么看到的只能是不完美，因为你的思想有一个否定一切的"模型"，是你自己阻碍了自己。

所以，我们可以说完美就像是一座心中的宝塔，你可以在内心中向往它、塑造它、赞美它，但你不可把它当成一种现实存在，这样只会使你陷入无法自拔的矛盾之中。

总之，完美并非一无是处，我们的生活中需要追求"完美"来刺激自己做得更好。正是有了这样的要求，人们才能不断地超越自己，让自己变得更有竞争力。但是我们还要记住，这种完美也是无限接近的，没有人能做到绝对完美。所以，我们把追求完美看作一种欣赏吧，能够感受、赞美、模仿，而不是真正地化身为"完美"。

以一颗平常心接受缺憾

过度追求完美无疑是自寻烦恼，所以我们要尽快摆脱这种心理的困扰。这就需要我们以一颗平常心接受缺憾。

所谓平常心，就是既能不甘人后、压倒一切，又能虚怀若谷、大度包容，面对各种纷争，以从容平淡的心态面对。的确，无论你是否承认，缺憾是永远存在的，它不以我们的思维为转移。

白皙的肌肤、清秀的容颜、丰腴的前胸、典雅的表情、匀称的身材加上残缺的双臂——这就是希腊神话中爱与美的女神维纳斯雕像。维纳斯是一件具有非凡意义的杰作，在古代西方艺术史中占有重要的地位。它巨大的魅力来源那残缺的双臂，不完美的雕像给人留下了充分的想象空间，彰显出一种神秘感，透散出一种摄人心魄的缺憾美。其实我们可以把完美当作我们欣赏的对象，而不是当作对自己的"惩罚"。

绝对完美的境界是无法达到的极限，我们也与维纳斯雕像一样有着自己的缺陷，我们要保持平常心，接受自己，而不是事事都追求完美，因为不接受缺憾无异于自寻烦恼。

生活中因为刻意追求完美而让自己处于紧张的状态是完全没有必要的。试想每天把自己绷得像一根橡皮筋，时间长了，它也就不再有弹性了。

业务经理顾君最近十分苦恼，原因是她脸上有两颗小黑痣。她曾经看过皮肤科，也做了激光消痣，可她老觉得没有做好，有空就照镜子，每当看到色素渐褪的小黑痣，不仅高兴不起来，反而感到这个缺陷越来越显眼。

几个月以来，她因为自己长相"丑陋"而不满、消沉，上街明显减少，也不敢抬头见人，为此影响了人际关系，业绩一降再降。近来，她食欲减退、失眠多梦、心情压抑、焦虑，于是只好去心理咨询诊所寻求解脱之法。

她忍受不了自己的缺憾，她不停地追求完美，虽然她本来做事认真、讲究秩序，而且能力很强。正是因为忍受不了自己的缺点，而过分在乎周围的想法，久而久之就会引起焦虑障碍。所以我们需要用平常心来调节自己，学会接受自己的缺点，让心态变得平衡起来。

一个被劈去了一小片的圆，想要找回完整的自己，所以它到处寻找自己的碎片。由于它是不完整的，滚动得非常慢，于是它欣赏沿途美丽的鲜花，它和虫子们聊天，它充分地感受到阳光的温暖。它找到许多不同的碎片，但它们都不是它原来的那一块，直到有一天，它实现了自己的心愿。

然而，作为一个完美无缺的圆，它滚动得太快，错过了花开的时节，再也感受不到阳光的温暖。当它意识到这一切时，它毅然舍弃了历尽千辛万苦才找到的碎片。

这个故事告诉我们，也许正是有所缺憾，我们的人生才能获得快乐。

所以，我们要懂得欣赏自己，以平常心接受缺憾。那些让自己觉得不满意的地方，就尽量忽略过去。毕竟，上帝创造我们有不同的肤色、不同的个性，是为了让我们的生活多姿多彩。所以要接受自己不完美的地方，没有必要勉强自己追求完美。

别让自己背上太多不必要的负担

生活中，很多人不停地追求越来越高的物质生活，他们好像从来就不曾满足过，幸福的滋味对他们而言好像只在梦里似有似无地出现过，生活被他们搞的也是焦虑不堪，为什么会这样？实际上，是因为他们的贪欲"完美主义"情结在作怪，这就像是一个负重行走的人，生活怎么会过得轻松呢？

在远方的城市里来了一个老人。这老人一看便知是来自远地的旅人，他背着一个破旧不堪的包袱，他的脸上布满了风霜，他的鞋子因为长期的行走破了好几个洞。老人的外表虽然狼狈，却有着一双炯炯有神的眼睛，不论是行走或躺卧，他总是仔细而专注地观察着来来往往的人。老人的外貌与双眼组合成了一个极不统一的画面，吸引了所有人的目光，人们窃窃私语：这不是普通的旅人，他一定是一个特殊的寻找者。

但是，老人到底在寻找什么呢？一些好奇的年轻人忍不住问他：

"您究竟在寻找什么呢？"

老人说："我像你们这个年纪的时候，就发誓要寻找到一个完美的女人，娶她为妻。于是我从自己的家乡开始寻找，一个城市又一个城市，一个村落又一个村落，但一直到现在都没有找到一个完美的女人。"

"您找了多长时间呢？"一个年轻人问道。

"找了六十多年了。"老人说。

"难道六十多年来都没有找到过完美的女人吗？会不会这个世界上根本就没有完美的女人呢？那您不是找到死也找不到吗？"

"有的！这个世界上真的有完美的女人，我在三十年前曾经找到过。"老人斩钉截铁地说。

"那么，您为什么不娶她为妻呢？"

"在三十年前的一个清晨，我真的遇到了一个最完美的女人，她的身上散发出的非凡的光彩，就好像仙女下凡一般，她温柔而善解人意，她细腻而体贴，她善良而纯净，她天真而庄严，她……"

老人边说，边陷进深深的回忆里。

年轻人更着急了："那么，您为何不娶她为妻呢？"

老人忧伤地流下眼泪："我立刻就向她求婚了，但是她不肯嫁给我。"

"为什么？为什么？"

"因为，因为她也在寻找这个世界上最完美的男人！"

生活中许多人就像这位老人一样，终身都在寻找一位最完美的伴侣，或是寻找一份完美的工作、一种完美的生活，然而时间就在这种寻找中如白驹过隙般溜走了，然而他依然背负着完美的负担，只能独自生活。

心理学家阿德勒是一名钓鱼爱好者。有一天，他发现了一个有趣的现象：鱼儿在咬钩之后，通常因为刺痛而疯狂地挣扎，但是越挣扎，鱼钩陷得就越深，越难以挣脱。他就此提出了一个心理概念，叫做"吞钩现象"。

人亦如此，一个人的一生总要面对生活中的种种选择，如果总是追求完美，就像是咬住了鱼钩的鱼儿一样。不放下追求完美的负担，那么不但得不到解脱，反而越陷越深。

迪诺总是追求完美的外表，所以她花许多时间来修饰自己的头发、衣服、妆容等。令她苦恼却又控制不住的事是，在上班之前，她总是需要花上近两个小时的时间去尝试她认为合适的衣服和首饰。

朋友和同事们都对她说，她这样的行为是对时间和精力的巨大浪费。于是，迪诺开始降低自己对完美外形的要求。起初她担心如果只停留在满意阶段，自己可能会落伍、没有吸引力，而且太普通。但在之后的几个早晨，她还是花了超出预计的时间。

有几个早上，她强迫自己对穿着、妆容的修饰点到即止，只做到"足够好"、"刚刚满意"的程度。而迪诺也从这几个"足够好"而非"完美"的时间中明白了，她并不需要成为最好的、最美的，她没有必要非得有一身最完美的服装，她只需要和别人做到一样就可以了。

的确，过分的要求就是自己的负担。与迪诺一样，很多人无休止地"压迫"自我，在生活中给自己定下太多的目标与任务，所以我们总是有太多的追求。当不切实际的目标成了负担，我们就会关注理想和现实的巨大落差，整天自怨自艾。

很多负担和痛苦，其实是我们施加给自己的，是过度追求完美的副作用。我们就像无法挣脱自己咬中的"鱼钩"一样，所以我们要学会放弃那些不必要的负担，放弃对完美的苛求，让我们的生活恢复自然。

"完美主义者"的性格修炼

心理学研究证明，试图达到完美境界的人与他们可能获得成功的机会恰恰成反比。追求完美会让自己的性格发生变化：完美给人带来莫大的焦虑、沮丧和压抑。事情刚开始，他们在担心着失败，生怕干得不够漂亮而辗转不安，这就妨碍了他们全力以赴去取得成功。而一旦遭到失败，他们就会异常灰心，想尽快从失败的境遇中逃避开去。他们没有从失败中获取任何教训，而只是想方设法让自己避免尴尬的场面。

我们的生活中不乏完美主义者，他们追求完美，已经到了不能容忍自己身上出现失败或者挫折的地步。他们对事物对、自己有着强烈的绝对化要求，这些要求僵化而武断，他们通常这样要求自己：

"我必须要通过这次考试，必须通过。"

"我一定要出人头地，一定要让别人对我另眼相看。"

"这次谈判只有成功，没有失败。"

"这是我最后的机会了，无论如何我都要达到这个目标。"

但是在这种心理的不断强化下，情绪却起了反作用，将我们带到了一条相反的路上。

有一位女青年，具有高学历，长得也很漂亮，事业上也很有成就。她在方方面面都对自己严格要求，在很多人眼里，可以说是一位相当完美的人。当然她在择偶方面的标准也相当高，稍有缺点的就看不上，觉得配不上自己。她觉得婚姻是终身大事，不能马虎，宁可等着，也不能将就。结果，抱着这样的观念，一晃四十了，还是孑然一身。她自己感到很奇怪，像她条件这样好的人，为什么就不能被好男人发现呢？

其实她不知道，也许正是她的"完美"把许多男士吓着了。实际上，缺点和优点也要辩证地看。人是一个有机的整体，往往是因为他有这个优点，才导致他有一个缺点。比如一个慷慨大方的人，可能也有大大咧咧、容易粗心的毛病；一个爱干净、处处完美的人，也容易显得小气和斤斤计较。

先看一个著名的案例：华伦达是20世纪美国著名的高空走钢索表演者，但死于一次重大的表演事故。他的妻子事后表示那并不是没有征兆："我知道这次一定要出事，因为那次表演有一个重要人物在场。"

原来华伦达在上场前不断告诉自己这次表演很重要，非常重要，只能成功，不能失败。大家都知道，高空走钢索是一种非常危险的项目，它要求表演者不仅要有过硬的技术，更要有过硬的心理力量作为支撑。之前华伦达表演的时候他只想着走钢索这件事本身，而最后一次这种"必须成功，绝不能失败"的心态使华伦达产生巨大心理压力，才导致情绪失控，最后在表演中失败身亡。这就是后来心理学界著名的"华伦达心态"。

"华伦达心态"就是完美主义者的极端表现。

完美主义者的个性会非常争强好胜，但是这种长期的压力会导致人精神压迫或是让人产生挫败感。所以完美主义者要学会改变自己的要求，做好性格修炼，对此，要做到下面几点：

1. 正确评估自己的潜能

既不要估得太高，更不必过于自卑，有一分热发一分光。你如果事事要求完美，这种心理本身就成为你情绪的障碍。不要在自己的短处上去与人竞争，而是要在自己的长处上培养起自尊、自豪和工作的兴趣。

2. 重新认识"失败"和"瑕疵"

一次乃至多次的失败并不能说明一个人价值的大小。仔细想一下，如果从不经历失败，我们能真正认识生活的真谛吗？我们也许一无所知，沾沾自喜于愚蠢的无知中。因为成功仅仅只能坚定期望的信念，而失败的情绪体验则给了我们独一无二的宝贵经验。

人只有经受住失败的悲哀才能达到成功的巅峰，更不必为了一件事未做到尽善尽美的程度而自怨自艾。没有"瑕疵"的事物是不存在的，盲目地追求一个虚幻的境界只能是劳而无功。我们不妨问一问："我们真的能做到尽善尽美吗？"既然不行，我们就应该尽快放弃这种想法。

3. 为自己确定一个短期的目标

寻找一件自己完全有能力做好的事，然后去把它做好。这样你的心情就会轻松自然，办事也会较有信心，感到自己更有创造力和更有成效。实际上，你不追求出类拔萃，而只是希望表现良好时，你会出乎意料地取得最佳的成绩。

目标切合实际的好处不仅于此，它还为你提供了一个新的起点，能使你循序渐进地摘取事业上的桂冠，每完成一个短期的目标都能让自己产生快乐的情绪，进而影响自己向更高的目标前进。同时你的生活也会因此而丰富起来，变得富有色彩，充满人情味，并不像你原来所想的那样暗淡。

4. 学会适当犯错

所以，不妨按时下班，不早到，所有休息时间都用来休息，让办公桌上堆得一团糟，允许自己几次未能按既定计划完成工作。"然后坐下来问问自己：你受损失了吗？生活还正常吗？你是不是更加快乐？"其实一切照常运转，也许你曾经非常担心的事情其实并没有那么重要。

通过上面的方法我们可以对自己进行性格修炼，让自己学会放弃渴求完美的错误理念，让自己的生活更快乐、轻松，从根本上断除不切实际的想法。

摈弃完美主义，客观地待人待己

法国哲学家孟德斯鸠说过："假如一个人只是希望幸福，这很容易达到，然而，我们总是希望比其他人幸福，这就是困难所在，因为一般人坚信其他人比自己实际上更幸福。"

心态成熟的人，总能以正确的态度对待人生中的遗憾和不完美，因为他们懂得，不完满的人生才是最有趣味的人生，才是真正意义上的人生。

一位名叫奥里森的人一直希望能够获得完美的人生。有一天，他有幸遇到了一位女士，她告诉奥里森她能帮他实现愿望。女士把他带到了一所房子前让他选择命运。奥里森谢过了她，向隔壁的房间走去。里面的房间有两个门，第一个门上写着"终生的伴侣"，另一个门上写的是"至死不变心"。奥里森忌讳那个"死"字，于是便迈进了第一个门。接着，又看见两个门，左边写着"美丽、年轻的姑娘"，右面则是"富有经验、成熟的妇女和寡妇们"。当然可想而知，左边的那扇门更能吸引奥里森的心。可是，进去以后，又有两个门。上面分别写的是"苗条、标准的身材"和"略微肥胖、体型稍有缺陷者"。用不着多想，苗条的姑娘更中奥里森的意。

奥里森感到自己好像进了一个庞大的分拣器，在被不断地筛选着。下面分别看到的是他未来的伴侣操持家务的能力，一扇门上是"爱织毛衣、会做衣服、擅长烹调"，另一扇门上则是"爱打扑克、喜欢旅游、需要保姆"。当然爱织毛衣的姑娘又赢得了奥里森的心。

他推开了把手，岂料又遇到两个门。这一次，令人高兴的是，介绍所把各位候选人的内在品质也都分了类，两个门分别介绍了她们的精神修养和道德状态："忠诚、多情、缺乏经验"和"有天才、具有高度的智力"。

奥里森确信，他自己的才能已能够应付全家的生活，于是，便迈进了第一个房间。里面，右侧的门上写着"疼爱自己的丈夫"，左侧写的是"需要丈夫随时陪伴她"。当然奥里森需要一个疼爱他的妻子。下面的两个门对奥里森来说是一个极为重要的抉择：上面分别写的是"有遗产，生活富裕，有一幢漂亮的住宅"和"凭工资吃饭"。理所当然地，奥里森选择了前者。奥里森推开了那扇门，天啊……已经上了马路啦！那位身穿浅蓝色制服的门卫向奥里森走来。他什么话也没有说，彬彬有礼地递给奥里森一个玫瑰色的信封。奥里森打开一看，里面有一张纸条，上面写着："您已经挑花了眼"。

世界上根本没有十全十美的人，所以，我们在提出自己的任何要求或者考虑任何问题之前，都应当客观地认识自己。像故事中的奥里森那样渴求人生的完美，不仅会给自己的心灵带来沉重负担，也收获不到理想的答案。

现实中，智者再优秀也有其缺点，愚者再愚蠢也有其优点。所以，在为人处世中，我们保持阳光的心态，平常心待人待己，对人多做正面评价，不以放大镜去看缺点，这样才会更平衡一些，生活得才会更舒心、更快乐一些。

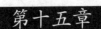

让反思适可而止，学会朝前看

——走出后悔阴影的心理调节术

后悔是难以避免的现象

有人说人类是探索世界的冠军，也是后悔之王。后悔是一种因自己曾做错的事或认为在过去的行为导致未能达到适合现在的需要而产生愧疚和遗憾的感觉。人无时不刻都要面对选择，许多事情做了后悔，不做也后悔；许多人遇到要后悔，错过了更后悔；许多话说出来后悔，说不出来也后悔……人的遗憾与后悔情绪仿佛是与生俱来的，正像苦难伴随生命的始终一样，遗憾与悔恨也与生命同在。

每个人都会经历后悔，所以说，后悔，是人人都会有的、最难以避免的现象，任何人都能够举出无数令自己悔恨的事件。有些悔恨被我们藏在心底，却总是因为"比较"而偷跑出来。

在一个商务人士云集的宴会上，席间有好几位企业家在谈论经济形势，大伙儿就聊起了最近涨势非常好的股票市场。有一个人得意洋洋地说自己的独到眼光及可观的获利状况："我很早之前就看准这只股票，在没人买的时候就大量买入，这一次让我赚的盆满钵满。"

可是，这时听餐桌一角落传来一声惨叫，吓了大家一跳。一回头，看到一位商人语带哀怨地说："哎呀！好几个月前我也认为这只股票会涨，我还打电话给我的朋友，叫他们快买，结果自己一忙，却忘了买，看它涨得这么好，这下真是悔不当初……"

和这位商人一样，一提到后悔，很多人都有着不同的后悔经历，比如股市投资该买的没买，该卖的没卖；谈婚论嫁时错过了最心爱的对象，选择了不该选的伴侣；职场生涯放弃了更有发展的岗位，投靠了状况不佳的公司。

可见在生活中，后悔是一种常见的情绪体验。根据心理学家统计，后悔是人们在日常生活中体验到的第二种常见情绪。研究显示，人们在6、7岁左右会出现后悔的情绪，5岁以前的儿童则不具备后悔的感受能力。

后悔几乎人人都有，因为做过的事情无法还原，任何人都无法穿梭时光回到过去。

在法国里昂，有一位年逾古稀的布店老板生命垂危，临终前，牧师来到他身边。老人告诉牧师，他年轻时很喜欢音乐，曾经和著名的音乐家卡拉扬一起学吹小号。他当时的成绩远在卡拉扬之上，老师也非常看好他。可惜20岁时他迷上了赛马，结果把音乐荒废了，否则他一定是一位出色的音乐家。现在生命快要结束了，反思一生碌碌无为，他感到非常遗憾。他告诉牧师，到另一个世界后，如果再选择，他绝不会再干这种傻事。牧师很体谅他的心情，尽心地安抚他，并告诉他，这次忏悔对牧师本人也很有启发。

这位牧师便是法国最著名的牧师纳德·兰塞姆无论在穷人心目中还是在富人区域里，他都享有很高的威望。在他的一生中，有1万多次亲自到临终者面前，聆听他们的忏悔。在他的人生后期，纳德·兰塞姆把他的60多本日记，内中全是这些人的临终忏悔编纂成书，但终因法国里昂大地震而毁于一旦。

纳德·兰塞姆去世后安葬在圣保罗大教堂，墓碑上工工整整地刻着他的手迹：如果时光可以倒流，世界上将有一半的人可以成为伟人。

很多人一辈子都无法原谅自己的某一个错误，不断地在心里惩罚自己。但是对我们的一生来说，这个小"污点"是微不足道的，为了无法补救的事惩罚自己是得不偿失的。时光无法倒流，但是人们可以以积极的态度来面对过去。所以要面对这种与我们长久为伴的情绪，学会原谅自己，及时对自己进行心理调节。

后悔是"表象"和"想象"的冲突

在人生的舞台上，有很多"真实"隐藏在表象之下。表象所指的就是在人的心理活动过程中产生的表面形象，记忆也是表象之一。

在后悔情绪中沉浸的时候，我们能够重现那些曾经令我们难过的事，从客观的角度来说，我们回忆的内容是事物发生时的情景。有趣的是，心理学家通过研究发现，我们在后悔的时候常常放大了那些损失，这与记忆是冲突的。

心理学上讲，我们在后悔的时候常常回忆的只是片面的记忆碎片，而这些碎片被我们念念不忘。其实生活中人们也总是说"眼见不一定就是事情的真相"，更何况是我们经过加工的回忆呢？这就是"表象"和"想象"的冲突。

比如，后悔的时候我们常常会想，"如果那件事没发生就好了"，"如果我好好学习，也考上重点大学了"，"如果我当时没有贪心，我的股票会帮我赚更多的钱"，这便是一种想象，而且这种想象是违背了事实，是我们头脑中臆想出的场景。想象是一种特殊的思维形式，是人在头脑里对已储存的表象进行加工改造形成新形象的心理过程。

"看看我都做了些什么，我真是一个十足的笨蛋：我怎么会笨到这种地步啊？我为什么总是会把事情搞砸，为什么总这样一无是处呢？为什么就不能多考虑一些呢？我真是一个废物了。"

这是小乐在一失手将一沓材料弄湿以后的自我责骂。这些材料是小乐要送给领导审阅的重要文件，材料湿了可能会耽误时间。

其实同样的事情已经发生过一次了，他曾失手将公司的电脑切断了电源，导致一份合同的丢失，而让公司失去一单生意。就是因为这一件小事小乐被公司辞退了，小乐无奈地放弃了那份他喜欢而且坚持很久的工作。

因为这一次的小小失误，他竟然在之后的几年内都不能原谅自己。很长时间过去了，他还是会经常回想这件事。可是这一次他又失手把材料弄湿了。

本来这个周末，小乐计划和朋友们出去郊游的，但是现在他却告诉朋友们自己生病在家，不出去玩了。事实上，闷在家里的小乐并没有生病，只是这一次失手让他回忆起辞职的经历。他已经沉浸在里面透不过气来。

在我们身边有很多人与小乐一样，难以从回忆的假象中解脱出来。

生活中有一种痛苦叫错过。人生中一些极美、极珍贵的东西，常常与我们失之交臂，这时的我们总会因为错过美好而感到遗憾和痛苦。后悔的人，常常在心里形成对事情的表面认知，可是又忍不住去想象这件事情没发生的场景。后悔是我们对已经发生的事情在头脑中进行反复的播放，只是这些记忆时刻刺激着我们而已。

所以，不要让记忆的"表象"和自己的"想象"冲突，不论过去如何艰辛，不论过去多么悲惨，我们都有理由相信一切都会过去，相信我们的未来是最美好的，我们能做最喜欢的事情，会遇到自己最爱的人，会过上最美好、最温馨的日子。

悔恨是对现实的消极回避

后悔是基于对现实的反事实思维诱发的情绪，对我们的生活和身心健康有着重大的影响，因为后悔的人常常否定眼前的现实，而留恋那些无法回去的"场景"。

尤其当生活变得郁闷难受的时候，人就会回忆曾经的美好生活，逃避令人难以忍受的现实。这本是自然的事情。后悔就是这样的一种逃避情绪，当我们做错了事情，我们自然会逃避事情的结果，不敢面对当前的结果。

于是，我们开始做白日梦，比如想到在学校时的无忧时光；想到过去的某个阳光和煦的沙滩；或者，我们也许会回忆起一片我们曾经到过的乐土，那时生活似乎也没有现在这么复杂……

这些都属于暂时性逃避，虽然可以帮助我们缓解精神紧张，但是，持续不断地靠怀念过去来逃避现实，会让人无法为了未来而努力。因罪恶感产生的情绪会彻底摧毁我们，容易引发诸如焦虑、沮丧、自卑和愤怒等多种情绪，当这些情绪一并向我们袭来时，人一般都难以承受，不仅如此，罪恶感还可能促使人们消极地逃避现实和推卸责任。

面对挫折、痛苦、失败，如果你能勇敢面对而不是消极回避，就能够从后悔中警醒过来，修补过去的损失，重新掌控自己的情绪。

这一天，一位中年人像往常一样，拎着公文包去公司上班。在二十几年的职业生涯中，他勤勤恳恳、兢兢业业，才升到部门经理的位置上，其中充满了艰辛困苦。他只要再这样工作几年，就可以安安稳稳地拿到退休金了。可是，他万万没有想到，这将是他在公司工作的最后一天。

"你被解雇了！"

他在一夜之间，从一名受人尊敬的公司经理成了一名在街上流浪的失业者。

和所有的失业者一样，繁重的家庭开支迫使他必须找到生活来源。他的精神几乎承受不了这样的打击，他有时在街头呆坐，看着来来往往的人群，脑中一片空白。

有一天，他遇到了自己的一位朋友，这个朋友和他一样是经理，现在也同样遭到解雇的命运。两个人互相安慰，回忆着往事，后悔为什么没有早做打算。

"为什么我们不自己创办一家公司呢？"

这个念头像火苗一样，在他心中一闪，点燃了他压抑在心中的激情和梦想。于是，两个人就开始策划建立家居仓储公司，两位失业的经理为企业制订了一份发展规划和一个"拥有最低价格、最优选择、最好服务"的制胜理念，并制定出使这一优秀理念在企业发展中得以成功实践的一套管理制度；然后，就开始着手创办企业。

他们没有一直沉浸在过去中，而是选择积极地面对现在的生活。他们创办的就是后来拥有极高知名度的"宜家"家居仓储公司。后来，他们的公司成为了拥有775家店、16万名员工、年销售额300亿美元的世界500强企业。过去的错误没有让他们后悔，甚至给了他们一个成功的机会。

的确，以前的事情或许是美好的，或许是悲哀的，但无论如何你都要"放下"，积极地面对"现在"。没有人能走进历史，经常哀叹不如意的过去，只会使人迟钝而不能使人振奋。而且总是沉湎在过去的人，会使自己脱离对他极为重要的生活。

所以，有悔恨应该及时抛开，让我们勇敢地面对生活、面对未来。有人说，昨天就像使用过的支票，已经没有价值，只有今天是现金，可以马上使用。一味留恋过去，就会错过很多美好的事物，而这无疑是对生命的一种浪费，所以，在面对生活的磨难时，一定不要怕，也不要回避今天的真实，要懂得将过去留在记忆里，积极热情地重新开始自己的生活。

错误的决策与后悔紧密相关

虽然后悔是一种普遍的心理现象，但对后悔的真正研究却源于经济学领域。赛登伯格对后悔的解释为，当个体认识到或者想象出如果先前采取其他行为，其结果会更好时，后悔情绪就会产生了。

假设有两个人投资股票，一个人将他买的乙公司的股票换成了甲公司的，结果，现在乙公司的股票大幅上涨，他发现如果当初继续持有这些股票，就能赚得2000元；另一位股民，他一开始买的就是甲公司的股票，虽然曾经打算换成乙公司的，但是终究没有付诸实施，同样，他也很后悔，因为如果当初换股，现在就能赚得2000元。

虽然他们的经过不同，但结果是他俩都损失了假想中的2000元，而且两个人又同样陷入了自责和后悔中。

这个实验，是美国普林斯顿大学教授丹尼尔·卡尼曼及他的合作伙伴阿莫斯·特韦尔斯基进行的一项研究。在这个测试中，92%的受试者认为前者更后悔。

因为人无时不刻不在面临着选择，所以后悔也随着选择应运而生。

所以我们会看到当人们由于自己的疏忽或决策失误而酿成大错，往往捶胸顿足，后悔万分。这就是说在决策失败而造成不利于现在的状况时，人们才会有后悔的情绪。

有一家杂志曾对全国60岁以上的老人进行了一次抽样问卷调查，这份调查叫"你最后悔什么？"

第一名：后悔年轻时努力不够，导致最终一事无成。

很多人都遵循着一种从众的生活态度，别人学习自己也学习，别人工作自己也工作，别人休息自己也去休息，因此别人得到了什么，他也不会得到更多。只有到老了才懂得努力不够，没有在年轻时做下一番事业。

第二名：70%的人后悔在年轻的时候选错了职业。

出于现实考虑，很多人选择职业时考虑的第一因素就是稳定的收入和安稳舒适的生活，而不太愿意去考虑那些具有挑战性的机会，或者没有做自己喜欢的工作，出于一些考虑而与喜爱的事业失之交臂。

第三名：62%的人后悔对子女教育不当。许多父母采取了强制、监督甚至棍棒等方式来逼迫孩子按照自己的设计发展。可到最后，多数父母面对现实时却感到失望，或者换来子女的仇恨，或者毁掉孩子的前程。

第四名：57%的人后悔没有好好珍惜自己的伴侣。面对爱情，人永远是拥有不懂得珍惜，失去后才知道珍贵。人类永远发明不出的两种药品：一是忘情水，二是后悔药。年轻的时候不去珍惜、体谅和理解，待到年老时，后悔已经来不及。

第五名：49%的人后悔没有善待自己的身体。许多人在年轻时用身体去换取一切，在年老时又用一切去换取身体的健康。

……

我们不难发现，大家的后悔无一不是一次选择的失败。面对决策时，很多人都是盲目的，结果造成了日后的悔恨心理。

虽然人们在生活中不断积累着做人做事的经验，很多人却未能将人生经验充分作用到后续的人生历程中。人们常常感叹时光飞逝，岁月蹉跎，却不知道自己在生活中到底得到了什么，又失去了什么。

试想一下，如果人们将临终反思提前50年、40年、30年，那么世界上会有一半的人能更好地享受自己的人生。因此，要避免后悔，我们要学会作出正确的决策。当作完了决策，就不要去回想那些被放弃的选项。与其活在自己的回忆中，不如把握好全新的自己，用现在的努力去修补过去的错误。

把悲痛变成沉静的思考力

几乎所有人都会因为自己做错事产生懊悔的情绪，这种心理本身是健康积极的，证明我们已经意识到错误或者给别人造成的伤害，少量的懊悔情绪会让我们朝着弥补错误的方向去努力。但是如果我们长期处在懊悔之中，则对身心是一种伤害，因为仅仅用懊悔情绪而不是行动来对待错误，会让我们的损失更大，甚至失去很多生活中的乐趣。

在人的生活中有两种后悔：一种是具有积极意义的，另一种对人是消极的。积极的后悔就像是功能完好的"心灵守卫者"，这种由于错事而积累的经验和教训会提示我们，我们犯了错，并提醒我们不再重蹈覆辙。

而消极意义的后悔可以说是一种错误的习惯性行为。在现实生活有着这样一些人：他们经常会因为一些小事而陷入深深的自责当中，即使是犯了一个很小的错误，也会自我责怪一番，甚至是很多年前的事情了，他们也会清晰地刻在脑海之中。

实际上，仅靠悔恨是绝不能解决任何问题的，我们也没有必要为了过去犯过的错误而不停地谴责自己。吸取教训是一种健康有益的做法，也是我们每个人不断取得进步与发展的重要环节。

虽然有的人经常后悔，但是他们的后悔仅仅停留在肤浅的情绪水平，没能深深地触及认知结构，没有把后悔的错误转化成我们的经验教训，从而获得应对的思考力，以免再次陷入同样的陷阱。奥里森·科尔便是如此。

一个夏天的下午，在纽约的一家餐厅里，奥里森·科尔在等待着，他感到沮丧而消沉。由于他在工作中出现错误，使他没有做成一个相当重要的项目。即使在等待见他一位最珍视的朋友时，也不能像平时一样感到快乐。

他的朋友终于从街那边走过来了，他是一名了不起的精神病医生。医生的诊所就在附近。

"怎么样，年轻人，"医生不加寒暄就说，"什么事让你不痛快？"对医生这种洞察心事的本领，科尔早就不意外了，因此他就直截了当地告诉医生使自己烦恼的事情。然后，医生说："来吧，到我的诊所去。我要看看你的反应。"

医生从一个硬纸盒里拿出一卷录音带，塞进录音机里。"在这卷录音带上，"他说，"一共有3个来看我的人所说的话。当然没有必要说出来他们的名字。我要你注意听他们的话，看看你能不能挑出支配了这3个案例的共同因素，只有4个字。"他微笑了一下。

在科尔听起来，录音带上这3个声音共有的特点是不快活。第一个是男人的声音，显示他遭到了某种生意上的损失或失败。第二个是女人的声音，说她因为照顾寡母的责任感，以至于一直没能结婚，她心酸地述说她错过了很多结婚的机会。第三个是一位母亲，因为她十几岁的儿子和警察有了冲突，她一直在责备自己。

在3个声音中，科尔听到他们一共6次用到4个字，"如果，只要"。

"你一定大感惊奇。"医生说，"你知道我坐在这张椅子里，听到成千上万用这几个字作开头的内疚的话。他们不停地说，直到我要他们停下来。有的时候我会要他们听刚才你听的录音带，我对他们说：'如果，只要你不再说如果、只要，我们或许就能把问题解决掉！''如果、只要'这4个字的问题，是因为这几个字不能改变既成的事实，却使我们朝着错误的方向，向后退而不是向前进，于是浪费了时间。最后，如果你用这几个字成了习惯，那这几个字就很可能变成阻碍你成功的真正障碍，成为你不再去努力的借口。

"现在就拿你自己的例子来说吧。你的计划没有成功，为什么？因为你犯了一些错

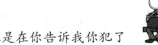

误。那有什么关系！每个人都会犯错误，错误能让我们学到教训。但是在你告诉我你犯了错误，而为这个遗憾、为那个懊悔的时候，你并没有从这些错误中学到什么。"

"你怎么知道？"科尔带着一点辩护地说。

"因为，"医生说，"你没有脱离过去式，你没有一句话提到未来。从某些方面来说，你十分诚实，你内心里还以此为乐。我们每个人都有一点不太好的毛病，喜欢一再讨论过去的错误。因为不论怎么说，在叙述过去的灾难或挫折的时候，你还是主要角色，你还是整个事情的中心人……"

在朋友的开导下，科尔终于意识到，自己沉浸在过去错失的阴影中，还没有真正走出自我，并学习用积极上进的态度去改变现在的处境。

1958年，弗兰克·康纳利在自家杂货店对面经营了一家比萨饼屋，筹措他的大学学费。19年后，康纳利卖掉3100家连锁店，总值3亿美元，他的连锁店叫作必胜客。

对于其他也想创业的人，康纳利给他们的忠告很奇怪："你必须学会反省失败。"他的解释是这样的："我做过的行业不下50种，而这中间大约有15种做得还算不错，那表示我大约有30%的成功率。可是你总是要出击，而且在你失败之后更要出击。你根本不能确定你什么时候会成功，所以你必须先学会反省自己为什么会失败。"

康纳利说必胜客的成功归因于他从错误中学得的经验。在俄克拉荷马的分店失败之后，他知道了选择地点和店面装潢的重要性。在纽约的销售失败之后，他做出了另一种硬度的比萨饼。当地方风味的比萨饼在市场出现后，他又向大众介绍芝加哥风味的比萨饼。

康纳利失败过无数次，可是他善于反省，总结失败的经验。正是因为他善于反省，善于总结失败的教训，我们才能在现在的必胜客连锁店里享受美味的比萨。

将后悔转化为经验可以反思后悔的根源，找出决定造成我们失误的原因。如果已经陷入了极度后悔的状态，要尽量淡化后悔的情绪色彩，积极采取挽救行动。那么怎么能够把后悔转化为思考力呢？

要让自己的情绪安静下来，从错误中总结经验，回顾整个决策的过程，我们是否做了充分的准备？在实施的过程中我犯了那些错误？哪些错误是我原来就已经犯过的？诸如此类的问题作为引导，帮助自己来更加理性地思考。

人生就是不断重新开始的过程，随时都可以有新的开始、新的希望、新的天空。在社会中打拼，不可能总是一帆风顺、事事顺心，所以我们可以从这些失败中提取养料。

如果你就此把眼光拘泥于挫折的痛感之上，就很难抬头向前看，更不会取得成功。只有学会在悔恨中思考，才能利用后悔激发我们沉睡的激情，锤炼我们的意志，才让我们做人生的"冠军"。

人生无常，得与失贯穿始终

我们常听到人们如此哀叹："要是……就好了！"这是一种明显的内疚悔恨情绪，而我们每个人都会不时地发出这种哀叹。如果你由于自己过去的某种行为而到现在都无法积极生活，那便成了一种消极的悔恨了。

文学大师鲁迅笔下的祥林嫂，心爱的儿子被狼叼走后，痛苦得心如刀剜，她逢人就诉说自己儿子的不幸。起初，人们还很同情她。但她一而再、再而三地讲，周围的人们开始厌烦她，她自己也更加痛苦，以为周围的人都不了解自己，都在看自己的笑话。老是向别人反复讲述自己的痛苦，就会一遍一遍地加深对痛苦的记忆，让自己一次又一次地揭自己的伤疤，让它没法痊愈。

老是重复自己的痛苦，就会让别人觉得你在虐待自己，从而不但得不到同情，还觉得你是在自寻烦恼，或者是在装可怜，想要骗取别人对你的感情。被人误解得多了，就会觉得周围的人都太冷漠，即使自己已经这么不幸了，可是从别人的身上我们得不到任何的温暖。有这样的想法，就会变得越来越悲观，越来越不相信别人，越发觉得自己不幸。

其实，人生无常，得到和失去时刻都在上演。不管过去发生过大喜还是大悲；是时光的激荡抑或岁月的捉弄，都已然成为可被诉说却不易追回的过往，我们只能当做经验来总结。这就如同爬山，如果总是向后张望前一小时走了多少路，前半小时翻过了几道岭，那么爬山不仅不会成为一件有益于身心的快乐运动，反而会成为一段痛苦煎熬的过程。可能爬到最后，你欣赏到的恐怕不是山顶上瑰丽的风景，而只能感受自己沉重的喘息和疲倦的心灵。

令人后悔的事情在生活中经常出现。许多事情做了后悔，不做也后悔；许多人遇到要后悔，错过了更后悔；许多话说出来后悔，不说出来也后悔……人生没有回头路，也没有后悔药。过去的已经过去，你再也无法重新设计。一味后悔，只会消弭未来的美好，给未来的生活增添阴影。有这样一个我们都很熟悉的小故事：

老人在高速行驶的火车上，不小心把刚买的新鞋从窗口掉下去一只，周围的人倍感惋惜。不料，老人立即把第二只鞋也从窗口扔了下去，这举动更让人大吃一惊。老人解释说："这一只鞋无论多么昂贵，对我而言已经没有用了，如果有谁能捡到一双鞋子，说不定他还能穿呢！"

故事看似简单，其中的道理却值得我们深思。很多时候，我们无法做到和老人一样豁达和放得开。放不下旧我，接纳不了新我，就很容易对生活失望，其实，在这个世界上永远没有足以让人绝望的处境，只有对生活的处境绝望的人。

对于我们每一个人来说，应当像换掉旧衣服一样，将脑中那些过去的、悲伤的、失望的事情一件件地倒出脑海，将那些美好的、充满希望的事情换进去，才能够真正地快乐起来。

生命本身就是一个不断变换更替的过程。人在呼吸的一瞬间，既是他自己，又不是他自己。生命只在呼吸之间，要时时更新自我，不眷恋旧我，不追悔往昔。吐故纳新，让生命之树常青。

其实任何人也不会做到不犯错，只是明智的人不用后悔来折磨自己。所以，面对人生的无常，一味地后悔只会增加你的负担。损失在人生中只能算是"沉没成本"，对待错误最不明智的方法便是再浪费时间和精力去懊悔，这无异于追加成本。正确的做法是"止损"，停止消极的思考，打开生活的新篇。

终结后悔的卡瑞尔万灵公式

在人的心理上有一种现象被称为"存肢效应"，当人的一段肢体，手臂或者小腿等部位，因伤病被截去后，在人的心理上却对那个空落的位置，在很长的一段时间都会有存在感和支配的欲望，不愿意承受失去肢体的现实。

在现实中也是如此，一些人的这种对过去的留恋和依恋，会让他们沉浸在对过去的执着之中，不敢也不愿意面对现实，缩在虚幻的世界里。

如果人们能够坦然面对最坏的结果，那么后悔的情绪不会一直困扰着你。美国的卡瑞尔是一个很聪明的工程师，他开创了空气调节器制造业，是卡瑞尔公司的负责人。他曾总结了一个解决后悔困扰的好方法。他曾如此写道：

年轻的时候，我在纽约州巴佛罗制造公司工作。我必须到密苏里州水晶城的匹兹堡玻璃公司去安装一架瓦斯清洁机，以清除瓦斯燃烧的杂质，使瓦斯燃烧时不会伤到引擎。

经过一番调整之后，机器可以使用了，可是效果并不像我们所保证的那样。

我对自己的失败非常吃惊，觉得好像是有人在我头上重重地打了一拳，我的胃和整个肚子都开始扭痛起来。有好一阵子，我担忧得简直无法入睡。

最后，出于一种常识，我想忧虑并不能够解决问题，于是便想出一个不需要忧虑就可以解决问题的办法，结果非常有效。我这个抵抗忧虑的办法已经使用30多年了。这个办法非常简单，任何人都可以使用。

这一方法共有三个步骤：

第一步，首先毫不害怕而诚恳地分析整个情况，然后找出万一失败后可能发生的最坏情况是什么。没有人会把我关起来，或者把我枪毙，这一点说得很准。不错，很可能我会丢掉工作，也可能我的老板会把整个机器拆掉，使投下去的20000美元泡汤。

第二步，找出可能发生的最坏情况之后，让自己在必要的时候能够接受它。我对自己说：这次失败，在我的记录上会是一个很大的污点，我可能会因此而丢掉工作。但即使真是如此，我还是可以另外找到一份差事。事情可能比这更糟。至于我的那些老板——他们也知道我们现在是在试验一种清除瓦斯的新方法，如果这种实验要花他们20000美元，他们还付得起。

他们可以把这个账算在研究费上，因为这只是一种实验。

发现可能发生的最坏情况，并让自己能够接受之后，有一件非常重要的事情发生了。我马上轻松下来，感受到几天以来所没有经历过的一份平静。

第三步，从此以后，我就平静地把我的时间和精力，拿来试着改善我在心理上已经接受的那种最坏情况。我努力找出一些办法，让我减少我们目前面临的20000美元损失。我做了几次实验，最后发现，如果我们再多花5000美元，加装一些设备，我们的问题就可以解决了。我们照这个办法去做，公司不但不会损失20000美元，反而可以赚15000美元。

如果当时我一直担心下去的话，恐怕再也不可能做到这一点。因为忧虑的最大坏处就是摧毁我集中精神的能力。一旦忧虑产生，我们的思想就会到处乱转，从而丧失作出决定的能力。然而，当我们强迫自己面对最坏的情况，并且在精神上先接受它之后，我们就能够衡量所有可能的情形，使我们处在一个可以集中精力解决问题的地位。

卡瑞尔的方法我们每个人都可以使用，下面分析一下卡瑞尔万能公式的每个步骤：

第一步，停止后悔，排除恐惧情绪。诚恳地分析整个情况，然后找出万一失败可能导致的最坏的情况是什么。

第二步，找到可能发生的最坏情况之后，让你自己在必要的时候能够接受它。比如，你可以对自己说，这次的失败在你的记录上会成为一个很大的污点，虽然可能你会因此而失去工作，但即使真的如此，你还是可以另外找一份工作。

第三步，平静地把自己的时间和精力，拿来试着改善你在心理上已经接受的那种最坏情况。你的应对如果适当，你会很快发现你可以摆脱这种所谓的最坏情况。

卡瑞尔的奇妙公式之所以有效，主要原因是因为它击中了解决后悔的"靶心"。从心理学上来讲，这样的三部曲能够让我们理智思考，让我们不再因为过去的事而盲目自责。所以，后悔时，主动接受最坏的情况吧，这样我们就可以使自己直接面对要解决的问题。

心理卸妆，对往事选择性记忆

人际关系上的不当处理，或者在工作上出现一次小小的失误，甚至别人顺口说出的一句话等，都会给自己造成心理负担。周围人的吹毛求疵、说三道四，加上身边缺少可以倾诉的对象，更容易让人陷入后悔里。

对此，心理学家总结出一套自我调试方法，有人称这种方法为"心理卸妆法"。就像女性每晚睡前卸妆一样，把当天心绪清理一遍。对于负面的记忆，要不过夜地尽数清理。

所以，后悔作为一种负面的情绪，就像涂在脸上的化妆品。今天的妆容能够提升你的魅力，但是如果你不及时卸掉，就会给自己带来损害。后悔也是一样，适当的反思对我们有益，但是一旦超越了合理的范围，就会影响我们的正常生活。这就要求我们要对往事进行选择性记忆。

选择性记忆每个人都会，不同的是有人会选择伤心事，有人喜欢重温美好的记忆。比如，回想一下你的第一次约会，你总是想起心仪的对象的美好，你会选择性地放大对方的优点，并且忽略对方的缺点。所以，你总觉得初恋是美好的。但是有人对后悔的情绪却不是这样。他们习惯于淡忘生命中美好的一切，但对于痛苦的记忆，却总是铭记在心。

其实对于往事，我们或许可以聪明而理智地选择"选择性记忆"，就算一定要回忆，要尽量回忆那些轻松愉快的事情。

在得失面前，平和是智者面对生活的明智选择，只有懂得时时以平和心态正确对待得失的人才会事事如鱼得水。

正如爱迪生所说的，只有失去了才能重新开始，才有新的机会获得成功。这样的失去其实是为了得到，是在放弃中开始新一轮的进取，绝不是低层次的三心二意。上天赐给我们很多宝贵的礼物，其中之一即是"遗忘"。只是我们过度强调"记忆"的好处，反而忽略了"遗忘"的功能与必要性。

有位哲学家曾说：人一旦开始追悔，就老了。但是综观现代的社会，"老龄化"似乎开始"年轻化"，一些花季少女居然也开始追悔过去。追悔会让自己的情绪陷进去，并会使自己的精力分散，不能专注于眼前的事情。

无论过去的损失有多大，我们都该尝试和它道别，否则悔恨的情绪就会困扰着我们，让人喘不过气来。有些时候后悔是无济于事的，我们已经失去了很多，只要不失去教训就行。从今天开始，和你的过去挥手道别，无论它是怎样的过往，我们还是该快乐、从容、充实地生活在今日。

所以，当我们在经历痛苦的时候，就应该学会忘却。俗话说：好了伤疤忘了疼。我们不能因为那一点点的伤痛，就停滞在痛苦的感受里，要学会大胆地放开自己，敢于遗忘那些不好的事情，我们的心里才能容得下更多的快乐。

豁达——洒脱快乐的源泉

在生活中，很多人常常会因为失去一些曾经拥有的东西而无比心痛，或者因为过去的某个过错而一直在内心深处留下阴影，不肯轻易原谅自己。其实完全没有必要这样做，因为一味地追悔过去，只会令自己困在一个心灵的囚笼，让事情变得更糟糕。这样自己的内心永远都得不到安宁，永远感受不到快乐。正如莎士比亚所说："一直悔恨已经逝去的不幸，只会招致更多的不幸。"

人生之中，难免会经历这样或那样的波折。面对生活中的痛苦，如果一味沉浸在后悔中，那么我们看到的只能是漫无天际的悲观和失望，可是如果保持一颗豁达的心，即使是在人生的风雪里，也只会当成是风景来观赏。

不为过去的事情后悔，最好的办法就是时刻保持豁达的状态。正所谓空间不能逆转，时间无法倒流，无论发生了多大的损失，你为过去怎样后悔和烦恼也都只是在做无用功，这样会浪费你的精力和时间，也会让你不能去完成原本今天该做的一切。

如果你沉浸在回忆之中无法自拔，那就要常常提醒自己豁达起来，告诉自己那只是自己的一个小错误而已，不需要缠住它不放。要知道，当你为失去太阳而难过不已的时候，你也将会失去天空的点点繁星。

李薇薇出去办事，不小心把自己的伞弄丢了，于是在回家的路上，她一直十分懊恼，不停地责怪自己为什么那么粗心，还时不时地想雨伞到底被自己放在哪儿了。看到街上有人提着和自己颜色相同的伞，就在想那是不是自己的伞，进而责备自己，整整一天都非常难受。就这样，李薇薇不知不觉到了家，坐下之后，她忽然发现自己的钱包不见了。她没想到一直惦记着丢雨伞的事情，因为仓促、惶恐和不安，连自己的钱包丢了也没有发现，没想到因小失大。

其实李薇薇完全没有必要如此，如果她在丢伞之后能够豁达一点，洒脱地不放在心上，又怎么会因一时大意而丢了钱包呢？对那些已经发生的事情耿耿于怀、反复思虑，无疑是在白白浪费自己的精力。既然那些已经发生的事情无法重来，为什么不豁达地放下？我们不属于昨天，而是属于当下和未来，过去的一切就像流失的沙，回不来，也抓不住。忘记从前的一切，拥抱现在，迎接未来，才能展现我们生命中向上的力量，我们也才能从中感受到前进的快乐。

上一刻的悲伤或是快乐，对你来说都只是生命中的一个个小小的符号，无法更改它们，所以与其回望过去，不如专注于现在。

对生活常常抱着乐观态度的人，就是一个豁达的智者。其实我们都可以是生活中的智者，都可以时刻感受到快乐，只要我们能够明白，上一刻永远属于过去，一切的不愉快都不应该再将我们的思想所牵累，那么我们就会感到无比轻松，快乐地去迎接每一个明天。

后悔也可以成为一种学习

心理学家证明：创伤能带来彻底改变人生的独特机遇，即人类所受到的创伤会带来更好的机会。恰如很多心理学家说的那样：创伤一方面包含着痛苦；另一方面，它能带给人们崭新的成长机遇。

错误是这个世界的一部分，与错误共生是人类不得不接受的命运。但错误并不总是坏事，从错误中汲取经验教训，再一步步走向成功的例子也比比皆是。

但是很多人因为一次的失败而选择逃避，产生了强烈的愧疚感，甚至自己仇恨起来。这种因愧疚而自我怨恨的情绪，一般会产生两种情况：因愧疚产生痛苦，故而逃避；或是因自责获得了他人的谅解和同情，于是自责成为自己犯错的救世法宝。这两种情况下，当事人自身的愧疚和自我怨恨其实收到了相反的效果。如果一个人认定错误应该被"谴责"，那么他不仅会这样要求自己，更重要的是他也会这样要求别人，并会因其他人做了恶事而咒骂他们。当自己犯了错，他会认定不只是犯错那么简单，这会成为自己道德上的污点，认为这绝对不能被允许。一旦产生这种心理，他们会找各种理由为自己开脱，拒绝承认错误，或是从一开始就否认自己做过错事。结果，他们连认错和改正的机会都全部抛弃。

这样的自责和罪恶感，非但不会消除错误行为造成的后果，而且可能会引出更多的错误行为、虚伪和逃避个人责任的行为。

所以，因为自己的一个小小错误，把本来应该顺利完成的事情搞砸的时候，我们不要一味地苛责自己，而是要把这件事情与个人的价值分开。应该告诉自己："这件事情没有顺利地完成，是我做得不够好。但是我的出发点是没有问题的，或者在这个过程中自己也一直在努力，我希望能把它做到最好，只是出现这样的一个结果，没有达到我预期的目标而已。"

阿尔伯特·赫伯德说："每个人在每天当中至少有5分钟是个大笨蛋。所谓智慧，就是如何不超过这5分钟的限制。"可见，一件事情没有达到预期的目标，并不代表着以后做事情的能力就差，出错是每个人都难免的，所以我们不要花费大把时间埋怨自己。多给自己一些空间，允许自己把一件事情做得不那么完美。

所有人都会犯错，可是并不是每个人都会后悔。很多成功的人都会记录下自己后悔的事，吸取足够的教训和经验，保证下一次不被同一块石头绊倒。所以我们都可以建立自己的蠢事记录本，避免以后再做出让自己后悔的事，做一个不被后悔所烦扰的人。

有一位公司的经理——张总，在他的档案柜里，永远摆放着一个文件夹，上面写着"我做过的错事集锦"。这位成功人士竟然把自己做过的所有让他后悔的事都记录了下来，存放这个夹子里，常常让来客感觉奇怪。

于是他解释道："在我年轻的时候，原本做事很莽撞，常常让自己后悔不堪。后来，我决定要从做错的事情里面学习到教训，为自己总结教训，于是便有了这一个卷宗。

张总靠着这个卷宗，所以能够一直记得他在多年前做错的一些决策，他还常常对朋友说："如果我能够一直对我自己犯的错误做一个积累，那么我所做过的这种傻事恐怕可以出版一本书了。"

晚饭之后，他就一个人关在房里，打开那个记事本，回想周一早上以来所有的会谈、讨论和会议。他会问自己："我那一次犯了什么错误？""哪些事情我做对了——怎样才能改进我的做法？""我能从中学到些什么？"

如果每个人都像张总一样，为自己建立一个卷宗专门记录自己做错的事情和后悔不已的决定，那么我们都可以随时查阅这些事情，从这些事情里面找到属于自己的经验。

每当你拿出"我做过的错事集锦"卷宗，重读对自己的批评，它们都能帮我们解决面临的问题——如何控制自我，避免再做出让自己后悔的事。所以让后悔成为你学习的动力吧，让我们在失意之余，有机会喘一口气，恢复体力，把悔恨转化为用于我们学习的一本书。

如果人们从60岁时倒着向前活，那么世界上将会有更多的人可以成为伟人。人们总是在临终的那一刻才感悟出了一些深刻的道理。人生苦短，当直觅根本，在自己内心中发现生命的真正意义，不要等到青丝变成白发才开始悔悟人生。

人生重在眺望，而非回望

悔恨会让人沉浸在过去的痛苦里，尽管这种过去发生的事情不会因为你的情绪而改写。那些善于调节内心的人便不会被后悔所困扰，因为他们知道人生要向前看，而绝不是向后。

一位心理学老师，在一次给学生上课时拿出一个十分精美的咖啡杯，当学生们正在赞美这只杯子的独特造型时，老师故意装出失手的样子，咖啡杯掉在水泥地上成了碎片。这时学生中不断发出惋惜声，可是这种惋惜也无法使咖啡杯再恢复原形。接着，这位老师语重心长地说道："今后你们在生活中如果发生了不可挽回的事时，请记住这破碎的咖啡杯。过去的已经过去，不要为打碎的咖啡杯而惋惜，不要为打翻的牛奶而哭泣！生活不可能重复过去的岁月，光阴似箭，来不及后悔。你唯一能做的就是从过去的错误中吸取教训，在以后的生活中不要重蹈覆辙。"

这位心理学老师在讲述这个自己在课堂上发生的事情时，心里依然颇有感慨。任何一个人都想让自己此生无憾，谁都想让自己做的每一件事情都正确，但这只是一种美好的幻想。人不可能不做错事，不可能不走弯路，因此，错过了就别后悔，毕竟覆水难收、往事难追，后悔无益。

很多时候，我们无法超越自己，无法从痛苦忧伤的情绪中摆脱出来，就是因为容易走回头路，导致过去的不能遗忘，现在的不能牢记，往事压在心头。

人生不可能没有牵挂，因为人有情感需求。对往事有所追忆，但是不能太过怀旧，太过则会"觉昨是而今非"，觉得现在和想象中的过去有着太大反差，会错误地觉得现在没有顺心之事，人人面目可憎，事事不遂人愿，于是，即便是令人忧伤的往事此刻想来也别有滋味，让自己成为一个活在回忆里的人，而放弃了"现在"的意义。

只要你心无挂碍，什么都看得开、放得下，何愁没有快乐的鲜花在绽放。不被过去所纠缠，这才是幸福的人生。

就像哲学家牟宗三先生说的："人生重在眺望，而非回望。"这种眺望是直面人生的根本表现，直面人生所以过去成烟云，此刻最重要；直面人生所以好坏全接受，一心在努力。所以我们要适当地放弃过去那些回忆，将我们的眼光放在未来。

珍藏好人生的时间，不让一分一秒的时间白白溜走。不为昨日的不幸叹息。时光不会倒流，太阳也不可能从西边升起，而我们也终究无法纠正昨天的错误，抚平昨日的创伤。一句出口的恶言、一记挥出的拳头、一切已造成的伤痛，统统无法收回。过去的永远过去了，不要去想它，我们唯一能做的是让它永远留在昨天。

眷恋过去，生活在回忆中，或者杞人忧天，生活在不切实际的幻想中或忧虑中，都会使我们丧失生活的勇气，伤害我们的人生。我们为什么不去把握现在，利用眼前的每一分、每一秒呢？从日出到日落，这才是真正属于自己的空间，我们可以任意支配它、控制它，使这一天充满朝气和活力，更加充实而珍贵。

向前看，放弃过去的错误

正如希望伴随生命的始终一样，遗憾与悔恨也与生命同在。人们希望永远不做错事，然而我们仔细想想就会发现，没有人能做到让自己所做的每一件事都永远正确。绝对的正确只是存在人的大脑中的一种美好的幻想。

一个人做不到不犯错，也不会永远不走弯路。后悔是人的一种自我反省，是人生进步的前奏曲，正因为有了这种"积极的后悔"，才会保证我们在以后的人生之路上走得更好。如果我们纠缠住错误不放，或羞愧万分，一蹶不振；或自惭形秽，自暴自弃，那么这种做法就对人生无益了。就好比是木头已经被锯成木块，甚至成了木屑，我们依然拿着锯子试图锯断木屑。忧虑的事情已经过去，再回头去懊恼又有什么必要呢？

当刘翔在北京奥运会上退赛的时候，他说："下一次我一定会做得更好。"当程菲因为一个动作而出现失误的时候，她说："下一次我会吸取教训。"尽管没有坚持到最后，但是刘翔没有一直活在悔恨之中，而是鼓足了勇气面对未来的路；尽管没能发挥到最好，但是程菲在总结了经验之后，期待下一次精彩的绽放。

在生活中，有太多的人喜欢抓住自己过去的错误不放：没能抓住发展的机遇，就一直怨恨自己的不具慧眼；因为粗心而算错了数据，就一直抱怨自己没长大脑；做错事情伤害了别人，会为没有及时地道歉而自责很久。

后悔让人难以承受，常常带着负罪感生活。其实很多时候，这种现象的产生主要是源于自我严格要求，对实际上自己所做的全部价值进行否定，并由此产生强烈的愧疚感的表现。具有负罪感的人通常这样评价自己："我当时绝对不应该那样做，现在这样全都怪我。"或者"我当初绝对应该那样做，但我却没有那样做，我应该承担所有责任，我应该被处罚"。其实，这样只能让自己沉浸在痛苦里，忽略了生活中原本的快乐。

卓根·朱达是哥本哈根大学的学生。有一年暑假，他去当导游，因为他总是高高兴兴地做许多额外的服务，因此几个芝加哥来的游客就邀请他去美国观光。旅行路线包括在前往芝加哥的途中到华盛顿特区做一天的游览。

卓根抵达华盛顿以后就住进威乐饭店，他在那里的账单已经预付过了。他这时真是乐不可支，外套口袋里放着飞往芝加哥的机票，裤袋里则装着护照和钱。后来，这个青年突然遇到晴天霹雳。

当他准备就寝时，才发现由于自己粗心大意，放在口袋里的皮夹不翼而飞。他立刻跑到柜台那里。

"我们会尽量想办法。"经理说。

第二天早上，皮夹仍然找不到，卓根的零用钱连两块钱都不到。因为一时的粗心马虎，让自己孤零零一个人待在异国他乡，应该怎么办呢？他越想越生气，越想越懊恼，于是想到了很多办法来惩罚自己。

这样折腾了一夜之后，他突然对自己说："不行，我不能再这样一直沉浸在悔恨当中了。我要好好看看华盛顿。说不定我以后没有机会再来，但是现在仍有宝贵的一天待在这个国家里。好在今天晚上还有机票到芝加哥去，一定有时间解决护照和钱的问题。我跟以前的我还是同一个人，那时我很快乐，现在也应该快乐呀。我不能因为自己犯了一点错误就在这里白白浪费时间，现在正是享受的好时候。"

于是他立刻动身，徒步参观了白宫和国会山，并且参观了几座大博物馆，还爬到华盛顿纪念馆的顶端。他去不成原先想去的阿灵顿和许多别的地方，但他看过的，他都看得更仔细。

等他回到丹麦以后，这趟美国之旅最使他怀念的却是在华盛顿漫步的那一天——因为如果他一直抓住过去的错误不放，那么这宝贵的一天就会白白溜走。

的确，放下过去的错误向前看，才能有更多的收获。很多事情，既然已经没有办法挽回，就没有必要再去惋惜、悔恨了。与其在痛苦中挣扎浪费时间，还不如重新找到一个目标，再一次奋发努力。

古希腊诗人荷马说："过去的事已经过去，过去的事无法挽回。"昨日的阳光再美，也移不到今日的画册。我们为什么不好好把握现在，珍惜此时此刻拥有的呢？为什么要把大好的时光浪费在对过去的错误的悔恨之中呢？

无论你昨天过得有多糟糕，无论你今天有多懊恼，都无法回到过去了。一百个理由，一千种借口，也于事无补。

我们需要做的是尽情地享受现在。如果你总是因为昨天而错过今天，那么在不远的将来，你又会回忆着今天的错过。在这样的恶性循环中，你永远是一个迟到的人。

不要怀疑自己，让一切重新开始

无论过去我们曾经失去过什么，或者做过什么，一切完全可以重新开始。一味地沉浸在痛苦之中的人，就像是一个关上了自己未来的门的人，他看到的永远是曾经的伤心、失落和不幸。其实，在另一个窗口，他可以看到明媚的阳光、蔚蓝的天空、自由飞翔的小鸟以及绿油油的麦田，一切生机勃勃、绿意盎然。

所以即便错过了，也不要后悔，更不要怀疑自己，让一切重新开始，另一扇门就会为你开启。

美国的哈佛大学要在中国招一名学生，这名学生的所有费用由美国政府全额提供。初试结束了，有30名学生成为候选人。

考试结束后的第十天，是面试的日子。30名学生及其家长云集饭店等待面试。当主考官劳伦斯·金出现在饭店的大厅时，一下子被大家围了起来，他们用流利的英语向他问候，有的甚至还迫不及待地向他作自我介绍。这时，只有一名学生，由于起身晚了一步，没来得及围上去，等他想接近主考官时，主考官的周围已经是水泄不通了，根本没有插空而入的可能。

于是他错过了接近主考官的大好机会，他觉得自己也许已经错过了机会，于是有些懊丧起来。正在这时，他看见一个异国女人有些落寞地站在大厅一角，目光茫然地望着窗外，他想：身在异国的她是不是遇到了什么麻烦，不知自己能不能帮上忙？于是他走过去，彬彬有礼地和她打招呼，然后向她做了自我介绍，最后他问道："夫人，您有什么需要我帮助的吗？"接下来两个人聊得非常投机。

后来这名学生被劳伦斯·金选中了，在30名候选人中，他的成绩并不是最好的，而且面试之前他错过了跟主考官套近乎、加深自己在主考官心目中印象的最佳机会，但是他无心插柳柳成荫。

原来，那位异国女子正是劳伦斯·金的夫人。

这件事曾经引起很多人的震动：原来错过了美丽，收获的并不一定是遗憾，有时甚至可能是圆满。

因此，在你感觉到人生处于最困顿的时刻，也不要为错过而惋惜。失去的折磨会带给你意想不到的收获。

人生可以随时开始，即使只剩下生命中的24小时。一个人只要还能思考，还充满了梦想，就一定可以重新开始自己的人生。如果明知这条路不适合自己，再走下去的结果也只是枉然，何不立即舍弃重新开始呢？

某作家曾说："认为自己做不到，只是一种错觉。我们开始做某事前，往往考虑能否做到，接着就开始怀疑自己，这是十分错误的想法。"人生随时都可以重新开始，没有年龄限制，更没有性别区分，只要我们有决心和信心，即使到了70岁也能重新开始。

"你怎么了？亲爱的！"妻子笑容可掬地问道。

"完了！完了！我被法院宣告破产了，家里所有的财产明天就要被法院查封了。"他说完便伤心地低头饮泣。

妻子这时柔声问道："你的身体也被查封了吗？"

"没有！"他不解地抬起头来。

"那么，我这个做妻子的也被查封了吗？"

"没有！"他拭去了眼角的泪，无助地望了妻子一眼。

"那孩子们呢？"

"他们还小，跟这些事根本无关！"

"既然如此，那么怎能说家里所有的财产都要被查封呢？你还有一个支持你的妻子以及一群有希望的孩子。而且你有丰富的经验，还拥有上天赐予的健康的身体和灵活的头脑。至于丢掉的财富，就当是过去白忙一场。以后还可以再赚回来的，不是吗？"

听了妻子的话，男人站起身来，重新振作了精神，几年后，他的公司又恢复了往日的辉煌。

无论是面临自然灾难还是人生难题，我们都应有一切不过从头再来的勇气和决心。

还记得小时候学骑自行车的情形吗？摔倒了，裤子划破了，膝盖也出血了，虽然感到疼痛，然而我们并没有因此而放弃，而是坚强地站起来，拍拍灰尘，扶起自行车继续练习。虽然明知道接下来可能还会摔得鼻青脸肿、鲜血直流，但为了尽快学会骑自行车，再苦再难也坚持了下去。摔倒了再起来，又摔倒了又起来，直到自己学会为止。小时候我们都知道一切不过从头再来，长大后的我们更应该懂得重新再来的内涵。

如果你的后悔能够让人不再犯同样的错误，那么这种后悔是非常有意义的，但如果只是让自己沉浸在痛苦中，那么这种后悔不要也罢。

虽然错过了，但这并不意味着人生的失败，因为在全部生命历程中来说，偶然的一次错过是那么的微乎其微。关键在于不要怀疑自己，让自己从错过的那一刻重新开始。

给自己吃一颗"后悔药"

当一个人将全部的注意力都用来谴责和惩罚自己的时候，恰恰将最重要的一点遗忘了，那就是生活还要继续。后悔的人，往往沉浸在沮丧和悲伤中无法自拔，就像健康的人突然病倒了一样。

很多疾病都有药物来医治，那么后悔这种心情问题有办法医治吗？

小刚和丽丽是一对恋人，他们大学毕业后在一个城市工作，准备第二年结婚。有一天小刚因为工作上与领导发生摩擦，心里很不舒服，于是在酒吧喝得酩酊大醉。温柔的丽丽送他回宿舍后又上街去买醒酒药，结果被一辆飞驰而过的汽车撞倒，23岁的女孩就此香消玉殒。

小刚在医院号啕大哭，泪流满面，最后不得不接受了这个残酷的现实——他的未婚妻真的已经不在了。

在所有人都认为这场悲剧的阴影已经在慢慢消散的时候，小刚的情况却渐渐严重起来，他食欲不振、严重失眠、浑身乏力、不愿和别人来往，整天沉默寡言，对曾经非常喜爱的篮球都失去了兴趣。每当看到俩人曾经合影的照片或者路过曾经经常约会的地方或是听到丽丽喜欢的歌曲时，都会引发他强烈的悲哀和痛苦。小刚失去恋人的痛苦已经发展成情绪低落和失常。

在朋友的劝说下，小刚咨询了心理专家，原来他一直在悔恨中无法自拔，那天本来俩人约好去选婚戒的，丽丽很早就看中了一款但觉得贵，就说自己喜欢另一款价格只有一半的小戒指，小刚心里明白，但还是想买下她最喜欢的那款，谁知下午开会时因为跟领导意见不合发生了小摩擦，所以把买婚戒的事给忘了，然后就去了酒吧，待他酒醒之后，悲剧已经发生。他很爱自己的未婚妻，无比自责，"如果不是我去酒吧，不是我喝醉，她就不会为我买药，也就不会发生车祸。"

小刚伤心难过，他恨不得给自己买一颗后悔药来吃。因为他自己无法摆脱对未婚妻死亡的负罪感。

过分自我谴责的人，习惯把一切过错归于自己，即使一点芝麻小事，也是反复检讨，更不要说造成严重后果的关联事件。例子中的小刚就是这样，他不仅是认定自己曾经做过的错事和犯过的错误，而且也认定因为做了错事，自己是个有罪的人。那些错误很可能已经抹杀了他个人品行上的可贵准则，于是他一直懊悔不已。

的确，像他一样的人的确需要吃一颗"后悔药"。

人们常说没有地方买"后悔药"，但是电子商务的兴起为人们带来了方便与实惠，在网络上购物已经成为现代人的生活的一部分。有一些网络上的商家们为了招揽顾客，可谓是费尽了心思而兴起了大卖"后悔药"的活动。

有人打开网络在网页上输入"后悔药"几个字进行搜索，就会发现有几十家售卖"后悔药"的网店。部分卖家还打出了"当你后悔的时候，请服用后悔药。""当你觉得生活没有意思的时候，请亮出你的后悔药"等风趣诙谐的广告语。有的卖家在宣传图片上写了"原装正品，官方授权"字样。这些"后悔药"的价格从0.10元、1元、几十元到几百元不等，部分产品的成交量也比较高，有的网店一天能卖出几十件。产品形状也是五花八门，有药瓶形状、胶囊形状、葫芦形状等。

这些卖家所卖的"后悔药"并非真正的药品，而是时尚小挂件、关于后悔的总结经验的小文件、一些排解心情的小笑话等。店家觉得现在人们比较追寻新潮，"后悔药"的出现刚好抓住了消费者的心理，市场才能如此之好。

人们购买粒"后悔药"无非是想让自己得到安慰。有人看到"后悔药"的广告后，也买了一颗，拿到以后才知道所谓的"后悔药"竟然只是一个小文件，但看了里面的笑话后，心情确实变得舒畅了很多。

莎士比亚说："聪明的人永远不会坐在那里为他们的损失而悲伤，却会很高兴地去找出办法来弥补他们的创伤。"

的确，人的心情可以很快通过这些小办法、小幽默而转变，沉浸在后悔里无法自拔，其实是对现实生活的回避。要知道，生活中还有很多我们需要照顾的人，也有自己没有完成的任务，所以你要学会主动释放自己，学会给自己吃一颗"后悔药"。

第十六章

选择承受，营造不抱怨的"心世界"

——不抱怨的心理调节术

审视一下，很多抱怨未必值得

生活中无价值的情绪有很多，抱怨就是其中一种。有些人今天抱怨这个，明天抱怨那个，可是一味地去抱怨自身的处境，却没有为他们的生活带来任何改善。过多的抱怨既扰乱了自己的生活，也烦忧了他人。但是，如果你审视一下，这些抱怨并不值得。

上天是慷慨的，每天零点都会准时给我们开一张24小时的时间支票，你有权使用它，但无权占有它。你可以通过努力把这张支票变为成功与快乐，但如果只是一味地抱怨，这张支票就会变为失败与痛苦。

的确，变故每天都会发生，而抱怨却无法解决任何问题，还会带来无数破坏幸福的因素。

抱怨可以使人身心放松，发泄不满，得到暂时的心理平衡。但是，用抱怨解决问题没有任何意义和价值。抱怨过后，你会变得更加痛苦，更加没有勇气。如果一个人用抱怨来发泄，并以此求得心理上的平衡，就如同寒冬里用热水来温暖自己一样，得到短暂的温暖，之后很快就会受到更严酷、更寒冷的折磨。

有一个人被歹徒抢劫，并且受了伤。他觉得自己太无辜了，上天对自己太不公平了。于是，每次亲友来探望他时，他都会把已经结痂的伤口揭开，向人们讲述他的悲惨遭遇，看望他的人都会痛心地抚摸他的伤口，说一些安慰的话。后来，这个人的伤口感染了，但他仍然没有改掉揭开伤口向人抱怨的毛病，结果病情越来越严重，终于，这个人在心理与身体的双重痛苦中离开人世。

这个故事展示了抱怨是一种毫无作用与意义的做法。这个世上没有绝望的处境，只有对处境绝望的人。抱怨的人认为自己遭遇了世上最大的不公，但是他们忘记了其他人也可能同样经历了这些，只是心态不同，所以面对挫折的感受也不同。

很多职场中人把抱怨的语气当作了口头禅，在生活中不停地抱怨，生活在不快乐的氛围里。数据表明，随着竞争压力的增大，"牢骚族"的数目也变得异常庞大。一项关于职场人抱怨状况的调查显示，近9成职场人每天都会发出抱怨。其中，65.7%的人每天抱怨

1~5次，13.8%的人每天抱怨6~10次，4.8%的人每天抱怨20次以上，只有11.2%的人表示自己"从来不抱怨"。

14年前，品学兼优的小莉大学毕业后进了一家国企。虽然是国企，但是效益并不好，始终徘徊在倒闭的边缘。她每天忧心忡忡地抱怨："为什么我这样的'天之骄子'一毕业就要面临下岗的危险？"后来，她跳槽到一家刚成立的民营企业，又有了新的牢骚："工资怎么这么低？"再后来，她再次跳槽，成了风光无限的外企高管，但依然怨气冲天："待遇是不错，可压力也大呀！那么多人盯着我的位子，我必须一刻也不能放松，连结婚生孩子的时间都没有！"

与小莉不同，依琳则是为了错综复杂的人际关系而烦。依琳在某机关单位的工会工作，常常要与各部门打交道。刚到单位不久，她就发现这里人浮于事，部门之间关系复杂微妙，安排下去的工作很难落实，最后任务完不成，过错总是落在自己身上。"唉，工作实在是太难做了！"这句话成了她的口头禅。

无可否认，每个人都有牢骚。生活中的抱怨大多来自所得与所付的失衡、自我价值的实现受阻、人际关系的受挫。

调查显示，74.7%的人表示自己抱怨主要是为了发泄内心的苦闷，而希望通过抱怨解决问题的比例为36.2%。可见，抱怨的人通常只是抱怨，而不是寻求改变。专家认为每个人的工作和生活中都会充斥着一个个矛盾，我们要凭借自己的能力和努力去解决、协调。

在这个过程中，一旦无法做到内心的平衡，抱怨就会随口而出或者在脑海中闪现，当这种矛盾积累到无法疏解的时候，会发现自己真的成了"祥林嫂"。

所以，审视一下自己吧，从头脑中"剔除"抱怨的病毒，人生不能事事如意，总要面对生活。一味地抱怨无济于事，只会给自己添加负能量，破坏自己的生活，只有积极改变心态才能收获更多的快乐。

怨天尤人的背后是消极的自我

有些人总是喜欢怨天尤人，抱怨声不断：天这么闷，怎么不下雨呢？夏天就应该有夏天的样子，不下雨算什么夏天？下了雨，他又说，下雨做什么呢？做什么事情都不方便，这鬼天气，还真是不想让人好过……

不管是晴天还是雨天他们都会抱怨，似乎天气成了他们的一块心病。不难发现，常常对天气埋怨的人更容易因为生活的不如意而抱怨。美国临床心理学家阿尔伯特·艾利斯说过："不要指责你的母亲、周围的环境或者总统。你的命运是由自己控制的。"

所以通过这些抱怨的语言，我们往往可以看到背后那个消极的"自我"。消极心态是抱怨的"作坊"。这就像斜视久了的眼睛看什么都不是正的，习惯抱怨的人眼睛里看到的也都是别人的缺点。他们很少想到抱怨的根源就在自己身上。

有一个老太太很多年来不断抱怨对面邻居很懒惰，她常常坐在窗口这么说道："对面屋子的女人穿的衣服永远也洗不干净，你看，她晾在院子里的衣服，总是有一些黑色的斑点。我真的不知道，她怎么会洗衣服都洗成那个样子……"

这样的情况持续很久，直到有一天她的一个朋友来到她家，才发现不是对面的太太衣服洗不干净。她的朋友拿了一块抹布，把这个老太太家窗户上的污渍擦掉，说："看，这不就干净了吗？"

原来，老太太一直看到对面邻居的衣服脏，其实是因为自己家里的窗户有污点。的确，人都是如此，看到他人的缺点总比看到自己的缺点容易；把错误推给别人，也比检讨自己容易。从消极的自我出发，看到的都是消极，遇到挫折也只能抱怨。当抱怨成为习惯，那么人就可能会从年轻抱怨到老，一辈子都活在不停的批评、指责中，他们责怪所有

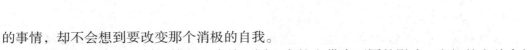

的事情，却不会想到要改变那个消极的自我。

即便是一件事、一样的境遇也会给不同心态的人带来不同的影响。积极的人总会想办法解决问题，而消极的人只会怨天尤人。

周鹏和小萌是艺术系的同班同学，周鹏毕业后因为父亲的关系，立刻进入某大报社从事美术设计的工作。不甚如意的小萌，每次看见周鹏在报上刊出的作品，就痛骂报社只认人情、不长眼睛。而其实各方面都远不及小萌的周鹏，由于报社的工作环境好，经常能接触最新的材料与作品，所以工作之后特别努力，几年后形成了独特的风格，也闯出了不小的名气。反观小萌，因为长期怨天尤人，从而渐渐消极悲观，失去斗志，从一开始所谓的怀才不遇，到真正失去自己的技术和天赋，不少作品的水准，都已远远落于周鹏之后，好的工作机会已离他越来越远。

周鹏和小萌的人生道路不同，看似是运气所致，其实根源在于两人对生活的心态不同。内心积极的周鹏不会终日怨天尤人，而内心消极的小萌就习惯抱怨，甚至怀疑命运不公，失去斗志。

成熟寓于追求的过程中，是存在于不断与幼稚的抗争中。因为环境是不断变化的，人的心理也犹如大洋中的一条小舟飘荡不定，而生命中那一份稳重的成熟会透过弥漫的大雾给你提供航向。人往往就是在克服困难和选择不逃避的过程中，产生了勇气、坚毅和高尚的品格。常常抱怨工作的人，终其一生，都不会有真正的成功。抱怨和推诿，其实它们的本质只是懦弱的自白。

所以，只懂得抱怨的人群应该称作"人牛"，因为他们不仅十分自愿地甘心于命运的支配，而且还要以自己颇有震撼力的嘲笑作为武器来保证这种秩序的继续存在。他们的生命中已经充满了被奴役的"牛性"，被一根无形的绳子牢牢拴住，不敢也可能没有想过要去做别的尝试，只是理所当然地认为：你开门我就去，你不来开门我就等着。

其实，人的命运要靠自己来掌握。怨天尤人只是弱者的习惯，生活中的强者是不会整日抱怨的。当你改变心态，树立积极的自我，就会觉着生活是一个整体，而挫折只是生活中的小部分，无需为此抱怨。

抱怨是对情绪的过度放纵

在遇到一些不公平的事情时，我们总是会抱怨，但是我们是否想过抱怨是怎么运作的呢？

如果你到一家新开的饭店里吃饭，服务生送菜时不仅把餐具往桌上一丢，而且溅得整桌的人一身汤汁，甚至饭店的卫生条件很差，看到老鼠、蟑螂到处跑，不仅如此，在结账时你又发现那些饭菜贵得离谱。想必吃完这一顿饭，你也许再也不会光顾这家店了，会很快忘掉不愉快的经历。但是爱抱怨的人却会不断地回忆过去，不断地通过抱怨回到"上当"的场景。只要一抱怨，他就会回到原来的负面状态中，就像是一直光顾那家餐厅一样。

抱怨也是如此，不断地责怪会让人不停地回到某一个场景中。所以心理学家说道："实际上，抱怨来自我们对情绪的放纵，是一种扩大化的负面情绪，这种情绪不仅在事情发生的时候影响我们，也会跟着我们进入每天的生活。"

对情绪放纵的情况在生活中很容易见到。比如你看到两个人同时毕业进入职场，A的成绩可能不如B，但过了三年，A竟然成为B的主管，这时候就会听到B的抱怨；或是有两个学生同时到一家公司面试，一个成绩优秀，一个差强人意，但结果却是成绩不好的那位被录取，于是成绩优秀的抱怨的情绪不可避免地出现了。

在办公室里也常有这样的情绪放纵。也许在你看来，你的一些同事的外在条件看起来远不如你，但每有一些重要项目或者对应的业绩很明显的业务时，你的领导都会把任务交给他，这时你可能就会感受到不公平，也许会在私底下议论，和家人抱怨。

爱抱怨的人，总会回到负面情境中，然而却很少起到积极作用。你周围的环境并不会因为你的抱怨有所改变。你的客户不会改变他的想法，而你的主管更不会改变他的决定。它影响你自己，只会让你愈来愈消极，而且会向周围的人传递负面情绪。

而放纵抱怨，你会更容易发现生活中负面的东西并主观地对其放大，甚至身边人的一个眼神、一句话都可以让你浮想联翩，感慨自己生存艰难。当你的抱怨愈演愈烈，也就越发使情绪变化剧烈，心里也变得越来越焦虑。由此而发的挫败感会让你无法对自己进行客观评价，陷入情绪的恶性循环。

抱怨会损害自身的形象，让自己输得更彻底。你周围是否有这样的人呢？他每天都有许多不开心的事，总在不停地抱怨。你喜欢和这样的人打交道吗？尤其是在职场中，没有人愿意与一个充满怨气的人共事。甚至抱怨还会让自己的身体出现问题。

心理学家基辛格博士说："医院里四分之三的病床都是被那些由坏情绪引起的患者所占用了。但愿这些被腐蚀的灵魂能自我解救。"的确，成功的人都具备良好的控制能力。所以如果你希望自己的生活不被腐蚀，不被满满的抱怨所填充，那么先要管理好自己的抱怨情绪。你可以尝试下面这几个抱怨情绪的管理策略：

1. 了解自己的情绪

了解自己的真实感受的人才不至于沦为感觉的奴隶；掌握自己的感觉才能主宰生活。所以能够立刻察觉自己的抱怨情绪，了解抱怨产生的原因，才能够适时地认识到自己是不是正在放纵情绪。

2. 控制自己的情绪

协调自己的快乐、愤怒、悲伤、焦虑的感觉，安抚自己，摆脱强烈的负面情绪。

3. 学会激励自己

激励能够帮我们整顿情绪，让自己朝着平静的心态努力。自我激励能够使人走出生命中的低潮，重新出发。碰到一些挫折和困难时，鼓励自己迎难而上，从失败中吸取经验，提高自己。

4. 维系融洽的人际关系

人际关系是一门管理情绪的艺术，一个人的人际和谐程度、领导能力通常与这个人能否细微地关注、恰当地对待他人的情绪有关。所以我们要能够理解并适应别人的情绪。人际交往能力是情商的核心部分，高情商的人都是人际交往能力强的人，而沟通和交往的要点是善解人意。

这些方法的实施要以愿意改变自我的情绪为前提。要知道，生活中的快乐不是别人赠与的，而是需要你有发现的眼睛和心灵。

所以管理自己的情绪吧！我们每日与情绪朝夕相处、日日为伴，所以我们应该学会调整自己的情绪，使自己的心境保持在一个平和、极佳的状态。如果你现在面临困境，那么请保持乐观，将挫折视为鞭策前进的动力，遇事多往好处想，多聆听自己的心声，努力在消极情绪中加入一些积极的思考。

抱怨是"心理落差"的折射

人为什么会抱怨，其中很重要的一个因素是来自"心理落差"。心理落差是指人对自己的期望过高，如果无法实现或是很难实现，就会形成理想与现实之间的落差。

心理落差能够产生积极的影响。对一些人来说，看到理想与现实产生落差时，他会找出自己的缺点，调整自己的目标，给自己积极的暗示。但是消极的人，就会产生一些消极情绪，比如认为自己能力不够，自己不够聪明，由此引发抱怨的情绪。

小孟和小徐都是某知名公司内勤部办公室的职员，有一天她们同时接到通知，两人都在裁员的名单中，一个月之后必须离岗。这对两个年轻姑娘来说是一个沉重的打击。

第二天上班时，小孟情绪消沉，被裁员让她难以平静。她不敢去和上司理论，只能不住地向同事抱怨："为什么要把我裁掉呢？我一直在努力地工作，这么对我实在太不公

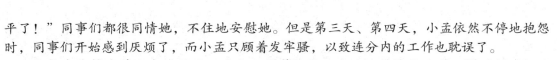

平了！"同事们都很同情她，不住地安慰她。但是第三天、第四天，小孟依然不停地抱怨时，同事们开始感到厌烦了，而小孟只顾着发牢骚，以致连分内的工作也耽误了。

小徐在裁员名单公布后哭了一晚上，但第二天一上班，她就和以往一样开始了一天的工作。当有同事悄悄安慰她时，她除了表达感谢，还诚恳地自我反省："一定是我某些地方做得不好，所以，这最后的一个月里，我一定要更加努力地工作，这是一个让自己反思、进步的好机会。"在离职之前的一个月中，她每天非常勤快地打字复印，随叫随到，坚守在她的岗位上。

一个月后，小孟离岗，而小徐留了下来。内勤部的主任当众传达了老总的话："小徐的岗位，谁也无可替代，像小徐这样的员工，公司永远不会嫌多！"

面临困境的时候，不要抱怨命运，因为抱怨不但会让自己内心痛苦不堪，只会让事情越来越糟，再次错过解决问题的机会。

不禁如此，主动加强"心理落差"还会让自己变得更加的脆弱。如果遇到困难就抱怨生活，这不仅对困难的解决丝毫没有帮助，还会加大自己的心理负担，每个人的一生都会遇到各种各样的坎坷。但是遭受挫折，忍受痛苦的时候，不悲观、不抱怨，积极地调整自我，就能够利用心理落差来磨砺自己。

一夜之间，一场火灾烧毁了美丽的"森林庄园"，刚刚从祖父那里继承了这座庄园的乔治陷入了困境。

他经受不住打击而怨天尤人，他闭门不出，茶饭不思，眼睛熬出了血丝。

一个多月过去了，年已古稀的祖母获悉此事，意味深长地对乔治说："小伙子，庄园成了废墟并不可怕，可怕的是你的眼睛失去光泽，一天一天地老去。一双老去的眼睛，怎么能看得见希望……"

乔治重新审视自己，不再抱怨。在祖母的说服下，他一个人走出了庄园。

在一条街道的拐弯处，他看到一家店铺的门前有人在排队。原来是一些家庭主妇在购买木炭。那一块块躺在纸箱里的木炭忽然让乔治的眼睛一亮，他看到了一线希望。

在接下来的两个星期里，乔治雇了几名烧炭工，将庄园里烧焦的树木加工成优质木炭，送到集市上的木炭经销店。

结果，木炭被抢购一空，他因此得到了一笔不菲的收入。然后他用这笔收入购买了一大批新树苗，一个新的庄园初具规模了。几年后，"森林庄园"再度绿意盎然。

在这则故事中，我们可以看出，古稀的祖母比年轻的乔治更加坚强，她用心理落差激励着他不停奋进。

每个人的生活都会有苦难，即便是遭受到了一些不公正的待遇，也不必强化心理落差，因为这是丝毫没有价值的。我们能做的是在心理落差中寻找到前进的动力，让自己坚强地挺过生活的难关。

生活中，每个人都会遇到烦恼，明智的人会一笑了之，因为有些事是不可避免的，有些事是无力改变的，有些事情是无法预测的。能补救的应该尽力补救，无法改变的就该坦然面对，调整好自己的心理落差，做该做的事情。

原谅生活是为了更好地生活

画家列宾和他的朋友在雪后去散步，他的朋友瞥见路边有一片污渍，这显然是狗留下来的尿迹，就顺便用靴尖挑起雪和泥土把它覆盖了。没想到列宾发现时却生气了，他说，几天来我总是到这儿来欣赏这一片美丽的琥珀色。

在我们的生活中，当我们老是埋怨别人给我们带来不快，或抱怨生活不如意时，想想狗留下的那片尿迹，其实，它是"污渍"还是"一片美丽的琥珀色"，都取决于你自己的心态。

人的一生中总会遇到不顺心的事和不顺眼的人，如果你无法原谅生活，就会活得痛苦、疲惫。聪明的人会主动原谅生活，因为原谅是一种让你与苦难磨合的润滑剂。原谅生活并不意味着对自己的放纵，而是在苦难中寻求心理的安慰。

在一个城市中的一座小桥上，人们常常会看到这样的情景：

开心的一家三口的快乐铺满了小桥。一个男人总是推着小车，他那丑陋的女人坐在车上，怀里搂着他们的儿子，小车破旧不堪，里面是破箱子、破草席、饼干盒子等。

那男人常常龇牙咧嘴地推着车子，黄褐色的头发湿淋淋地贴在尖尖的头上，打着赤膊。

每次小推车上桥时，男人都累得气喘吁吁，可是胖女人却坐得心安理得，常常还悠哉地吃着冰棍。结实的手臂里的小男孩时不时把母亲拿雪糕的手抓过去咬上一口，母子俩在木推车上争抢着吃。

女人也长相丑陋，她的眼睛比男人更小、鼻子更塌，而且嘴巴很大。粗硬的卷发让风吹得在头顶缠成一团，可是后面的瘦男人却看得非常开心，天天高兴地推着木推车。

路人常常见到这三口人伴随着夕阳走过小桥。

这一家人不顾风度、气质，也不懂人生的理想，更没有什么经济基础。男人是渔民，女人是摆地摊的小贩，男人快快乐乐地出海捕鱼，女人高高兴兴地赶集摆摊，然后在夕阳里慢慢回家。

故事里的一家三口之所以那样快乐，是因为他们懂得面对现实，原谅了生活的苦难，在平淡中获得幸福。所以他们对生活满足，男人不嫌女人模样难看，而女人也不嫌男人的贫穷。即便生活如此贫穷、窘迫，又有什么关系呢？，

所以我们要多几分宽容看待生活。生活本身并不是可以实现所有幻想的万花筒，我们不该过分计较生活的失信，因为生活本来就无法承诺给我们什么，它所给予的，并不总是我们期望得到的。如果你想获得更多，是要凭借不懈的真诚和执着才能得到的。

有一个女孩因为错手伤了人而坐牢了，尽管后来被释放，她仍然很痛苦，就到教堂祷告，希望上帝能够分担她的痛苦。看到女孩一脸悲伤，一位牧师问她发生了什么事。这个女孩哭了，她泣不成声地说："我好惨啊，我多么的不幸啊，我这一辈子都忘不了这件事情了……"

听罢她的陈述，牧师对她说："这位小姐，你是自愿坐牢的。"

这个女孩被牧师的这句话吓了一跳，说："你说什么？我怎么可能自愿坐牢？"

牧师对她说："你尽管已经从监狱里出来了，但在你的心里，天天心甘情愿地被关在牢，那你不是自愿坐在心中的牢狱里吗？"

"这是什么意思呢？"女孩不解地问。

"在你身边发生了一件不好的事情，你好像看了一场不好的电影一样，天天在回想，这不是很笨的事情吗？这与重蹈覆辙有什么区别呢？你改变不了环境，但你可以改变自己；你改变不了事实，但你可以改变态度；你改变不了过去，但你可以改变现在；你不能控制他人，但你可以掌握自己；你不能预知明天，但你可以把握今天；你不可能样样顺利，但你可以事事尽心；你不能延伸生命的长度，但你可以决定生命的宽度；你不能左右天气，但你可以改变心情……"

如牧师所说，每个人的幸福和苦难在于你怎么看待和经营自己的人生。人生之所以痛苦，莫过于执念，执念让人总是无法释怀，将自己锁在痛苦的牢笼中，在你快乐的时候折磨自己的内心，在你难过的时候雪上加霜，让你陷入自己布置的痛苦陷阱，一而再、再而三地重复自己的痛苦。

原谅生活是一种积极有效的方式。原谅生活，不是淡漠所有的不公，不是为了超脱凡世的恩怨，而是要正视生活的全部。相信生活的美好，才能原谅生活。

用真诚付出升华你的抱怨

我们是否想过，当遇到不公的时候，是上天在故意捉弄吗？其实不然，很多时候是因为我们无法正视自己的失败与弱点，而去责怪环境。不作为，只能让你所抱怨的事情一而再、再而三地发生，而如果我们能够真诚地付出努力，就会将无用的抱怨升华，将负面的情绪转化为前进的动力。

很多人不懂抱怨背后隐藏着什么，在你的周围也许总是能遇到这样一种人，他们总是生活在唉声叹气和怨天尤人之中，他们的眼睛总是很挑剔，对什么都看不惯，好像世界上只有他们最不幸，却从不愿意付出时间和努力改变自己，改变生活。

有这样一个故事：

相传，有个寺院的住持，给寺院里定了一个特别的规矩：每到年底，寺院里的和尚都要对住持说两个字。第一年年底，住持问一个新来的和尚最想说的话是什么，这个新和尚说："床硬。"第二年年底，住持又问他最想说什么，他回答说："食劣。"到了第三年年底，还没有等住持问他，他便着急地说："告辞。"

住持望着这个和尚的背影，自言自语地说："心中有魔，难成正果。可惜！可惜！"

这个新来的和尚习惯了抱怨，所以对待世事总是抱着一种消极的心态，所以才不能安于现状，真诚地修行，而他的抱怨和不作为，也让他失去了修成正果的机会。

这是因为我们的注意力在哪里，自然就会关注哪里。抱怨的人注意的焦点常常在我们不愿意改变的地方，比如个子太矮、时间过得太快，等等。实际上，如果我们能够让自己的心态变得积极起来，你所注意的对象就绝不是这些。

阿迪·达斯勒被公认为是现代体育工业的始祖，他创业之初遇到过很多困难，但是他没有抱怨，而是凭着真诚的付出和克服困难的勇气升华了自己的抱怨，他一生致力于为运动员制造最好的产品，最终建立了与体育运动同步发展的庞大的体育用品制造公司。

阿迪·达斯勒的父亲靠祖传的制鞋手艺来养活一家四口人，阿迪·达斯勒兄弟经常帮助父亲做一些零活。一个偶然的机会，一家店主将店铺转让给了阿迪·达斯勒兄弟，并可以分期付款。

兄弟俩高兴之余，资金仍是个大问题，他们从父亲的作坊搬来几台旧机器，又买来一些旧的必要工具。这样，兄弟俩正式挂出了"达斯勒制鞋厂"的牌子。

起初，他们以制作一些拖鞋为主，由于设备陈旧、规模太小，再加上兄弟俩刚刚开始从事制鞋行业，经验不足，款式上是模仿别人的老式样，种种原因导致生产出来的鞋销量并不大。

困境没有让两个年轻人却步，他们没有抱怨，而是想方设法找出问题的根源，希望努力走出失败的困境。

聪明的阿迪逐渐意识到：那些成功企业家的秘诀在于牢牢抓住市场，而他们生产的款式已远远落后于当时的需求。兄弟俩着手寻找自己的市场定位。经过市场调查，终于有了结果：他们应该立足于普通的消费者。因为普通大众多是体力劳动者，他们最需要的是既合脚又耐穿的鞋，而很多商家不会看到这些。阿迪深信，随着人们生活水平的提高，健康将越来越成为人们的第一需要，而锻炼身体就离不开运动鞋。

定位已经明确，接下来就是设计生产的问题了。他们把自己的家也搬到了厂里，一个多月后，几款样式新颖、颜色独特的跑鞋面世了。

然而，新颖的跑鞋没有像兄弟俩想象的那样畅销。当阿迪兄弟俩带着新鞋上街推销时，人们首先对鞋的构造和样式大感新奇，争相一睹为快。

可看过之后，真正购买的人很少，人们看着两个小伙子年轻、陌生的面孔，带着满脸的不信任离开了。

兄弟俩没有抱怨，而是四处奔波，向人们推荐自己精心制作的新款鞋，一连多天，都没有卖出一双鞋。

阿迪兄弟本以为做过大量的市场调查并且为人们的需求服务的鞋一定会畅销，然而无法解决的困难又一次让两个年轻人陷入绝境。

可阿迪·达斯勒的字典里没有"抱怨"这个词，在困难面前，阿迪兄弟没有消沉，没有退缩，而是迎着困难继续努力，在仔细分析当时的市场形势和自己工厂的现状后，终于找到了解决的办法。

兄弟俩商量后决定：把鞋子送往几个居民点，让用户们免费试穿，觉得满意后再向鞋厂付款。

一个星期过去了，用户们毫无音讯。两个星期过去了，还是没有消息。兄弟俩心中都有些焦躁，有一些坐不住了。

在耐心等候中，又一个星期过去了，他们现在唯一的办法也只有等待了。一天，第一个试穿的顾客终于上门了。他非常满意地告诉阿迪兄弟俩，鞋子穿起来感觉好极了，价钱也很公道。在交了试穿的鞋钱之后，又订购了好几双同型号的鞋。

随后不久，其余的试穿客户也都陆续上门。一时间，小小的厂房竟然人来人往，络绎不绝。靠着他们的真诚鞋子的销路就此打开，小厂的影响力也渐渐扩大了。

阿迪兄弟俩没有被初次创业所遭受的种种困难吓倒。即便面对资金不足、经验不足、信誉缺乏等困难，他们也没有抱怨，而是凭着自己的信心和真诚——攻克，为体育工业帝国的建立打下了坚实的基础。

正是因为这样积极的心态，让人不会怨天尤人。抱怨就好像是一场疾病，优秀者远离它是因为害怕它会阻碍自己的计划，耽误自己的发展；平庸者渴望它，是因为在病中他们可以适当地偷懒，并且给自己的不努力找到一个十分恰当的借口，从而减轻了内心的自责，逃避真诚的付出。

所以不要再无用地抱怨了，经过各种各样的折磨，你的能力才能获得提高，这恰恰是苦难赠与我们的"礼物"。只要你将抱怨升华，真诚地付出努力，那么就会为成为一个生活的强者奠定心理基础。

与其抱怨不如积极改变

从心理学角度上讲，抱怨是一种心理自卫行为。在生活中，每个人都有自己的缺点和短处，所以适当地发一发牢骚可以缓解自己的压力，也会得到更多人的帮助。但这种心理自卫不能持久存在，因为长期的抱怨会消磨我们的斗志，磨灭积极的心态。

所以心理学家说，面对自己的缺点，与其"消极地自卫"，不如"积极地进攻"，通过改变自己来改变处境，战胜困难与挫折。

孔雀向王后朱诺抱怨道："王后陛下，我不是无理取闹来诉说，您赐给我的歌喉，没有任何人喜欢听，可您看那黄莺小精灵，它唱出的歌声婉转动听，它独占春光，风头出尽。"

朱诺听到如此言语，严厉地批评道："你赶紧住嘴，嫉妒的鸟儿，你看你脖子四周，如一条七彩丝带。当你行走时，舒展的华丽羽毛出现在人们面前，就好像色彩斑斓的珠宝。你是如此美丽，你难道好意思去嫉妒黄莺的歌声吗？和你相比，这世界上没有任何一种鸟能像你这样受到别人的喜爱。一种动物不可能具备世界上所有动物的优点。我们赐给大家不同的天赋，有的天生长得高大威猛；有的如鹰一样的勇敢、鹊一样的敏捷；乌鸦则可以预告未来之声。大家彼此相融，各司其职。所以，我奉劝你去除抱怨，不然的话，作为惩罚，你将失去你美丽的羽毛。"

的确，抱怨生活不能得到，反而会带来更大的损失。一位伟人曾说："有所作为是生活中的最高境界。而抱怨则是无所作为，是逃避责任，是放弃义务，是自甘沉沦。"对于职场人士来说，更是如此。

他们不知道，抱怨的最大受害者正是自己。生活中有许多才华横溢的失业者。如果你和他们交流，你会发现这些人对原有工作充满了抱怨、不满和谴责。要么就怪环境条件不够好，要么就怪老板有眼无珠、不识才，总之，牢骚一大堆。殊不知这就是问题的关键所在——吹毛求疵的恶习使他们丢失了责任感和使命感，不懂积极地改变自己，从而使自己发展的道路越走越窄。他们与任何企业都格格不入，只好被迫离开。

你如果不相信，你可以立刻去询问你所遇到的任何10个失业者，问他们为什么没能在所从事的行业中继续发展下去，10个人当中至少有9个人抱怨旧上级或同事的不是，绝少有人能够认识到，自己之所以失业是自己失职的结果。奎尔就是这样，抱怨让他失去了发展的机会。

奎尔是一家汽车修理厂的修理工，从进厂的第一天起，他就开始喋喋不休地抱怨，什么"修理这活太脏了，瞧瞧我身上弄的"，什么"真累呀，我简直讨厌死这份工作了"……每天，奎尔都是在抱怨和不满的情绪中度过。他认为自己在受煎熬，在像奴隶一样卖苦力。因此，奎尔每时每刻都窥视着师傅的眼神与行动，稍有空隙，他便偷懒耍滑，应付手中的工作。

转眼几年过去了，当时与奎尔一同进厂的三个工友，各自凭着精湛的手艺，或另谋高就，或被公司送进大学进修，独有奎尔，仍旧在抱怨声中做他讨厌的修理工。

奎尔不懂改变自己，塑造自己，别人获得发展的时候，他依然在原地踏步。

有位企业领导者一针见血地指出："抱怨是失败的一个借口，是逃避责任的理由。这样的人没有胸怀，很难担当大任。"仔细观察任何一个管理健全的机构，你会发现，没有人会因为喋喋不休的抱怨而获得奖励和提升。

想象一下，船上的水手如果总不停地抱怨：这艘船怎么这么破，船上的环境太差了，食物简直难以下咽，以及有一个多么愚蠢的船长。你认为，这名水手积极改变自己的可能有多大？他会对自己尽责吗？假如你是船长，你是否敢让他做重要的工作？

比尔·盖茨曾告诫初入社会的年轻人：社会是不公平的，这种不公平遍布于个人发展的每一个阶段。在这一现实面前，任何急躁、抱怨都没有益处，只有坦然地接受这一现实并努力去寻求改变的方法，才能扭转这种不公平，使自己的事业有进一步发展的可能。

一位作家如此写道："我们常常抱怨命运把通向成功的大门锁住了，却从来没有想过通过的方法有很多种，你尽可以绕行、爬墙甚至是撬开那把锁，但没有什么比接受命运摆布更糟糕的。"

一个人的发展往往会受到很多因素的影响，这些因素有很多是自己无法把握的，工作不被认同、才能不被重用、职业发展受挫、上司待人不公平、别人总用有色眼镜看自己，等等。这时，能够拯救自己出泥潭的只有自己，所以记住这句箴言吧——与其抱怨不如去改变。

做好现在是应对抱怨的最佳方案

有人常会疑问，要想应对抱怨，最好的方法是什么？其实，这个答案显而易见的——应对抱怨的最好办法就是做好现在。

我们抱怨生活的时候也许会回忆起过去的美好，这种回忆让人对现在的生活状态更加不满；有时我们会沉醉在对未来生活的幻想中，忽略了能够创造精彩的现在。其实，过多地贪恋过去和幻想未来都是没有意义的，这样只能加重我们逃避生活的心理倾向，我们最好的办法就是过好现在，珍惜身边的一切，活在当下，这样我们的人生才更有张力。

有这样一则著名的寓言故事：

有一位哲学家途经一片荒漠，他看到一座很久以前的城池的废墟。遥远的岁月已经把这座城池磨砺得满目沧桑了，仔细地看却依然能辨析出昔日辉煌时的风采。哲学家想在此休息一下，他随手搬过来一个石雕坐了下来。

他望着被历史淘汰下来的城垣，想象着曾经发生过的故事，不由得感叹了一声。忽然，他听见有人说："先生，你感叹什么呀？"

他四下里望了望，却没有人，他疑惑起来，那声音又响起来，端详那个石雕，原来那是一尊"双面神"的石像。

他之前没有见过"双面神"，所以就奇怪地问："你为什么会有两副面孔呢？"

双面神回答说："我有了两副面孔，我才能一面察看过去，才能够牢牢地记取曾经的教训；另一面又可以瞻望未来，去憧憬无限美好的未来啊。"

这位哲学家说："过去的只能是现在的逝去，再也无法留住，而未来又是现在的延续，是你现在无法得到的。你却不把现在放在眼里，即使你能对过去了如指掌，对未来洞察先知，又有什么具体的实在意义呢？"

双面神听了哲学家的话，不由得痛哭起来，他说："先生啊，现在我听了你的话才明白，我今天落得如此下场的根源是什么啊！"

哲学家问："为什么？"

双面神说："很久以前，我在守护这座城时，自诩能够一面观察过去，一面远望未来，却唯独没有好好地把握住现在，结果，这座城池被敌人攻陷了，曾经的辉煌都成了过眼云烟，我也被人们丢弃在废墟中了。"

我们抱怨过去和未来，就如双面神一样，会被丢在人生的废墟中。在心理学中有一个较为普遍的共识——"活在当下"，因为时间不等人，有时我们会叹息，为什么日子过得如此之快，转眼间，昨天的"明天"，接着变成了"今天"，"昨天"变成了一个个的"从前"。一个人不管曾经失败还是辉煌过，他终究要走向未来。昨天的已经远去，明天的还未到来。你不需沉浸在昨天的悲痛或美好中，也不需等待幸福的明天快点到来。过好现在，就能换来一个多彩的明天。

有一个小药店的店主，一直想找一个能干一番大事业的机会。每天早晨他一起来，就希望自己今天能够得到一个好机会。然而，好长时间过去了，他认为的机会并没有出现。对此，他抱怨不已，他认为自己有干大事业的本事，却没有干大事业的机会。生活中的大部分时间他并不是去研究市场，而是经常在花园里去做所谓的"散心"，而他经营的小药店也为此门庭冷落了。

后来，这个药店的店主战胜了自己这种消极的态度，而他接下来的所作所为，我们可以将其视为榜样。他的办法其实很简单：立足当下，做好现在。

有一天，他这样问自己："我为什么一定要把自己的希望、自己未来的奋斗目标寄托在那些自己一无所知的行业上呢？为什么不能在自己现在相对熟悉的医药行业干出一番大事业来呢？"

于是，他下定决心摆脱自己以前的那种怨天尤人的心态，就从自己的药店做起，他把自己的这一事业当作一种极为有兴趣的游戏，以此来促进他生意的发展。他让自己用那种发自内心的热情告诉别人，他是如何尽量提高服务质量使顾客满意，以及他对药店这一行业有多么大的兴趣。

"如果附近的顾客打电话来要买东西，我就会一面接电话，一面举手向店里的伙计示意，并大声地回答说：'好的，赫士博克夫人，20片安眠药，一瓶三两的樟脑油，还要别的吗？

赫士博克夫人，今天天气很好，不是吗？还有……'我尽量想些别的话题，以便能和她继续谈下去。

"在我和赫士博克夫人通电话的同时，我指挥着伙计们，让他们把顾客所需要的东西以尽快的速度找出来。而这时负责送货的人，脸上带着笑容，正忙着穿外衣。在赫士博克夫人说完她所要的东西之后不到一分钟，送货的人已带着她所需要的东西上路了。而我则仍旧和她在电话中闲谈着，直到等她说：'呵，瓦格林先生，请先等一等，我家的门铃响了。'于是我笑了笑，手里仍拿着话筒。不一会儿，她在电话中说：'喂，瓦格林先生，刚才敲门的就是你们的店员，他给我送东西来了！我真不知道你怎么会这么快，实在是太不可思议了。我打电话给你还不过半分钟呢！我今天晚上一定要把这事告诉赫士博克先生。'

"因为我这里有优质的服务，过了不久，几条街以外的居民也都舍近求远地跑到了我们店里来买药了。以至于后来城里好多别的药店老板都跑到我这儿来取经，他们不明白，为什么偏偏我的生意会做得这样好？"

这便是查尔斯·瓦格林成功的方法，这一方法使得他的小药店生意兴隆，其分店几乎在全美遍地开花，以前所未有的速度迅速地占领了美国医药业的零售市场。在当时的美国医药零售业中，他的公司拥有的分店数量及其规模占全国第二，并且他的事业还在继续健康地发展下去。

他的医药事业之所以能够成功，有一个小小的秘诀，那就是：如果你做好现在，那么机会不久便会站在你的门口。

怨天尤人的心态，只能让你在抱怨中一天不如一天，像那一尊双面神一样，眼睛盯着过去的好时光，又幻想着未来，结果忽略了现在。而像瓦格林一样做好现在，就会获得人生的成功。

的确，生活中的许多事情是我们难以预料的。虽然我们不能控制命运，却可以掌握自己；我们无法预知未来，却可以把握现在；我们不知道自己的生命到底有多长，却可以安排当下的生活；我们左右不了变化无常的天气，却可以调整自己的心情。只要努力给自己一点希望，做好现在，我们的人生就一定会有起色。

不要将诉苦视作理所当然的事情

我们不难发现，几乎在每一个组织里，都有"牢骚族"或"抱怨族"。他们每天轮流把"枪口"指向公司里的任何一个角落，埋怨这个、批评那个。他们的眼中处处都能看到毛病，所以工作一天却一直都在诉苦，而且他们将诉苦当作理所当然的事情。

也许，他们最初的诉苦只是为了发泄一下，但是诉苦成为理所当然后却一发而不可收。逐渐他们牢骚越讲越多，使得他们也越来越相信，自己完全是遭受生活践踏的牺牲品。

其实，不停抱怨的"牢骚族"，他们的抱怨只会妨碍和干扰自己的阵脚，终究受害最大的还是自己。

于强在一家电器公司担任市场总监，他原本是公司的生产工人。那时，公司的规模不大，只有三十多人，有许多市场等待开发，而公司又没有足够的财力和人力，每个市场只能派去一个人，于强被派往西部的一个市场。

于强在那个城市里举目无亲，吃住都成问题。没有钱坐车，他就步行去拜访客户，向客户介绍公司的电器产品。为了等待约好见面的客户，他常常顾不上吃饭。他租了一间破旧的地下室居住，晚上只要电灯一关，屋子里就有老鼠们在那里载歌载舞。

那个城市的气候不好，春天沙尘暴频繁，夏天时常暴雨，冬天天气寒冷，这对于于强来说简直就是一个巨大的考验。公司提供的条件太差，远不如于强想象的那样。有一段时间，公司连产品宣传资料都供应不上，好在于强写得一手好字，自己花钱买来复印纸，用手写宣传资料。在这样艰苦的条件下，不抱怨几乎是不可能的，但每次抱怨时，于强都会对自己说："开拓市场是我的责任，抱怨不能帮助我解决任何问题。"他选择了坚持下来。

一年后，派往各地的营销人员都回到公司，其中有很多人早已不堪忍受工作的艰辛而离职了。后来，于强凭着自己过硬的业绩当上了公司的市场总监。

即使在恶劣的环境下，于强也没有与任何人诉苦，他对自己工作的坚持使他在进步的阶梯上得到了飞速发展。

无论从事什么工作都应当选择不抱怨的态度，应该尽自己的最大努力去争取进步。事实上，你很难找到一个成功人士会将诉苦当做理所当然而大发牢骚、抱怨不停，因为成功人士都明白这样的道理：抱怨如同诅咒，越抱怨越退步。赖东进就是这样的人，生活给了他很多苦难，但是他却从这些苦难中成长了起来。

在"十大杰出青年"座谈会上，人们的发言都很冗长。赖东进上台时，已过了预定的会议结束时间，于是大会负责人决定只让他讲3分钟。

他的开场白是："日本有个阿信，中国台湾有个阿进，阿进就是我。"接着，他给大家讲了自己的故事：赖东进的父母都失明，母亲还是智障。家里除了姐姐和他，几个弟弟妹妹的眼睛也都看不见。父亲和母亲只能靠乞讨过活，住的是乱坟岗里的墓穴。他一生下来就和死人的白骨相伴，能走路了就和父母一起去乞讨。9岁的时候，有人对他父亲说，你该让儿子去读书，要不他长大了还是要当乞丐。父亲就送他去读书。为了供他读书，姐姐13岁就外出打工，照顾瞎眼父母和弟妹的重担落到了赖东进小小的肩上——他从不缺一天课，每天一放学就去讨饭，讨饭回来就跪着喂父母。后来，他上了中专学校，获得了一个女同学的爱情，但未来的丈母娘说"天底下找不出他家那样的一窝人"，把女儿锁在家里，用扁担把他打出了门……

故事讲到这里，他提高了声音："但是，我要说，我对生活充满感恩的心情。我感谢我的父母，他们虽然瞎，但他们给了我生命，至今我都还是跪着给他们喂饭；我还感谢苦难的命运，是苦难给了我磨炼，给了我这样一份与众不同的人生；我也感谢我的丈母娘，是她用扁担打我，让我知道要想得到爱情，我必须奋斗，必须有出息……"

赖东进在艰苦的条件下成长，吃尽了苦头，受尽了磨难，却还能笑着感恩生活，感恩生活给他的磨难。

的确，如果一个人习惯了诉苦，恐怕你的缺点和弱项将演变成长期的人生失败了。正如有人说道："有怨气不如有志气"，经常抱怨，我们就会怀疑自己的能力，慢慢相信了自己是"真的不行"，也不会再追求改变了。

要知道，某些痛苦的历程是成功的必经之路，与其去抱怨和诉苦，还不如选择正确地面对。如果希望改变一下自己的处境，希望自己能够取得不断的进步，那么首先从不抱怨自己的工作开始吧。

收起那些伤不起的自尊

很多人之所以抱怨过多，是因为自尊心太强，这样的人不是过分地抱怨别人，而是对自己的抱怨。比如，考了99分还嫌不是100分，这就是刻意追求完美，一旦达不到自己想象的程度，就会产生自责的反应，这样的生活让人不堪重负。其实，这些都是过度的"自尊心"在作怪。

我们有时会抱怨是因为我们总是追求太过完美，一旦遇到不顺，自尊心就会承受不住，认为是自己做的不够好，抱怨自己的过错，觉得自己样样不如人，由自责产生自卑，由于自卑而更容易受到打击。经不起小小的过失，受到了外界一点点轻侮或为任何一件小事，都会痛苦不已。

自尊心人人都有，但如果你的自尊"伤不起"，那么就有可能让你变得偏激狂傲或神经过敏，对环境产生敌视与不合作的态度。要满足自尊心，只有多充实自己，使自己减少"不如人"的可能性，而不是一味地苛责自己。

其实，一个思想成熟的人不会强迫自己做"完人"，他们允许自己犯错误，他们能够承认自己在某一方面的短处，并且能采取适度的方式对待自己。

迈克尔·乔丹是驰名世界的篮球明星，他在篮球场上的高超技艺举世公认，而他待人处世方面的品格更为人称道。皮蓬是公牛队最有希望超越乔丹的新秀，但乔丹没有把队友当做自己最危险的对手而嫉妒，反而处处加以赞扬、鼓励。

为了使芝加哥公牛队连续夺取冠军，乔丹意识到必须推倒"乔丹偶像"，以证明公牛队不等于"乔丹队"，一人绝对胜不了五个人。一次，乔丹问皮蓬："咱俩三分球谁投得好？"

"你！"

"不，是你！"乔丹十分肯定地说道。

乔丹投三分球的成功率是28.6%，而皮蓬是26.4%，但乔丹对别人解释说："皮蓬投三分球动作规范。自然，在这方面他很有天赋，以后还会更好，而我投三分球还有许多弱点！"乔丹还告诉皮蓬，自己扣篮时多用右手，或习惯用左手帮一下，而皮蓬双手都行，用左手更好一些，这一细节连皮蓬自己都没有注意到。乔丹把比他小三岁的皮蓬视为亲兄弟，"每回看他打得好，我就特别高兴，反之则很难受。"乔丹的话语中流露出他们之间的情谊。

正是乔丹这种心底无私的慷慨，树立起了全体队员的信心并增强了凝聚力，公牛队取得了一场又一场胜利。1991年6月，美国职业篮球联赛的决战中，皮蓬独得33分，超越乔丹3分，成为公牛队这个时期的17场比赛得分首次超过乔丹的球员。这是皮蓬的胜利，也是乔丹的胜利，更是公牛队的胜利。

乔丹的名声和技术是所有人公认的，但是他能够放下自尊来承认自己不如人，这样不仅能够让他变得更强，也让球队获得了成功。而如果人让自己伤不起的"自尊"自由发展，那么就会疏远那些各方面比自己强的人，结果却孤立了自己。

维护自尊心当然值得鼓励，也是一个心智健全的人应该做的，但是维护自尊的需求也要适度，让要求合情合理，如果自己偶有过失，也能潇潇洒洒地承认："这次错了，下次改过就是。"不必把一个污点放大为全身的不是。

世界上根本就不存在任何一个完美的事物。为了心中的一个梦而偏执地去追求，却全然不顾你的梦是否现实，这样就会浪费掉许许多多的时间和精力，最终只能在光阴蹉跎中悔恨。

我们知道，这个世界上不是所有东西都让人满意，也没有任何一件事物是十全十美的，它们或多或少皆有瑕疵，人类亦同。我们只能尽最大的能力去使它更完美一些。心理学家告诉我们，凡事切勿过于苛求，如果你能够放下伤不起的自尊心，你会活得更快乐。

事实上，生活中有很多坚强的人，即使遭受挫折，承受着来自于生活的各种各样的折磨，他们在精神上也会岿然不动。充满着欢乐精神的人们，永远不会为困难所打倒，在他们的心中始终承载着欢乐，不管是挫折与逆境，他们都会给予同样的欢迎。因此，当我们因为生活中的某些事情悲伤难过时，不要一直沉浸其中，要收起自己的自尊心，乐观地接受新的事物，让生活重新亮起来。

人生不平心要平，抱怨不如接受

对生活的抱怨，大部分来自于攀比。盲目攀比会让人们习惯性地将自己与那些个和自己条件相当的人进行比较，期望获得公平感。对比的天平发生了倾斜，就会让人产生心理失衡，从而不自觉地抱怨。

我国古代哲人曾说，境由心造。的确，我们的内心是否平静，决定了我们看待生活的视角。幸福无法衡量，幸福感并不在于我们有什么或者成为怎样的人，而只在于我们的心境。

抱怨除了让你对生活越来越不满，失去信心之外，几乎不会产生任何正面的力量。那些经常抱怨的人，也许本来他的生活和普通人并没有什么不同，只是内心不平衡。但是抱怨得久了，就会像一句老话说得那样，变得"心比天高，命比纸薄"。

"心比天高"是因为：这种人把自己看得太重，处处比别人强，比如总是认为自己不做成果也都比别人好，因此升职应该被考虑，加薪应该被考虑。可是他们并没有实际付出，除了抱怨没有任何业绩。反而是那些脚踏实地努力的人得到了升职、加薪。于是，便觉得自己"命薄"了起来，于是愤恨不断。

每个人一生中的际遇不同，然而只要你不去抱怨，不断充实、完善自己，当机会向你招手时，你就能很好地把握，获得成功。有着"马班邮路上的忠诚信使"称号的王顺友就是这样一个甘于寂寞、从不抱怨的人。

王顺友，四川省凉山彝族自治州木里藏族自治县邮政局投递员，全国劳模，2007年"全国道德模范"的获得者。他一直从事着一个人、一匹马、一条路的艰苦而平凡的乡邮工作。邮路往返里程360公里，月投递两班，一个班期为14天，22年来，他送邮行程达26万多公里，相当于走了21个二万五千里长征，相当于围绕地球转了6圈！

王顺友担负的马班邮路，山高路险，气候恶劣，一天要经过几个气候带。他经常露宿荒山岩洞、乱石丛林，经历了被野兽袭击、意外受伤乃至肠子被骡马踢破等艰难困苦。他常年奔波在漫漫邮路上，一年中有330天左右的时间在大山中度过，无法照顾多病的妻子和年幼的儿女，却没有向组织提出过任何要求。

为了排遣邮路上的寂寞和孤独，娱乐身心，他自编自唱山歌，其间不乏精品，像"为人民服务不算苦，再苦再累都幸福"，等等。为了能把信件及时送到群众手中，他宁愿在风雨中多走山路，改道绕行以方便沿途群众。他还热心为农民群众传递科技信息、致富信息，购买优良种子。为了给群众捎去生产生活用品，王顺友甘愿绕路、贴钱、吃苦，受到群众的交口称赞。

20余年来，王顺友没有延误过一个班期，没有丢失过一个邮件，没有丢失过一份报刊，投递准确率达到100%，为中国的邮政服务作出了最好的诠释。

王顺友从不去抱怨生活，他耐住了寂寞，也战胜了自己。抱怨人生则是对宝贵人生的挥霍。

其实，人之所以会抱怨是因为持有的心态不平衡，看问题的角度不对。同样一件事情在不同的人心中有好有坏，就是因为这个人的心态不同，而并不是事物本身，正所谓"以我观外物，外物皆着我色"，所以需要平衡内心的天平，正确地转换思维，将负面的想法转化为正面。

比如在工作的过程当中，如果一个领导经常批评某位员工，他自然会很埋怨，表面看来是因为领导的批评，其实真正让他抱怨的原因在于他头脑中的某个小想法，比如：领导批评了我，我很丢脸，他伤害了我的自尊，或者是领导伤害我，领导是有意地要打压我，正是这种想法让职员感到不舒服。

也许他误解了领导的意图，领导本是想提拔这位员工，帮助他意识到自己的问题。所以他抱怨的真正原因不是领导对其不公平，而在于他的"心"不平。

正所谓人生不平心要平，一个人想要终结抱怨，就要保持平衡的心态。

一个内心很"平"的人，越为环境所迫，反而越加奋勇，昂首挺胸，意志坚定；他敢于对付任何困难，轻视任何厄运，嘲笑任何障碍，因为贫穷困苦不足以伤他毫发，反而增强了他的意志、品格、力量与决心，这使他成为一个卓越的人。对于这样的人，再困难的阻碍，也无法阻挡他前进的脚步。

如果你心中埋怨起，不妨转换一下心情，大度一些、豁达一些，包容命运中的风霜雪雨，试着接受这个世界的不公平。让乐观的心态主导自己的思维，眼前的挫折就会变得不再那么重要，幸福感也许就会来到你的身边。

学着做一个"健忘"的人

对于过去发生的事情，我们无能为力。对于未来，它还没有发生，我们对于它的一切不过是想象。只有此刻，才是最真实的，也只有抓住此刻，才能获得幸福。

有人喜欢抓住过去不放，总是活在过去里，缅怀往事。可是过去的事情里，我们大概

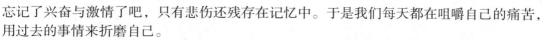

忘记了兴奋与激情了吧，只有悲伤还残存在记忆中。于是我们每天都在咀嚼自己的痛苦，用过去的事情来折磨自己。

记忆是组成我们思考的重要因素，就像一本储存在我们大脑中的书，内容越来越多，但是这本书的容量总是有限的。许多负面记忆占用了我们大脑中宝贵的空间，让我们无法记住更多幸福和快乐。

当一个人回忆往事的时候就会发现，在人的一生中，美好快乐的体验往往只是瞬间，占据很小的一部分，而大部分时间则伴随着失望、忧郁，那么他的人生无疑是失败的。所以，我们应该学会做一个健忘的人，将烦恼的事情视为过眼的烟云。

健忘人生未尝不是一种幸福，免得我们活在抱怨里。人生并不像期望的那么充满诗情画意，那么快乐自在。人生中有许多苦痛和悲哀、令人的厌恶情结，如果把这些情结都储存在记忆之中的话，人生必定越来越沉重，越来越悲观。

沈明早上一出门就把家里的钥匙给忘在屋里了，急忙赶到公司，因为一个项目的问题无缘无故背了黑锅，被上司批评了一顿。

不仅如此，他在吃饭的时候还被一个冒失的人撞倒了，摔青了腿。正当他和同事抱怨的时候，女朋友打电话来冲他发脾气。

这一天真是糟糕透了，他越想越生气。一直到下班沈明都没办法平静下来。于是他一个人到路上闲逛，想找个人撒气。当他走到一家卖鱼的店前面，看很多鱼在水里游，不由得想起了小时候和爸爸下河捉卖鱼的回忆，不禁想那个时候多好啊，每天无忧无虑的。

这个时候店主走过来说："要买鱼吗，看着这些鱼心情都会好的。"沈明奇怪地问店主："为什么看着它们心情会好？你看，它们一样被关在鱼缸里出不来。"店主说："你不知道吗？说它快乐是因为鱼的记忆非常短暂，记忆没了之后所有不快乐它都忘记了，所以又有了新的开始。"

沈明听了以后心情忽然好了许多，他高兴地买了几条鱼，并告诉自己以后有什么不开心的时候就立刻忘记。

我们不知道鱼能否在短时间忘记所有事情，但是我们可以像沈明一样学会忘记不好的事情。很多抱怨生活的人，都是因为将过多的仇恨或是不满装在心里，念念不忘。

忘记昨天的不愉快，是为了今天的生活和明天振作。忘记懊恼，才能够轻松地面临未来的再次考验；忘记烦恼，你可以尽情享受糊口赋予你的乐趣；忘记疾苦，你可以解脱纠缠，让整个身心沉浸在落魄无虑的安好中，体会人生多姿多彩的缤纷。只要今天的我们在努力，我们就无愧于自己。只要我们活得心安理得，我们就会感觉活得很轻松、很欢快、很充实。

仔细想想，学会"健忘"有什么不好呢？通过"健忘"，我们能够忘掉烦恼的事情和伤心事，减轻我们的心理重负，净化我们的思想意识；可以把我们从记忆的苦海中解脱出来，忘记我们的错误和悔恨，自由地享受生活。

第十七章

打开自闭的心房，走出自我虚拟的世界

——克服社交障碍的心理调节术

融入社会，才能有真正的快乐

《沉思录》的作者、古罗马皇帝马可·奥勒留说过，"假如你心中想到了，你就可以做到使自己的生活不脱离人类。你生活在人类中，以人类为生，也为人类而生。生活在众人之中，你不能不舍弃自我，因为我们生来就是相依为命的。如同手足眼睛，而相依为命不舍弃自我是不行的。"这位哲人的话在今天仍散发着智慧的光芒。

人是社会的人，离开了社会生活与人际交往，人的性格会扭曲变形，这是十分可怕的。自闭的人没有社交活动，对一切活动都没有兴趣，对未来失去希望，意志薄弱，生活懒散，逐渐丧失意识的主观能动性，陷入深深的心理困惑之中而不能自拔。只有融入社会，人才能获得真正的快乐。

很多人习惯"自我封闭"，不愿意走出心门，认为独处才能获得安全感。从心理学角度分析，每个人都需要自己的"安全空间"，内心更需要那些我们可以信赖、依靠的人。这样的心理来自幼年，比如我们从小接触的人是家庭成员，所以"信赖家庭成员"成为一种思维模式保留了下来，与他们交流时，我们能够很自然，不会感到恐惧。但是面对更多陌生人时，就有可能排斥对方。但是，社会学、人类学和心理学都通过研究表明，人的心理健康是在人际交往当中形成的；人也是通过人际交往认识自己、评价自己和改变自己的。离开了社会生活和人际交往，那么一个人的人格就不能保持完整。

正在上中学的卫东是一个思维敏捷的孩子，他记忆数字的能力堪比一部掌上电脑，在拆装机器方面也很有天分，但是所有的活动都是独自完成，从不与人交流。在医生试图与他沟通时，他坐在沙发上，翘着两脚，正忙着玩游戏机，头也不抬。过了一会儿，他又丢下游戏机，开始吹肥皂泡，还跑到屋子外边大力敲窗户，一直当医生是透明的。最后，他终于开口说话了，但是沟通并不顺利。医生通过对卫东的动作、语言等方面的观察，最后，确诊卫东为一名自闭症患者。

卫东就是典型的自闭症患者，他的情绪与外界基本上没有任何交流，他困在自己的情绪世界里，所做出的笑和哭的各种情绪反应也与外界的刺激不成关系。

动物心理学家曾以恒河猴做过一个同样著名的"社交剥夺"实验。心理学家将猴子喂养工作全部自动化，隔绝猴子与其他猴子或人类的沟通。结果实验表明，与正常猴子相比，缺乏沟通经验的猴子明显缺乏安全感，不能与同类进行正常的交往，甚至连本能行为也受到了严重的影响。

这个实验说明了社会交往对动物的重要性，对人也是如此。心理学家在对独居深山数十年的人进行研究后也发现，沟通的缺乏对人们语言能力及其他认知能力都有不同程度的损害。对儿童来说，缺乏沟通机会会严重影响他们的智力发展。

有的人认为社交是一场盛大的舞会，自己则是万众瞩目的明星；而对另一些人来说，社交是带着沉重镣铐跳的舞蹈；还有很多人干脆当了社交逃兵，得上了社交恐惧症。

在心理障碍中，社交恐惧症是仅次于抑郁症、酗酒，而名列第三的疾病。社交恐惧症又名社交焦虑症，是一种对社交或公开场合感到强烈恐惧和担忧的心理问题。有社交恐惧的人对参加聚会、拨打电话、购物、见到领导或权威人士、甚至问路都感到困难。因此，在社交场合总是异常恐慌，严重者甚至害怕出席社交场合。

对于阻碍交际的社交恐惧症，心理学家将其分为两大类：一类称为"一般社交恐惧症"，即无论处在何种社交场合，都害怕被人注意，害怕被介绍给陌生人，甚至害怕和人发生目光接触；另一类是"特殊社交恐惧症"，即对某些特殊的情境或场合恐惧，如害怕当众发言等。然而，不管是哪一类恐惧，真正害怕的不是别人，而是自己。

所以罗姆说："人之最根本的需要是克服分离，挣脱其孤独的牢狱。"的确，参与社会活动是人的一种权利，更是一种需要。

每个人在生活及成长过程中都会遇到一些挫折，有些人抗挫折的能力较差，使得焦虑越积越多，最后只能以自我封闭的方式来回避环境。所以他们将自己与外界隔绝开来，很少或根本没有社交活动，除了必要的工作、学习、购物以外，不与他人来往。

很多人认为自闭的现象多数都发生在年轻人的身上，其实这样的想法是错误的。自我封闭的心理现象在各个年龄层次都可能产生。儿童有电视幽闭症，青少年有因羞涩引起的恐人症、社交恐惧心理，中年人有社交厌倦心理，老年人有因"空巢"（指子女成家）和配偶去世而引起的自我封闭心态。这些人通常都表现为不愿与人沟通，很少与人讲话。有了心事，他们会写日记、撰文咏诗等。

虽然社交恐惧是一种逃避心理，但是只要正确地认识它，运用正确的心理学原理和方法技巧，从而正确地调整自己的心态，就一定能够帮助我们走出这个心理泥潭，从而积极地与他人交往。

与人接触，是人类的必需品

人与人之间的社会交往，是每个社会成员的必需品，这深深影响着人的身体与心理健康。有一项著名的心理调查实验可以表明：实验选取了两组心脏手术的患者，我们知道心脏手术的危险性高，一般情况下即使手术成功，患者的成活率也非常低。通过跟踪调查，在手术6个月后，有良好人际关系的患者死亡率为3%，而那些人际关系不好的患者死亡率竟然高达20%。

所以不难看出，人的正常生活和有效发展必然需要建立在尽可能多的和外界接触的基础上。人一旦失去感觉，后果将不堪设想。1954年，美国科学家做了一项"感觉剥夺"实验。该实验以每天20美元的报酬（在当时是很高的金额）雇用了一批学生作为被试者。

实验内容是这样的：实验者将学生关在有隔音装置的小房间里，让他们戴上半透明的保护镜以尽量减少视觉刺激。接着，又让他们戴上木棉手套，并在其袖口处套了一个长长的圆筒。为了限制各种触觉刺激，又在其头部垫上了一个气泡胶枕。除了进餐和排泄的时间以外，实验者要求学生24小时都躺在床上。可以说，这样就营造出了一个所有感觉都被剥夺了的状态。

结果，尽管报酬很高，却几乎没有人能在这项实验中忍耐三天以上。最初的8个小时好歹还能撑住，之后，学生就吹起了口哨或者自言自语，有点烦躁不安了。在这种状态下，即使实验结束后让他们去做一些简单的事情，他们也会频频出错，精神也集中不起来了。

实验持续数日后，人会产生一些幻觉。例如，看见大队花果鼠行进的情景，或者听到有音乐传来，等等。到第四天时，学生会出现双手发抖，不能笔直走路，应答速度迟缓，以及对疼痛微感等症状。实验后得需要3天以上的时间才能恢复到原来的正常状态。

由上述的实验可以看出，丰富的感觉刺激对维持我们正常的心理状态是必需的。这是因为，感觉的存在给人们带来了愉快的享受。

其实，自我封闭心理实质上是一种心理防御机制。个人在生活及成长过程中常常遇到一些挫折、否定，没有人愿意面对这种终极否定，为了逃避这种终极的否定，他们会发展出一些病态的行为方式。

青岚在家里自闭了两年后，王太太才意识到自己女儿问题的严重性。

青岚是2006年的高中毕业生，直到高中毕业前，她一直都是被同龄人艳美的对象。她聪明、漂亮、性格活泼，有领导才能，而且一直是一所重点中学的尖子生，每个人都认为，她起码会考上复旦大学那一档次的重点大学，如果超常发挥，说不定可以考上北大、清华。并且，大学毕业后，她的人生也一定会是一条康庄大道。

但是，一帆风顺的她恰恰就在高考中考砸了。不知道为什么，她在高考中失去了感觉。她一点都不紧张，但也一点都不兴奋。结果，她的成绩只能上一所再普通不过的本科学校。

青岚希望复读，但王太太反对。她常用高压方式教育女儿，譬如，如果女儿考不了全班前3名，就罚女儿跪半个小时面壁思过。在她心里，这些高压方式其实只是一个策略，她希望能通过严厉的奖惩方法，督促女儿考上如意的大学。但是，如果女儿万一发挥失常，只能上一所普通大学，她也能接受。并且，她看到太多复读的例子，整体上并没有什么更好的结果，所以她不想让女儿冒这个险。

青岚尽管不情愿，但最后还是按照妈妈的安排读了大学。但是，她的性格发生了巨大改变。首先，她不愿意再和高中同学联系，她对妈妈说，她担心别人嘲笑她，更讨厌别人同情。她也拒绝和大学同学交往，其理由是"他们根本不配和我做好朋友！"她也瞧不起自己所上的大学，因为"学校小得可怜，老师也是一群没有素质的人"。

同学们意识到了她的态度，于是联合起来孤立了她。最后，她连课都不愿意上了，成绩越来越糟糕，大二读到一半时，她退学了。

人只有置身于社会环境中，通过社会获得支持性信息，才能不断得以修正和发展。丰富的、多变的环境刺激是人生存的必要条件，在被剥夺感觉后，人会产生难以忍受的痛苦，各种心理功能会受到不同程度的损伤。

有位哲人曾说过，当我们看见丑陋的东西，我们要庆幸我们还有眼睛可看；当我们闻到不好的气味，我们要庆幸我们还有鼻子可闻。的确，我们该庆幸我们所拥有的各种感觉，没有与人接触的经历，我们不会知道什么是快乐、痛苦、孤独，等等所有感觉。

人类是种社会动物，需要与其他社会成员互动与交流。一个人如果长时间不与人接触，情绪很容易变得敏感。这种人的心灵是很脆弱的，时常会因为他人一句无意的话导致情绪低落，一旦这种状况发生的频率多了，他们潜意识的自我保护情绪就会打开，内心就会排斥和他人接触，这无形当中就为自己设置了一道墙，别人走不进去，他们自己也害怕出去，久而久之，人也变得孤独了。

所以，我们都要学会积极地与人交流，提高对社会交往与开放自我的认识。交往能使人的思维能力和生活机能逐步提高并得到完善，丰富人的情感，维护人的心理健康。一个人的发展高度，决定于自我开放、自我表现的程度。克服孤独感，就要把自己向交往对象开放。既要了解他人，又要让他人了解自己，在社会交往中确认自己的价值，实现人生的目标，成为生活的强者。

与社会的其他成员互动起来

有人问苏格拉底生于何地，他答道："生于这个地球。"问他是哪国公民，他答道："我是世界的公民。"我们必须记住这些深刻的话语。每个人都不可能单独生活，马克思说过，"人是最名副其实的社会动物，不仅是一种合群的动物，而且是只有在社会中才能独立的动物"，"人的本质不是单个人所固有的抽象物。在其现实性上，它是一切社会关系的总和"。

一个人一旦脱离了社会，脱离了人类的正常生活，即使有一副正常人的大脑，也不会形成和发展人类的正常心理。刚出生的婴儿要想成长为人类的一员，就必须与社会的成员有正常的互动，他们必须向他们学习如何思考和行为。

这种互动和思考学习的过程就是人的社会化。社会化是一个深入和持续的过程。所以，一个人获得自己的人格和学会参与社会或群体的方法的社会互动。社会化贯穿了一个人的整个一生，从出生、童年、少年、青年、老年直至死亡。

美丽的大森林里，被狼群养大的男孩和动物们过着和谐快乐的生活，直到一个女孩走进了他的世界，带他进入人类文明社会，开始新的生活……这是动画片《森林王子》的桥段，然而现实世界的"狼孩"却没有如此幸运，他们的"回归"路艰辛又漫长，几年到十几年的人类适应期甚至是用尽了他们生命的整个过程。

1920年，人们在印度加尔各答深山的狼窝里发现了两个由狼抚育过的女孩，大的年约7、8岁，被取名为卡玛拉；小的约2岁，被取名为阿玛拉。后来她们被送到一个孤儿院去抚养。阿玛拉于第二年死去，卡玛拉一直活到1929年。卡玛拉刚被发现时，只懂得一般6个月婴儿所懂得的事，花了很大气力都不能使她很快地适应人类的生活方式，没有感情，动物习性，像狼一样行走和生活，像家犬一样索要水和食物。卡玛拉两年后才会直立，6年后才艰难地学会独立行走，但快跑时还得四肢并用。直到死也未能真正学会讲话：4年内只学会6个词，听懂几句简单的话，7年时才学会45个词并勉强地学几句话。在最后的3年中，卡玛拉终于学会在晚上睡觉，她也怕黑暗了。很不幸，就在她开始朝人的生活习性迈进时，她死去了。辛格估计，卡玛拉死时已16岁左右，但她的智力只相当于三四岁的孩子！

"狼孩"的事实，证明人类的知识和才能并非天赋的、生来就有的，而是人类社会实践的产物。人脑是物质世界长期发展的产物，它本身不会自动产生意识，它用于思考和加工的原材料来自客观外界，这需要参加社会实践，并与人交往。这种社会环境倘若从小丧失了，人类特有的习性、他的智力和才能就发展不了，一如"狼孩"刚被发现时那样：有嘴不会说话，有脑不会思维。

家犬不可能学会直立行走，更不可能学会说话，而"狼孩"的体内毕竟有着人类的DNA，卡玛拉在死时已经逐渐恢复人类特有的习性，这就是人社会化的过程。

狼孩在完全没有人类的环境下成长，身上就带有了动物的特征；那么，从小就在与世隔绝的孤立环境下长大的孩子，他们的行为又会是怎么样的呢？

一个小女孩在18个月左右的时候被锁在一间小屋子里，她童年的许多时光是在一个小便桶椅上度过的，她父亲在她小时候就将她捆在小椅子上。没有被捆在椅子上时，她就被放在婴儿床上，置于一个没有窗户的房子里。她的母亲被允许给她喂食，但她的父亲不准她们在房子里发出任何嘈杂声，也没有人同她讲话。

当人们发现她时，女孩已是一个消瘦憔悴、情感受滞的少女，她不会说话。医生没有发现女孩有任何生理上的缺陷，于是心理学家认由于长期的社会隔离，剥夺了她说话的能力。

女孩后来被带到医院接受疗，之后的生活里她都取得了一些进步，例如，学会使用厕所，熟悉若干单词，等等，但是她从未说出一个完整句子。

当然，儿童在与世隔绝的环境中成长的例子是极个别的情形，但我们可以从案例中得出结论，人之初并不像其他小动物一样具有动物的天性，比如鸭子生下来就能找水和游水，人类的知识与才能不是天赋的，直立行走和言语也并非天生的本能，这都是与社会成员的互动所带来的。

还有人十分羡慕世外桃源般的生活，其实那只是一个理想化了的虚拟世界。而且就算是世外桃源，也必须有人与人之间的交往。一切都靠双手自力更生的生活，绝不会比在现实社会群体中的生活更轻松。

无论是丛林成长的"狼孩"还是被隔绝于世的女孩，她们的"回归"之路就是社会化的过程。同样，她们呱呱坠地的那一刻，就具备了人之初的属性。在她们回归社会之前，仍保持着人之初的本性，还是一张白纸。尽管关于人之初本性的争论亘古不休，在宗教、哲学等领域也各有不同，但有一个共同的结论：那就是社会对人的影响，社会能让一个人学会独立行走，学会劳动，学会沟通。所以与人交流是我们的一项技能，更是让我们在社会上获得发展的重要基础。

"恐惧评价"：阻碍交际的心理病灶

"人无完人"是我们都明白的道理，然而总有很多人恐惧外界对自己的评价，把过多的注意力放在自己不好的一面，而忽略自己积极的一面。

但是人们总喜欢评判一个人的外形，却不重视其内在。要想成为一个独立的人，敢于交际并且在交际中获得人生的完整，那么每个人都要坚强到能承受这些批评。因为过分地恐惧外界的评价会严重影响一个人的学习、工作、事业和前途。

下面的潘亮就十分在意外界对自己的评价，导致内心失衡。

潘亮是一名刚走上工作岗位的小伙子，对别人的观点十分在意。尽管已经大学毕业参加了工作，但他对与其他人交往有一种恐惧感，见到人脸就红，过分担心别人对自己的评价。尤其是陌生人，如果与他们在一起时，他便会感到一种莫名其妙的紧张，脸红得能够滴出血来。当他与别人并肩而坐的时候，心中总是想要看看别人，看别人对自己的表情，这种欲望很强，但又因为恐惧而不敢转过脸去看。

这种情况愈演愈烈。如果有事必须与他人接触时，不论对方是男是女，潘亮一走近对方，便感到心慌、神情紧张、面部发热，不敢抬头正视对方。如果与陌生人坐在一起，相距两米左右时，他就开始感到焦虑不安、手心出汗，神情也极不自然。由于这一原因，他很害怕与别人接触，进而害怕到出去做业务，这影响了他的工作和正常的生活，潘亮的内心感到非常痛苦。

通过心理医生的询问才得知，潘亮在小的时候父母管教很严厉，他后来恐惧家长的评价，恐惧老师的批评，甚至面对领导的正常询问时，也认为领导对自己的不满。

的确，我们应该重视别人的评价，那是对我们的提醒与帮助。但是如果愈演愈烈，就会失去信心。

每个人活在世上都有追求，并且希望达到完善，这本是一种天性。但人性的历程始终是得失相随，因而每个人都应该有一定的心理承受能力。在重视外界的评价时，也要积极地提高自我评价。

有一个叫姚勇的个体户，自从参加一位朋友的生日宴会后，就突然感到莫名恐惧，不敢去经营自开的一家百货店，而闲在家里。家人也为此整日愁眉不展，后来在朋友的百般追问下他才道出了原因，他对朋友说：

"我两年前下岗，自己开了一家百货店，生意挺不错。不久，街坊一位长得挺'帅'的哥们儿也开了一家更大的商店，开后不久生意就红火起来。一次我和他一同去赴一位朋友的生日宴会，都是同行，他大受朋友们的欢迎，不少人争着和他聊天，像众星捧月似的，搭理我的人却很少。于是顿感心中不安，中途退席回家。从此，不时感到惶恐不安，老觉得我绝不可能超过他而感到害怕。开始还只是怕和他在一起，后来连见到他也害怕，整天担心他会突然出现在自己面前。不久，就连顾客上门买东西也感到害怕，无法继续营业而停业待在家里，如此情况已有一年多了。不知道这种状况还能持续多久，我老婆现在也不想和我生活在一起了。"

姚勇的遭遇让我们看到他对他人评价的恐惧的可怕。许多杰出的人士，之所以被能力不如自己的人击垮就是因为不善与人沟通，不注意与人交流，被一些非能力因素打败。所以不能融入人群无异于自毁前程，把自己逼入社交的"死胡同"。

倘若今天为某个人换衣服，往后的日子里，也就不知要为多少人换衣服？换来换去，还有自己吗？做人亦如同穿衣，不能改来改去；否则，也就不会有自己了。做人永远要以自己的意志为转移，人活一世，不可能让所有人满意，重要的是要保存一个真实的自我。其实，生活中原本就没有什么一成不变的条条框框，只要你去改变，按自己的方式生活，世界也会随着你变。

其实，人要坦然地面对自己的缺点，但是也要建立对自己积极的评价。在与人交际中，正视缺点的存在，不逃避，不沮丧。当你自己看得起自己，那么别人也会尊重你。即便对方存在对你的偏见，如果你没有否定自己，你就有足够的勇气去证明自己，提高别人对你的评价。

矮化"镜像自我"，让你怯于交际

库利是19世纪末期和20世纪初期的社会学家和社会心理学家。"镜中我"的概念是库利在1909年出版的《社会组织》一书中提出的，源自库利对自我的反映特征的一个比喻：每个人都是另一个人的一面镜子，反映着另一个过路者。也就是说，人对自己的了解实际上是通过他人对自己的看法来获得的。

库利认为，一个人的自我观念是在与其他人的交往中形成的，一个人对自己的认识是其他人关于自己看法的反映。他说道："一个人对于自我有了某种明确的想象——即他有了某种想法——涌现在自己心中，一个人所具有的这种自我感觉是由别人思想的、别人对于自己的态度所决定的。这种类型的社会我可以称作反射的自我或镜像自我。"所以一个人的自我是在与他人的联系中形成的，这种联系包括三方面：

（1）关于他人如何"认识"自己的想象；

（2）关于他人如何"评价"自己的想象；

（3）自己对他人的这些"认识"或"评价"的情感。

以他人为镜可以照出自己身上的优点和不足，但过于依赖那面"镜子"也会让人迷失。因为社交恐惧的人性格偏内向，对自己的评价很低，这是矮化的镜像自我。

古语说："以铜为镜，可以正衣冠；以人为镜，可以明得失。"意思是说，每个人都是一面镜子，我们可以从别人的评价中发现自己，认识自己。然而，如果一个人总是用别人的评价当"镜子"，那么就会因为对方的一句批评或者负面评价，就会让自己陷入自我否定中，甚至阻碍自己的社会交际，这正是因为过分依据的"镜像"中的自我太"矮"所致。

现年30岁的陈倩，就职于一家国际贸易公司。在刚入职的时候，她的工作完成顺利，心情也很好，与同事的相处不深，但也没出现过什么问题。有一次，她的上级财务经理做常规的例行检查，审查财务账目时，陈倩便感觉非常紧张。

陈倩本来把工作做得很好，但是不知为何，在回答经理提问时，她却紧张得连说话都结结巴巴，并且脸都憋红了。经理以为她工作上出了纰漏，上级领导得知后，又找她谈话，结果还是一样，虽然工作没出现错误，但是领导还是将信将疑。

自此之后，陈倩特别怕见领导，进而发展到不敢与同事打交道，甚至不愿去公司的餐厅就餐。她明知道自己问心无愧，没什么可怕的，但总是控制不住地害怕，为此，她的生活和工作受到了极大的影响。

不久，公司举办了元旦舞会，而且还邀请了社会上很多领导和来宾，而且公司内部有规定，没有特殊情况的一律不准请假。陈倩一想到舞会要遇见很多人尤其是要与陌生人和领导交流，她就感觉紧张，因为她从小到大从来没有参加过这么大的舞会，见过如此多的名流人士。

这使她感到非常恐惧，害怕与这些人见面、说话，或是礼节出现错误，从而获得他人的嘲笑，尽管舞会开始的前一天，她还在鼓励自己，给自己暗暗打气，希望自己第二天能够顺利出席舞会，但是她担心自己的"老毛病"又犯了，她一想到舞会会心跳加速，认定自己在舞会上一定会出错，预感自己在公司的地位和名誉会因为舞会上的失误受损。

最终，她选择不出席公司的舞会，关掉了手机，封闭了自己。

陈倩就是自己将"镜像中的自我"给矮化了。社交恐惧的人会对外界的刺激非常敏感，认为他人有意识地监督自己的一言一行，为此，他们担忧自己会出现某种错误或是遭到嘲讽。其是到社交场合，总会处于一种莫名的心理压力之下。

哲人说："诚实地向自己展开自己，这是人生一道优美的风景线。"自知，就是要知道自己、了解自己。常言道："人贵有自知之明"，把人的自知称之为"贵"，可见人是多么不容易自知；把自知称之为"明"，又可见自知是一个人智慧的体现。人之不自知，正如"目不见睫"——人的眼睛可以看见百步以外的东西，却看不见自己的睫毛。

这与过分矮化自己的道理相同，无论别人怎么样评价你，你都要相信自己，不要自己矮化自己。无论与你交际的人有多么大的"光环"，你也不能因此而看低自己。所以，遇事要用正确的思维方式，不要完全信你听到的、看到的一切，也不要因为他人的批评、鄙视而轻视自己，摒除自卑感产生的压力，找回坚定的自信。唯有如此，你的生命中才能处处充满灿烂的阳光。

亲和动机——人际吸引的心理倾向

在心理学上，亲和动机是指需要与人亲近的内在动机。例如，需要别人关心、帮助，需要友谊，需要爱情，需要别人的承认和接纳，需要别人的支持与合作等都属亲和动机。在生活中，每一个人都有需要与他人相处的渴求和愿望，这样的人际交往的深层原因在于人们害怕孤独，并且感到自身的力量单薄，需要"抱团取暖"。

亲和动机是一种重要的社会性动机，当它引发的亲和行为得以顺利进行时，个人就感到安全、温暖、有信心；当亲和行为受到挫折时，个人就感到孤独、无助、焦虑和恐惧。同时它也是人类普遍具有的社会动机之一。

有一个叫青青的女孩，她不和学校的同学进行交往，甚至连班里的女同学跟她交往也非常少。这是因为，青青的妈妈在她很小的时候就出国打工，青青跟着爸爸长大。父女之间缺少沟通，有很多事情青青不愿意去和爸爸说。青青又长期住在大杂院里，经济上的贫困，亲情的缺失，导致了青青孤僻的性格。

虽然青青极想得到大家的关爱，但是渴望得到而又不能得到，于是就越发的孤独。青青对周围的人经常怀有一种厌烦、戒备的心理，似乎什么事情都与自己无关，表现得非常漠不关心，总是一副自我禁锢的样子。

虽然青青有时候看上去挺活跃的，但是总给人一种不真实的感觉，而是非常做作，这是因为青青为了改变别人对她的印象而故意为之。

虽然青青有着"不合群"的性格缺陷，但是她的亲和动机很强，因此她试图努力改变别人对她的看法，只是连她自己都没有发现。

的确，在现实生活中，每一个人都有与他人保持往来、建立联系、获取伴侣和友谊的需要，都有与他人保持相处和与群体保持关系的愿望，这是一个人处于高度不安的恐惧状态时，希望同处境、地位、能力等与自己基本相当的人取得协作，建立友好关系的内心欲求。

在对亲和动机的研究者中，沙赫特是最为著名的。他在研究了长期处于孤立状态的人后，发现他们的日记中记载着许多难以忍受的精神痛苦和不安的心境。

沙赫特以62名女大学生为被试，并将她们分为实验组（32人）和控制组（30人）两组。对实验组被试，主试先让她们看一些令人生畏的仪器，并告诉她们将用这些仪器在她们身上做实验，实验会有电击，能使人痛苦但无伤害。

对控制组的被试，既不让她们看见仪器，也不告诉她们电击之类的事。

然后告诉两组被试，实验开始之前要提前几分钟到实验室等候，可以独自到实验室来等候，也可与别的同学结伴来实验室等候。

每个人都需要做出选择：独自等候还是愿结伴等候。

选择的结果是，实验组被试32人中有20人选择结伴，占62.5％；控制组30人中只有10人选择结伴，占33.3％。这个实验结果说明，越是在焦虑、恐惧的情境下，人们合群或亲近他人的倾向越强烈，处于高度恐惧中的人比低度恐惧的人亲和需要更加强烈，这就是人际吸引的基础所在。

一个人在整个的社会活动中都不同程度上会表现出亲和动机倾向，因为人类整个社会发展都离不开人与人之间团结的友爱、相互扶持和帮助。亲和动机强烈的人激发你的亲和动机吧，这样能够对朋友、对家庭、对团体充满向往，并渴望同他人建立一种充满友情的关系，渴望成为一个群体中的一员，渴望友谊、被别人关爱、不受排斥。

与他人加强情感的交流就尤为重要。不要拒绝与他人交流，试着去学会打开自己紧闭的心扉，你会发现身边的朋友其实像一道保护墙，在身边默默地关心你，你自己并不是孤单的。融入社会，要不断树立起对生活的信心和勇气，只有这样，才能真正体会到人生的美好。

走出羞怯和自卑的心理困境

羞怯与自卑不同，但是在交际中，很多羞怯心理都是与自卑相关联的。我们都知道有一种很有趣的植物——含羞草，它是一种会"害羞"的草，只要你用手轻轻碰一下，这种草的枝叶就会马上合拢，随后又会慢慢还原，因此而得名含羞草。这种神奇植物为什么会"害羞"呢？原来，含羞草叶柄下有一个叫"叶枕"的鼓包，里面含有充足水分，当你用手触摸它的叶子时，叶枕中的水马上流向两边，叶枕瘪了，叶子就像害羞一样垂了下来，这恰似人们的害羞心理。

在人类社会，也有人会在与人交往的时候感到害羞。在一个心理学实验室，有一些孩子在玩一款古老又不过时的肥皂泡游戏，这是心理学家萨姆·普特纳姆设计的实验，这个游戏能把喜欢探索创新的孩子和那些腼腆的孩子区分开。

这个实验道具很普通，只是超市买来的肥皂泡沫和一些恐怖面具，但是实验本身却很有意义。在实验室里，当工作人员戴上恐怖的面具吹泡泡时，孩子们的确表现各不相同。有的孩子高兴地大叫，欢天喜地地冲向这些肥皂泡沫；也有孩子悄悄地躲在门后，看着别人又疯又闹；还有很多孩子被吓得大哭起来。

这些不同孩子表现出不同的性格，心理学家认为，害羞之谜也许就存在于这些难以捉摸的性格差异中。美国哈佛大学心理学家杰罗姆·卡格恩说："当我们同陌生人在一起时，害羞要比正常紧张或半信半疑的焦虑状态更强烈。害羞的孩子染上社交恐惧症的危险性会更高。

羞怯是好是坏，不能一概而论。荷兰的斯宾诺莎曾说："害羞是畏惧或害怕羞辱的情绪，这种情绪可以阻止人不去犯某些卑鄙的行为。"我们常把内向型的人等同于害羞的人，其实不然，羞涩的人确实更有可能是内向型的人，但内向型的人不全是害羞的人。当绝大多数人都和谐地融于社会交往中，害羞者似乎就成了异类。其实，害羞是一种正常反应。俄亥俄州立大学的威廉·加德纳教授说："它是人类性情表现的一方面。"

但是，在交际中，过度的羞怯和自卑心理会使人消极保守、沉溺在自我的小圈子里，不利于成功，甚至有可能造成心理障碍。

尤其是在现今社会，人与人的交流密切，无论是在工作还是学习中，都避免不了与人发生直接关系。但是随着网络和其他先进的交流手段的普遍应用，越来越多的人在交际中陷入困境。社交恐惧不再是少数人的专利，很多人害怕与人说话，当众说话更是会让他们感到恐怖。

做着会计工作的张婷，工作勤奋，任劳任怨。工作三年，有两年被评为优秀，她却一次也没有去领奖，原因是因为害羞不敢上台，实际上她平时见到陌生人就脸红，别人与她开句玩笑便能闹个大红脸，同事们聊天时她便一个人躲在一旁。

上下班在路遇到人，她就从边上溜走，别人跟她打招呼，她只是低着头应一声。单位领导认为她有学历，为人又谦逊，所以想重用她。

宣布任命那天，她极力掩饰内心的恐惧，假装若无其事地坐在会议室中。可当领导要求她表态时，她感觉脸上发热，四肢发抖，嘴巴僵硬得没办法出声，头脑中一片空白，呼吸短促，好似失去控制一样，于是她匆匆走出了会议室。

张婷的羞怯导致了自卑心理，这影响了她的工作成绩和正常的生活，在心理学上她的反应被称为赤面恐惧症。通常情况下，在与人交流中脸红是羞怯的最常见的现象。在我们与陌生人交往中，遇到心目中的所谓身居要职的人，包括上司领导或者专家都会产生紧张的感觉，这时心脏跳动加速，促进血液循环，表现严重就是脸红，很多人受到脸红的困扰。

这本是一种交际中的正常的应激反应，而有羞怯心理的人会感觉自己会有不得体的地方，或者犯了对方一定会知道的错误。他们常常担心自己被别人否定或者被别人耻笑，也许他们曾经在生活遭遇到类似的尴尬境地，所以他们过分追求一种保护，然而认为这种保护恰恰不能让人免于尴尬。心理学家如此描述害羞的人：

他们通常都会在自己的世界中生活得很好，但是一旦把他们推到陌生人前，他们就对自己产生了过度的关注，他们带着消极的眼光审视自己，好像自己是在展示台上挂着的一件大衣或者是某件让人不满意的商品，他们总是想"我的脸是不是变得很红了"，又觉得"我的手或许不应该放在这里"，接着他又觉得自己腿分开的角度是不是让人觉得难受，但是他们越是关注自己认为不正常的部位，而那个部位就越发的难受，他们的本意是要让人觉得自己很完美，但是局促不安的话语和不自然的动作总是让人觉得奇怪。于是他们的脸色真的越来越红，最终他们像只乌龟一样缩回到自己的硬壳里。

实际上，几乎每个人都会感到羞怯和自卑。根据心理学家的研究，只有5%的成年人确信自己从未感到羞怯，大约80%的人认为自己在儿童和青少年时期感到过明显的羞怯。随着人们交往面的拓宽和商业的发展，一些人不得不去面对更多的人际接触。但是对于很多人，面对交际时的羞怯和自卑心理并没有消失，反而在渐渐扩大其影响。

现代社会，交际能力愈来愈显得重要，克服羞怯心理给交际带来了障碍，可以采取下面的办法：

1. 做一些克服羞怯的运动

将两脚平稳地站立，然后轻轻地把脚跟提起，坚持几秒钟后放下，每次反复做30下，每天这样做两三次，可以消除心神不定的感觉。做深长而有节奏的深呼吸。害羞使人呼吸急促，因此，要强迫自己做数次深长而有节奏的呼吸，这可以使一个人的紧张心情得以缓解，为建立自信心打下基础。

2. 改变你的身体语言

最简单的改变方法就是SOFTEN——柔和身体语言，它往往能收到立竿见影的效果。

所谓"SOFTEN"，S代表微笑；O代表开放的姿势，即腿和手臂不要紧抱；F表示身体稍向前倾；T表示身体友好地与别人接触，如握手等；E表示眼睛和别人正面对视；N表示点头，显示你在倾听并理解它。

3. 主动把你的不安告诉别人

诉说是一种释放，能让当事人心理上舒服一些，如果同时能获得他人的劝慰和帮助，当事人的信心和勇气也会随之大增。

4. 学会调侃

首先得培养乐观、开朗、合群的性格，注重语言技术训练和口头表达能力，还要去关注社会、洞察人生，做生活的有心人。

"调侃"，对于害羞的人而言，是一味效果很不错的药剂。服了它，你的一句话，可能就会让生活充满情趣，让你自己也充满自信。

5. 讲究谈话的技巧

在连续讲话中不要担忧中间会有停顿，因为停顿一会儿是谈话中的正常现象。在谈话中，当你感觉脸红时，不要试图用某种动作掩饰它，这样反而会使你的脸更红，进一步增加你的羞怯心理。

美国著名的心理专家朱迪斯·欧洛芙博士在其《正向能量》中说："害羞是一种毫无意义的感觉，只会给内心带来痛苦，让你体会挫败，产生退缩心理，同时吸干你的生命力。"不仅如此，朱迪斯·欧洛芙还把害羞描述为"从内心深处狠狠地剜了一刀"，把害羞比喻成人们能量场中一道细微的伤口。而英国早期的著名思想家约翰·洛克这样说过，不良礼仪有两种，第一种就是忸怩羞怯，我们只有克服害羞，才能让别人尊重我们。

的确，害羞与不害羞究竟是好是坏，不能一概而论，但都不能超过一个有限的"度"。尤其是在社交中，我们一定要鼓起勇气战胜自己的羞怯与自卑，因为这是我们与对方平等交往的前提。

有社交恐惧症的人如何做好心理调适

社交焦虑是现代人常见的心理问题，很多人担心与人交往，和陌生人羞于启齿，见到异性便不由自主地脸红，当众说话更是难上加难。他们担心自己陷入尴尬的境地或者在众人面前出丑，于是便回避交往和发言的场合。

下面故事中的文青就遇到了社交恐惧症的困扰。

文清是大学四年级的学生，人如其名，外表文静、温柔，又很聪慧，成绩一直很优异。临近毕业，被学校推荐为免试研究生。然而，自从高二开始，她患了一种怪病——不敢见异性。只要与异性在一起则面红、心慌、紧张、口吃、手足无措，虽经多方求医，也多次给报纸杂志写信求援，但收效甚微。

不知怎么回事，她不敢与异性在一起，无论在什么场合，只要有异性在场就会感到浑身不自在，面红、心慌，越害怕则脸红越厉害。为此她非常恨自己，也常常问自己这一切有什么好脸红的？

但是她就是无法控制自己的想法，无论如何努力也控制不了脸红、紧张。于是，遇到有异性在场的情况下只好赶紧走开，有时不得不与异性打交道，也只好尽量距离远些，办完事赶快逃走。在上课的时候，她总是选择最后一个进教室，就坐在最后一排，下课最先一个离开教室，就像逃跑一样。上课时也总是忐忑不安，唯恐哪位男生在注意她，因而听课效率极低，只好靠着女同学的笔记来复习。虽然成绩未拉下来，但是马上就要毕业了，这样下去太影响生活，总不能一辈子不与异性来往吧。真不敢想象如此下去会是一个什么样子？

她自己也不明白，好像就是害怕别人看出自己脸红，别人要是看出自己脸红，不一定会怎么想呢？很可能别人会想：她脸红了，心里肯定在想什么见不得人的事。

没有办法，她被父母带到了一家心理咨询诊所，经过了解才知道真相。

原来，文清出生在一个世代书香之家，爷爷是某中学教师，父亲为大学教授，深受传统家教的熏陶。她从小就是听话的好孩子，学习认真，尊敬长辈，懂礼貌，成绩也很好，她生性腼腆，从来不敢与男孩子多讲话。

第一次发病时，正值一位男老师讲课，是一位刚从某名牌大学毕业的优等生，身材高大，长相英俊，善于言表，气质颇佳，在大学期间历任学生干部，一直是女生心目中的偶像。接触之初，文清感觉老师很有才华，也很有风度。发病那天，文清在听课时突然对老师有种异样的感觉，似乎有一种冲动，想与老师亲近，当时马上脸红心慌，唯恐这种"肮脏"的念头被别人窥见。

以后每当这个男老师上课时，她总是提心吊胆，唯恐自己再出现那种"不应该"的想法。谁知她越害怕反而越要往那方面想，因此非常紧张。后来又由于担心在其他男老师上课时是否会恐惧，甚至发展到了见到男性就恐惧的地步。

患有社交恐惧症的人是非常痛苦的，这是因为，许多一般人能够轻易做到的事情，他们却往往望而生畏，并且觉得自己没用。越是这样想，他们越是感觉焦虑，这样一来，就会让自己越来越敏感。

做好社交恐惧症的心理调适，首先要正确认识自己的羞怯心理。

其实这个社会中不光只有你要面临社交的焦虑和恐惧，几乎所有人都曾在某个时刻被突如其来的社交恐惧所打垮。一份来自美国的研究资料称：约有40%的人在社交场合感到紧张，那些神采奕奕的政界人士和明星，也有手心出汗、词不达意的时候，虽然有一些人表面上侃侃而谈、镇定自若，实际上内心也在焦虑不安。

可见，社交恐惧是一种常见的心理问题，只要你能够调整心态，做好自己的心理调适，就能够让自己适应社交生活，走出封闭的圈子。

1. 珍惜发言的机会

有意识地寻找各种机会发表言论，与人沟通，可以帮助自己快速建立信心。通过在各种场合下与各种人进行交流，能够锻炼自己的勇气，慢慢地消除羞怯与恐惧心理。

2. 建立自信

任何一个人在讨论自己擅长和熟悉的内容时，都会比谈论那些对自己来说完全陌生的内容更有自信，这与口才无关，而是受到信心的影响。所以，在平时可以增加自己的知识量，不但要学习感兴趣的知识，还要多了解一些自己不熟悉但世人皆知的常识。这样不但可以让你在特定领域与人顺畅沟通，也可避免在其他内容的讨论中犯一些低级错误而打击自信心。

3. 不要怕丢面子

首先要记住一句话：也许真正看重你面子的人只有你自己。事实上，很多人之所以不愿意与人交际，是怕说错话被人嘲笑、丢面子。而事实是没有人愿意记住别人丢脸的事，而真正在意这种状况的也许只有你自己。如果你自己过分在意别人的眼光，反而会放大你在别人眼中的缺陷。所以，不要怕丢面子，因为你越是担心，反而越容易束手束脚，引发别人的关注。

4. 恢复勇气，不被安全感所迷惑

对安全感的过分追求只会适得其反。很多人恐惧社交的原因是在内心过度放大了那些因说错话而带来的负面影响，这样的心态让自己在与人交流时始终处在紧张不安和缺乏安全感的状态下。所以放弃追求安全感，走出自己的心理"牢笼"，这是参与社交的第一步。

坚持这些办法你就会发现，其实与人交流远没有你想象中那么难。甚至，在你有过几次与人愉快交流或者当众成功发言的经历后，你很容易就能找到其中的规律，从而发现与人交往的乐趣。如果你每次都照着上次成功的经验去做，不久你会很自然地发现自己的朋友开始增多，你也愿意大胆地开口与陌生人交流，社交困扰开始减少，你所担心的社交障碍也就慢慢消除了。

主动交际，远离自怜的阴影

有些人在生活、事业上遭到挫折与打击后，精神上受到压抑，对周围环境逐渐变得敏感，变得不可接受，于是才选择厮守在自己的世界里。但是人毕竟是社会性动物，难免会与别人发生这样或者那样的联系，所以如果一直封闭自己，必定会给我们的生活带来很多不必要的麻烦。

许多寂寞孤独的人之所以会如此，是因为他们不了解爱和友谊并非是从天而降的。一个人要想受到人的欢迎，或被人接纳，一定要付出许多努力，实际上如果你敢于主动出击，能够很好地与人交往。林肯曾说：人们的快乐与否不过就和他们的决定一样罢了。

萝拉失去了自己的丈夫，她悲痛欲绝，自那以后，她便陷入了一种孤独与痛苦之中。"我该做些什么呢？"在她丈夫离开她近一个月之后的一天晚上，她跑来向一位好友求助，"我将住到何处？我还有幸福的日子吗？"

朋友极力向她解释，她的焦虑是因为自己身处不幸的遭遇之中。但时间一久，这些伤痛和忧虑便会慢慢减缓消失，她也会开始新的生活。

"不！"她绝望地说道，"我不相信自己还会有什么幸福的日子。我已不再年轻，孩子也都长大成人，成家立业，我还有什么地方可去呢？"

可怜的萝拉得了严重的自怜症，而且不知道该如何治疗这种疾病。好几年过去了，她的心情一直都没有好转。

统计数据显示，大部分结了婚的女人都比丈夫长寿。但是，一旦丈夫过世，这些女人都很难再快乐地生活。这是妻子大部分以家庭为中心，并以家人为主要相处对象，所以她们很容易封闭自己，陷入到自怜中。但是，如果人决心摆脱孤独，主动追求幸福的话，那么自然可以让自己重新快乐起来。

很多人也有着与萝拉一样的遭遇，但是，有的人懂得释放自己，主动改变自怜的境遇，有这样一个故事：

一艘正在地中海蓝色的水面上航行的游轮，上面有许多正在度假的已婚夫妇，也有不少单身的未婚男女穿梭其间。他们个个兴高采烈，随着乐队的拍子起舞。其中，有一位大约60来岁的单身女性也随着音乐陶然自乐。这位上了年纪的单身妇人曾遭丧夫之痛，她的丈夫曾是她生活的重心，也是她最为关爱的人，但这一切全都过去了。她一度陷入到自艾自怜的境地。

经过深思之后，最终她决定把自己的哀伤抛开并开始自己的新生活。

但是她已经自我封闭了太久。有一段时间，她很难和别人打成一片或把自己的想法和感觉说出来。因为长久以来，丈夫一直是她生活的重心，是她的伴侣和力量。她知道自己长得并不出色，又没有万贯家财，因此在那段近乎绝望的日子里，她一再自问：如何才能使别人接纳并需要自己？

后来她终于找到了答案——想要远离自怜就要主动交际。心理学家告诉她得把自己奉献给别人，而不是等着别人来给她什么。心理学家说道："远离自闭没有什么特别的方法，只要你主动就能够做到。在每天起床的时候你都有两个选择——快乐和不快乐，不管快乐与否，时间仍然会不停地流逝。想让自己快乐起来，就要主动选择。"

她明白了这一点，她擦干眼泪，换上笑容，开始抽时间拜访亲朋好友，尽量制造欢乐的气氛。不多久，她开始成为大家欢迎的对象，时有朋友邀请她吃晚餐，参加各式各样的聚会。后来，她参加了一艘游轮的"地中海之旅"。在整个旅程中，她一直是大家最喜欢接近的目标，因为她对每一个人都十分友善。在旅程结束的前一个晚上，她的舱旁是全船最热闹的地方。

不难发现，那些能克服孤寂的人，无论走到哪里都善于与人们培养出亲密的关系。就好像燃烧的煤油灯一样，火焰虽小，却仍然产生出光亮和温暖来。而这一切都是靠着自己主动争取得来，而绝非他人的布施。

除了真诚，远离自怜、主动交际也许还需要一点交际技巧：

1. 重视首印效应

一个人的第一印象给别人的感觉最深，别人也可以从这上面大致地看出一个人的内在品质来。同样一个人能否"惹"人喜爱，就看他能不能获得别人的认同，看他怎样恰到好处地适应别人的情感需求。

2. 学会赞扬

找机会赞扬某人，会赢得那人的好感。这是因为人们都有一种显示自我价值的需要。真诚的赞扬不仅能激发人们积极的心理情绪，得到心理上的满足，还能使被赞扬者产生一种交往的冲动。

3. 学会尊重他人

社会交往中，获得尊重既是一个人名誉地位的显示，也表明他的德操、品行、学识、才华得到了认可。无论是年长者还是年轻者，位尊者与位卑者都期望别人尊重自己。因此，那些懂得尊重别人的人，人们对他产生好感就是情理之中的事了。而主动问候就是最便捷、最简单地表达一个人的敬意的交际行为。从问候切入交际活动，十有八九会有一个圆满的结果。

总之，很多人都习惯自怜，或者抱怨身边没有真正的朋友，这是因为他们故步自封，不肯走出自己的世界主动与那些乐观阳光的人交流，当他们交流的欲望被自己压抑之后，随之而来的便是深深的孤独。但是，你一定要记住，与人交往是每个人的自由，又何苦让自己的人生陷入痛苦与不安呢？所以，主动交际吧，让自己在与朋友的交往中获得快乐与充实。

从一个人的世界中走出来

凯思·柯林斯曾经说过："把自己封闭起来，风雨是躲过去了，但阳光也照射不进来。"这句话形容那些自我封闭的人就像把自己锁进了坟墓一样，而心理学家说："打开心灵，才能容纳万物；告别自闭，才能沐浴阳光。"这就说我们应该大胆地打破自闭心理的束缚，从一个人的世界里走出来。

小凤今年上初中了，是个内向的小女孩，别的孩子每天开开心心地上学，一到学校里就和别的同学打成一片。小凤却像是一只落单了的孤雁，经常一个人躲在一个角落里，别的同学找她一起玩，她也只玩一会儿就悄悄走开了。

每天上课时，小凤似乎也在听讲，但是明显地心不在焉。班主任刘老师很快发现了小凤的这些异常举动，她决定去小凤家里做一次家访。

这天放学后，刘老师来到了教室，找到小凤，"小凤，明天老师准备去你家见见你的爸爸妈妈，你晚上回去告诉爸爸妈妈。"小凤只是点了点头。

第二天放学后，小凤收拾好书包就和刘老师出了校门。一路上，小凤只顾低着头走路，刘老师问了她一些家里的基本情况。老师问她三句，她才回答一句。刘老师感到很纳闷，不知道这个小丫头是怎么了。

来到家里，见到了父母，小凤只说了一句："妈妈，我们老师来了。"然后就进了自己的小房间，再也不出来。

刘老师将小凤在学校里的一些表现告诉爸爸妈妈，妈妈告诉老师："这孩子在家里也不怎么爱说话，上小学的时候她可不是这样的。但是小学升初中的那次考试，她因为感冒发烧，没有考上市重点，和她关系不错的几个同学都进了市重点，从那之后，她就像是变了个人，整天闷闷不乐的。上初中后，我们见她不开心，也没知心的朋友，就鼓励她去找以前的同学玩，但是她说他们上了市重点，不好意思去见他们。现在这孩子话越来越少了，平时见到亲戚朋友也像不认识一样，她现在这个样子我们很心疼，但是也拿她没办法。"

经过交谈，刘老师终于明白，小凤是因为升学考试的失败导致了她陷入了自己的世界中。

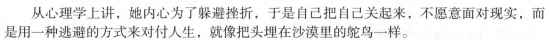

从心理学上讲，她内心为了躲避挫折，于是自己把自己关起来，不愿意面对现实，而是用一种逃避的方式来对付人生，就像把头埋在沙漠里的鸵鸟一样。

陷入自己的世界中会对周围的一切产生隔膜，而且经常伴随着"白日梦"，在自己的幻想中寻找安慰。这样无疑会毁掉自己的快乐生活，也会让周围的朋友、亲人一起忧伤。通过一项调查显示，认为金钱、财富、健康是生活满意度的主要指标的只占20%，而80%的被调查者认为，孤单、压力才是影响人的寿命以及幸福感的最主要因素。

那么，怎样才能从一个人的世界中走出来呢？心理学家给了以下建议：

1. 学会关心别人

孟子说："爱人者人恒爱之。"你如果能主动伸出善意的手，就会被无数友好的手握住。如果你期望被人关心，那么你首先得关心别人。关心别人，帮助别人克服了困难，不仅可以赢得别人的尊重和喜爱，而且也会给你带来满足感，增强你在人际交往中的自信心。

2. 学会求助

有了困难你要学会向别人求助，而不是一个人自怨自艾。当别人帮你克服了困难，你的心理状态就会从紧张转为轻松。而且，在倾诉的过程中，心理压力就会不自觉地被卸掉了，而且这样的互助能够加强你与他人之间的情感交流，获得心理安慰。

3. 学会和别人交换意见

良好的人际关系始于相互的了解，这种了解基于彼此在思想上和态度上的沟通。因此，经常找机会与别人谈谈话、聊聊天，讨论某些问题，交换一些意见是非常重要的。

4. 不要掩盖自己的真实感情

很多人为了避免让别人看到自己的眼泪而躲到洗手间去，其实这样的做法会把自己的"真性情"掩饰起来，生活中你要遵从内心，听取心灵的声音。这样才能让对方感受到你的真诚，而正是这种真诚才能让人与人打开心灵来接纳彼此。

5. 发自内心地喜欢别人

在生活中，有很多这样的情况，就是两个人的相互喜欢是由一个人对另一个人单方面喜欢开始的。比如一个女孩开始时对一个追求她的男孩并没有多少好感，但是这个男孩子表现出了对她特别喜欢的态度，使这个女孩久而久之也对这个男孩动心，最后接受了他的追求。心理学家研究发现，人有这样一种很强的倾向：人会喜欢那些喜欢我们的人，而不管他们的价值观、人生观都与我们不同。所以主动争取，是打开心门的第一步。

总之，从一个人的世界中走出来才能放开自己的心灵，这样的人生才会有灿烂的色彩。正如泰戈尔说的：一个人，正和一把剑一样，不能永远在剑鞘里。剑鞘所隐藏的只是这一武器的主要部分，这一部分所有的剑全都是一样的。铸剑的人只能在剑柄上表现出自己的独特才能，在上面刻上独特的花纹。同样的，一个人应该可以在社会上表现自己的独特个性。

所以，尝试打开心扉吧，让别人走近你的心灵城堡，只有这样才能为你赢得友谊和充实的生活。

友情是一剂灵药，能疗好自闭的伤

在这个充满竞争的社会里，我们的成长伴随着与别人心灵的不断疏远，逐渐地与人有了隔阂，因此在茫茫人海里常感到万分孤独。

所以我们需要友情，友情是为心灵疗伤的灵丹妙药。治好了心灵的伤病，身体的病痛也就减轻了。

有一个叫德诺的少年，10岁那年，他因输血不幸染上了艾滋病，伙伴们都躲着他，只有大他四岁的爱笛依旧像从前一样跟他玩耍。

一个偶然的机会，爱笛在杂志上看见一则消息，说新奥尔良的费医生找到了能治疗艾滋病的药物，这让他兴奋不已。于是，在一个月明星稀的夜晚，他带着德诺悄悄地踏上了去新奥尔良的路。

为了省钱，他们晚上就睡在随身带的帐篷里，德诺的咳嗽多起来，从家里带来的药也快吃完了。这天夜里，德诺冷得直发抖，他用微弱的声音告诉爱笛，他梦见两百亿年前的宇宙了，星星的光是那么暗，他一个人待在那里，找不到回来的路。爱笛把自己的鞋塞到德诺的手上："以后睡觉就抱着我的鞋，想想爱笛的臭鞋还在你手上，爱笛肯定就在附近。"

孩子们身上的钱差不多用完了，可离新奥尔良的路还很远。德诺的身体越来越弱，爱笛不得不放弃了计划，带着德诺又回到了家乡。爱笛依旧常常去病房看望德诺，他们有时还会玩装死的游戏吓医生和护士。

秋天的下午，阳光照着德诺瘦弱苍白的脸，爱笛问他想不想再玩装死的游戏，德诺点点头，然而这回，德诺却没有在医生为他摸脉时忽然睁开眼笑起来，他真的死了。

那天，爱笛陪着德诺的妈妈回家。两人一路无语，直到分手的时候，爱笛才抽泣着说："我很难过，没能为德诺找到治病的药。"

德诺的妈妈泪如泉涌地说："不，爱笛，你找到了。"她紧紧搂着爱笛，"你给了他快乐，给了他友情，给了他一只鞋，他一直为有你这个朋友而满足。"

的确，我们喜欢与朋友相处，这是因为喜欢我们的人使我们体验到了愉快的情绪，一想起他们，就会想起和他们交往时所拥有的快乐，使我们看到他们时，自然就有了好心情。

很多人都抱怨身边没有真正的朋友，对于他们来说，他们有时将自己封闭起来，不肯走出自己的世界，主动与那些乐观阳光的人去交流，所以当他们交流的欲望被自己压抑以后，带来的便是深深的孤独感。

大多数人都有不善于同陌生人打交道的习惯。比如，当我们赴一个规模较大的宴会的时候，大家都会有一种不约而同的想法，就是最好避免和陌生的人同席，因为和熟人同席就有说有笑，和陌生人就失去乐趣了。这其实就是一种社交恐惧。

所有的朋友都是从陌生到认识再到一步步发展成为朋友的。任何深厚的友谊都是由陌生向成熟的阶段培养而建立的。可以说，学会和陌生人交往，既是提高个人社交能力的需要，也是结识新友、建立人脉的重要途径。

美国前总统罗斯福是一个非常善于结交朋友的人。在一次宴会上，看见席间坐着许多不认识的人，他想与这些人相识。于是，他找到一位熟悉的记者，从记者那里一一打听清楚了那些人的姓名和基本情况。然后主动和他们接近，叫出他们的名字，并与他们谈论一些与他们的生活或工作有关的事。当那些人知道这位平易近人、了解自己的人竟是著名政治家罗斯福时，大为感动。以后，这些人都成了罗斯福竞选总统的支持者。

所以只有你认识到这个世界没有所谓的陌生人，只有未结识的朋友，把每一个陌生人都当做你的下一个朋友去看待，你才能真正走出社交恐惧。

其实，只要大方地首先伸出你的双手，对方一定会给你热情的回报的。我们的生命中，总会来来往往许多的陌生人，既然有缘相遇或是相处，就要学会珍惜，学会创造那一分那一秒的快乐，那也是我们人生旅程的一部分，是我们生活的点滴。想要拥有时时处处的友善氛围，就得先伸出你的手，露出你的微笑，你的世界会因你而改变。

也许你今天在长途旅行，长途车上一定有陌生的同伴，不要先等别人来跟你打招呼，主动说一句你好就可以开始你们的攀谈。跟陌生人聊天其实是最轻松的事，首先从互相的自我介绍开始，或者不用自我介绍，随便就一个话题讨论。跟陌生人聊天不用顾虑太多，因为彼此的不熟知，你可以随意地发表自己对某事的看法，不用去担心对方对你的看法，因为他（她）不是你生活中的一员。

常见的社交心理障碍调节术

现代生活中很多人深受社交障碍的折磨，他们远离人群，将自己的内心紧闭，过着自怜自艾的生活，甚至有些人因此而性格扭曲。

刘岩刚刚考上大学，觉得苦难的高中生活终于离自己远去了，大学就先多玩玩，把之前那三年没玩上的都补回来。于是，刘岩每天除了上课就是和同学在一起玩。后来，他迷上了网络，打游戏、聊天，玩得不亦乐乎，经常是在电脑面前一坐就是一天一夜，后来还经常逃课。放寒假回家以后，刘岩的父母发现这孩子变化很大，不爱说话，总是发呆，别人和他说话的时候他也总是没办法集中精力，总是想到网吧去上网。刘岩觉得，只有网络才能给他真正的快乐，身边的人和事和网络世界比起来都显得十分没意思。

这是沉迷于网络带来的社交障碍。社交心理障碍严重阻碍了人际关系的正常发展，芝加哥大学的心理学家约翰·卡西奥波说道："我们已经发现社交生活是人类的一个基础部分。"

的确，被动地失去与外界的交流对任何一个人来说都是痛苦的，所以如果你有社交恐惧的倾向，那么一定要做好心理调节。常见的社交障碍有以下几种：

1. 视线恐惧视线恐惧的人与别人见面时，不能与对方对视，当自己的视线与对方的视线相遇就感到非常难堪，身体不知道要摆什么姿势才好。他们急于强迫自己稳定下来，可是往往事与愿违。他们甚至不能集中注意力与对方交谈，谈话前言不搭后语，而且往往失去常态。

2. 赤面恐惧一般人在众人面前时，经常会由于害羞或不好意思而脸红，这是正常的现象。但是赤面恐惧的人会为了自己脸红而感到过度焦虑，自认为脸红是十分羞耻的事，他们会努力掩饰自己的脸红，并因此十分苦恼。有的人惧怕到众人面前，即使在乘公共汽车时，总感到自己处在众人注视之下，终于连公共汽车也不敢乘。

有人要在公众面前发言时，甚至知道自己要上台发言便开始脸红。这些情况在正常人看来会感到很可笑，但对社交恐惧的人来说却是痛苦不堪。

3. 表情恐惧表情恐惧症属于社交恐惧症的一种，这是因为性格过于敏感导致的。表情恐惧的人总担心自己的面部表情会引起别人的反感或被人看不起，对此十分的不安。

比如有一位公司职员，他说话时嘴唇歪斜，自认为给人带来不快，竟不敢在人前说话，每次与人交流都用手捂着嘴，最后因此而考虑辞职，最后甚至不愿见人。这就是表情恐惧。

4. 口吃恐惧有的人做下属十几年，见了领导说话仍是支支吾吾，不知所措；有的人面对初次见面的客户就能侃侃而谈，收放自如。语言表达是一个人最基本的功能，也是与他人交流的最简单的方法。有人将说话视为展现自我的方法，而对社交恐惧的人来说，说话却成为一种负担。

口吃恐惧是社交恐惧的一种。口吃恐惧的人常常说到一半儿就说不下去了，他们常常对此忧心不已，甚至感到自己是个残缺的人，因此非常苦恼。

5. 异性恐惧有的人在与异性或接触时，会感到极大的压迫感，比如感到手不知道放哪里、眼睛不知道往哪里看，而且会拼命注意自己的形象，这种恐惧让他们无法集中注意力，常常伴有脸红、口干舌燥、出汗、抖动等行为。所以，当异性主动与其交往时，他们甚至因掩饰自己的紧张而拒绝。

社交恐惧在某种程度上是不能接受自己的一种表现，根本原因在于不能欣赏自己。调节社交恐惧，就要改变自己，学会接纳自我。下面是心理学家找到的调节方法，或许能为你提供一些答案。

第一，转移注意力。

许多自闭症患者常常喜欢把注意力集中到某一点、某一特定具体事物上，因而导致对外界、对他人的冷漠和自闭。只要注意培养自己在其他方面的兴趣和爱好，转移注意力，在大脑中建立新的兴奋点，自闭症就会很快消失。

第二，以积极的态度对待生活。

树立确定可行的生活目标，既对明天充满希望，又珍惜每一个今天。正确对待挫折与失败，以"失败为成功之母"的格言来激励自己，信念不动摇，行动不退缩。乐于与人交往，加强信心与情感的交流，增进相互间的友谊与理解，得到勇气和力量。增强适应能力，培养广泛的兴趣爱好，保持思维的活跃。

第三，敞开心扉，结交挚友。

遇见真可结交的朋友，务必要用真诚的心爱他们，像爱你的父母或子女一样。不可盛气凌人地对他们，不可听信谗言远离他们。要有福同享，有难同当，这样，你才能得到真正的朋友。真诚友好、相互关心的人际关系，会带来好心情。

第四，告诉自己：没有十全十美的人。

有些人经常将自己和他人比较：比较工作、比较成就、比较外形、比较能力，然后在比较的落差中失落、自卑。须知，没有一个人是十全十美的。

第五，在心里撒一颗自信的种子。

自信是人生不竭的动力，它能帮你战胜自卑和恐惧。你相信自己会成为什么样的人，并且去做了，你当然就会成为你希望的那个人。

第六，在社会交往中开放自我。

现代社会要求人不仅要"读万卷书，行万里路"，而且还要"交八方友"。交往能使人的思维能力和生活机能逐步提高并得到完善;交往能使人的思想观念保持新陈代谢;交往能丰富人的情感，维护人的心理健康。

开放你的世界，走出孤独围城

——化解孤独的心理调节术

人类永远也无法适应孤独

凡有人类的地方，就有孤独。孤独与人生，就像影之于形，从岑寂的远古到喧嚣的现代，孤独这个幽灵无处不在，它在大地上游荡，它在城市中徘徊，它在心灵中驻守。孤独本来是人类的自然本性。但是过度的孤独，使自己与世隔绝，就成为一种消极心理了。

很多人主动选择孤独，他们认为这样很酷。就像中世纪欧洲上流社会的蓝血贵族们，把病态作为一种值得维护的特立独行的骄傲。其实，人无法适应孤独，而孤独的人并非真正喜欢孤独。

比如著名的电影《荒岛余生》——美国的一部励志电影，从电影中我们可以看到主人公如何排解自己的孤独感。

作为联邦快递业务工程师的查克，在一次执行任务中，乘坐的飞机在海洋上空失事，他绝境逢生般的爬上了一个救生气垫，被海水送到了一个无人荒岛，搜救人员没有找到他很快就放弃了。随后，伴随他的是饥饿、恐惧、黑暗、绝望，饿了他就喝椰子汁，渴了就喝落在树叶上的雨水，下雨了他就躲在山洞里，为了生存下去，他学会了钻木取火、打磨工具。近乎绝望之后，他终于成功了，求生本能下，他学会各种在荒岛上活下去的生活常识。

查克克服了肉体上的折磨，但精神上的煎熬让他险些崩溃。深深的孤独伴随着他，无以排解。最后他创造了排球"威尔逊"用来寻求精神陪伴，"威尔逊"是一个用他血肉模糊的手掌拓出的人头像的排球，每当他感觉孤单和恐惧的时候，他会和威尔逊对话，寻求鼓励和支持。

由于没有路过的船只，查克决定离开这个荒岛，他建造自己的船，将威尔逊结实地固定在船头，船下海了，次次海浪几乎打翻了他的船，但威尔逊的存在为他带来鼓励和精神的慰藉，可是后来，威尔逊被海浪冲走了，他近乎绝望地下船游到海中去追威尔逊。

影片中的查克的身上折射出人类的天性。人在孤独久了之后往往希望能在他人身上倾诉，用与人交往、交流来缓解内心的孤独和压抑。电影中的排球起了这个精神伴侣的作用。如果男主角不将排球"威尔逊"当人一样来看待，与"他"交流，那么长达数年的孤独，他即使逃出荒岛也已经失去了交流的能力，更可怕的是，人在长久的内心的孤独和压抑中可能变疯或自杀。人的一生即使是在如何恶劣的处境，都需要心灵上的寄托。

现实生活中，总是有这么一些人常常把自己关在屋子里，将自己的身体、内心与外界完全隔离开来。或者沉默寡言，整天不吭一声；或者面对着电视，一眼不错地呆呆地盯着看；或者面前摆上一本书，眼神呆滞，半天也看不上一页。别人很难进入他的内心世界，他很少与人交谈来往，仿佛是自我流放到一个"孤岛"，他没有一丝逃出荒岛之意，可他却有了明显的变化：孤独、寂寞、烦闷、暴躁、衰老……

其实，人类永远也无法适应孤独，这是因为心理学家通过研究发现，人类具有社会属性。最早对人类的社会性加以研究的心理学家是威廉·麦独孤，他认为社会性是人类的本能之一。

麦独孤通过调查发现人类天生带有许多先天固有的特性，而与他人结伴是人类内心固有的倾向。比如蚂蚁由于本能集合在蚁群中，狒狒由于本能建立起复杂的群体结构，人也因为自己的本能生活在特定的群体中。

人类是群居动物，而人无法适应孤独，人可以独自生活，完成自给自足的生活，但是在心理上无法适应绝对的孤独感。人与人之间必须建立起一定的关系，在生活、工作中互相帮助，才能获得正常生活。因此，社会交往是人们日常生活中最普遍也是最重要的活动之一。人只要离开人际交往，就脱离了正常的生活秩序，甚至导致心理障碍的产生。

孤独是对他人的渴望，是一种必须加以满足的心理需要。亚里士多德称我们为社会性动物，因为我们需要与他人交流。如果它未得到满足，那些渴望、虚无、空虚感就肯定会接踵而来。所以，不要强迫自己去适应孤独了，无论面对怎么样的遭遇，也要鼓励自己主动接触外界，走出孤独的围城。

孤独感是现代人的通病

究竟是什么最终决定人的寿命以及幸福感，是金钱、地位还是遗传因素？实际上，这些因素都不是最重要的，心理学家说道："良好的人际关系才是最终影响人的寿命以及幸福感的决定性因素。"

根据韩国的一份报道显示：因不能忍受老年寂寞而自杀的老人正在逐渐增多。韩国统计厅称，65岁以上老人的自杀人数已从2001年的1448人上升到了2011年的4406人，10年间增长了3倍。也就是说，韩国每天平均有12名老人自杀。

不仅韩国如此，孤独已经成为人类的通病。而孤独也渐渐成为一个心理名词。孤独产生的与世隔绝、孤单寂寞的情感体验，就叫作孤独感。可见，孤独是一种感觉，而不是一种状态。并非与人交往就能真正地化解孤独，所以不难发现我们常常正在与人交流，然而内心却感受着孤独。

随着现代化进程加快，现代交流工具比如手机、互联网等新鲜事物却无法拉近人与人之间的距离。最新一项调查中，有近九成受访者感觉到越来越孤独，近半数人对现状表示不满。人们的压力主要源自经济、职场以及人际关系等方面。

所以，常常会出现这样的情况：我们与大洋彼岸的陌生人聊得不亦乐乎，却与隔壁的邻居形同路人；我们可以交上几十个"关系密切"的网友，可是身边却没有一个人可以推心置腹。其实在现代社会，我们可能会变得更加孤独。

那么，在网络大行其道的现代社会，最孤独寂寞的人在哪里？

美国的网络搜索引擎公司"谷歌"曾在对关键词搜索次数进行统计后发现，输入"lonely"（意为寂寞）次数最多的用户来自爱尔兰的首都。

这个结果可能出乎很多人的意料。爱尔兰曾经是欧盟中最贫穷的国家之一，却在不到一代人的时间里，创造了欧洲的经济奇迹，一跃成为仅次于卢森堡的第二富国，爱尔兰曾经被评为世界上最适合居住的国家。然而，经济的蒸蒸日上、移民的蜂拥而至，却让这个国家多了更多的孤独者。

除此之外，一项针对美国人社会联系的调查报告表明，与20多年前相比，美国人的社会孤独感越来越深，越来越多的人表示，他们无人可以相互倾诉。有接近25%的美国人表示他们根本没有可以信赖的密友，这比20年前高出一倍多。有超过50%的人把他们的伴侣视作唯一的倾诉对象。虽然这预示着良好的家庭生活，但同时也意味着美国人的社会关系更加脆弱，人们越来越孤独。

可见孤独感已成为现代人的通病。随着社会不断发展，这种孤独感可能会越来越强烈地影响人们的生活。李小伟的故事正是如此。

李小伟去年辞了职，在家做起了自由职业一族。刚开始的时候，李小伟的生活很惬意，看看电视上上网，饿了做点饭，不愿意动的时候就叫外卖，有思路的时候写几篇文章投给杂志换点稿费，没思路的时候就打打游戏看看大片，每天的日子优哉游哉。可是时间一长，问题就来了。由于与人交往越来越少，李小伟感到写东西仿佛越来越难，不知道该说什么。

李小伟在生活中也越来越不知道和人说什么了，基本上也就是和楼下小卖店、超市的人说上一句两句。每天在家里，对着空空的房间，李小伟有时还会不自觉地自言自语，他都开始怀疑自己是不是得了自闭症。

李小伟是被孤独笼罩的受害者，孤独感产生后随之而来的通常是情绪低落、忧郁、焦虑、失眠等不健康状态。心理医生指出，在现代社会有很多人其实并不知道自己是被孤独所害，往往是被失眠、焦虑等症状严重影响了正常生活之后来心理医生处咨询，结果发现真正的原因在于孤独。

也许因为人类早在原始社会就过惯了群居生活，所以"孤独"才成为现代人的通病。人害怕自己跟他人不一样，害怕被别人排斥，害怕在不幸的时候孤立无援，害怕自己的思想得不到旁人的理解……总之内心有一种恐慌。似乎人类的心灵越来越脆弱了。其实不然，人们由于缺乏与外界的沟通，才让孤独感充斥在内心。

很多时候，我们抱怨孤独，抱怨没有真正可以沟通的人。其实，是我们自己先把自我封闭在一个狭窄的世界里了，假如你不先伸出友谊的手，又怎能奢望别人来握你的手呢？心理学家认为，真正的孤独，往往产生于那些与外界没有任何情感和思想交流的人。事实上，不管你身处何地，只要你对周围的一切缺乏了解，与身外的世界无法沟通，你就不得不饮下孤独酿成的苦酒。

所以敞开你的心扉吧，主动治疗自己的"现代病"：当你孤独时，当你烦恼时，不妨按响邻居的门铃，聊一聊天；或者邀亲人一块儿散散步，共进晚餐；或是去看望一下久未联系的朋友……做完这一切后，或许你会突然发现：孤独已经离你远去了。

你是"都市孤独症候群"一员吗

根据一项调查显示，生活在大城市中的大多数人都曾感到孤独且压力过大。心理学家表示："随着人均GDP达到3000美元，中国已步入后工业时代社会。在一个后工业社会中，人们容易感到孤独，压力过大。"这被心理学家称为"都市孤独症候群"。

很多人都是自己将自己封闭起来。在与人交往中，他们并不真诚，只是在应付。上班时，我们将自己关闭在一个狭小的空间内，只顾着忙自己的事情，懒得去关心别人；下班时，我们躲在自己的屋里，几乎不与邻居交谈。寂寞时一个人寂寞，开心时一个人开心，这便是冷漠，人们冷漠地看待世间万物，好像世界上除了自己，别人都不重要。

一位建筑大师阅历丰富，一生杰作无数，但他自感最大的遗憾是把城市空间弄得支离破碎，楼房之间的绝对独立加速了都市人情的冷漠。大师准备过完65岁寿辰就封笔，而在封笔之作中，他想打破传统的设计理念，设计一条让住户交流和交往的通道，使人们不再隔离，充满大家庭般的欢乐与温馨。

一位颇具胆识和有超前意识的房地产商很赞同他的观点，出巨资请他设计。图纸出来后，果然受到业界、媒体和学术界的一致好评。

然而，等大师的杰作变为现实后，市场反应却非常冷漠，乃至创出了楼市新低。

房地产商急了，急忙进行市场调研。调研结果出来后，让人大跌眼镜。人们不肯掏钱买这种房的原因竟然是嫌这样的设计使邻里之间交往多了，不利于处理相互间的关系；在这样的环境里活动空间大，孩子不好看管；还有，空间一大，人员复杂，对防盗之类的事十分不利……

大师没想到自己的封笔之作会落得如此下场，心中哀痛万分，他决定从此隐居乡下。临行前，他感慨地说："我只认识图纸不认识人，是我一生最大的败笔。"

其实，需要拆除的不是隔断空间的砖墙，而是人与人之间厚厚的心墙。人们不自觉地将自己化为孤独的一群。

心理学家认为导致"都市孤独症"的原因与都市的生活息息相关，比如城市的拥挤、社会竞争的加剧、生存压力的加大、信息的泛滥，等等。这样的生活环境让人在潜意识里对信息排斥，而且对人际交流厌倦，本能地护卫自己独立的生存空间。此外，戴着面具的职业角色，以及单门独户的封闭的现代住宅也是诱发"都市孤独症"的原因之一。

这种情况，在很多发展迅速的国家都曾出现。在美国加州奥克兰的密尔斯大学，校长林·怀特博士在一次晚餐聚会上发表了一段极为引人注意的演讲，内容提到的便是在都市里蔓延的孤寂感："20世纪最流行的疾病是孤独。"他如此说道：

"用大卫·里斯曼的话来说，我们都是'寂寞的一群'。由于人口愈来愈多，人性已汇集成一片汪洋大海，根本分不清谁是谁了……居住在这样一个'不拘一格'的世界里，再加上政府和各种企业经营的模式，人们必须经常由一个地方换到另一个地方工作——于是，人们的友谊无法持久，时代就像进入另一个冰河时期一样，使人的内心觉得冰冷不已。"

为什么会这样？人们常常公开谈论抑郁症、厌食症、甚至情感障碍症，而很少人主动承认自己有孤独症。

根据统计显示，每十个人就有一个人长期生活在这种长久的孤独感中，然而电视上、杂志里、网络上，每个人都很健谈，但是生活中却是另外一番景象。

贾羽齐自己开公司已经快两年了，用他的话说："这两年过的是没日没夜的日子。"白天打理各种业务，晚上还要陪客户吃饭、联络感情拉关系，夜里睡觉也不踏实，满脑子都是公司的事。公司开张快两年了，完全没有自己的业余生活。

贾羽齐说："不忙的时候，你发现别人忙，找不到朋友可以说话、谈心，心里不踏实。等到自己忙的时候，发现没有人愿意和你交流、谈心，因为你开公司，在别人眼里是所谓的'成功人士'，朋友都和你保持一定距离，而你也确实没有时间去和别人沟通。不管怎样，都觉得自己很孤独。"

贾羽齐，正是都市孤独症中的一人。心理学家认为，"都市孤独症候群"大多是40岁以下的年轻人，他们大多从事较好的职业。除去每周几次去游泳、健身外，几乎所有休息时间都是在家里度过的：看书、看电视、看碟片、玩游戏、上网，虽然在网络上很活跃，但是生活中却几乎不与身边朋友保持联系，即便周末也是如此。其实，"孤独症候群"正带给他们很大的危机。

城市的生活，有时比小镇更让人获得孤寂感；要在大都市里生活，有时更得花点心思去结交朋友，并让这些朋友接纳你、需要你。在去一个大都市之前，要先想好以后的日子——尤其是下班后的时间要如何打发。

所以，我们要认识到自己是不是正处于孤独的困扰，以便及早地找到自己排解孤独的方式。心理学家说道："想摆脱孤独，最重要的是从自己做起，通过改变自我来让别人愿意接近。如果你渴望友谊和朋友，就需要在某种程度上改变自己。"你可以尝试下面方法来帮助自己走出"都市孤独症候群"：

1. 主动亲近别人

真诚坦率地面对生活，积极参与集体活动，扩大自己的交际圈。不要拒绝别人的接

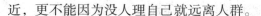

近，更不能因为没人理自己就远离人群。

2. 改变自己的想法

没有人是完美无瑕的，每个人都要努力改正自己的弱点。当你变得越来越优秀时，自然就会吸引到更多朋友，也就会获得良好的人际关系。

3. 培养一些兴趣爱好

兴趣和爱好，可以吸引很多的"同类人"在你身边，所以你可以培养起一些兴趣爱好，自然能够吸引到与你有同样爱好的人。

4. 不要让自己无所事事

保持适度紧张的工作也可以有效改善孤独感，工作可以使人避免滋生出失落感，充实的生活对改善人的孤独心理有很好的调节作用。

总之，如果你生活在都市之中，就要谨防"都市孤独症"。就像身处一个无人的山谷，只有自己主动向外走，才能离开这片荒凉之境，所以，当你感到孤独的时候，不要作茧自缚，而是做好心理调节，主动与人交流，那么孤独就不会成为你的障碍。

孤独不是境地，而是主观感受

孤独者常常感觉被世界遗弃了，而他们甚至无法说出他们是这样绝望的与世隔绝。他们有着这样的想法："我觉得孤独，且这个世界上只有我是这样孤独"，这是一种对孤独病态的偏见。

社会心理学则认为，孤独是一种主观体验，不能简单地靠观察某个人是单独的还是与别人在一起来衡量。一位心理学博士说道："孤独感不是一种简单的心境，而是一种封闭的心理状态，是因感到自身与外界隔绝或被外界排斥而产生的苦闷心情。"

心理学家韦斯将孤独分成两种类型，第一种是情感的隔绝，在这种情况下，一个人与其他特定的个人没有感情上的联系；第二种是社会的隔绝，指一个人没有朋友或亲戚。这两种类型的孤独并不总是一起出现。比如，一个人可能和朋友住在一起，和朋友们一起吃饭、工作、聊天，但是他仍会因为缺乏某种关系而体验着孤独，即使他身处人群之中。

心理学家要求人们形容孤独的感受时，他们所采用形容词常常包括大量的厌恶感：他们不光是孤僻，肯定也没什么吸引力，消极、愚笨。换句话说，他们肯定有点问题。

当今社会，有很多人因为一些特殊原因而不愿意和人交往，逃避社会。他们认为自己陷入了孤独的境地，却没有意识到正是自己主观的作用才让自己真正感受着孤独。他们没有想过改变自己，所以只能让自己变得越来越痛苦。因为一个长期被孤独感困扰的人，精神受到长时间的压抑，不仅会导致自己的心理失去平衡，影响自己的智力和才能的发挥，也会引起人的心理上、思想上的一系列变化，产生诸如思想低沉、精神萎靡、忧郁焦虑，甚至失去事业的进取心和生活的信心。

有人说，孤独是现代人无可逃脱的宿命，这是一种很武断的说法。只要我们改变自己的想法，我们就一定可以走出孤独的境地。认识到这一点，我们是不是觉得自己被自己所骗，误入自己思维的圈套了呢？

如果你想通了，那么，就请勇敢改变自己的想法，主动卸下包袱，热情地表达出你的真实情感，这样就能远离孤独的泥沼。

过分关注自己也是一种自闭

心理学家认为关注他人反而会更加快乐，而关注自己往往会形成自比心理。生活中总有些人一直在扮演批评者的角色，不会关注他人。其实人们不应该对他人吝啬关注，要以包容的态来看待生活。

一位都市中的"白领"有着让人羡慕的工作，然而他却说自己不幸福。他如此说道："即使是在拥挤的地铁、热闹的街市或者在同事的生日聚会上，都能感受到难以排遣的孤独感。我不愿意接触陌生人，即便是无法避免，我也从内心排斥他们，我更愿意自己一个人待在家里，写一写日记，我甚至喜欢与自己对话，而不愿意关注住在附近的邻居。"

孤独是自我的感觉，这位"白领"无疑是自我关注过度。心理学中所说的孤独是一种思想上、情感上无以沟通、无倚无傍、无人理解与认同的感觉。这种感觉会让人心情抑郁、情绪低沉，久而久之，就会走向自闭。

自闭的人往往深居简出，与世隔绝。他们更多地注意别人的评价，甚至别人的目光，最后干脆拒绝与人来往。他们或逃避现实，或期望过高，或孤身不嫁，或推卸义务，总之，他们要达到的结果就是将自己封闭起来。

赵亮在一家公司做管理人员。在公司产品遭遇退货、赔款而濒临倒闭，公司高层们急得团团转而又束手无策时，赵亮提供了一份调查报告，找出了问题的症结。此举不仅一下子解决了公司的难题，还为公司赚了几百万。

因工作出色，赵亮深受老总的重视，不久就成为全公司的一颗明星。凭着自己的智慧和胆略，他又为公司的产品打开国外市场立下了汗马功劳，两年时间内为公司赚回几千万利润，成为公司举足轻重的人物。

人事变动时，董事会想提拔他为公司主管销售的总经理，却因在提名时遭到人事部门的强烈反对而作罢。人事部门的理由是各部门对他的负面反映太多，比如，不懂人情世故、不和同事交往、骄傲自大等。

销售部经理一职由别人担任，他只好拱手交出自己创建和培养成熟的国外市场。这就好比自己亲手种下的果树上所结的果子被别人摘走一样，令他非常痛苦和不解。

他不明白，公司怎么能这样对待自己呢？自己到底错在哪里？后来，还是一个同情他的朋友为他解开了谜团。

有一次，他出去为公司办理业务，需要一笔汇款，在紧要关头却迟迟不见公司的汇票，业务活动"泡汤"，令他很难堪。这实际上是一个出纳员给他穿了一次小鞋，因为平时他对这个出纳不太尊重。

还有一次他在外办事，需要公司派人来协助，不料人还没有到，马上又把人撤回去了，原来是一些资格较老的人觉得他很孤傲、目中无人，在工作上从不与他们交流，所以想尽办法拖他的后腿，让他的工作无法展开。

俗话说，"轻霜冻死单根草，狂风难毁万木林"。自我封闭的人，实际上是在不知不觉中为自己的成功设置了障碍。其实，人生需要朋友，朋友在关键的时候可以成为你走向成功的桥梁。

现代社会，交通、通讯越来越发达，人们的生活丰富多彩，然而越来越多的人却声称内心孤独，实际上他们没有意识到自己很少去关注他人。如果每个人都把视线放在自己身上，又怎么会不孤独呢？

一连几年，一位守墓人每星期都会收到一个不相识的妇人的来信，信里附着钞票，妇人拜托守墓人每周在她儿子的墓前放一束鲜花。

后来有一天，他们照面了。那天，一辆小车停在公墓大门口，司机匆匆来到守墓人的小屋，对他说："夫人在门口车上，她病得很重，不能行走，请你过去一下可以吗？"

守墓人答应了。他跟着司机来到停车的地方，他看到了一位上了年纪的妇人坐在车里，看上去气质很高贵，但眼神衰伤，毫无光彩。她怀里正抱着一大束鲜花。

"我就是亚当夫人。"她说，"这几年我每个礼拜给你寄钱……"

"买花。"守墓人答道。

"对，给我儿子。"

"我一次也没忘了放花，夫人。"

"今天我亲自来，"亚当夫人忧伤地说，"因为医生说我活不了几个礼拜。死了倒好，活着也没意思了。我只是想再看一眼我儿子，亲手来放一些花。"

守墓人眨巴着眼睛，苦笑了一下，决定再讲几句。于是，他说道："夫人，我有句话想对您说，还希望您不要生气，这几年您常寄钱来买花，我总觉得可惜。"

"可惜？"

"鲜花搁在那儿，几天就干了。没人闻，没人看，太可惜了！"

"你真的这么想的？"

"是的，夫人，您别见怪。我是想起来自己常去医院、孤儿院，那儿的人可爱花了。他们爱看花，爱闻花。那儿都是活人，可这墓里躺着的人哪个活着。"

老夫人没有作声，她只是小坐一会儿，默默地祷告了一阵，没留话便走了。守墓人后悔自己一番话太率直、太欠考虑，这会使她受不了。

可是几个月后，这位老妇人又忽然来访，把守墓人惊得目瞪口呆：她这回是自己开车来的。

"我把花都给那儿的人们了。"她友好地向守墓人微笑着，"你说得对，他们看到花可高兴了，这真叫我快活！你知道吗，我的病已经好多了，医生也不明白这到底是怎么回事，可是我自己明白，我觉得活着还有些用处。"

故事中的老妇人发现了我们大家都懂却又常常忘记的道理：只要人活着，总是有希望的，选择给别人欢笑，自己也会快乐的。于是，她找到了活着的真正意义，并重新唤起对生命的热爱。的确，一个人如果想从绝望中走出来，勇敢快乐地活着，就应该选择去帮助别人，给别人带来更多的福音。

尝试接触那些喜欢自己、对自己友好的人，我们会以同样的热情甚至是更多的热情来示好，而且他们在给予你温暖的同时，更多的是让你拥有自信。

所以，我们孤独的时候一定要学会关注他人，当你感受到非常孤独的时候一定要讲出来，找个可以信赖的人说出自己的烦恼，也许别人无法帮你解决问题，但至少可以让你发泄一下，或者陪你做一些你喜欢做的事情。

自我否定是孤独的诱因

当人们遇到挫折或打击后，常常自我否定。适度自我否定可以帮助我们认识到自身的缺点，但是全盘否定自己，会让自己不敢走进人群正常地交流。也许暂时的孤独有时也是一种休息和放松，但是长时间阻隔与社会的正常交往，必然会导致心灵的失衡，形成好走极端的倾向。而且，会导致精神的萎靡、思维的僵滞，使自己的认知变得狭窄，情感也会变得淡漠。

自我否定的人常常把失败归因于自己的无能和倒霉的命运，因而灰心丧气，以致丧失交往的勇气和信心。个体心理学的创始人阿德勒认为，人在生活中时刻都可能产生自卑感，比如先天的、生理上的缺陷，在家庭中的地位，进入社会后人与人之间的利害冲突等，都可能让人产生一种比别人差的情绪。他们可能因为和周围的人进行比较而感到气馁，他们甚至还会因为同伴的怜悯、挪揄或逃避，而加深其自卑感。

其实，如果一个人对自己的评价太低，就会将自己封闭在一个狭窄的圈子内，对自己、对社会都没有好处，所以他们应该善于正面地评价自己，走出自我封闭的圈子，注意倾听自己心灵的声音并大胆表现它的美好和幸福。

钱晓乐大学毕业进入了一个软件开发公司，他虽然不擅长交际，但是工作勤勤恳恳，进公司不到半年，就为公司开发出好几种软件。但是，他的经理却总是盛气凌人，常常对他犯的错误指责，一度让他的人际关系陷入僵局。

那些工作能力不如自己的人，对上司阿谀谄媚，却赢得了上司的青睐。在一次晋升中，钱晓乐本来很有希望升为项目组长，结果却被一个比他公司晚、能力不如他的同事抢先了。

钱晓乐觉得自己实在无法忍受领导的反复无常，然而，他却把这些归罪在自己身上。在公司里，他很少与同事相处，觉得同事们也在排挤他。别人聚会的时候，他常常一个人呆在家里。最终，他决定离职，不想与任何人一起工作了。

在递辞职信时，他在楼梯间遇见别的部门的主管，他俩仅有数面之缘，他微微一笑，点头招呼。这主管看见他手上的辞职信，一脸的惊讶，对他说："如果你另有高就，那恭喜你，如果是因为否定自己的能力，那你可能要考虑一下；你一定要学习肯定自己的能力，你的工作大家都能看得见，而且，磨难应该成为你成长的途径，然后学会如何与不同的人相处。"

钱晓乐听了这番话突然明白了，其实这件事没有自己想象的严重。如果因为否定自己，就拒绝与他人互动就得不偿失了。后来，钱晓乐没有离职，他试着去学习如何与他的领导相处，和同事之间的关系也得到了缓和。

后来，他从侧面了解到，领导看到了自己身上的缺点，而刻意地为难自己。而正是这种磨砺，让他学会了主动交际。最终他成为了公司的优秀员工，让他更为高兴的是，他与同事们建立了很好的关系。

像钱晓乐这样的人一遇到挫折就怨天尤人、一蹶不振，很容易走向自闭。然而，现代社会，经历钱晓乐这般遭遇的人并不在少数。起初，他们都是抱着一腔热忱，想在工作上大展身手，但现实却令他们失望，多少受了点挫折便自暴自弃了，甚至"心如死灰"，似乎"看破了红尘"、"世人皆醉我独醒"……

这些人大多数在上学期间活泼开朗，只是到了工作时才"连连受挫"，因此也无意于"争名夺利"了，也不再"出头露面"了，逐渐变得内向起来。

由于他们的自我封闭，所以常常忍受着难以名状的孤独寂寞。众所周知，人类的内心世界是由感情凝结而成的，所以我们才能在邻居或朋友之间建立起诚挚的友谊；才能在夫妻间建立起美满的婚姻和家庭；社会也才能通过感情的纽带协调转动。真挚的感情无影无形，但它却比任何实际的东西都更有价值，与人交往不仅能使你内心获得愉悦，也有助于事业的成功。

一个富翁和一个书生打赌，让这位书生单独在一间小房子里读书，每天有人从高高的窗外往里面递一回饭。假如能坚持十年的话，这位富翁将满足书生所有的要求。于是，这位书生开始了一个人在小房子里的读书生涯。他与世隔绝，终日只有伸伸懒腰，沉思默想一会儿。他听不到大自然的天籁之声，见不到朋友，也没有敌人，他的朋友和敌人就是他自己。

很快，这位书生就自动放弃了这一搏。因为书生在苦读和静思中终于大彻大悟：10年后，已经失去了与外界的联系，即便大富大贵又能怎样？

从这个故事中我们得到了很多启发：回避社交是得不偿失的。可以说自从世界上出现人类以来，相互交往就一直存在。尤其是现代社会，与世隔绝、独处一室是非常不切实际的做法，人际关系就像是一盏灯，在人生的山穷水尽处，指引给你柳暗花明的又一村繁华。

其实，每个人都不是一座孤岛，都需要和外界交流来获得新鲜的空气和养料，所以停止自我否定吧，学会与周围的人进行交流，这样你的心灵才能不断丰盈，内心才能充斥快乐的感觉。

良好的人际网络可以更好地应对危机

生活在城市里，我们常常会碰上这样的情况：厚实的电话本，几百张名片，MSN、QQ上好友成群……然而，危难之时或欣喜之际，翻开电话本、名片夹，打开电脑寻找、梳理，却难以找到一个恰如其分的朋友来分担、分享。

就像西德尼·史密斯所说："生命是由众多的友谊支撑起来的，爱和被爱中存在着最大的幸福。"一个人如果孤立无援，那他一生就很难幸福；一个人如果不能处理好人际关系，就犹如在雷区里穿行，举步维艰。

人际，是一种循环，给予别人的帮助，往往不会立即换来回报，但最终会循环到自己的身上。加利福尼亚大学曾经进行过一项研究，研究结果发表在《英国医学期刊》上，这份报告称，快乐可以传染，与快乐的人接触可提高个人的幸福感，"如果你认识的一个人快乐，你的快乐几率会提高15%。如果你朋友的朋友，或是配偶或兄弟姐妹的朋友快乐，你快乐的几率会增加10%。"

在美国南部的一个州，每年都要举办南瓜品种大赛。有一个农夫的赛绩相当优异，经常是冠军的获得者。每当他得奖之后，总是毫不吝惜地将参赛得奖的种子分给街坊邻居。

一位邻居很诧异地问："你能获奖实属不易，我们都看见你投入了大量的时间和精力来进行品种改良。可为什么还这么慷慨地将种子分送给大家呢？你不怕我们的南瓜品种超过你吗？"

这位农夫回答："我将种子分送给大家，是帮助大家，同时也是帮助我自己！"原来，这位农夫居住的地方，家家户户的田地是毗邻相连的。这位农夫将得奖的种子分送给邻居们，邻居们就能改良各自南瓜的品种，同时也就避免了蜜蜂在传递花粉的过程中，将邻近较差品种的花粉传到自己的田地中，有利于这位农夫专心致力于品种的改良。

如果这位农夫将得奖的种子自己独享，邻居们在品种的改良上无法跟上，蜜蜂就容易将那些较差品种的花粉传给这位农夫的优良品种，那么农夫势必要在防范方面花费很大精力，便很难迅速培育出更加优良的南瓜品种。

要想品种优良的南瓜不失本色，只有一种办法，那就是让你的邻居们也都种上同样的种子。农夫从一开始就懂得帮助他人的乐趣，而有的人却要用一生的时间才能明白帮助别人能让自己开心的道理。

这与建立良好的人际网络是一样，你对朋友的付出，最终也会回报在自己的身上。

每到秋天来临，大雁南飞的时候，整齐的雁群一会儿排成"人"字，一会儿排成"一"字，它们之所以在空中不断变换队形，同它们的续航有着内在的联系。这是它们在长期适应中所形成的最省力的团队飞翔方式。

雁群以一字形或人字形列阵飞翔时，后一只大雁的一翼，能够借助前一只大雁鼓翼时产生的空气动力，使飞行省力。当飞行一段距离后，左右交换位置是为了使另一侧的羽翼也能借助空气动力缓解疲劳。

没有一只鸟能飞得太久，如果它只用自己的翅膀飞翔。分享共同目标和集体感的雁群可以更快、更轻易地到达它们想去的地方，凭借着彼此的冲劲、助力而向前飞行，同时继续"鼓舞"尾随的同伴。这样，雁群飞翔比孤雁单飞增加了70%的飞行距离。而当一只孤雁即将脱离队伍时，它马上就会感到有股动力阻止它离开，借着前一只伙伴的"支持力"，它很快就能回到队伍中。正是由于为了共同的目标而相互协作，雁群才能够越过万水千山，最终回到它们的栖息地。

像大雁一样，人同样是群体的动物，单靠自己个人的力量生活在这个世界上显然是不够的。人与人之间需要展开广泛深入的合作，才能共同完成一件事，所以学会交往和合作是非常重要的生存之道。而且，人只有在交往中，才能体会到各种情感体验所带来的愉悦。

孤独是一种隔离，这种隔离会改变你对周围环境的正常感觉，甚至造成心灵的危机。心灵缺乏交流，便会产生寂寞。我们每天在匆忙人流中穿行，公共汽车、地铁拥挤不堪，商场、公园熙熙攘攘，在繁华的都市中，我们有时会产生一种身处闹市的孤独和寂寞。电视的喧闹、音乐的鼓噪一起打发无聊，网上聊天、网络游戏消除了孤寂和落寞，然而却不想去营造一个良好的人际网，还在等待消除寂寞的手段。所以在现代社会，人们更加需要用良好的人际网络来应对危机。

崇尚单打独斗的孤胆英雄的年代已经过去了，因为当我们孤身奋战的时候，在遭遇危机时，往往显得孤立无援。鲁宾逊的拓荒史也只能留在小说里。现代社会里更要学会与人合作，所以与人交往的能力便是你个人实力极为重要的组成部分。脱离孤岛活在人群中，是你生存的基础和发展的第一步。

喧嚣过后，避免人际落空

适应了热闹的环境和人际圈子，然后独自一人的时候，或者换了环境，这种被打乱的人际环境就会迫使我们孤独。

所以，不难发现，经历了"喧嚣"的人常常更容易感到失落。这是因为，喧闹过后，孤独不会缓解，反而更深了，这种情况被人称为"人际落空"，这是因为人很难承受这样的心理落差。

而现实中，人们总是不适应孤独，所以寂寞的时候想找个人来陪，好把自己内在的空虚填满。

乔楠是一家大公司的白领，一向生活得光鲜亮丽，下班约朋友吃个饭，晚上听听音乐、看看电影、做个面膜，周末和朋友一起逛街、跳舞、爬爬山，生活过得有滋有味，虽然没有合适的男朋友，但乔楠对目前的生活很满意。

不知道从什么时候开始，朋友们都变得忙了起来：晚上约人出来吃饭吧，人家要陪自己的男朋友或老公，周末搞个朋友聚会吧，姐妹们都忙着享受自己的二人世界。渐渐地乔楠想找个一起逛街的人都困难了。刚开始，乔楠对朋友们的"重色轻友"表示不屑："哼，一群小女人！"可一个人待的时间长了，乔楠再也开心不起来了。因为她自己适应了和朋友相处的生活，自己的交际圈越来越窄，受不了喧嚣过后的"人际落空"。

乔楠挡不住一日胜似一日的寂寞。终于乔楠接受了一个追求了她几个月的同事张辰，他虽然不是乔楠理想的对象，但感觉人挺踏实可靠的。恋爱不久，他们结婚了，乔楠也结束了自己寂寞的单身日子。

然而，婚后甜蜜的日子没多久，两人的婚姻就出现了问题。张辰看不惯乔楠"小资"的生活做派，乔楠也不能忍受张辰的刻板乏味。最终这场婚姻草草收场，带给两人的是无奈和疲惫。

一个人就算再怎么孤单寂寞，也不要把恋爱和婚姻当作摆脱寂寞的手段。我们在排解孤独的时候，不能一味地依靠"喧闹"，应该学会用正确的方式来调节自己的情绪。

有两个生活在大城市里的年轻女孩，她们共租了一间公寓。两个女孩都有一份待遇不错的工作，而且希望自己有朝一日能出人头地。但是面对"都市孤独症"时，两个人却走了不同的人生之路。

一个女孩没有找到摆脱孤单的正确方法，她为了排遣孤独，而到游乐场所和酒吧找寻朋友与刺激，然而这样的选择让她交不到真正的朋友。最后，孤独的她染上了毒瘾，年轻的生命过早地褪去了色彩。

而另一个女孩呢？

她认为自己一定要仔细安排自己的业余生活，并计划自己的未来。她积极参加各种业余活动。她还加入一个研讨会，甚至在大学中旁听了一门改进个性的课程。

她有适度而愉快的休闲活动，后来她与一位年轻律师结了婚，她得到了幸福快乐的人生。

不同的选择，引导两个人走向了不同的结局。孤独的人习惯用一些比喻性用词来形容自己的感受：黑暗、夜、瞎、溺水、茫无头绪等。就好像有感觉到什么东西不见了。可见，孤独常常伴随着空虚感。为了填补这种空虚感，很多人为了排解孤独，就会步入喧嚣的场合，比如夜店、酒吧、没有意义的聚会。

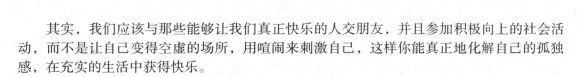

其实，我们应该与那些能够让我们真正快乐的人交朋友，并且参加积极向上的社会活动，而不是让自己变得空虚的场所，用喧闹来刺激自己，这样你能真正地化解自己的孤独感，在充实的生活中获得快乐。

做一个积极型的孤独者

对于任何一个人来说，正常的人际交往和良好的人际关系是其心理正常发展、个性保持健康和生活具有幸福感的必要前提。如同交往一样，独处也应是一种能力，不擅交往固然是一种遗憾，不能忍受适当的独处也未尝不是一种缺陷。

人需要维护好自己的人际关系，但是也不是要求我们每分钟都与人接触。在人与人的交往中，人会发现自我、肯定自我、实现自我；在独处的时候，人能够回归自我。因此心理学家认为，交往和孤独是人的两种不同需求。

但是提到孤独，人们就会想到"离群索居"、"孤影自怜"、"孑然一身"。很多人认为似乎只有合群才是正常的，才能免除孤单，才能得到幸福。其实，我们也需要"积极的孤独"，比如某一天你可能只想一个人静静地待着，不仅不希望人来陪，而且任何电话都不想接，任何短信都不想回。那么就满足自己一次，装一天"冷漠"，不去理会任何人的打扰。只是一个人，想做什么就做什么，你可以把自己一个人关在屋子里，也可以一个人去任何地方做任何事，这是你的自由，孤独的自由。

这是因为，一方面，人需要获得明确的自我价值感和安全感，需要与他人共处，并建立和维持稳定的关系，即指对交往的需要；另一方面，人又需要有独处的机会，需要自由表现自我的机会，需要有独处的时间。

所以有人说，孤独的确是一笔不可多得的精神财富，是命运给予我们的厚赠。的确，孤独是一种难得的感觉，在感到孤独时轻轻地合上门和窗，隔去外面喧闹的世界，默默地坐在书架前，用粗糙的手掌爱抚地拂去书本上的灰尘，翻着书页嗅觉立刻又触到了久违的纸墨清香。正像作家纪伯伦所说："孤独，是忧愁的伴侣，也是精神活动的密友。"

能真正品味成功的人，都是可以感受孤独、耐得住孤独的人，伟大的生物学家、优秀的教育学家童第周就是如此。

童第周——中国伟大的科学家之一，生前曾担任过中国科学院副院长、动物研究所所长。在他的人生道路上就有着孤独的相伴，用他的话说是：要用一颗平和的心去面对孤独、用一颗乐观的心去感受孤独，这时孤独就不会令你感到害怕，相反还会让你感到欣喜。而他也正是用这样的心去面对孤独的，最终他也更好地品味了成功。

童第周出生在浙江省鄞县的一个农村家庭，由于家境贫穷，没钱进学校读书，他只能在家里边做农活，边跟父亲学点文化。看着其他的小伙伴可以背着书包上学，而自己却不能，童第周幼小的心灵有着无法释放的孤独。在这份孤独中，童第周给自己立下一个志向——要考进当时在省内名望极高的宁波效实中学读书。

在那一段与孤独相伴的日子里，他经过自己的努力，终于考入了效实中学，成为一个高三插班生，但是他的成绩却是全班倒数第一。面对这样的成绩，童第周的失落和他内心的孤独是无人可以体会的。就在那一刻，他下定决心，一定要把成绩搞上去。

有了这种信念的童第周，开始发愤图强。他利用晚上的时间，别的同学一睡下，他就会悄悄起来，独自一人在空荡荡的走廊里，借着昏黄的灯光复习功课。

在孤独中隐忍奋发的童第周，终于在期中考试中考出了令人出乎意料的成绩：他几何得了满分，而其他各科成绩也达到了70分。期末考试更是考出了全校第一的好成绩，他的进步之快在学校引起了极大的轰动。

当校长称赞他进步神速时，童第周说了这样一番话："在效实中学的'两个第一'影响了我的一生，而在这'两个第一'的转变过程中，影响我最深的却是内心的那一份孤独，是孤独让我更好地品味了成功。"

后来，童第周在1924年考入了复旦大学生物系，经过努力，还未毕业的他就已经成为了生物系有名的高才生。

1930年，童第周远赴比利时的首都布鲁塞尔，在欧洲著名的生物学家勃朗歇尔教授的指导下，研究胚胎学。这时他做的研究是卵细胞膜的剥除，而这是一项难度很大的手术，要求人在显微镜下把青蛙的卵细胞剥开，由于其卵小膜薄，很多人都失败了。

孤身一人在异国他乡求学，童第周没有人可以问，也没有人可以与他一起分担，唯一陪伴着他的就是那份坦然面对孤独的平和的心情。每次失败后，他都会详细地记录下试验的经过，从中找出失败的原因，从而总结出怎样才能更好地剥除卵细胞。他告诉自己，能经得起失败、经得起孤独的人，才能更好地走向成功。

就这样，童第周在经历了一次次的失败、感受了一个个孤独的白天黑夜之后，终于完成了这项实验任务，而他也成为当时唯一一个能成功完成剥除手术的人，并因此震动了欧洲生物界。就连勃朗歇尔教授也连声称赞他道："童第周真行！中国人真行！"因为就连教授本人搞这个实验几年了都没有成功。之后童第周更是用这种不怕孤独、不怕失败的精神取得了一个又一个骄人的成绩。

童第周成功了，他的成功中也有孤独的功劳。渴望孤独、能尽情享受孤独的人，大多是内心充盈、志存高远，为了自己的心性不受约束，而以独处来构建自己心灵上的"世外桃源"，保持自己灵魂的洒脱，正如在一般人眼中，雄鹰在空中遨游形只影单，是孤独的，但它所拥有的是整个蓝天。孤独，让你的灵魂能达到人生的最高境界。

布雷斯·巴斯达曾经说过："所有人类的不幸，都是起始于无法一个人安静地坐在房间里。"许多人抱怨生活的压力太大，感到内心烦躁，不得清闲。于是，追求清静成了许多人的梦想，但却害怕孤独。而其实孤独才是人生中的一种大境界，它是一首诗、一道风景，是那种你在桥上看风景、看风景的人在桥上看你的美丽。

很多时候，因为有其他人在身边，要顾及他人的感受，很多事都不是按照自己的意愿来做的。比如，和朋友一起吃饭，你喜欢吃辣，而朋友不能吃，所以你得考虑到朋友的口味；一家人看电视，你喜欢看体育节目，而其他人都想看连续剧，所以你只得少数服从多数；大伙一起去公园玩，你想玩小孩喜欢的"碰碰车"，大伙却笑话你幼稚，所以你只得作罢……今天你没有束缚了，你可以做你喜欢做的任何事，这就是孤独的自由。

当你深深感受到孤独的存在时，不妨轻轻地关上门窗，隔去外界的喧闹，一个人独处，细心品味孤独的滋味。虽然它静寂无声，却可以让你更好地透视生活，在人生的大起大落面前，保持一种洞若观火的清明和睿智。

让自己的生活充实起来

当今社会，人们面临的生存压力越来越大，特别是网络时代的来临，把人们带进了新的社交领域。很多人长期沉溺于网络上的虚拟世界，使得越来越多的人同真实社会的交流越来越少，于是更多人宁愿躲在虚拟的世界里与人交往，也不愿意走出去，最终形成恶性循环，这就在无形中让自己的生活变得空虚起来。

无所事事会给人带来巨大危害。有一部叫《中锋在黎明前死去》的电影，说的是一个著名足球中锋，他曾经带领自己的球队夺得多个桂冠。后来，他被一位百万富翁看中并以高价聘用，不过不是让他去踢球，而是让他和一位物理学家和舞蹈家一起，在富翁的豪华别墅里作为"展品"存在，以满足富翁的虚荣心和占有欲。中锋离开了球场，虽然有优厚的待遇和高级的享受，可整天无所事事，让他生活在一种难以忍受的孤独之中，他终于在忧郁中死去。

心理学家研究发现：孤独带来的忧虑最能伤害你的时候，不是在你行动的时候，而是在一天的工作做完了以后。所以为了缓解孤独，人需要让自己的生活充实起来。

一位美国的心理学家曾经讲过这样一个故事：

马莉·尼可拉斯失去了他的儿子。结果10个月之后，上帝又跟她开了一个玩笑……她

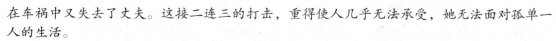

在车祸中又失去了丈夫。这接二连三的打击，重得使人几乎无法承受，她无法面对孤单一人的生活。

她如此说道：

"我睡不着，我吃不下，我也无法休息或是放松。我的精神受到致命的打击，我要一个人吃饭，一个人上床睡觉。在去市场的路上，或者公园都是孑然一身，我整日留在家里，独自体会那种孤单的感觉。我的身体好像被夹在一把孤单的大钳子里，而这把钳子愈夹愈紧，愈夹愈紧。"

她无法忘记和家人相处的场景，也不能看到别人欢乐团聚的活动。

"不过感谢上帝，我还有我的父亲，他教我找到解决问题的方法。在有一天的下午，我呆坐在那里为自己感到孤单而难过的时候，我的父亲问我：'马莉，你肯不肯为我开辟一片花园？'我实在没有兴致去为他开辟花园。事实上，我根本没有兴致做任何事情。可是我父亲眼中流露出的渴望让我无法拒绝，我不得不顺从他的意思。

"开辟那个花园大概花了我两个星期，我和父亲一起劳作，平整土地，种上那些原本在我心里不再美丽的蒲公英和一些其他我不熟悉的花朵。当花园完成的时候，我发现那两个星期是我这么多个月来第一次有机会放松我的心情的时间。

"我发现，如果你忙着去做一些需要计划和思想的事情的话，就很难再去考虑那些孤单的感觉了。对我来说，造那个花园把我的孤单整个击垮了，所以我决定让自己不断地忙碌。

"第二天晚上，我巡视屋子里的每个房间，把所有该做的事情列成一张单子。有好些小东西需要修理，比方说书架、楼梯、窗帘、门钮、门锁、漏水的龙头等。叫人想不到的是，在两个礼拜以内，我列出了242件需要做的事情。

"在过去的几年里，那些事情大部分都已经完成。此外，我也使我的生活里充满了启发性的活动：每个礼拜，有两天晚上我到纽约市参加成人教育班，并参加了一些小镇上的活动。我现在是校董事会的主席，参加很多的会议，并协助红十字会和其他的机构募捐。我现在简直忙得没有时间去孤单，忙碌的工作给了我崭新的生活。"

为什么"让自己忙着"这么一件简单的事情，就能够把孤单赶出去呢？其实，这个答案十分简单。那就是不论这个人多么聪明，人类的思想都不可能在同一时间想一件以上的事情。

孤单会掏空我们的思想，摧毁我们的行动力和意志力，充实而忙碌的生活让我们避免在绝望的泥潭里面挣扎。消除孤单的最好办法，就是要让你自己忙起来，去做一些有用的事情。

让家庭成为化解孤独的港湾

"家"这个词包含着许多内容，家庭确实可以唤醒我们心中最美好的情感。的确，在与家人的情感互动中，我们总是能够体会到爱与被爱的感觉，而这种爱正是可以驱散心灵孤寂的"港湾"。

所以作为家庭成员来说，父母和子女之间应当通过互相了解，增进沟通。

李森有生以来，第一次对自己和父亲的关系感到满意。李森这种感觉颇为奇怪，因为他的父亲刚动完心脏手术，但他们却有了数十年来第一次真正的谈话。

李森的父亲向来强壮而沉默寡言，他的话不多，就算真的说话，也不是为了表达情感。李森记得自己小时候对父亲很尊敬，甚至是恐惧，当他需要帮助或遇到麻烦时，找的一定是妈妈。他知道父亲爱他，只是从未听到父亲向他表达过这份爱。

父亲手术后坚持要李森留下来陪他过夜。整个晚上，父亲一直说个不停，他告诉李森，其实在他心里，他一直都为有李森这样一个儿子感到骄傲。他还向李森道歉，请他原谅那么多年来自己一直没有很好地照顾他，总是把他冷落在一边。父亲说到最后，已经是老泪纵横，他说他很开心李森能够留下来陪他。

那天夜里，李森感受到了从来没有过的幸福和快乐，他第一次了解到父亲的心里是多么的爱他，李森也破天荒的第一次告诉父亲，自己一直以来也都是爱他的。

出院之后，父子俩觉得跟以前有了不一样的感觉，具体是什么却又说不出来，他们只觉得彼此间的感情深厚了许多。

与家人的情感维系是生活在世每个人的需要。不重视家庭的人，也不会在外、在社会上获得真正的幸福。其实我们仔细想想就会发现，不仅仅是给予你"家"的亲人们使你感到亲切，就连在你家周围的小山、岩石、小溪也会使人迷恋。甚至结束了一天的工作，在回家的路上你都会感觉到快乐。

无论社会怎样发展，家庭作为人类情感的避风港这个职能在当今社会越来越受到重视。高质量的家庭——以爱为基础的、幸福美满的家庭——是人们的共同奋斗目标。

拉法耶特将军在美国时认识了两个年轻人。"你结婚了吗？"拉法耶特将军问其中一个。"是的，长官。"这位年轻人回答说。"你是个幸福的男人。"拉法耶特将军说。随后，他用同样的问题问了另一个年轻人，得到的回答是："我还是一个单身汉。""多么不幸的家伙啊！"将军说。

这就是对家庭的最好评论。有一些人从来没有过家庭，即便按通常的标准来衡量，他们的生活是成功的。但是，这样的人生尽管成功却算不上完整。

霍尔姆斯说："美是伟大的，但是衣物、房子和家具之美仅仅是用于衬托家庭之爱的装饰，即使把世界上所有华丽的东西堆积起来都比不上一个美好的家庭。因此，我将对自己的家庭更多地付出我的真爱，哪怕一点点，也胜过很多的家具和世界上所有的设计师能够提供的最华丽的物品。"

家庭是社会的基本细胞，是社会体系中最小也是最紧密的关系体。家庭是幸福的温床、精神的乐园。如果整天困扰于家庭纠纷之中，那么很容易让自己变得孤僻。反之，如果拥有一个幸福美满的家庭，并且把家庭当成自己成功的动力，那么他可以很好地化解孤独，甚至会吸引更多的朋友围绕在身边。

第十九章

赶在疲劳来临之前休息

——解除疲劳的心理调节术

疲劳，恶性循环的开端

现代都市中，许多人容易出现头昏头疼、眼花乏力、精力不济、腰酸腿痛、性功能下降等症状，人们不禁要问，我们的身体究竟怎么了？

其实，这种普遍的症状早在1988年就已经被美国疾病控制中心正式命名为"生理疲劳"，并拟定了相应的诊断标准。据美国流行病学调查发现，按照这种标准，美国至少有400万人患有"生理疲劳"。疲劳已严重影响了这些人的工作和生活。日本的医学家们被这种日益增加的"生理疲劳"现象所震惊。这种因为身体负担长期过重，或用脑过度以至身体极端疲劳、过度衰竭而引发的死亡已经越来越常见。

当人体的组织器官进入衰老期后，组织细胞供氧减少，细胞新陈代谢功能下降时，人就会感到疲劳，从而出现种种不良的生理疲劳症状；反过来，这些生理疲劳症状又会加重人体的机体负担，使得体内的组织器官加速衰老，细胞新陈代谢功能进一步下降，从而加重机能衰退。如此形成的恶性循环现象，专家称之为"生理疲劳循环圈"。

研究证实，生理疲劳是一种非常普遍的都市病症。美国有一位医生曾经调查了250名患者，其中159人在发病前曾有过严重的心理疲劳。在胃肠道疾病的患者中，大约有50%的人长期情绪不佳。这种疲劳引起的恶性循环对我们的生命健康产生巨大的威胁，包括但不限于以下几点：

1. 生理疲劳导致免疫力下降

生理疲劳会使机体各系统的功能处在一个较低的水平，机体抵抗外来病原物的能力降低，自然杀伤细胞的减少，人就极易生病。同时人体自然杀伤细胞的减少会使心脑血管疾病、糖尿病、癌症等高危病症的发生几率大大增加。

2. 生理疲劳使衰老"加速度"

过度的生理疲劳就会使机体的衰老产生"加速度"。人在中年以后，正常的机体衰老速度是每年1%~5%，一旦患有生理疲劳，机体的衰老速度会不断增加，衰老加速的直接后果就是原本需要50年的衰老过程可能15年就完成了。

3. 诱发其他疾病

因为工作等问题造成的心理疲劳状态，使人心率加快，血压升高。这种紧张状态最初会迫使身体出现功能性代偿，但是时间如果过长，就会使心肌增厚，肌纤维的数量增加，粗细也开始变化，身体出现结构性代偿。长此以往，心脏等器官容易出现问题。

所以当我们感受到疲劳时，应该注意身体的保健。因为之所以产生疲劳感，是由于体力或脑力劳动时间过久或强度过大，而我们的身体提出报警，当我们经过休息，代谢产物从体内排出，疲劳自然消除。所以要中断疲劳的恶性循环，我们就应该主动休息。

疲劳过度的人是在追逐死亡

医学专家提出了一种既非病又非健康、介于两者之间的"第三种状态"——亚健康状态。处于亚健康状态的人表现为：自感不适，经常感觉有身体不适，却又查不出病来，试着治疗又总不对症，越治越糟。其实，很多的亚健康状态都是由于疲劳引起的。根据有关资料报道，世界人口中有近半数处于这种状态。

"亚健康"一词真是恰如其分地表现了现代许多人的精神状态。作为"亚健康"的罪魁祸首，疲劳已经日益成为严重影响人类生活的大问题。疲劳的人没有好情绪，身心疲惫、心力交瘁是一个很慢的、微妙的过程，它分为几个明显的阶段：热情——萧条——沮丧——冷漠——烦躁。

为研究厌烦与疲劳的关系，哥伦比亚大学的桑戴克博士进行了一系列实验。他找了一组学生，用不断改变他们兴趣的方法，使他们几乎一个星期不睡觉。桑戴克博士在总结实验时认为，疲劳会让人失掉生活的兴趣，而兴趣的缺失也会造成疲劳。

这个实验证明，如果不疲劳，你会对你所做的事情非常感兴趣，但是厌烦引起疲劳，疲劳使人更厌烦。久而久之，人就处于亚健康状态了。更为严重的是，长期处于疲劳状态，还有可能造成"过劳死"。

英年早逝悲剧的发生和社会上普遍存在的亚健康状态，不能不引起我们的高度关注。人们总会发现，这一切事故的背后大多都是过度的疲劳在作祟，而过度的疲劳则大多源于职业超载。

所谓职业超载指的是人们在角色扮演的过程中因为害怕不能胜任而拼尽全力去努力来显示自己可以胜任的一种现象。

调查数据还表明，42.35%的员工有较高水平的职业超载，51.7%的员工有中等水平的职业超载，只有5.8%的员工职业超载水平偏低。职业超载的人们因为工作而花费了太多的精力和时间，以致在家庭和自身的身心健康方面总是经常出现问题。

因此可以说导致一些人过劳死的潜在的因素便是职业超载。工作与生活之间的冲突，不仅仅对个人和家庭有影响，对组织乃至整个社会都会产生不利的影响。一个人活着，不光要有自己的事业，更要有自己的生活，其实说到底一个人做事业是为了追求更好的生活质量，事业是为生活服务的，舍弃生活追求事业无疑就变成了舍本逐末。

因此，要想摆脱过劳死的威胁，拥有和谐的工作和生活条件，人就要从根本上转换生活和工作的关系的观念，加强一个人的保健意识，并有意识地安排好工作和生活，使工作和生活能够平衡；合理安排工作时间、工作量，不要超过正常承受能力，改掉作息时间不规则，按生物钟作息；强化三餐营养；学会主动休息；定期进行体检；张弛有度、劳逸结合；坚持合理运动；保持心情舒畅。

疲劳来自错误的生活理念

在生活中，我们有时会感到疲劳。这种疲劳感并不只是来自于身体疲惫，更多的是来自心理的抗拒与消极。而这种心理因素归根结底又是来自我们错误的生活理念。

目前，不少工薪族为了争得社会地位、赚钱养家糊口，不得不从每天睁开眼睛开始就一个劲地干活，工作之后就是仰头大睡，完全忽略了工作应该劳逸结合。这样做的后果就是让心理疾病和身心健康同时受损。

心理专家认为，在这种工作永远做不完、烦恼永远不停止的年代，我们在工作和生活上应有明确的界限。在上班时聚精会神工作，尽量把当天的工作完成，下班后就要获得充分休息，而不应还惦记着工作。那么，怎样的生活理念才是正确的，才不会让人感觉到疲劳呢?

1. 工作安排要分清轻重缓急，注意劳逸结合

心理专家认为，上班族之所以被折磨得疲惫不堪，一方面是由于工作量大引起的，更重要的另一方面则是与年轻人自身处理问题的态度和方法有关。很多年轻人以为只有拼命干，才能得到上司的赏识和加薪、晋升，却不知道身体才是最重要的，而拼命只会在不知不觉之间透支生命；还有的人对工作缺乏信心，常常担心自己被解雇，或被别人超过等。

很多上班族在工作方法上也有问题，比如工作不分轻重缓急，事无巨细都亲自干，造成工作效率大大降低。我们应对工作和生活时应该学会科学地统筹时间，以便提高工作效率，做到劳逸结合。

针对精神长期高度紧张，工薪族应学会自我调适，及时放松自己。比如参加各种体育活动；下班后泡个热水澡，与家人、朋友聊天或是结伴出去短期旅游；还可以利用各种方式发泄自己压抑的情绪，比如唱歌。另外人们在工作中也可以适当地放松，如边工作边听音乐；与同事聊聊天、谈谈笑话；在办公室里来回走走，伸伸腰；打开窗户，临窗远眺，做做深呼吸等，这样简单的休息对身心的健康也很重要。

2. 工薪族忌积累睡眠，消除心理疲劳

心理专家提醒，如果长期感到力不从心，建议人们重新为自己进行角色定位，评估自己的能力和自己的价值目标。如目标过高，就应调整目标，使自己的目标切合实际。一些有工作狂倾向的人，应经常问问自己，"是工作为了生活呢，还是生活为了工作"；"是健康和生命重要呢，还是事业重要"；"以健康和生命为成本代价换取事业的发达值不值得"。这样的反问很容易让自己看到是否走入了误区，以使自己意识到问题的严重性，回到正常的生活、工作轨道上来。

另外，复杂的人际关系也是诱发心理疲劳的因素，为此现在的年轻人应积极调整与人、与单位的关系，让自己、同事、单位处于一种良好的状态中，以保持平衡的心态。

3. 培养工作外兴趣

由于客观原因，大多数工薪族不得不处在一种工作压力较大的状态下，这就要求一方面要积极调适放松，另一方面也应积极增强自己的心理品质。如调整完善自己的人格和性格，控制自己的波动情绪，以积极的心态迎接工作和挑战，对待晋升加薪应有正确的态度。

另外，在生活中，无论工作怎么忙碌，也要培养自己多方面的兴趣，如爬山、打球、看电影、下棋、游泳等。兴趣的培养一方面可及时地调适放松自己，另一方面可有效地转移注意力，使个人的心态由工作中及时地转移到其他事物上，这样有利于消除工作的紧张和疲劳。同时在复杂紧张的工作中，应保持心理的平衡与宁静，养成开朗、乐观、大度等良好的性格，与人相处时应该稳健，要有宽容、接纳、超脱的心胸。

当一个人的生活理念变得全面而合理之后，身体上的疲劳感就会减轻很多，也才能够更好地投入到工作中，让工作完成得更加顺利。

深度疲劳是"心灵亚健康"

曾几何时，往日里一起登高望远的习惯已经被无休止的加班代替；暗夜里静静读书的氛围已经完全被键盘的敲打声所占据。安静地躺在一旁的CD机好久都没有转动起来……心灵久未被滋养，唯有不尽的工作提醒着生活的继续。

心灵的疲劳已经完全超出了身体疲劳的范围。究其原因，这种疲劳源起于身体的深度疲劳，而最根本的则来自于让人无法喘气的生活或者工作上的压力。患有心灵疲劳的人无一例外都是"心灵亚健康"的患者。而且，随着社会不断地发展和多元化趋势的加剧，这种由深度疲劳引发的"心灵的感冒"症状也在加剧，甚至可以说，在现代社会中，它已经

非常常见了。

根据心理学家的调查，六成甚至更多的自杀者因抑郁症而自杀，而其中的多数是因为处在"亚健康"的状态中。抑郁不仅影响心灵的健康，而且对身体的健康也十分不利，长时间抑郁的人更容易患上心脏病、癌症和糖尿病。

心理亚健康和身体亚健康一样可怕，所以上班族千万要谨慎注意，让自己保持一个好的心态。一个人无论做什么事，身体健康永远都是最基本也最重要的前提。在人生的路上，你需要每天都精神饱满地应对一切，尤其是对一些重大的事情，更需要付出全部的精力才能成功。如果你只发挥出你的一小部分能力进行学习或做事，那往往是干不好的。你应该用你旺盛的斗志以及健康的身体投入，倘若你因生活而精疲力竭，那么再去学习和做事时，你的效率自然就会大减。在这种情形之下，成功是难以得到的。

这就如同一台机器，在毫无故障的情况下，自然可以正常运行，倘若出现破损或其他故障，工作效率便会受到极大的影响。

"休息好才能更好地工作"，很多人年轻时对这句话不以为然，他或许会说："我身体强壮，精力充沛，不用好好休息也能好好工作。"其实，这就好比有一个气球，把它吹大后，马上放掉气，它又会回到原来的模样。如果把吹大的气球放上一段时间后再放气，气球再也回不到原来的状态。辛勤工作的人们何尝不是这样？有压力不怕，如果能适时给自己解压，就能长期保持良好的状态。如果常年像机器一样不停运转，身体自然会吃不消。身体都垮了，还谈何工作，谈何幸福和快乐？

磨刀不误砍柴工，在觉得自己累时，就要好好休息，充分享受生活的闲暇，在休息中尽快恢复体力、脑力。休息实际上是为我们储备能量，休息好才能更好地工作。

有一种疲劳叫作心累

心理疲劳是由于神经系统紧张程度过高或长时间从事单调、厌烦的工作而引起的疲劳，并不完全是身体上的疲惫。

从我们的日常生活方面来看，长时期地思考、焦虑、恐惧或者在和别人激烈争吵之后，我们的心灵也会陷入"心力衰竭"状态。

李丽原本是某名校的优秀大学生，毕业几年来在一家高科技企业工作，她工作勤勤恳恳，任务完成得非常出色，不管是领导还是同事对她的印象都非常好。

随着工作业绩的上升，李丽被升为了经理，每天业务变得繁忙起来。就在几个月之前，她的一个项目没有谈成，一度心情低落，工作的热情也一落千丈。谁知道屋漏偏逢连阴雨，此时的她与男朋友之间的感情也出现了裂隙。仅仅几个月，原本朝气十足的她变成了终日不语、彻夜难眠、万事无兴趣的人。不要说工作效率，连起码的日常生活都难以自理，甚至出现了自杀的倾向。

李丽就是因为心理疲劳而诱发了抑郁。其实心理疲劳的产生，不仅与当时所处的有关，而且与操作者的情绪状态有密切的关系，它受到很多因素的影响，下面是一些常见的因素。

1. 心理负荷过大

心理负荷可解释为单位时间内人体所承受的心理活动工作量。每个人的心理负荷都有一定的限度，心理负荷过高或过低都极易引起心理疲劳。过高的心理负荷造成操作者高度的心理应激，使人体的紧张程度过高。心理复杂会引起思考的过度，从而造成心理疲劳。同样心理负荷过低也会引起心理疲劳。单调、乏味的长时间操作会使得操作者极度厌烦，它能引起和加速操作者心理疲劳的产生。单调往往与不变或仅仅以重复方式变化的情绪条件联系在一起。在单调情绪中，操作者对系统的"控制"程度会减至最低水平，因而产生不愉快、不合、缺乏兴趣和挑战、压抑以及觉得工作永无止境等消极情绪，从而产生心理疲劳。

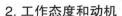

2. 工作态度和动机

心理疲劳与人的工作态度和动机有很大关系。具有较强的工作热情、有积极工作动机的操作者可以忽视外界负荷对人体的影响而持续工作，并且不易疲惫。工作热情低、毫无持续工作动机的操作者对外界负荷极为敏感，往往夸大或高估不利的效应。所以在有的情况下，个人会在工作中从心理到生理都感觉非常的疲惫，但其操作效应却没有明显的下降。相反，在另外的情况中，操作者的效绩尽管已恶化，但主观疲劳体验却较轻。其实，这也正是心理疲劳的特征之一，即疲劳体验与操作效绩并不一定具有对应关系。

提出疲劳动机理论的美国心理学家迈尔认为，一个人在从事某项活动中体验到疲劳的程度，依赖于个体分配给任务的能量值，依赖于个体对完成这次任务的需要和动机的水平。这就是说，在实际工作中，具有高动机水平的工人从总能量中分配给工作的能量值比较高，他们工作效率高、积极性大，只要不把这些工作能量完全耗尽，他们就比一般人不易感觉疲劳。而低动机水平的工人，由于从总能量中分配的工作能量值比较低，他们虽然工作并不紧张，消耗的能量也并不太多，但也会感觉非常劳累。

3. 期望

期望对心理疲劳的产生也相当明显。许多研究者探索了8小时工作效率的变化规律，结果发现，工作效率不会因为工作时间的延长而增加，反而降低，休息后继续工作，则工作效率有一定的回升。更令人感兴趣的现象是，每当工作日结束时，操作者的工作效率又会出现较明显的回升。毫无疑问，在这里，意识到结束时间快到、工作也即将结束，这会促使操作者的劳动积极性大大提高，从而使效绩得到提高。这里可看出，由于结束工作的期望很快会实现，较强的工作强度使得操作者生理上可能很疲劳，但其心理的疲劳或者说是疲劳体验却不明显。

4. 情绪因素

心理疲劳与生理疲劳的不同点之一，就是心理疲劳易受情绪因素的影响。消极的情绪使操作者体验到更多的疲劳效应，积极的情绪往往使操作者将操作中积累的疲劳感冲得一干二净。当一段紧张的工作结束后，成就感会降低你的疲劳，让你觉得非常充实，不那么劳累。

5. 精神负重

精神负重也是心理疲劳产生的一个重要原因，尤其是中年人。中年人起着承上启下的作用，在社会中也是中流砥柱，长期背负着精神压力，在工作、事业开创、人际关系处理和家庭角色的扮演以及对家庭和事业的不断权衡方面，长期处于一种担忧、焦虑、烦闷、恐惧、抑郁的压力之中，从而使心理陷入了"心力衰竭"的状态，这便是心理疲劳了。

除了上述因素之外，导致心理疲劳的因素还有很多。如人的身体素质、性格特征、工作环境条件、睡眠状况及心理暗示等的这些方面对心理疲劳的产生和发展或多或少地发生着影响。另外，生理疲劳也会引起心理疲劳。虽说生理疲劳与心理疲劳是有区别的，但是不能忘记两者又是有联系的。因此，生理疲劳必定也是引起心理疲劳的一个方面。

当人体产生心理疲劳时，通常有如下症状：

早晨起床后，感到全身无力，四肢沉重，心情不好，不愿意沟通；
学习、工作不起劲，没有热情，容易走神，效率低；
容易感情冲动、神经过敏，容易暴躁，不能静下来；
眼睛容易疲劳，视力迟钝，全身感到不舒服：眩晕、头痛、头重、背酸、恶心等；
乏困，但不能马上入睡；
没有食欲、挑食、口味变化快。

由以上的一些症状可知，心理疲劳对人能够产生很大的影响。心理疲劳会造成人体无力感、注意失调、感觉失调、动觉紊乱、记忆故障、意识衰退等。心理疲劳的存在对人的负面影响实在重大。有研究发现，人们在心理疲劳的情况下，工作或者是学习都不会有好的效果，即便是运动员也一样。这是因为心理疲劳使机体的活动失调性增加，肌肉感知觉模糊，运动表象不清晰。研究也表明，一个人在心理疲劳的情况下，对重量的感觉会发生

20%的变化，所以就不可能得到正常的发挥。这里值得注意的是，心理疲劳往往通过一些身体疲劳的症状表现出来，经常不被人们重视，当心理疲劳持续发展时，将导致心血管和呼吸系统功能紊乱、消化不良、失眠、内分泌紊乱等，最终导致心理疾患。

如果你是一个经常会感到"心累"的人，那么就要放松自己的心灵，不要过度紧张，陷入无尽的工作中，要适当地调整自己，缓解自己的心理疲劳，这样才能保持身体的、心理的健康。

绝大多数的疲劳来自内心

有一个很令人吃惊而且非常重要的事实：单单用脑不会使你疲倦。这句话听起来非常荒谬，可是科学家曾试图了解，人类的脑子能够工作多久而不致使"工作效率降低"，也就是科学上对疲劳的定义。令这些科学家们非常吃惊的是，他们发现通过活动中的脑细胞的血液，毫无疲劳的迹象；但如果你由一个正在做工的人的血管里抽出血液，就会发现血液里充满了"疲劳毒素"和各种废物。

那么是什么使你疲倦呢？

英国最有名的心理分析家J. A.哈德非尔德在他那本《权力心理学》里说："我们所感到的疲劳绝大部分是由于心理的影响。事实上，纯粹由生理引起的疲劳是很少的。"

一位美国著名的心理分析家，A. A.布里尔博士说得更详细。他说："一个坐着工作的人，如果健康情形良好的话，他的疲劳100%是受心理因素，也就是情感因素的影响。"

有些人刚上班，还没干活儿，就觉得周身乏力、四肢倦怠，甚至心烦意乱；有些人刚上课，手一拿起书本，就觉得头昏、厌倦、打不起精神来等。这些都属于心理疲劳。所以，心理疲劳的人不是不能做，而是不愿意做。

什么心理因素会影响到坐着不动的工作者感到疲劳呢？是快乐？是满足吗？不是的，绝不是这样！而是烦闷、懊恨，一种不受欣赏的感觉，一种无用的感觉，过于匆忙、焦急、忧虑——这些都是使那些坐着工作的人精疲力竭的心理因素。这些心理因素使他容易感冒，减少他的工作成绩，而且会让他回家的时候带着神经性的头痛。不错，我们之所以感到疲劳，是因为我们的情绪使我们的身体紧张。因为心理学家称："心理疲劳大都是由情绪低落引起的，而且是常见的长期性疲劳。比如讨厌自己的工作、学习或婚姻生活不愉快，闷在心里成为一种思想上的负担而惴惴不安，形成一种精神上的痛苦而出现疲劳。"

为什么我们在劳心的时候，也会产生这些不必要的紧张呢？丹尼尔·乔斯林说："我发现主要的原因……是几乎所有的人都相信，越是困难的工作，越要有一种用力的感觉，否则做出来的成绩就不够好。"所以我们一集中精神就皱起了眉头，耸起了肩膀，要所有的肌肉都来"用力"，事实上这对我们的思考根本没有丝毫帮助。

所以我们不难看出，通过对疲劳的研究，真正让我们疲劳的东西不是长时间的工作，而是那些让我们疲劳的不良情绪和习惯。正如他所说，"我们的疲劳往往不是由工作而起，而是由于忧烦、挫折和不满等。"所以要克制这种疲劳，我们首先要在心理上找原因，从根源上停止这种疲劳。

注意身体的"疲劳信号"

疲劳，很可能成为疾病的前兆，因为疲劳感就像我们的身体在生病之前发出的信号。疲劳提醒我们身体已经超过正常的负荷。如果一个人长期处于疲劳的亚健康状态，不仅工作效率会降低，生活质量也会下降，甚至还会诱发疾病。

很多人对这些"疲劳"充耳不闻。而身体一旦生病，不要说工作，就连基本的生活都将无法维持。因为疲劳导致生病的事件层出不穷，甚至有人因为疲劳而失去了生命。

32岁，人生最宝贵的黄金年龄，可是成都的一个年轻人匆忙上班的脚步却戛然而止。

更让人心痛的是，他还留下一对才一岁多的双胞胎女儿……相对于频发的IT界高管猝死，他的离去虽然是个案，但它真实地显示了，白领过劳死现象已开始出现在我们身边。

"他是个有责任感的人，他太累了！"他的父亲如此说道。这位年轻人是家中老大，背负着父母的期望，他读完大学又攻读硕士。在成都站稳脚跟后又资助妹妹上学，他背负着家庭的责任，给怀孕的妻子做膳食，深夜起来还要照顾双胞胎女儿；他背负工作的压力，在电脑上忙到凌晨1点过才上床睡觉……

这样的事件每每刺痛人的眼睛，因为疲劳而发生的社会问题越来越重。如果人们能够了解疲劳的本质，在疲劳恶化之前将自己的生活节奏放慢，了解疲劳的本质，进而调节我们的生活，也许类似的悲剧就不会上演。

其实，对于体力充沛的20～35岁的健康的人来说，对疲劳的信号大多不以为然。到某天生病了，才会开始注意身体发出的警报信号。

而且提到消除疲劳的方法，人们多半单纯地以为"放松一下"或者"好好睡上一觉"就可以缓解。其实这种想法是不对的，我们只有及早地关注疲劳的信号，才不会让我们的身体被疲劳拖垮，因为，一旦被拖垮，再想保护好身体就已经来不及了。

疲劳已经是现代社会的一种常见现象，也许你就是其中一个；有些疲劳的表现症状是很微细的，易被忽视，以致已经陷入疲劳自己还不知道。比如，上楼时常常绊脚，或者想不起朋友的电话号码，甚至喜欢把脚伸到桌上都是属于疲劳的表现。下面的一个简单的测试，可以让你知道现在的身体状况如果持续保持过度疲劳，就很可能出现"过劳死"。以下是日本"过劳死"预防协会列出"过劳死"十大信号：

（1）"将军肚"早现。30～50岁的人，大腹便便，是成熟的标志，也是高血脂、脂肪肝、高血压、冠心病的潜在危险信号。

（2）脱发、斑秃、早秃。每次洗桑拿都有一大堆头发脱落，这是工作压力大、精神紧张所致。

（3）频频去洗手间。如果你的年龄在30～40岁，排泄次数超过正常人，说明消化系统和泌尿系统开始衰退。

（4）性能力下降。中年人过早地出现腰酸腿痛，性欲减退或男子阳痿、女子过早闭经，都是身体整体衰退的第一信号。

（5）记忆力减退，开始忘记熟人的名字。

（6）心算能力越来越差。

（7）做事经常后悔，易怒、烦躁、悲观，难以控制自己的情绪。

（8）注意力不集中，集中精力的能力越来越差。

（9）睡觉时间越来越短，醒来也不解乏。

（10）经常头疼、耳鸣、目眩，检查也没有结果。

日本"过劳死"预防协会还公布了自查方法：

具有上述两项或两项以下者，则为"黄灯"警告期，目前尚无须担心。具有上述3～5项者，则为一次"红灯"预报期，说明已经具备"过劳死"的征兆。6项以上者，为二次"红灯"危险期，可列为"综合疲劳症"——"过劳死"的预备军。很多人不重视疲劳，认为简单睡觉就可以了，很多人为了完成繁复的工作，连续熬夜，感觉到疲倦便尝试一些刺激性方法，吸烟或者是用含有兴奋剂类的药物来恢复精力，其实此时疲劳已经开始侵害你的身体健康了。

人体就像"弹簧"，劳累就是"外力"。当劳累超过极限或持续时间过长时，身体这个弹簧就会产生永久形变，导致老化、衰竭、死亡，所以每个人都要小心地保持它的弹性，不要超过它的弹性限度。因此，适当的休息和减压是保持"弹力"的良方。"过劳死"只能预防，"累"病没有特效药。病程要是超过三四年的话，治疗会相当困难。劳逸交替才能保持弹性，增加承受力，保持旺盛的生命力。

所以在现代社会打拼的我们必须对身体的疲劳信号警觉起来，提早关注自己的身体状况，保持生命的活力。当我们出现疲劳感就应该进行调整和休息，做到劳逸结合，张弛有度。

像自己的心脏那样去工作

我们的身体就像心脏一样，承受不起超负荷的工作。既然心脏每天有节拍地跳动着，那么我们的身体也要学会适当的休息。在生活中，只有坚持休息，我们才能过上健康的生活。换句话说，我们可以像心脏那样去工作。

美国陆军曾经进行过好几次实验，证明即使是年轻人——经过多年军事训练而很坚强的年轻人——如果不带背包，每一小时休息10分钟，他们行军的速度就加快，也更持久，所以陆军强迫他们这样做。你的心脏也正和美国陆军一样的聪明。你的心脏每天压出来流过你全身的血液，足够装满一节火车上装油的车厢；每24小时所供应出来的能力，也足够用铲子把20吨的煤铲上一个3尺高的平台所需的能量。你的心脏能完成这么多令人难以相信的工作量，而且持续50、70年甚至可能90年之久，你的心脏怎么能够承受得了呢？

专业的医生给出了专业的解释，绝大多数人都认为，人的心脏整天不停地在跳动着。事实上，在每一次收缩之后，它有完全静止的一段时间。当心脏按正常速度每分钟跳动70次的时候，一天24小时里实际的工作时间只有9小时，也就是说，心脏每天休息了整整15个小时。就连心脏如此重要的器官都会有适当的休息，那我们的大脑呢？

虽然世间万物的生存方式各不相同，最科学的工作方式非心脏莫属。一些养生专家提出了"像心脏那样去工作"的健康观点。

因为我们的心脏有自己的原则，这原则是为了保证我们身体的健康与安全。心脏并不像我们那样强迫自己去"工作"，也绝不接受连续工作的做法。因为连续工作对心脏意味着耗竭，如果我们长时间不吃不喝、不睡不眠，慢慢就会失去健康。我们有时无法避免忙碌，但是绝不能以牺牲休息为代价。防止疲劳和忧虑的第一条规则就是：在我们感到疲倦以前要经常性的休息，缓解身体的疲劳。

许静是当地一家报社的编辑。一天晚上，许静接到主编的电话，要求她当晚赶写一篇重要的稿件，第二天一早便要刊发在当天的报纸上。这篇文章不仅紧急，而且涉及很多专业知识，忙碌让她感到非常紧张。她思考了很多，查阅了很多资料依然不知从何着笔。她疲惫并且绝望，便决定把这一切烦恼抛之脑后，然后早早睡觉。这一觉便睡到了第二天清晨，早上她睁开眼睛，脑海里顿时浮现出昨晚翻看的各种资料，更为神奇的是，这些资料竟然像被加工过一样，既清晰又有条理。她安静地躺在床上认真地思考了几分钟，一篇完整的文章便出现在她的脑海里。她迅速地从床上起来，连衣服都没来得及换就跑到书房里奋笔疾书，很快这篇稿子就写完了。

从那天开始，她便常常使用这种工作方法，不论是会让自己多么忙碌的工作任务，只要睡前做过一些准备工作，一觉睡醒之后便会变得很容易。后来，这种方式也影响到了她的生活，她常常在遇到难以解决的问题时，先将问题搁置，休息一下，每休息过后，便会拥有一个更加清晰的思路。

什么叫"会休息"呢？现代科学赋予的含义是主动休息。即在身体尚未感到疲乏和心境达到临界状态时就休息，包括主动休"身"和主动休"心"。这是一种积极的休息方式，比起累了才休息的被动休息法有着质的进步。

在疲劳赶来之前就休息对于我们的身心健康是非常重要的，因为疲劳增加的速度快得出奇。倘若我们把握不好休息的节拍，很可能会出现健康失控。

一位研究人的疲倦的学者丹尼尔说："休息并不是绝对什么事都不做，休息就是修补。"在短短的一点休息时间里，就能有很强的修补能力，即使只打5分钟的瞌睡，也有助于防止疲劳。

棒球名将康尼·麦克在每次出赛之前都会睡一个午觉。因为如果不睡，到第五局就会觉得筋疲力尽了。可是如果他睡午觉的话，哪怕只睡5分钟，也能够赛完全场，一点也不感到疲劳。

那么我们该如何缓解疲劳呢？如果你是一名打字员，不可能每天在办公室里睡午觉；而如果你是一个会计员，也不可能躺在长沙发上跟自己的老板讨论账目的问题。于是我们

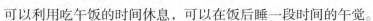

可以利用吃午饭的时间休息，可以在饭后睡一段时间的午觉。

如果你没有办法在中午睡个午觉，至少要在吃晚饭之前躺下休息一个小时，这比喝一杯饭前酒要便宜得多了。而且算起总账来，比喝一杯酒还要有效500倍。如果你能在下午5点、6点或者7点钟左右睡一个小时，你就可以在你生活中每天增加一小时的清醒时间。为什么呢？因为晚饭前睡的那一个小时，加上夜里所睡的6个小时——共是7小时——对你的好处比连续睡8个小时更多。

从事体力劳动的人，如果休息时间多的话，每天就可以做更多的工作。弗雷德里克·泰勒，在贝德汉钢铁公司担任科学管理工程师的时候，就曾以事实证明了这件事情。他曾观察过，工人每人每天可以往货车上装大约12.5吨的生铁，而通常他们中午时就已经筋疲力尽了。他对所有产生疲劳的因素做了一次科学性的研究，认为这些工人不应该每天只装12.5吨的生铁，而应该每天装运47吨。照他的计算，他们应该可以做到目前成绩的4倍，而且不会疲劳，只是必须要加以证明。

泰勒选了一位施密特先生，让他按照马表的规定时间来工作。有一个人站在一边拿着一只马表来指挥施密特："现在拿起一块生铁，走……现在坐下来休息……现在走……现在休息。"

别的人每天只能装运12.5吨的生铁，而施密特每天却能装运到47.5吨生铁。而当弗雷德里克·泰勒在贝德汉姆钢铁公司工作的那三年里，施密特的工作能力从来没有减低过，他之所以能够做到，是因为他在疲劳之前就有时间休息：每个小时他大约工作26分钟，而休息34分钟。他休息的时间要比他工作的时间多——可是他的工作成绩却差不多是其他人的4倍。

所以，做事情的时候，我们应该效仿我们的心脏，在每一次跳动之前都要学会休息一下，虽然时间很短，但是却为下一次跳动积蓄能量。休息是应对疲劳最佳的方式，而在你感到疲劳之前先休息效率会更高，按照节约一小时的方法，这样你每天清醒的时间就可以多增加一小时，虽然休息占用了时间，可是效率却奇迹般的增加了。

打造你的精神能量场

人们常说，看人的外貌要看一个人的精气神。精气神是一个人内部气质的外在表现，是一个人体能和精神力量的积累。目光呆滞的人往往给人以疲惫的感觉，而拥有炯炯眼神的人则会让人感到富有活力，能量十足。

但是，现实生活中，很多人过于疲劳是因为整日工作，体力透支，忽略了精神能量的积累，没有认识到每一个人都需要疲劳后的精神支撑。

研究表明，当一个人感到烦恼、苦闷、焦虑的时候，他身体的血压和氧化作用就会降低;而人心情愉快时，整个新陈代谢就会改善，心情也会变得更好，形成一种良性的循环。而那些负面的情绪，比如烦闷、焦虑、忧伤正是使人疲劳的心理因素。所以要防止疲劳，保持充沛的精力，就应经常保持快乐的心情，学会用正面心态调节自己的情绪，为自己增加精神活力，让紧张的神经得到松弛，以此来积蓄自己的精神能量。

其实，当一个人保持良好的精神气场的时候，就不容易陷入疲劳，也就不会总是有劳累的感觉。而我们关爱生命的态度直接决定着自己的能量场。我们最大的魅力就是能够感觉到其他人身上的关爱。在我们敞开心扉、以诚待人的时候，我们的精神能力就正在积聚着，而这种能量的积聚，就是我们体验生活、缓解心理疲劳的一味良药。

要想积蓄自己的精神能量，就要热爱容易让我们疲惫的事情之外的一些生活元素。生活本是丰富多彩的，除了工作、学习、赚钱、求名，还有许许多多美好的东西值得我们去享受：可口的饭菜、温馨的家庭生活、蓝天白云、花红草绿、飞溅的瀑布、浩瀚的大海、雪山与草原、大自然的形形色色，包括遥远的星系以及久远的化石。

此外还有诗歌、音乐、沉思、友情、谈天、读书、体育运动、喜庆的节日。甚至工作和学习本身也可以成为享受，如果我们不是太急功近利，不是单单为着一己的利益，我们的辛苦劳作也会变成一种乐趣。

享受生活，其实就是在潜移默化地积聚精神能量场。据说恺撒与亚历山大就是在战事最繁忙的时候，仍然充分享受自然的正当的生活乐趣。他们认为，享受生活乐趣是自己正常的活动，而战事才是非正常的活动。

文艺复兴时期，法国著名思想家蒙田认为，他们持这种看法是明智的。"这不是要使精神松懈，而是使之增强，因为要让激烈的活动、艰苦的思索服从于日常生活习惯，那是需要有极大的勇气的。"

蒙田更提出："我们的责任是调整我们的生活习惯，而不是去编书；是使我们的举止井然有序，而不是去打仗、去扩张领地。我们最豪迈、最光荣的事业乃是生活得写意，一切其他事情——执政、致富、建造产业，充其量也只不过是这一事业的点缀和从属品。"

但是，享受生活也需要有一个正确的导向，有一定的基础。努力地工作和学习，创造财富，发展经济，这当然是正经的事。享受生活，必须有一定的物质基础。只有衣食无忧，才能谈得上文化和艺术。饿着肚子是无法去细细欣赏山灵水秀的，更莫说是寻觅诗意。所以，人类要努力劳作。但劳作本身不是人生的目的，人生的目的是"生活得写意"。一方面勤奋工作，一方面使生活充满乐趣，这才是和谐的人生。

我们说享受生活，不是说要去花天酒地，也不是要去过懒汉的生活，吃了睡，睡了吃。如果这样"享受生活"，那才叫糟蹋生活。我们要试着把眼光从"图功名"、"治生产"上稍稍挪开，关注一下上帝加于我们生命、生活中的这些美好。

享受生活，是要努力去丰富生活的内容，努力去提升生活的质量。愉快地工作，也愉快地休闲。散步、登山、滑雪、垂钓，或是坐在草地或海滩上晒太阳。在做这一切时，使杂务中断，使烦忧消散，使灵性回归，使亲伦重现。用乔治·吉辛的话说，是过一种"灵魂修养的生活"。

享受这种灵魂修养的生活，就是要在无尽绵延的乐趣中体味生活的况味，在无影无形中构筑自己的精神能量场。日复一日，年复一年，当你的精神能量场足够强大时，你也就拥有了让世人羡煞的精神状态，如此，疲劳也就没有那么容易降临了。

让身体和心理共同放松

在应对疲劳的状态时，最好的方式就是让自己放松。放松说起来容易，但是想要真正做到，却要花费一番工夫。

正如爱德华·豪威尔说："这时候，人们往往想应该睡得更少点儿，工作更努力些，留在办公室更晚些，而这样一来，大脑的情况只会更糟糕。"所以要平衡自己的心态，既不要过分焦急也不能注意力涣散，这样才能获得高效率。

以写长篇小说著名的女作家维基·鲍姆曾说，她小时候遇见一位老人，教了她一生所学过最重要的一课。她摔了一跤，跌破了膝盖，还扭伤了手腕。那个以前在马戏团当小丑的老人把她扶了起来，在帮她把身上灰尘拂干净的时候，老人说："你之所以会碰伤，是因为你不知道怎样放松你自己。你应该假装你自己软得像一只袜子，像一只穿旧了的袜子。来，我来教你怎么做。"

那个人就教她和其他的孩子们怎么样跑、怎么样跳、怎么样翻筋斗，还一直教他们说："要把你自己想象得很柔软，那你就能放松了。"

由此可见，学会放松并不是件容易的事情，你可能要花一辈子时间改掉目前的习惯。然而这种努力却是值得的，因为你的一生可能因此而发生很大的改变。威廉·詹姆士在一篇文章中写道："美式的生活让人过度紧张，快动作、高节奏、强烈极端的表达方式……这或多或少是些坏习惯。"

那么，究竟怎么样才算是放松，在日常生活中，当我们感到疲惫的时候，又该如何做到放松呢？

所谓的放松，并不单单指让身体做做运动，或是听听歌放松一下心情，实际上，要想缓解疲劳，做到真正的放松，就要让身体和心理同时放松。

科学的放松要先放松你的肌肉，从你的眼睛开始，把头向后靠，闭起你的眼睛来，然后默不出声地对自己的眼睛说："放松，放松；不要紧张，不要皱眉头；放松，放松。"如此慢慢地重复、再重复念一分钟……

你是否注意到，经过几秒钟之后，你眼睛的肌肉就开始服从你的命令了？你是否觉得，有一只无形的手把这些紧张的情绪都驱走了。噢，虽然看起来令人难以置信，可是在这一分钟里，你却已经试过了放松情绪艺术的全部关键和秘诀。你可以用同样的办法放松你的脸部肌肉、你的头部、你的肩膀、你整个身体。但是你全身最重要的器官，还是你的眼睛。

芝加哥大学的爱德蒙德·雅各布森博士曾说，如果你能完全放松你的眼部肌肉，你就可以忘记你所有的烦恼了。在消除神经紧张时，眼睛之所以这样重要，是因为它们消耗了全身散发出来的能量的1/4。这也就是为什么很多眼力很好的人却感到"眼部紧张"，因为他们自己使眼部感到紧张。

当然，在做这些身体部位放松的过程中，千万不要忽略思想上的放松，也就是在心理上要让自己静下来，暂时忘掉生活和工作的烦忧，配合着肢体的运动，实现身心的放松。

由此看来，不管是在身体上还是心理上，当我们感到疲惫之时，都需要好好地放松一番，尤其是很多人会忽略心理上的放松，这点是需要加强注意的。身体的放松与心理的放松是相伴而生的，忽略了两者其中的一者，都不能实现真正意义的放松。唯有身心一起得到放松，才会减轻自己的疲惫感，让自己的生活状态回归到一个新的起点。

激活你的生命活力

人们工作和生活的节奏不断加快，竞争也日渐激烈，如果人们不注意调整自己的心态，就很容易产生身心疲劳感，我们常常听到人们说的"活得没劲"就是这种疲劳感的形象表达。

心理调整法是治疗"活得没劲"的良方，而最核心的方法就是激活生命力。唤起生命力最好的方式，就是用你的身体语言对自己进行暗示。

生命力是一个介于客观与主观之间的概念，它是一种生命的力量，而不是生命的运行状况。活力用英语表示为"vigor"，意为身体或精神上的力量或能量。生命活力由三个维度的能量组成，即体力、情绪能量、认知灵敏性。就体力而言，充满活力的人身体健康强壮，感觉精力充沛，饮食、睡眠良好等。而情绪能量强的人通常表现为情绪稳定，积极乐观，关心、同情他人等。就认知灵活性而言，有活力的人表现出思维敏捷，工作效率高，自信、动机强烈等。

生命力也是一股内在的力量，一个拥有强大生命力的人，往往会有强大的感染力，但是与心灵、人格和智慧相比，生命力更容易通过人的身体外化，外化的生命力。

为了激发生命活力，我们需要调节情绪，关注身体健康，同时也要保持积极的心态。

乐观、愉快、喜悦、幽默和笑，都能使大脑皮层处于中等兴奋状态，这是一种最佳情绪和最佳心理状态。在这种最佳情绪和最佳心理状态下，大脑皮层对身体内外的刺激都产生最佳反应，并发出最佳指令，从而使身体各部分得到最佳调节，使生命活力得到最佳表现，从而最有利于心身，并能战胜各种疾病的侵袭；同时，它能使人的才能、智力、体力和创造力得到最佳发挥，所以又最有利于获得事业的成功和取得最佳的成就。

保持强大的生命力，健康尤其重要。当一个人失去健康的时候，他的生命力就会迅速流失，同样的精神条件下，一个身体羸弱病快快的人所散发的生命力绝对不会和一个健康、结实、像一台高速运作还不带杂音的机器一样的人相提并论。

但是生命力并不等同于健康，它并不像健康一样能依靠CT、心电图或者血常规之类的手段检测到，但是这种生命力无时无刻不在影响我们的生活。

生命力可以依靠一个人的身体姿态来展现。当你感到颓废的时候，或者当你睡眠不足的时候，你感觉全身不得劲儿，于是你半闭着眼睛，拖着沉重的脚步，说话低沉而沙哑，因此你感觉自己的生命力更加的弱小。但是这个时候如果你放开声音大声地吼一声，甩开你的手臂大踏步走一圈，把你的头高高扬起，把你的眼睛睁得圆圆的，大声地笑——这时，你会觉得你突然又有劲儿了，你的生命力又回来了！真的是你的生命力又回来了吗？不是的，其实你的生命力一直在那里，只是你自己没有去激发而已。事实上，人的身体姿态和生命力是相互转换的关系。一个生命力旺盛的人展现出来的身体姿态与生命力弱小的人不一样，但是，一个硬朗、充满力量的身体姿态——高昂的头颅、挥动有力的手臂、稳健的步伐、洪亮的声音等同样能够唤起强大的生命力。

所以，对绝大多数体质正常的人来说，所有人的生命力都是差不多的——会有微小的个体差异，但不会天差地别，但为什么有些人看上去总是一副病快快的嘴脸，毫无生命的活力可言，有些人却看上去活力四射、气场强大呢？那是因为被唤起的生命力有所不同。

唤起生命力最好的方式，就是用你的身体语言对自己进行暗示，每天都拿出最精神饱满的身体姿态，用最爽朗的笑声、最明亮的眼神、最挺拔的姿势来迎接生活中的每一天，唤起心中旺盛的生命活力。

疲劳的时候不妨"假装快乐"

很多人都有这样的体会：当我们在做一些有兴趣也很令人兴奋的事情时，很少会感到疲劳。因此，克服疲劳和烦闷的一个重要方法就假装自己已经很快乐。如果你"假装"对工作有兴趣，一点点假装就可以使你的兴趣成真，也可以减少你的疲劳、紧张和忧虑。

有天晚上，艾丽丝回到家里，一副精疲力竭、疲倦不堪的样子。事实上，她也的确感到非常疲劳:头痛，背也痛，疲倦得不想吃饭就要上床睡觉。她的母亲再三地求她……她才坐在饭桌上。就在这时候，电话铃响了，是她男朋友打来的，请她出去跳舞。她的眼睛亮了起来，精神也来了。她冲上楼，穿上她那件天蓝色的洋装，疾步走出家门，一直跳舞到半夜3点钟。最后等她终于回到家里的时候，却一点也不疲倦，事实上还兴奋得睡不着觉呢。

在8个小时以前，艾丽丝看起来精疲力竭的时候，她是否真的那么疲劳呢？的确，她之所以觉得疲劳是因为她觉得工作使她很烦，甚至对她的生活都觉得很烦。

世界上不知道有几千几百万像艾丽丝这样的人，你也许就是其中之一。

众所周知，较之于肉体劳动来说，心理因素会让一个人更容易感到疲劳。但是，约瑟夫·巴马克博士则据此做了一个很有趣的实验，并将其结果发表在了《心理学学报》上。在实验的过程中，他让一大群学生做了一连串他们没有什么兴趣做的事情，结果发现，所有的学生都觉得很疲倦、打瞌睡、头痛、眼睛疲劳、很容易发脾气，甚至还有几个人觉得胃很不舒服。由此证明，烦恼更容易让人疲劳。但是，所有这些是否都是"想象来的"呢？

测定这些实验当中的学生的新陈代谢发现，当一个人感觉烦闷的时候，他身体的血压和氧化作用的确会减低。而一旦这个人觉得他的工作有趣的时候，整个新陈代谢作用就会立刻加速。所以疲劳感并不是想象而来的，而是烦恼延伸而出的。

对此，心理学家布勒也认为，造成一个人疲劳感的主要原因是心理上的烦恼。

加拿大明尼那不列斯农工储蓄银行的总裁金曼先生对此更是深有体会。在1943年的7月，加拿大政府要求加拿大阿尔卑斯登山俱乐部协助威尔斯军团做登山训练，金曼先生就是被选来训练这些士兵的教练之一。他和其他的教练——那些人大约从42岁到59岁不等——带着那些年轻的士兵，长途跋涉过很多的冰河和雪地，再用绳索和一些很小的登山设备爬上很高高的悬崖。他们在加拿大洛杉矶的小月河山谷里爬上米高峰、副总统峰和很多其他没有名字的山峰，经过15个小时的登山活动之后，那些非常健壮的年轻人都完全精疲力竭了。

　　他们感到疲劳，是否因为他们军事训练时肌肉没有训练得很结实呢？任何一个接受过严格军事训练的人对这种荒谬的问题都一定会嗤之以鼻。不是的，他们之所以会这样精疲力竭，因为他们对登山觉得很烦。他们中很多人疲倦得不等到吃过晚饭就睡着了。可是那些教练们——那些年岁比士兵要大两三倍的人——是否疲倦呢？不错，可是不会精疲力竭。那些教练们吃过晚饭后，还坐在那里聊了几个钟头，谈他们这一天的事情。他们之所以不会疲倦到精疲力竭的地步，是因为他们对这件事情感兴趣。

　　除此之外，耶鲁大学的杜拉克博士也做过类似的实验。他在主持一些有关疲劳的实验时，用那些年轻人经常保持感兴趣的方法，使他们维持清醒差不多达一星期之久。在经过很多次的调查之后，杜拉克博士表示"工作效能减低的唯一真正原因就是烦闷"。

　　因此，经常保持内心愉悦是抵抗疲劳和忧虑的最佳良方。在这里，请记住布勒博士的话："保持轻松的心态，我们的疲劳通常不是由于工作，而是由于忧虑、紧张和不快而产生的。"如果你此刻不快乐，会导致身体更加疲劳，情绪也就更加低落，因此，此时不妨假装一下自己是快乐的，当你的心理产生快乐的愿望时，身体也会跟着调整到快乐时的状态，从而形成良性的循环。

第二十章

远离烦恼，建起一道心理防线

——拒绝烦恼的心理调节术

烦恼，我们心灵危机的根源

在生活中，尽管每个人的经历和境况千差万别，但人的情绪总是表现为愉快和不愉快两种倾向。而烦恼是任何人都无法回避的心理问题，过度的烦恼常常成为人们心灵危机的根源。

23岁的赵袁从某名牌大学毕业后分配到某外资公司，与公司女职员小艺一见钟情。但同居两周后小艺毅然离去，留给赵袁的是一腔的惆怅和烦恼。平素爱说笑的他变得沉默寡言，开始失眠，情绪消沉，一天到晚昏昏沉沉，人变得越来越消瘦，终日兴味索然。他开始怀疑生活的意义，感到自己是这个世界上多余的人。他终日唉声叹气，口口声声"连累了父母，还不如死了的好"。

赵袁由于恋爱遇到挫折而烦恼不堪，最终影响了自己的身心健康。我们的确要面对生活中的诸多不满意，也总是会不由自主地陷入烦恼的境地，但是无端的烦恼对生活没有一点帮助，只会成为生活的阻碍。

研究机构曾调查过百位超过百岁老寿星的食谱，发现这些老寿星们日常摄入的食物各有所长，但他们都有一个共同点——不论在什么样的境遇里都能保持快乐的心态。

经过科学试验证实，当人乐观愉快时，人体通过生化过程使血液中增加有利于健康的化学物质，如激素、酶和乙酰胆碱等，起着调节血液流量与兴奋神经细胞的作用，使人体处于良好的机能状态。而当人的情绪有所波动，受到烦恼情绪的影响时，如果超过正常的生理限度时，就会造成生理机能失调，甚至导致疾病的发生。

老街上有一位老铁匠，由于早已没人需要打制的铁器，现在他改卖铁锅、斧头和拴小狗的链子。

他的经营方式非常古老和传统，人坐在门内，货物摆在门外，不吆喝，不还价，晚上也不收摊。你无论什么时候从这儿经过，都会看到他在竹椅上躺着，手里是一个半导体，身旁是一把紫砂壶。

他的生意也没有好坏之说，每天的收入正够他喝茶和吃饭。他老了，已不再需要多余的东西，因此他非常满足。

一天，一个文物商从老街经过，偶然看到老铁匠身旁的那把紫砂壶。因为那把壶古朴雅致，紫黑如墨，有清代制壶名家戴振公的风格，他走过去，顺手端起那把壶。

壶嘴内有一记印章，果然是戴振公的。商人惊喜不已。因为戴振公在世界上有捏泥成金的美名，据说他的作品现在仅存3件，一件在美国纽约州立博物馆；一件在中国台湾"故宫博物院"；还有一件在泰国某位华侨手里，是1993年在伦敦拍卖市场上以16万美元的高价买下的。

商人端着那把壶，想以10万元的价格买下它。当他说出这个数字时，老铁匠先是一惊，后又拒绝了，因为这把壶是他爷爷留下的，他们祖孙三代打铁时都喝这把壶里的水，他们的汗也都来自这把壶。

壶虽没卖，但商人走后，老铁匠有生以来第一次失眠了。这把壶他用了近60年，并且一直以为是把普普通通的壶，现在竟有人要以10万元的价格买下它，他转不过神来。

过去，他躺在椅子上喝水，都是闭着眼睛把壶放在小桌上，现在他总要坐起来再看一眼，这让他非常不舒服。特别让他不能容忍的是，当人们知道他有一把价值连城的茶壶后，蜂拥而至，有的问还有没有其他的宝贝，有的开始向他借钱，更有甚者，晚上敲他的门。他的生活被彻底打乱了，他不知该怎样处置这把壶。

当那位商人带着20万元现金第二次登门的时候，老铁匠再也坐不住了。他招来左右店铺的人和前后邻居，拿起一把斧头，当众把那把紫砂壶砸了个粉碎。

现在，老铁匠还在卖铁锅、斧头和拴小狗的链子，据说他已经102岁了。

的确，紫砂壶给老铁匠带来了巨大的烦恼，影响了他原本快乐而简单的生活。的确，打碎的不仅是一把紫砂壶，而且他打破了干扰他心灵的危机。

所以，不难看出情绪与心灵健康有着密切的关系：能经常保持乐观态度、情绪愉快对身体健康十分有利；相反，心情不佳时产生的悲伤、抑郁、焦虑、恐惧、愤怒、暴躁等不良情绪，都可能成为疾病或灾祸的诱因，给身心健康带来巨大伤害。

佛经上说，魔鬼不在心外，魔鬼就在自己的心中。明代的思想家王阳明也说："擒山中之贼易，捉心中之贼难。"所以，我们总是觉得生活中的快乐那么少，而烦恼那么多。其实我们只要我们用心去体验，就会发现自己拥有大把的幸福和快乐，因为它们就隐藏在普通的生活中。

生活中就是这样，很多人之所以觉得烦恼缠身，主要是因为自己的心不净。心不净，想要的太多，记挂的太多，烦恼自然生。因此，要想在生活中离烦恼远一点，我们的心不妨净一点，要知道：心净万事净，心平万事平。

烦恼感受来自错误的归因

你曾经有过这样的感觉吗？因为一件事烦恼不安、坐卧不宁；受到批评后心烦意乱，不愿上班；和朋友争吵后，烦躁得上街乱逛，买一堆不合时宜的东西泄愤。

在不知不觉中，你已经成了"烦恼"的奴隶，陷于情绪的泥淖而无法自拔，所以一旦心情不好，就"不得不"坐立不安、"不得不"旷工、"不得不"乱花钱、"不得不"酗酒滋事。像这类心情的"出格"，偶尔出现不要紧，但是常常因为"烦"而影响生活，就要找到自己烦恼的根源。

在心理学家看来，烦恼是一种归因的错误。归因是指人根据有关信息、线索对行为原因进行推测与判断的过程。而错误的归因常常让人将错误归罪到自己身上。比如常常看到别人的失误，而忽略了客观的事实；或者放大自己的缺点，否定了自己的优点。

错误的归因是一种思维的误导，很容易让人在处理外部信息时觉得"就是这样"，人们会误以为表相就代表着一个实质，造成误会与烦恼，而常常让自己烦恼不堪。

晚上十点多了，小月给催老公打八九回电话仍然关机，表针指向十二点，老公一身疲惫地回来了，牙都没刷倒头便睡，对妻子熟视无睹。小月觉得不对劲。果然她从老公的T恤上看到了几根女人的长发，并敏锐地嗅到了女人的香气。这件事让她烦恼不堪。

第二天小月拿着"证据"质问老公，老公说："小孟病了，部门里就我一个男的，就开车把小梦送到医院忙到深夜，背她的时候一定会粘到头发，而且小孟那么爱美，香水喷得多难免会沾到。"老公甚至打电话给小孟求证。

然而，接下来的一个月，这件事一直让小月烦恼不已。她总在想：部门就你一个男人，公司就不能有别的男人照顾她么，还用到深夜，照顾病人会弄你一身头发么？事实证明你出轨了，你一定是和狐狸精联合骗我。结果，一个月以后，她逼着老公签了离婚协议书。

不久后，小月听到小孟结婚了，而老公仍然单身。于是想起老公这么多年对自己的好，后悔不已。她想要复合，老公却说："你不信任我，算了吧。"

小月的烦恼不仅影响了自己的生活，甚至葬送了自己的幸福，她犯了归因的错误。她只想到老公去背了其他人，而没有想到当时紧急的环境。

基本归因错误有如带上了"有色眼镜"一般，这个眼镜蒙蔽了人们的理性思维，陷入烦恼的"死角"，比如：人们会把一个收银员找错钱当成是她故意刁难自己；人们会把朋友说了一次"不"会意成"他想和我绝交"；人们会埋怨借了东西不还的人说"他借我的东西不还，怪不得人说他们那地方的人没有一个好东西"；"说什么忘记带钱包，就是不想请客，有钱人真是抠门"，等等。

有这样一个心理学实验：

茶几上摆放着十几个水杯，这些杯子材质不同、造型各异、品位悬殊。心理学家对实验者说："你们如果口渴的话，就自己拿个杯子倒杯水喝吧！"

正值暑天，大家聊了一会儿就觉得口干舌燥，便纷纷起身去选杯子倒水。等到每个人面前都有了一杯水之后，心理学家突然问："你们有没有发现你们选杯子时有个共同点？"

众人互相对视了几眼，都摇了摇头。

"你们看看茶几上被挑剩下的杯子，大多是劣质的塑料杯或纸杯。在可以选择的情况下，每个人都想拥有更好的东西，你们的心思就这样有意或无意地表露出来了。这样的心思并没有什么对错之分，但是你们当中大多数人在选择杯子去倒水的时候都忘记了，自己需要的是水，而不是水杯。水杯的优劣对水质的好坏影响并不大。"

在生活中，类似的例子不在少数。人们往往很容易被一些鸡毛蒜皮的琐事牵绊，反而忘记了自己的初衷，难免自生烦恼。这正是"野花不种年年开，烦恼无根日日生"。

不难看出，这些错误的归因将生活中的小麻烦放大，会让人们烦恼不堪，陷入误导的心情怪圈中。

总之，远离烦恼要学会积极地归因，学会让生活中的小事烟消云散，不去计较这些错误现象。这样，烦恼的情绪也就越来越少，心灵和精神的活力就会得以再生，重新恢复心态的平衡。

敏感的心灵更易感染"情绪病毒"

在日常生活中我们发现，有些人像是天生的乐天一族，总是乐乐呵呵，像是从来没有烦恼一样；还有的人总是怨天尤人，情绪时常陷入低谷。其实，这是因为不同的性格受到了外界刺激后，表现的情绪状态有所不同，而那些心理更敏感的人，更容易受到烦恼这种"情绪病毒"的困扰。

梅兰是一家投资公司的出纳，业务熟练，为人谦和，最近却遇到了烦心事，因而账目做得有些疏漏。同事杨敏最近也经常找她麻烦，不是这样做得不对，就是那样妨碍她的工作。她动不动就冷言冷语，甚至在办公室发脾气。

在这样的工作氛围中，梅兰深受其害，不仅工作做得不好，同事的关系也处理得不妥当。梅兰认为，工作上的失误已经让自己颇为烦恼，平时关系不错的杨敏不但不给予安慰，反而给自己增加压力。杨敏也发现最近梅兰有点反常。自己平时也挺关心她的，她却总是愁眉苦脸地对待自己；想要跟她说点工作上的事情，她却总是打不起精神来，害得自己的工作也没法顺利进行。

梅兰因为一点挫折导致自己变得敏感起来，所以无论别人都说什么都被她视为故意针对自己。的确，每个人都容易受到外界因素的影响，尤其是负面情绪。与梅兰一样，有的人常常因他人的错误而变得心烦意乱，无法正常工作，也有的人会因为他人的悲观情绪而变得抑郁。

这都是因为过于敏感而感染"情绪病毒"的表现。或许，你也有过类似梅兰和杨敏的遭遇。其实，人难免会犯些错误，人与人之间的摩擦也可以理解。但如果因为他人的行为而让自己的情绪受到影响，这是非常不明智的选择。

人生活在社会中，总会遇到许多"情绪病毒"，但是，没有人可以主宰你的情绪和思想。所谓"解铃还须系铃人"，自己的情绪要自己控制。只要你能够调节自身情绪，就会避免陷入情绪困扰，甚至在艰难的境遇里也能够挖掘到快乐的"宝藏"。

总之，内心敏感的人更容易受到外界环境因素的刺激，所以要根据不通用的刺激因素找到调节内心的办法。影响心理健康的常见环境因素包括以下几方面：

1. 天气因素

通过研究得知，天气的阴晴也会影响到人的心理状态。一些心理学家调查研究发现，阳光对人的身心健康非常有好处的。但是如果人长期生活在比较阴暗的角落，则会让人变得孤僻、忧郁。一些异常天气，比如高温、高湿、阴雨等都对人的心理健康有不同程度的影响。所以对"情绪病毒"敏感的人应该在阳光充足的时候到户外走一走，晒一晒太阳，也会提高快乐指数。

2. 人与人的拥挤程度

人在心里需要安全距离，对"情绪病毒"敏感的人更是如此，因为人与人的拥挤程度也会影响到人的身心健康。专家们通过调查研究证实，人口密度越高的地方，人们的烦躁心理越会加重。所以心情烦躁时，适当独处一会儿，先让自己安静下来。

3. 噪音污染

心理学上认为，噪音也是与人的身心健康密切相关的一个重要环境因素。噪音是指那些使人感到不愉快的声音，心理学有一个"噪音定律"。噪音可以引起人们的烦躁不安、心情变坏、注意力不集中、工作效率降低、影响休息和造成睡眠障碍等现象。也就是说，噪音有时会对别人的情绪形成强烈的干扰，严重的还会使人方寸大乱。所以，心情不好时，主动调节自己，找到一个安静的场所，让焦躁的心情"降温"。同样的一件事，在消极人的眼里往往就变成了烦恼的来源。比如当我们无意中在一次工作中出现失误，领导的一次不满，甚至是在上班路上遇到一场突如其来的大雨，都会让消极的人顿生郁闷、痛苦、不满的情绪，他们常会消极地看待所发生的客观事实。这些消极的人会这样想：工作上的失误是因为自己在能力上的缺陷；领导的不满是因为他故意和自己过不去；突如其来的大雨是上天和自己作对。

但是这些问题在有着快乐习惯的人看来，工作上的失误只是由于自己的粗心或其他原因造成的，并不能否定自己个人的能力，因而不应该抱怨自己；同事的闲言碎语很可能是说者无心，不必太过计较；突如其来的一场大雨刚好可以看做是清洁了空气，自己也借雨中漫步缓解了紧张的心理。所以，乐观者的心情不容易受到这些外界因素的干扰。

总之，为了让自己身心健康，给自己营造健康的心理空间是很有必要的。尤其是那些天生内心敏感的人要让自己远离"情绪病毒"，让自己变得乐观起来，在紧张的工作生活之余让自己充分放松、愉悦身心，这样能够让自己对烦恼"脱敏"。

换个角度，烦恼也可转化为快乐

如果你能够换个角度观察你的烦恼，减少对生活中各种事物的苛求，很容易就能重新快乐起来。因为快乐不是你拥有了多少的财富，或者拥有了多少的房产，以及拥有了多少被人艳羡的珠宝，而是你能够在平常中任何的事物都得到的感触以及观察事物的角度。

一位女士曾这样叙述了自己的一段经历："在我的朋友遇到困难时，我主动帮助他了，而当我遇到困难时，他却视而不见，为此我感到被欺骗了，于是非常愤怒。"

心理学家通过对该女士认真的分析，找出了其不合理的观念是"我帮助了他，他就应该帮助我"。

通过讨论，这位女士将"应该"换成了"希望"，对事件的认识变成了："我的朋友遇到困难时，我主动且愿意帮助他，并且我也希望当我遇到困难时，他同样会帮助我；但当我真的遇到了困难时，他却没帮我，我为此感到遗憾，我虽然不很高兴，但我还是不会感到烦恼不堪，我会以帮助朋友为乐。"这样，她就不再像最初那样烦恼了。

的确，同一件事由于观察的角度不同，得到的结果也会不同。如果我们改变看待问题的角度，烦恼也就不再困扰我们。

几十年前，一个身有残缺的美国人，家中遭了小偷，损失了一些财物，一位朋友写信来安慰他，他回信说："谢谢你的来信，但其实我现在心中很平静，因为：第一，窃贼只偷去我的东西，并没有伤害我的生命；第二，窃贼只偷走部分财物，所幸并非我所有财产；第三，还好是别人来偷我的，而不是我做贼去行窃。"

就是这样的乐观态度，让这位残障人士遇到任何事情，都能用正面的态度来应对，进而在日后缔造出了不凡的成就。他就是美国第三十二任总统——罗斯福。

家中失窃原本是件令人恼怒的事情，但在罗斯福看来，东西既然已经丢了，生气也找不回来。与其让愤怒指挥自己接下来的情绪，不如放宽心态，从不幸中发现美好。即使被大多数人视为不幸之事的被盗，也阻挡不了他继续追寻快乐。由此可以看出，情绪好坏与否，关键在于我们在看待一件事情时用什么样思维方式和心态。如果辩证地去看待被盗这件事，它也可以有正面和负面之分。

所以，我们要找出那些给我们带来消极感受的不合理的信念，以更合理的想法取而代之，以此来改变我们那些消极的感受。

生活中有很多人，无论思想还是为人处世，都有许多不成熟的地方，却又敏感异常。他们希望事事做到完美，人人都能赞许他。但当这种想法不能实现时，他们就很轻易地陷入不如意的境地，觉得自己是全世界最倒霉的人了。也许你并不确切地了解自己幸运与否。没关系，这儿有一份专家们的"全球报告"，来细细地对照一下吧：

如果我们将全世界的人口压缩成一个100人的村庄，那么这个村庄将有：

57名亚洲人，21名欧洲人，14名美洲人和大洋洲人，8名非洲人；52名女人和48名男人；30名基督徒和70名非基督教徒；89名异性恋和11名同性恋。

6人拥有全村财富的89%，而这6人均来自美国；80人住房条件不好；70人为文盲；50人营养不良；1人正在死亡；1人正在出生；1人拥有电脑；1人（对，只有一人）拥有大学文凭。

如果我们从这种压缩的角度来认识世界，我们就能发现：

假如你的冰箱里有食物可吃，身上有衣可穿，有房可住，有床可睡，那么你比世界上75%的人都富有。

假如你在银行有存款，钱包里有现钞，口袋里有零钱，那么你属于世界上8%最幸运的人。

假如你父母双全没有离异，那你就是很稀有的地球人。

假如你今天早晨起床时身体健康，没有疾病，那么你比其他几千万人都幸运，他们甚

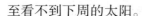

至看不到下周的太阳。

假如你从未尝试过战争的危险、牢狱的孤独、酷刑的折磨和饥饿的煎熬，那么你的处境比其他5亿人更好。

假如你能随便进出教堂或寺庙而没有任何被恐吓、强暴和杀害的危险，那么你比其他30亿人更有运气。

假如你读了以上的文字，说明你就不属于20亿文盲中的一员，他们每天都在为不识字而痛苦……

看吧，我们原来是这么幸运。只要肯用感恩的心去面对，用感恩的心去体会，我们当下拥有的，足以幸福一生了。

"身在福中不知福"，人们总是等到不幸的事情发生，才意识到过去是多么幸福。无疑，在不幸降临之前，我们一直在不断地追求幸福，但却不知道，事实上我们一直拥有幸福。幸福，往往是身受时不知，失掉后方觉可贵。

总之，很多时候，并不是谁在刻意给我们制造麻烦，而是我们不懂得改变对待生活的视角，不肯给予生活以宽容。当烦恼侵袭的时候，如果我们能够转换心态，换个角度，那么烦恼也会变成欢乐。

对生活中的烦恼不要念念不忘

生活的智慧告诉我们，想要让心态健康，就不要对生活中的烦恼念念不忘。虽然生活中不顺心的事十有八九，要做到事事顺心，就要做到放得下，让不愉快的事尽快过去。如果你越是放在心上，越是被它所烦，如果你总是念念不忘别人的坏处，深受其害的实际上是自己的心灵。正所谓"能够忘记烦恼的人，才可能甩掉沉重的包袱，大踏步前进"。

在生活中，很多人太过在意自己的感觉了。比如，你在路上不小心摔了一跤，惹得路人哈哈大笑。你当时一定很尴尬，认为全天下的人都在看着你。但是你如果站在别人的角度考虑一下，就会发现，其实，这件事只是他们生活中的一个小插曲，甚至有时连插曲都算不上，他们只是无意中一笑，然后就把这件事忘记了。

如果你将这件事作为一个让自己痛苦的种子，那么这颗种子就会生根、发芽，结出苦果。其实烦恼的小事往往会酝酿成更大的心灵危机，最后积重难返。

一位睿智的老师与他年轻的学生一起在森林里散步。走着走着，老师突然停了下来，仔细地看看身边的四株植物：第一株植物是一棵刚刚破土而出的幼苗；第二株植物已经算得上是挺拔的小树苗了，它的根牢牢地扎在肥沃的土壤中；第三株植物枝叶茂盛，差不多与年轻学生一样高大；第四株植物是一棵巨大的橡树，年轻学生几乎看不到它的树冠。

老师指着第一株植物对他的学生说："把它拔起来。"学生用手指轻松地拔出了幼苗。"现在，拔出第二株植物。"学生听从老师的吩咐，略加力量，便将树苗连根拔起。"好了，现在，拔出第三株植物。"学生先用一只手进行了尝试，然后改用双手全力以赴。最后，树木终于倒在了脚下。"好的，"老教师接着说道，"去试一试那棵橡树吧。"学生抬头看了看眼前巨大的橡树，想了想自己刚才拔那棵小得多的树木时已经筋疲力尽了，所以他拒绝了教师的提议，甚至没有做任何尝试。

"我的孩子，"老师叹了一口气说道，"你的行为验证了生活的常识：习惯对一个人生活的影响是多么巨大！"

这个近似寓言的小故事，其实告诉了我们这样一个道理：无论是好的习惯还是坏的习惯，一旦形成了，就会变得牢固，就像挺拔的橡树一样，任凭你使用多大力气也很难扭转。所以，在烦恼的习惯还没有形成时，我们就应该及时改正，让自己常常关注生活中让自己快乐的因素，而不是对烦恼念念不忘。

有一位成功人士，当有人问起他的成功之路时，他讲了自己的一段切身经历：

"这几年来我一直采用忘却来调整自己的心态。我本来是一个情绪化的人，一遇到不开心的事，心情就糟糕不已，不知道该怎么做好。我知道这是自己性格的弱点，可我找不到更好的办法来化解。直到后来，遇到一位老专家。

"大学刚毕业那段时间，是我心情最灰暗的时候。当时我在一家公司做文员，工资低得可怜，而且同事间还充满着排斥和竞争，我有些适应不了那里的工作环境。更令人难过的是，相爱三年的女友也执意要离开我，我没有想到多年的爱情竟然经不起现实的考验，我的心在一点一点地破碎。朋友的劝慰似乎都起不到作用，我一味地让自己沉沦下去。除了伤悲，我又能做些什么呢？到最后，朋友建议我去找一位知名的心理专家咨询一下，以便摆脱自己的困境。

"当那位老专家听完我的诉说后，他把我带到一间很小的办公室，室内唯一的桌上放着一杯水。老专家微笑着说：'你看这只杯子，它已经放在这里很久了，几乎每天都有灰尘落入里面，但它依然澄清透明。你知道是为什么吗？'

"我认真思索，像是要看穿这杯子，是的，这到底是为什么呢？这杯水有这么多杂质，但最终却为什么很清澈呢？对了，我知道了，我跳起来说：'我懂了，所有的灰尘都沉淀到杯子底下了。'老专家赞同地点点头：'年轻人，生活中烦心的事很多，有些是越想忘掉越不易忘掉，你可以不在乎它。就像这杯水，如果你厌恶它，使劲摇晃它，就会使整杯水都不得安宁，浑浊一片，这是多么愚蠢的行为。如果你愿意慢慢地、静静地让它们沉淀下来，用宽广的胸怀去容纳它们，这样，心灵并未因此受到感染，反而更加纯净了。'

"我记住了这位老专家睿智的话，以后，当我再遇到不如意的事时，就试着把所有的烦恼都沉入心底，不与那些不顺的事纠缠。当它们慢慢沉淀下来时，我的生活就马上阴转晴了，变得快乐和明媚起来。"

的确，忘记生活中的烦恼，生活就会立刻阴转晴。生活中难免会遇到来自外界的一些伤害，经历多了，自然有了提防。可是，我们却往往没有意识到，有一种伤害并不是来自外部，而是我们自己造成的：为了一个小小的职位、一份微薄的奖金，甚至是为了一些他人的闲言碎语，我们发愁、发怒，认真计较，纠缠其中。一旦久了，我们的心灵就被折磨得千疮百孔，对生活失去另外热情，对周围的人也冷淡了很多。

对于一次挫折、一次失败，我们完全可以一笑了之，不要过多地纠缠于失落的情绪中。你的抱怨只能提醒人们重新注意到你曾经的失败。你笑了，别人也就忘记了。

即便我们生活在现在，也要学会面向着未来，时间一刻不停止，过去的一切都被时间之水冲得一去不复返。我们没有必要念念不忘那些不愉快。念念不忘，只能被它腐蚀，而用坦然的心态面对生活，才是睿智的做法。

用充实的生活驱散烦恼

人生在世，每一个人都会从自己的哭声中来，在别人的哭声中离去。对于物欲横流的今天，生活在五光十色的现代生活的现代人而言，我们常常为烦恼的琐事而感受人生之累。也许我们懂得烦恼来自我们自身，来自我们自己的人生欲望，但是也许并不知道无事可做也会造成人的烦恼情绪。

如果我们不能一直忙着，如果我们闲坐在那里发愁，我们会因此产生一大堆被达尔文称之为"胡思乱想"的东西，而这些"胡思乱想"就像传说中的妖精，会掏空我们的思想，摧毁我们的行动力和意志力。大文豪萧伯纳把这些总结起来说："让人愁苦的原因就是，有空闲来想想自己到底快不欢乐。"

有一对夫妻感情很好，丈夫在外面开了一家公司，生意红火。他没日没夜地忙碌，很少在家。女儿在外地读大学，每逢寒暑假才回家。妻子一个人在家，终日无所事事，日子过得不快乐。

丈夫看到妻子在家闷闷不乐的样子，担心她闷出病来，就对她说："你去亲戚朋友家串串门吧，跟她们聊聊天、打打麻将，你会开心点的。以前总是围着孩子转，没有自己的生活空间，现在好了，有时间了，要好好利用。"

妻子听从了丈夫的建议，于是便去亲戚、朋友家串门、聊天、打麻将，有一段时间过得很快乐。但是话题聊完了，麻将打腻了，她又变得不开心了。

不开心的妻子又缩回了家里。在家的这几天，妻子想了很多，她觉得丈夫说得很对，现在要好好规划一下，充分地享受生活，不能再这样迷迷糊糊地过下去了，要为自己而生活。

于是，她对丈夫说："我想开间花店，这里还没有人开，一定能赚钱。而且我一直很喜欢花，以前就有过这样的想法，只是一直没有做。既能赚钱又感兴趣，一定会做得非常好的。"丈夫说："这主意听起来不错，只要是你喜欢就放手去做吧！"

花店开张后，妻子每天去花店做生意，她变得忙碌起来了。来买花的人很多，妻子干得很开心，还认识了不少人。看着她开心的样子，丈夫也很开心。可是过了几个月，丈夫算了一笔细账，发现妻子根本不是经商的料，她经营的花店不但不赚钱，反而赔进去不少。

后来有一个朋友问他："你老婆的那家花店还开吗？"他说："还开。""是赚是赔？"他说："赚。""赚多少？"他神秘地一笑。经再三追问，他才悄悄告诉朋友："钱是一分没赚到，赚的是快乐。"这就是充实的力量。

虽然没有赚到钱，可是在忙碌的生活中收获了更多的快乐，而不是在无所事事中吹毛求疵，对任何事情都心生厌倦。

的确，适当的忙碌，就很容易帮我们驱散烦恼。我们投入到工作或者某一件活动，这就是缓解烦恼情绪的好办法。

烦恼会掏空我们的思想，干扰我们正常的生活，充实的生活是我们消除烦恼的最好办法，就是想办法要让你自己过得充实，去做自己喜欢的事情。让自己的生活充满五彩缤纷的乐趣，这样我们自然没有时间与精力去烦恼了。所以，主动找到自己的乐趣吧，在生活中发现能够让你的业余生活充实起来的东西。比如苏茜女士。

苏茜是一位五十多岁的美国女性，她婚姻幸福，有两个十多岁的女儿，她自己开了一家公司，专门为名人制作特许产品。她还是一位艺术家，她梦想开办个人画展——墙上挂满了画，被家人朋友簇拥着，用香槟酒招待来宾。

苏茜在纽约大学读研究生，研究电影制作。苏茜女士游泳游得不错，网球也打得不错，还是一位技术不错的摄影师。她滑雪、玩帆船、还做得一手好菜，喜欢招待朋友。她很有学问，风趣诙谐，是一个充满了快乐的人。

苏茜知道怎么寻找乐趣，她始终保持精力充沛的秘密就是主动找事做。如果邻居家的玫瑰花开得特别好看，她就会带着相机从自己家里飞奔出来给这些花拍照，而且会一连用掉三卷胶卷。然后她会为此画一幅粉笔画，去参加园艺展。她在不断奔忙中找到乐趣。如果她星期六早上在农产品的集市上买了十几个绿色鸡蛋，晚餐时她就会找几个邻居到家里的露台上一边吃煎蛋卷，一边看日落。高高兴兴地到处找事做，永远忙个不停——这就是她的秘密。

当我们开始行动起来时，整个世界似乎都会与我们的目标协调一致。我们的心中也会像满帆的船只一样，充满了前进的乐趣。

烦恼最能伤害你的时候，不是在你有事情做的时候，而是在我们无所事事的时候，因为那时我们才有时间去主动"烦恼"。因此我们要用充实的生活来消耗我们多余的闲暇时间，而不要只把精力放在你烦恼的事情上。

选择你的专属快乐生活

在充满竞争、嘈杂的现代社会，每个人都要不停地为学业、事业、应酬、家庭、子女以及为自己的美好前程忙碌着。他们被迫接受了别人赋予的生活方式，而忽略了自己想要怎么样的生活。

有句话说："20岁时，我们顾虑别人对我们的想法；40岁时，我们不理会别人对我们的想法；60岁时，我们发现别人根本就没有想到我们。"这并非消极，而是一种人生哲学——选择自己的生活，不要顾及别人的眼光。

一个年轻人四处寻找解脱烦恼的秘诀。他见山脚下绿草丛中一个牧童在那里悠闲地吹着笛子，十分逍遥自在。

年轻人便上前询问："你那么快活，难道没有烦恼吗？"

牧童说："骑在牛背上，笛子一吹，什么烦恼也没有了。"

年轻人试了试，烦恼仍在。

于是他只好继续寻找。

他又来到一条小河边，见一老翁正专注地钓鱼，神情怡然，面带喜色，于是便上前问道："你能如此投入地钓鱼，难道心中没有什么烦恼吗？"

老翁笑着说："静下心来钓鱼，什么烦恼都忘记了。"

年轻人试了试，却还是放不下心中的烦恼，静不下心来。

于是他又往前走，他在山洞中遇见一位面带笑容的长者，便又向他讨教解脱烦恼的秘诀。

老年人笑着问道："有谁捆住你没有？"

年轻人答道："没有啊？"

老年人说："既然没人捆住你，又何谈解脱呢？"

年轻人想了想，恍然大悟，原来是被自己设置的心理牢笼束缚住了。

世上本无事，庸人自扰之。萧伯纳说过："痛苦的秘诀在于有闲工夫担心自己是否幸福。"其实很多时候，烦恼都是自找的，要想从烦恼的牢笼中解脱，就要学会选择。

一个人是否活得快乐，关键在于他是以怎样一种态度去生活的。快乐也是有学问的，因为每个人的快乐都有不同。很多时候，人之所以会倍感疲惫和不悦，都是因为没有找到适合自己的生活方式。其实，要想快乐生活并不难，只要根据自己的喜好，选择自己专属的快乐生活。

泰勒是纽约郊区的一位神父。

那天，郊区医院里一位病人生命垂危，他被请过去主持临终前的忏悔。

他到医院后听到了这样一段话："我喜欢唱歌，音乐是我的生命，我的愿望是唱遍美国。作为一名黑人，我实现了这个愿望，我没有什么要忏悔的。现在我只想说，感谢您，您让我愉快地度过了一生，并让我用歌声养活了我的6个孩子。现在我的生命就要结束了，但死而无憾。仁慈的神父，现在我只想请您转告我的孩子，让他们做自己喜欢做的事吧，他们的父亲会为他们骄傲。"

一个流浪歌手，临终时能说出这样的话，让泰勒神父感到非常吃惊，因为这名黑人歌手的所有家当就是一把吉他。他的工作是每到一处，把头上的帽子放在地上，开始唱歌。40年来，他用苍凉的西部歌曲感染他的听众，换取那份他应得的报酬。他虽然不是一个腰缠万贯的富豪，可他从不缺少快乐。他过着简单的生活，有着一颗容易满足的心。

泰勒神父在之后的一次演讲中提到了这件事，他总结道："原来最有意义的活法很简单，就是做自己喜欢做的事，并从中发掘到一颗容易满足的心灵。"

的确，烦恼并非全部来自外界，很多时候是我们生活的方式出了问题。西方有位哲人说过："自己招来的苦难总是最让人心痛的。"做自己不想做的事，蹉跎了时光，使自己陷入苦苦的挣扎中，浪费了时间，也浪费了生命，浪费了追求幸福的机会。

所以想要远离烦恼就要选择属于自己的快乐生活。生活不可能一成不变，要知道，适合你自己的生活才能让你更有朝气和活力，所以勇敢选择吧，让快乐的生活掌握在自己的手里。

让心理弹性处在良好的区间

如果我们调节不好内心的平衡，就会在无意中放大生活中的很多烦恼。其实，烦恼就像一个"重物"，而我们的心理像一根弹簧，重物压坏了弹簧，那么失去了弹性弹簧就很难再回复原状。所以，我们的内心在烦恼的压迫下也容易"变形"。

在生活和工作中有很多"压迫"我们的突发状况，我们很难预知下一刻会发生什么"意外"事件，比如：我们会遇到合作伙伴在关键时刻临时毁约，由于公司倒闭被迫失业，等等。当我们遭遇困境，有些人会用拒绝、逃避的方式来应对，还有些人陷入了焦虑、抑郁的情绪中。与他们不同，"心理弹性"较高的人会主动调节自己的心态，遇见再大的困难也会坚强地面对。

弹性，原指物体发生弹性形变，又很快可以恢复原来的状态。"心理弹性"是指个人在应对心理问题时所需要的心理素质。心理弹性好的人可以远离烦恼，即便面对困境也会找到快乐生活的方法。

心理学家认为心理弹性受到三方面因素的影响：

第一，人的个体因素影响。

这其中主要包括人的智力因素、人际吸引能力、社交的能力、意志力、自我效能感等的特性。一般来说，这些素质较强，那么一个人的心理弹性也就越强。

第二，家庭因素的影响。

如果一个人与家人的关系比较亲密，而来自家庭压力较低，心理弹性会比家庭关系一般或者家庭结构不稳定的人更强。

第三，社会环境因素影响。

除了家庭的因素外，人还会受到社会提供的多方面的支持。如果一个人热衷于加入一些亲社会的组织并且获得认同感时，那么我们就比别人更容易拥有一颗"更有弹性"的内心。

其实心理弹性也不是永远不变的。它会随着我们的情绪上下波动，就像是人身体的免疫力，可以通过充足的睡眠、合理的饮食和持之以恒的锻炼等方法来增强，心理弹性也可以通过努力而变得更强。既然如此，不要让自己一直陷入烦恼的深渊，适当地让自己缓解心理负担，给心灵松松绑，这样便可以让心灵保持在一个良好的区间内。

让快乐成为一种心理习惯

烦恼与快乐是对立的两种情绪。心理学家通过研究发现，人类的表现、感觉和反应都是习惯性的。快乐是一种能力，保持快乐的心情也可以成为一种习惯。

心理学家认为人的态度、情感和反应是在潜移默化中通过后天学习而来的，我们常常为一些小事烦恼，产生不满的反应，这些都是出于习惯性的心理反应。而这种习惯性不愉快在很大程度上是因为人们对客观事实的消极认识形成的。

文学大师钱锺书在《论快乐》一文中说过：洗一个澡，看一朵花，吃一顿饭，假使你觉得快乐，并非因为澡洗得干净，花开得好看，菜合你的口味，而是因为你的心里没有障碍，轻松的灵魂可以专注肉体的感觉来欣赏，来审定。要是你精神不痛快，像将离别时的筵席，随它怎样烹调地好，吃起来只是泥土的滋味。快乐纯粹是内在的，它不是由于客体，而是由于人们的思想观念和态度而产生的。

的确，快乐不是来自外界，而是来自于你的态度。面对同样的事情，乐观的人总会看到生活中积极的一面，并且会感到心情愉悦；而悲观的人往往就只会看到生活中的消极面，并且总是为此感到伤心难过。因此，我们要想得到快乐，就必须要培养一种乐观的生活习惯，要积极地控制生活，而不是做生活的奴隶，更不要让外在环境和他人来决定和控制我们的心情。

英国有一个天生乐观的人，从不拜神，令神很不开心，因为神的权威受到了挑战。他死后，为了惩罚他，神便把他关在很热的房间，7天后，神去看望这位乐观的人，看见他非常开心。

神便问："身处如此闷热的房间7天，难道你一点儿也不辛苦？"乐观的人说："待在这间房子里，我便想起在公园里晒太阳，当然十分开心啦！（英国一年难得有好天气，一旦晴天，人们都喜欢去公园晒太阳。）"

神不开心，便把这位快乐的人关在一间寒冷的房间。7天过去了，神看到这位快乐的人依然很开心，便问他："这次你为什么开心呢？"

这位快乐的人回答说："待在这寒冷的房间，便让我联想起圣诞节快到了，又要放假了，还要收很多圣诞礼物，能不开心吗？"

神不开心，便把他关在一间阴暗又潮湿的房间。7天又过去了，这位快乐的人仍然很高兴，这时神有点困惑不解，便说："这次你能说出一个让我信服的理由，我便不再为难你。"

这位快乐的人说："我是一个足球迷，但我喜欢的足球队很少有机会赢。但有一次赢了，当时就是这样的天气。所以每遇到这样的天气，我都会高兴，因为这会让我联想起我喜欢的足球队赢了。"神无话可说，给了这位快乐的人自由。

快乐，是一种习惯。像故事中的那位英国人一样，无论遇上怎样的困难，他都会习惯用积极的角度思考，并支配自己的行动。

心理学家认为人可以通过培养快乐的感觉，逐渐形成一种习惯。从本质上看，快乐实际上是一种心理状态。当我们面对同样的一件事情，不同的人也会有不同的心理感受，而正是这种感受在影响着我们的生活。所以培养快乐的习惯，就要学会积极地思考。

乐观的人会将快乐当作一种生活的常态。长此以往，他们会变得越来越快乐，越来越热爱生活。其实，每个人都可以成为这样的人：

你可以外出散步，伫立在无声的空旷中，感受一份清灵。让自己暂时远离尘嚣纷乱的世界，静静地沉浸在自己的遐想中。

也可以捧一杯好茶，慵懒地翻阅一本好书，让自己在这份难得的宁静中，去书中解读关于生活、关于快乐的文字。或者播放轻缓的温柔的小夜曲，静静地赖在床上，什么都不想，只让自己沉浸在难得营造出的氛围里，让身心此刻回归平静，默默地享受音乐带给我们心灵的慰藉。

总之，无论生活多么繁重，我们都应在尘世的喧嚣中找到这份不可多得的静谧。这样就能在疲惫中给自己心灵一点小憩，让自己属于自己，让自己解剖自己，让自己鼓励自己，让自己做回自己。带着这种心境一直生活，那么快乐就会经常而至，久而久之，也就会成为一种持久的心理习惯了。

不为无法控制的事情烦恼

随着我们的生活节奏越来越紧张，人对外界的刺激因素也越来越敏感。但是，很多时候人都是因为自己无法控制的事情徒增烦恼。所以人们常说："烦恼都是自找的。"

这个不难理解，比如一个人能够改变整个气候吗？也许人们的行为可以对整个自然界带来细微地改变，但是没有人能立刻对外面的天气"下命令"。可是还有很多人因为天气而烦恼不堪。根据世界卫生组织的统计，仅仅由于1982~1983年的气候异常现象，就使得全球约10万人患上了抑郁症，并且让精神病的发病率提高了8个百分点，并且交通事故的发生也比平常情况多发生了5000次以上。

哈里伯顿说过："怀着忧愁上床，就是背负着包袱睡觉。"如果在今天带着太多的烦恼去忧虑明天的话，那势必是很愚蠢的行为。

其实，人生里有93%的烦恼都不是必需的，它们只存在于自我的想象中，往往不会出现。所以我们不用预支明天的烦恼，更不用想早一步解决掉明天的烦恼。

王家兄弟在经历了一次地震后死里逃生，两个人都是被人从废墟中挖出来的。政府都他们盖了新房，解决了温饱问题。然而，哥哥念念不忘失去的一切，整天念叨着死去的家人和损失的财产。

　　实际上，弟弟同样失去了至亲和房产，甚至还失去了左腿。但是他总在想：相较于不幸离世的人，我真是很幸运，我不愁吃、不愁喝，政府还给我盖新房，感谢上苍给我留下了一条腿和一双完好的手，我能给自己做饭、穿衣，还能帮他人干活。

　　哥哥并没有把得到的东西放在心上，对失去的东西总是念念不忘，生活在痛苦和忧思之中，整日精神萎靡不振，郁郁寡欢，身体和精神状态都非常不好。

　　弟弟怀着一颗感恩的心，学会了用心去享受已追求到的幸福。他虽然失去了一条腿，但他会编篮子。当他看见别人在使用自己编的篮子时，他便情不自禁地对自己说："活着真好！"很快弟弟靠着自己编篮子重新建立了生活，过得充实而又快乐。

　　遭遇地震，兄弟俩面对同样的遭遇，然而弟弟却能过得充实幸福，哥哥却生活在烦恼中。这是因为弟弟不去想已经失去的东西，而是非常珍惜现在的一切。的确，快乐的人不会算计住房大小、薪水多少，或者社会地位高低，也不在乎成功或失败，所以不会陷入无法控制的烦恼中。

　　就是人生的幸福智慧。如果过于计较能力范围之外的事情，只会徒增烦恼。所以我们要对生活中的烦恼做一做"减法"。人生不仅需要加法，同时也需要减法。

　　所以，我们不妨学学吉姆·特纳的生存智慧。

　　拥有30多亿美元资产的美国莱斯勒石油公司有了新的继承人，他就是40岁的吉姆·特纳。人们都以为新上任的吉姆·特纳会大干一番，他却组建起一个评估团，对公司资产以50年作基数做了全面盘点后，在资财总和中减去自己和全家所需以及社会应酬的费用，再减去应付的银行利息、公司硬性支出、生产投资等，最终发现还剩8千万美元。

　　他毫不犹豫地从这笔钱中拿出3千万，为家乡建起一所大学，余下的则全部捐给了美国社会福利基金会。人们对他的举动大惑不解，而他说："这笔钱对我已没有实质意义，减去它就是减去了我生命中的负担。"

　　在莱斯勒石油公司员工的印象中，永远看不到吉姆·特纳愁眉苦脸的时候。即使发生加勒比海海啸，给公司的油井造成一亿多美元损失，吉姆·特纳在董事会上仍谈笑风生，他说："纵然减去一亿美元，我还是比你们富有十倍，我就有多于你们十倍的快乐。"

　　乐观开朗的吉姆·特纳活到85岁时悄然谢世，他在自己的墓碑上给自己留下这样一行字："我最欣慰的是用好了人生的减法！"

　　从他的生活智慧里，我们感受出对烦恼做减法的作用。不要为了我们无法控制的事情烦恼，只要做好了现在的功课，便是应对烦恼的最好法宝。尤其是当我们把心头那个沉重包袱放下时，会发现自己整日过度担心的事情，其实并不一定会发生。

　　即便是明天真的有烦恼，自己在今天也是无法解决的，我们生命中的每一天都有每一天的人生功课要交，都要先努力做好今天的功课。

在舍与得中学习幸福的智慧

　　在很多人眼中，快乐常常被视为金钱、权力、地位及其外在的因素，所以人们常常认为，只要拥有了这些东西，快乐就会降临。的确，快乐要建立在一定的物质基础之上。但是快乐绝非单纯的物质享受，享受的欲望是无止境的。一味地追求"得到"就会陷入一个个烦恼中，无法让快乐长久，更谈不上生活幸福了。其实，失去与得到贯穿人的生活始终，要保持快乐就要在舍与得中学习幸福的智慧。

　　有这样一个故事：

他参加一支登山队去登山。为了第一个到达目的地，独享第一的荣耀，他趁着其他人睡觉时独自去登山。

山高夜沉，漆黑一片，伸手不见五指，显然，在晚上登山是愚蠢的决定。但他凭借着技术和勇气，还是继续攀登着。就在他快要到达峰顶时，脚下一滑，疾速地往下跌去。在那极度恐怖的瞬间，他生命中所有美好和痛苦的记忆片段一起涌入他的脑海。

他正想着离死亡还有多近的时候，感觉到系在腰间的绳索一下紧紧地拉住了他，他的身体被悬吊在半空中。

黑夜里，只有一根绳索维系着他。沉寂中，他大声惊呼："救命啊，上帝！"

突然之间，一个低沉的声音从天籁传来："割断你系在腰上的绳子。"

"什么？"风呼呼地吹着，他有些听不清楚。

那个声音再一次响起："割断你系在腰上的绳子。"

可是四周漆黑不见五指，他看不到自己所处的环境。他决定握紧手中那唯一的希望，紧紧抓住绳索不放手。

第二天，其他的登山队员找到了他时，他已经被冻死了，双手紧紧地握着绳索。可是，他离一块突出的岩石仅仅只有十英尺！

如果他割断绳索跳下去，或许可以到达一个相对安全的地方，可以生一堆火，等待救援人员的到来，也就能得救了。

你对自己的绳索有多少依赖呢？如果换了是你，你会有勇气把它放开吗？

面对选择，无论是获取还是放弃，都要人有足够的勇气和智慧。因为，总有一些事情是人无法强求的，而过于执着就陷入到烦恼之中。比如让一个不喜欢音乐的人去从事音乐创作，那他永远也写不出美妙的音符来，只是自己给自己徒增烦恼罢了。如果一个人由于读了几本文学书就认为自己有文学素养，就要立志当一个作家，那他很可能会浪费许多宝贵的时间，生活也不会愉快。

如果你不愿放手那些对你无益的事情，如果你想在那些事情上消磨时光，那你就会放弃那些生活中的快乐，整日陷入烦恼之中。

比如下面的这个青年：

一个青年苦于现实生活的郁闷、惆怅，情绪非常低迷，于是便到庙里走一走。到了寺院，但见寺庙里香客不断、檀香馥郁。再看香客们的脸，一张张都写满坦然、安详、幸福，他有些迷惑：莫非佛门真乃净地，果真能净化众生的心灵？流连寺院中，但见一位在枯树下潜心打坐的佛门老者，那入迷之态止住了他的脚步。走近细看，老者那面露慈祥却心纳天下的表情强烈地震撼了他——原来一个人能超然物外地活着是多么美好！

他悄然坐在了老者身边，请求老者开示。他向老者谈了他心中的苦痛，然后问："为什么现代人之间钩心斗角，纷争不已？"老者拈须而笑，铿锵而悠长地说："我送你一句佛语吧。"老者一字一顿说的是："爱出者爱返，福往者福来！"青年幡然醒悟！听佛门一偈语，胜读十年书啊！如果芸芸众生都能明白这个道理，这个世界岂不成了人间净土，又何来那么多的失意、忧烦、痛苦啊？

这揭示了舍与得是辩证的关系。付出了爱，才会获得爱；一味地求索，只能带来痛苦。我们常常不禁会问：幸福是什么？的确，幸福不只代表着索取，还代表着舍弃。一个什么都想要的人，最后什么也得不到。所以这个青年掌握了舍与得的意义，就不会执着于烦恼中。

面对烦恼事，适当地舍弃是为了更好地生活，在人生的一些关键问题上，我们要明确地"舍得"，这种舍弃并不是低头或失败，而是不陷入执着的智慧。有些人或许将快乐当成了一种奢侈品，总是刻意去追求，其实，快乐是来自内心的，懂得舍与得，快乐自然就来了。

内心平静，生活才能没有纷扰

很多人说，是生活剥夺了我们快乐的权利。的确，不知从什么时候开始，人们为了适应越来越快的生活节奏而疲于奔命。忙碌似乎已成为我们生命的主旋律。与此同时，伴随而来的压力使我们没有时间去慰藉自己的心灵。

我们时常抱怨生活，为生活中的各项事情所烦扰，其实很多都来自我们内心的动荡不安。一个内心不得平静的人，是很难做到热爱生活的，所以，在这样的生活环境下，我们更要保持内心的平静。

就好像台湾名模林志玲，无论是对待自己的事业还是生活，都能保持内心的平静。《意林》中曾有过这样一篇文章：

有一次，林志玲代言的浪琴表要举行记者见面会。见面会的主题确定为"舞伶"，浪琴表台湾区副总经理希望林志玲表演一段舞蹈，但是林志玲的经纪人认为不适合，怎么也不同意，彼此僵持着。林志玲在一旁听到了双方的对话，心里已经有了主见。等到出场时，她悄悄脱了不适合跳舞的鞋子，光着脚登台献艺。那位总经理也只是希望林志玲摆摆POSE就可以了，所有的人都想不到，她竟然跳了一段长长的舞蹈，引得台上台下的人心里都热乎乎的，"粉丝"们更是异常感动。

2006年6月，浪琴表邀请林志玲到古都西安宣传。宴会盛大，当地100多位经销商与林志玲一起用餐。经销商们以桌为单位，纷纷和林志玲友好握手、合影留念。细心的人注意到，身高174厘米、脚穿高跟鞋的林志玲，每一次都要膝盖微弯，蹲到跟对方一样的高度，目光平视，方才同对方握手。一位负责人感慨地说："她就那样总共蹲了80多次，我从来没见过任何一位艺人这么做过。"

不少明星都觉得媒体记者最难对付，甚至害怕跟记者接触，有的还公开骂记者，将双方的关系弄得很紧张。曾经采访过林志玲的一位记者，在自己的采访手记里这样写道："她耐心、礼貌地回答所有问题，原定30分钟的采访，让我们足足问了一个小时。结束前她以惯有的甜美嗓音说：'如果还有什么问题，我这几天都还在台湾，还可以再问我。'这是连普通的受访者都很少会提及的话。"

连普通人都很少提及的话，一个人气正旺的大牌明星却提及了，她真心待人的平常心可见一斑，那份优雅平和、镇定自信正是一些喜欢摆架子的偶像、明星们所欠缺的。

的确，林志玲正是由于内心平静，免得了很多烦恼，为身边的人带来快乐。许多人都在成功路上追求大智大勇，认为智慧之花盛开在高大处、深刻处，却不知道拥有一颗平常心，真心待人，才是真正的处世智慧。

内心平静了就不会计较外界的烦恼。当你不需要为外在的生活花费更多的时间和精力的时候，也就为内在的生活提供了更大的空间与平静。

快乐是一种独特的体验，只要乐趣真实常在，无论雅俗，都会活得有滋有味，也用不了太多的心思，你就会发现活着本来就不错。

从这个角度来说，平淡生活不一定是平静单调，而是要保持平和的心态，这样我们自然就会远离生活中的烦扰。

让时间做我们的盟友

心理学家说："你若想克服不幸的阴影，要和时间站在一起，应对悲伤时他是我们的盟友。"从心理学的角度来讲，烦恼是人在遇到生活中违背自己意志的事情，或是受到某种事件刺激所产生的一种身心激动状态。

可见，烦恼并不仅仅是出现在你心里的情绪，它也是你自己对外界事物做出的一种心理反应，这种反应是正常的，但是如果反应过度，那么就会让我们失去平静的心态。

一位心理学家为了研究人的"烦恼"的来源，做了一个有趣的实验。他让参加实验的志愿者们在周日的晚上把自己对未来一周的忧虑与烦恼写在一张纸上，并署上自己的名字，然后将纸条投入"烦恼箱"。

一周之后，心理学家打开了这个箱子，将所有的"烦恼"还给其所属的主人，并让志愿者们逐一核对自己的烦恼是否真的发生了。结果发现，其中90%的"烦恼"并未真正发生。随后，心理学家让他们把过去一周真正发生过的烦恼记录下来，又投入"烦恼箱"。

三周之后，心理学家再次把箱子打开，让志愿者重新核对自己写下的烦恼，这次，绝大多数人都表示，自己已经不再为三周之前的"烦恼"而烦恼了。

在这个实验中，我们都会发现：我们需要给"时间"一个机会，让时间的流逝来帮我们调节自己的心态。

一个叫作潘海的年轻人在日记中如此写道：

烦恼伴随我很久，曾使我丧失了生命中从18～28岁的10年时光，而这10年本来应该是年轻人最有收获、最丰富多彩的岁月。

现在我已经明白，我失去这10年并不是别人的错，相反，它是由我自己一手造成的。我对所有的事情都感到烦恼：我的工作、健康、家庭、自卑感。为此，我经常不得不躲避我所认识的人。当我在街上碰到某位朋友时，我往往会假装没有看见他，因为我害怕遭到他的嘲笑和奚落。

我非常害怕和陌生人见面——如果有陌生人在的话，我就会感到不自在——因此有一次在两个星期当中，我曾接连失去了3个工作机会，只因为我没有勇气面对老板。

然后，到了8年前的某一天下午，我征服了一切烦恼——从那时开始，我就很少有烦恼了。

我有一个似乎从来没有任何伤心事的朋友。他对我说："我告诉你一个小小的秘密。当你下一次真的碰到一些令你烦恼不堪的事时，不妨取出一枝铅笔和一张纸，详细地写下它们。然后，将那张纸放在你桌子下方的抽屉里。等过了一两个礼拜之后再取出来看看。如果你第二次阅读时，认为那些事情仍让你感到悲伤，那么再将它放回原来的抽屉中，把它再放上一两个星期。但与此同时，你所烦恼的事情可能会发生许多变化。而且我发现，只要我有足够的耐心，烦恼总会自动消失。"

这个建议给潘海很大的影响，也帮助他减少了日后生活中的许多忧虑，获得更多快乐。

的确，我们为什么要为那些悲伤的事情浪费时间呢？除了对自己的伤害，它什么也不能给予我们。我们对坏心情的承受能力都是有极限的，当情绪上的难过、痛苦累积到相当的程度，就像溃堤的洪水，将原本幸福的生活冲散。

所以，在生活中我们要给时间一个机会，也让时间为自己打开一个"出口"，将内心的痛苦有意识地释放出来，而不是非理性的爆发。

既然过去的天平已经倾斜，就应该鼓足勇气，面对崭新的生活，让过去的悲伤随时光沉淀。时间是最好的心理医生，在不知不觉中，时间自会带走曾经困扰我们心头的忧虑。

算算所得的恩惠，不去清点烦恼

我们有时因为过于关注烦恼而忽略了生活带给我们的喜悦和恩惠。其实，越是在意生活里的烦恼，坏心情就越会加剧。如果我们不去清点烦恼，将目光注视在我们得到的恩惠上面，就会时常感受到生活的喜悦。

作家吴淡如女士曾经在她的文章中提到过这样一组数据：我们的烦恼中，有40%属于杞人忧天，那些事根本不会发生；30%是无论怎么烦恼也没有用的既定事实；另12%是事实上并不存在的幻象；还有10%是日常生活中微不足道的小事。也就是说，我们的脑袋有92%的烦恼都是自寻烦恼。只有8%的烦恼勉强算真正意义上的烦恼。

吴淡如问她的读者："看了这些数据，你要不要删除你92%的烦恼？"那么，看了这些数据，我们是否应该主动删除自己那92%的烦恼呢？的确，每个人都要主动删除自己的不快，而多看一看我们获得的"财富"。其实生活赋予了我们很多恩惠，只是我们惯于比较，而只是看到烦恼罢了。

有一位历险家艾迪·雷根伯克，当他迷失在太平洋，和他的同伴在救生筏上漂流了二十几天后，毫无获救的希望，他学到的重要的一课是："如果你有足够的饮用水，有足够的食物可以吃，就不要再抱怨任何事情。"

在生活中，我们更应该钟情于我们得到的东西，这样会让我们少一些抱怨，多一些对生活的感恩。但是，我们常常忽视了我们得到的实惠。就像叔本华说的："我们很少想到自己所拥有的，却总是想到自己所没有的。"

有一本书叫《我希望能看见》，它的作者是波姬尔·戴尔，她几乎失明长达50年之久，她在书中写道。

"我只剩下了一只眼睛，而且上面还都是伤疤，我只能通过眼睛一边的一个小洞来观察世界。每当我看书的时候，我都要把书拿到距离我眼睛很近的地方，而且我还得迫使自己把我的另外一只眼睛往旁边斜过去。"

可波姬尔拒绝别人对她的怜悯，即便这是一种出于善意的怜悯，她更不喜欢他人用异样的眼光看她，觉得她与众不同。她在家中看书的时候，把印有很大字的纸张紧紧地放在眼前，甚至眼睛的睫毛都要靠在纸上。她仅凭着这样的视力竟然获得了两个学位，先是在明尼苏达州立大学获得学士学位，又在哥伦比亚大学获得硕士学位。后来，在她52岁的时候，她在一家著名的医院做了一次手术，奇迹般地她的视力比原来清楚了40倍，一个全新的世界呈现在了她的面前。她甚至发现即使在厨房的水槽里刷碗，她也会觉得开心，她在书中这样写道：

"我把手伸进去，将一大把小小的肥皂泡抓住，把它们迎着光芒拿起来，然后，我从这些肥皂泡里面看到了一道小小的彩虹闪现出来的明亮色彩。"

与她相比，我们都应该感到很惭愧。我们都有一双健康的眼睛，有着健全的身体。生命赋予我们很多珍贵的东西，然而我们却在浪费这些应得的乐趣，丧失了应该得到的更多的快乐。

英国的很多教堂里刻着的"多想，多感激"的字句，我们应该将此作为一种信仰。时常感激生命赋予我们的恩惠，不要总是盘算那些烦恼，这样我们就会获得更加快乐的生活。

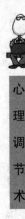
与其"烦忙"，不如走在时间前面

——应对忙碌的心理调节术

人是唯一能被时间绑架的生物

坐下来想一想，你有多长时间没有长时间专心做一件喜欢的事情了：安静地用一个晚上看本书，或者专心写篇日记来记录这一天的心情，甚至只是发会儿呆？

不知道从什么时候开始，忙碌成了现代人生活的主旋律，"我很忙"成为了口头禅，在大部分人的字典里，"忙碌"甚至代表了一个人的重要性。忙碌的工作在提高收入水平的同时，又把我们"绑架"了。不知你是否有这样的情况：上下班路上还在收发工作邮件，到家了还和客户、同事用手机、网络等通讯工具保持联络，睡觉前后也要思考工作的内容，这种"无意识加班"状态是不少上班族忙碌生活的真实写照。

虽然时间的步伐总是很稳定，但是他们却总会感觉"时间过得太快了"、"一个小时这么快就过去了，我的任务没完成"，等等。其实时间的速度没有改变，只是他们陷入了忙碌之中而产生的认知偏差。

可是因为忙碌错过多少重要的东西呢？的确，人常常因为忙碌而焦虑不堪，就像被时间绑架了一样。一位专栏作家曾这样描述过一个美国普通上班族的一天：

7点铃声响起，开始起床忙碌：洗澡，穿职业套装——有些是西装、裙装，另一些是大套服，医务人员穿白色的，建筑工人穿牛仔和法兰绒T恤。吃早餐（如果有时间的话）。抓起水杯和工作包（或者餐盒），跳进汽车，接受每天被称为高峰时间的惩罚。

从上午9点到下午5点工作……装得忙忙碌碌，掩饰错误，微笑着接受不现实的最后期限。当"重组"或"裁员"的斧子（或者直接炒鱿鱼）落在别人头上时，自己长长地松了一口气。扛起额外增加的工作，不断看表，思想上和你内心的良知斗争，行动上却和你的老板保持一致。再次微笑。

下午5点整，坐进车里，行驶在回家的高速公路上。与配偶、孩子或室友友好相处。吃饭，看电视。8小时天赐的大脑空白。

文章中描写的那种机械无趣的生活其实离我们并不遥远。作为一个上班族，每天都在一片大脑空白中忙碌着，置身于一件件做不完的琐事和想不到尽头的杂念中，整天忙忙碌碌碌，丝毫体验不到生活的乐趣。

不难发现，只有人类才能被时间所"迷惑"，而不知道停下来休息。动物都懂得休息，养精蓄锐；甚至植物也有休息——只在白天进行光合作用。但是人却常常因为忙碌无法控制自己的生活。

非洲草原上的狮子吃饱以后，即使羚羊从身边经过，也懒得抬一下眼皮。瑞士奶牛也是一样，只要解决了吃饭问题，瑞士奶牛就会闲卧在阿尔卑斯山的斜坡上，一边享受温暖的阳光，一边慢条斯理地反刍。

有人说，不会放松的人就不会工作，的确是这样，我们放缓自己的生活能够缓解自己的心理状态，修复自己损失的能量，让自己尽快恢复精力，就像非洲草原上的狮子一样，有忙碌也有松弛。

上足了发条，能够让钟表走起来，但是发条拧得太紧，钟表就会报废。人也是如此，"忙"字的构成就说明这个道理——忙就是"心"再加上"亡"。常言道：哀莫大于心死。倘若我们的心都死了，那我们还有什么？

所以尽快从被时间的绑架中解脱出来，无论做任何事都要学会忙里偷闲，松弛有道。让自己不过于劳累，保持平和的心态，这样才能保证内心环境的协调与平衡，才能有更好的心情和干劲去经营工作与生活。

忙碌打破工作与生活的平衡

如今，一个"快"字打破了工作与生活的平衡，人们的生活节奏逐渐加快，很多人常常因此抱怨自己忙得像个永不停歇的陀螺。心理学家发现一种名为"快节奏综合征"的心病正在全球悄悄蔓延。

你肯定也有过这样的体会，因为在工作单位感受了工作压力，坐公交车、地铁，看旁边两个人有说有笑就来气；别人不小心踩了你的脚，你就像找到发泄的渠道一样，跟人大吵一架，回到了家会莫名其妙地和家人发脾气、烦躁，看任何事情都不顺眼。的确，这就是因为"快节奏"破坏了我们原本的生活秩序，带给我们情绪影响，常常会打破我们的工作与生活的平衡。当忙碌的情况越来越严重，你的情绪就越来越差。一旦你的繁忙状态超过了你的心理承受极限，大脑神经系统功能就会乱，出现失眠、头痛、焦虑、强迫、心慌、胃部不适等精神症状和躯体症状，甚至会引发身体疾病。

陈先生是一家企业的营销主管，每年的销售任务都很重，同行业竞争又特别激烈。他说自己都快成了"空中飞人"了，他忙着出差，离开一个城市就飞往下一个城市，没有节假日，有时候午饭都没时间坐下来吃，常常是边走边吃边思考。最近他经常感到胸闷不舒服，刚开始没有太在意，后来情况更加严重，出现气短、心跳加快、出虚汗等现象，到医院检查才知道患了冠心病。

生活中，像陈先生这样的人还有很多。由于工作节奏的不断加快，他们身不由己地过着超速的日子，在不知不觉中损害了自己的身心健康。

与陈先生一样，很多人时时刻刻想着自己的工作，累了、倦了、病了也要坚持，因为他们害怕一旦慢下来就会被别人超越。在这种思想的引导下，人的精神处于越来越紧张的状态。受压抑的感情冲突未能得到宣泄时，就会在肉体上出现疲劳症状，甚至引起心理的扭曲变态，导致心理疲劳。在此种情况下，一旦造成弹性疲乏，势必造成精神上的崩溃。

所以我们要学会暂时停下脚步，享受已经拥有的时间、金钱与爱是我们生活中重要的一课。

释迦牟尼在没有成佛之前，经历过很多次的磨炼和苦修，从中领悟了许多人生的智慧和真谛。

有一天，释迦牟尼要进行一次长途的跋涉，他因为急于到达目的地，便无视于路程的遥远和艰苦，只是努力地赶路。长途漫漫，释迦牟尼累得精疲力竭，终于，眼看就要到达自己想去的地方了，释迦牟尼松了口气。就在他心情放轻松的同时，他感觉到自己的脚下有一颗小石子磨得双脚很不舒服。那颗石子很小，小到让人根本不觉得它的存在。

其实，在释迦牟尼刚开始赶路不久时，他就已经清楚地感觉到那颗小石子在鞋子里，不断地刺痛着脚底，让他觉得不舒服。然而，释迦牟尼一心忙着赶路，也不想浪费时间脱下鞋子，索性便把那颗小石子当做一种修行，不去理会。直到这时，他才停下急切的脚步，心想着：既然目的地已经快要抵达了，而又还有一些余暇，干脆就在山路上把鞋子脱下来，把脚下的小石子从鞋子里倒出来，让自己轻松一下吧！

就在释迦牟尼低头弯腰准备脱鞋的时候，他的眼睛不自觉地瞄向沿路的水光山色，竟然发现它是如此的美丽。当下，他领悟了一个重要的道理：自己这一路走来，如此匆忙，心思意念竟然只专注在目的地上，甚至完全没有发现四周景色的优美。

释迦牟尼把鞋子脱下，然后将那颗小石子拿在手中，不禁赞叹着说："小石头啊！真想不到，这一路走来，你不断地刺痛我的脚掌心，原来是要提醒我，慢点儿走，注意生命中的一切美好事物啊！"

如果天上的星辰一生只出现一次，那么每个人一定都会出去仰望，但是它们每晚都闪亮，但是我们忙碌却不曾发现生活中的美好。

有很多人曾问杰克·韦尔奇这样一个问题，为什么你会有那么多时间去打高尔夫球，还能继续干好CEO的工作呢？他是这样作出解释的：就是正确地把握好生活与工作的平衡关系。例如要如何去管理生活，如何支配时间，应该把多少精力和时间放在工作上等方面。处理好了这些生活中各个要素之间的时间和精力关系，每一项任务都可以轻松妥善地完成了。

忙中不失控，掌握人生平衡术

匆匆的步履似乎已经成为了都市繁忙生活的一个标志。生活的脚步越来越快，这绝对不仅仅是一个比喻。英国科学家研究发现：当前全世界行人的走路速度也变得是越来越快了，尤其是在近10年的时间里，城市里成人的步行速度提高了将近10%，许多都市人几乎每天都是"小跑着"穿越大街小巷。

虽然繁忙是现代人共有的生活体验，但是千万不要让这种忙碌感影响自己的生活质量。所以，为了生活的和谐与内心的平稳，即使再忙也要掌握平衡术。否则，即便是再忙碌、再赚钱，生活失衡了，也就毫无快乐可言了。

欧仁和他的妻子王佳原来在一家国营单位供职，夫妻双方都有一份稳定的收入。每逢节假日，夫妻俩都会带着5岁的女儿小燕去游乐园打球，或者到博物馆去看展览，一家三口其乐融融。后来，经人介绍，欧仁跳槽去了一家外企公司，不久，在丈夫的动员下，王佳也离职去了一家外资企业。凭着出色的业绩，欧仁和王佳都成了各自公司的骨干力量。夫妻俩白天拼命工作，有时忙不过来还要把工作带回家。5岁的女儿只能被送到寄宿制幼儿园里。王佳觉得自从自己和丈夫跳到体面又风光的外企之后，这个家就有点旅店的味道了。孩子一个星期回来一次，有时她要出差，就很难与孩子相见。不知不觉中，孩子幼儿园毕业了，在毕业典礼上，她看到自己的女儿表演节目，竟然有点不认得这个懂事却可怜的孩子。孩子跟着老师学习了那么多，可是在亲情的花园里，她却像孤独的小花。频繁的加班侵占了周末陪女儿的时间，以至于平时最疼爱的女儿在自己的眼中也显得有点陌生了。这一切都让王佳陷入了一种迷惘和不安当中。

的确，很多人犯了与欧仁一样的错误，认为在工作和生活之间只能选择其一，如果努力工作，就不能顾及生活。但是，很多成功的人拥有来自工作和生活的双重幸福。因为，生活与工作并不是互相冲突的，我们不能放弃其中的任何一个。对美好生活的向往是每一

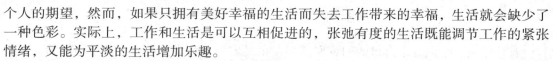

个人的期望，然而，如果只拥有美好幸福的生活而失去工作带来的幸福，生活就会缺少了一种色彩。实际上，工作和生活是可以互相促进的，张弛有度的生活既能调节工作的紧张情绪，又能为平淡的生活增加乐趣。

对此，《时尚芭莎》的主编苏芒在她的博客写道：

"我喜欢工作也喜欢家。在工作时，我的头脑是充满灵感和梦想的，身体里像充满能源的加速器一样，随时蓄势待发；在家里，我的心是充满幸福的，宁静满足，无欲无求，一粥一饭，有孩子、爱人、还有一只可爱的小猫……记得有同事向我辞职时常常会这样说：对不起，我希望有工作也有生活。多少人拥有幸福的家庭和快乐的工作、满意的成就呢，就算你暂时没有驾驭两者的能力，你不愿意试试吗？"

诚然，我们看到诸多成功人士，他们既能在工作中游刃有余，也让生活过得有滋有味。这就是因为他们能够通过调节来平衡人生，做到忙碌也不失控。

虽然"忙"字代表了人们的生活状态，但它代表不了人们的生活质量，因为只靠忙并不能直接为我们带来满意的结果——享受生活。

当你停止疲于奔命时，你会发现生命中未被发掘出来的美；当生活在欲求永无止境的状态时，我们永远都无法体会生活的平衡之美。唯有在忙碌中正确把握人生的平衡术，看清工作与生活的关系，这样才能做到忙中不失控，实现生活重心的平衡。

合理的规划是应对忙碌的利器

在我们的周围，我们常常能发现一些没有目标、没有方向、没有规划的人，整天忙忙碌碌、晕头转向，结果却因为做了大量无意义的事情而使得忙碌失去了价值。

我们可以忙，但绝不能穷忙、瞎忙，要有目标、有方法，要知道自己在忙什么。这样，才会提高自己的工作效率，从而有更多的时间去享受生活。这需要我们对自己的工作和生活做一个合理的规划。

在一家大公司工作的小文一下班就向老妈诉苦，说自己每天从一上班就开始忙个不停，一会儿干这，一会儿干那，天天忙得晕头转向。一起进公司的同学小李虽然和自己是做同样的工作，看起来却总是从容不迫的样子。更让小文心理不平衡的是，到月底工作量一统计出来，自己还不如小李。

美国的时间管理之父阿兰·拉金说过，"勤劳不一定有好报，要学会聪明地工作"。拉金先生的意思是告诉我们，一个人只靠"忙碌"无法保证结果，只有做出合理规划才能成为工作和生活的最佳受益者。

博恩·崔西曾经说过："我赞美彻底和有条理的工作方式。一旦在某些事情上投入了心血，带着明确的目的去做事，就可以减少重复，这样就能够大大提高工作效率。"在工作中，一个人若没有一个合理有序的工作秩序，不仅不会有高效率，反而会被工作搞得心力交瘁，甚至让一个人整天处在精神崩溃的边缘。所以，一个人要想更好地掌控自己的工作，让工作条理化是必不可少的一个途径。

西北铁路公司前总裁每天埋头在办公室里，处理着好像没完没了的工作。他第一次到心理诊所的时候，已处在精神崩溃的边缘，他的脸上写满了焦虑、紧张。他告诉医生，在他的办公室里有三张大写字台，上面堆满了东西，他每天都把全部的精力投入到工作，可工作似乎永远都干不完。

在与医生仔细地交谈以后，他回到办公室的第一件事就是清理办公桌，最后只留一张写字台，更重要的是他改变了自己以前的工作方法，现在他在做每一项新计划前，都会将手头的计划结束，让自己的思路更加清晰，工作也更加有条理化了。从此，他再也感觉不到没完没了的工作压力了，工作效率也提高了，身体也逐渐恢复了健康。

有秩序是一个人做事有目的的重要前提，也是成为一名优秀员工必须要注意的工作细节。歌德说过："选择时间就等于节省时间，而不合乎时宜的举动则等于乱打空气。"没有一个合理有序的工作秩序，做起事来必定像无头苍蝇一样乱撞。

有一种使自己工作明确化的最简单的方法，就是列一个任务清单。在一张纸上毫无遗漏地写出你需要做的工作，且不管它的重要性和顺序怎样。一项也不漏地排列出来，然后按这些工作的重要程度重新列表，问问自己：首先干哪一件事？接着该干什么呢？用这种方式一直问到最后一项。其后，对每一项工作应该怎么做，根据以往的经验，总结出你认为最合理有效的方法。

此外，为了使工作条理化，不仅要明确你的工作是什么，还要明确每年、每季度、每月、每日的工作及工作进程，并通过有条理的连续工作，来保证正常速度执行任务。为日常工作和下一步进行的项目编出目录，不但是一种节约时间的措施，也是提醒人们记住某些事情的手段。可见，制定一份合适的任务清单是多么重要。

提高你的自我时间管理水平

你是否有过这种体验，打开电脑，看会儿新闻，浏览一下网页，看一看论坛，看看电子商城的商品，或者打一会儿游戏，很快上午甚至一天很快就过去了，即使只是看看新闻，或者搜寻资料，你也会发现花费的时间都大大超出自己的想象。

生活中很多人经常抱怨时间不够用，我们常常会看到这样的现象：一个人忙得团团转，可是当你问他忙些什么时，他却说不出来，只说自己太忙了。很多陷入忙碌的人缺乏对工作的条理，总是一会儿做这，一会儿做那，结果没一件事情能做好，不仅浪费时间与精力，还不见成效。其实这是因为他们没有合理利用时间的缘故。

汉克是一家投资公司的部门主管，有一次他因患心脏病，遵照医生嘱咐每天只上班三四个小时。他很惊奇地发现，这三四个小时所做的事在质和量方面与以往每天花费八九个钟头所做的事几乎没有两样。他所能提供的唯一解释便是：他的工作时间既然被迫缩短，他只好将它花在最重要的工作上。这或许是他得以维护工作效能与提高工作效率的主要原因。

的确，高效的工作可以节约时间，这就是时间管理的作用。那么，我们应当怎样管理好自己的时间，使自己能够把工作做得更好呢？

时间管理是追求简单生活和高效工作的必备技能，高效的时间管理能够让一个人合理地利用时间。工作具有效率，能够专注自己的目标，分清事情的轻重缓急。相反，失衡的时间管理只能让"穷忙"和"瞎忙"浪费了我们宝贵的时间。由此可见，做好时间管理，是简化工作、提升工作价值的重要方法。

时间管理能够帮助一个人把每一天、每一周甚至每个月的时间都进行有效的合理安排。

时间管理也是需要自己锻炼的，成为一个优秀的时间管理者可以关注以下七大自我时间管理技巧：

1. 每天清晨把一天要做的事都列出清单

如果你是一个不习惯于按照顺序做事的，那么你的工作无法做到高效。因此，你需要在每一天的早上把要做的事情列出一个清单。

这个清单一共包括公务和私事两类，将这些内容记录下来。在一天的工作中要时常查阅。比如在开会前10分钟的时候，快速地看一眼自己的事情记录，倘若还需要发一封电子邮件的话，那么我们完全可以利用这段空隙把这项任务完成。一天下来，当完成所有事以后，再对照清单进行核查，以便查漏补缺。

2. 把接下来要完成的工作也记录在清单上

当天的计划当天完成，但是有些工作需要更长的时间，那么你就需要将以后要完成的工作也记录下来。可以把它作为明天或后天的工作计划，作为提醒。

3. 对当天没有完成的工作进行重新安排

计划没有变化快，即便你有了一个每日的工作计划，也可能会因为一些新的、更急的项目需要你改变计划。对于那没完成的工作项目，你可以将它们顺延到第二天，增添到明天的工作安排清单中。要记住的是，不要让自己成为一个拖拉的人，每天都被干不完的事情所牵绊，那么每天的任务清单都会比前一天有所膨胀。

4. 牢记需要应赴的约会

心理学家发现：工作忙碌的人们失约的次数比准时赴约的次数要多很多。如果自己不能清楚地记得每件事是否做了，那么就一定要将它记下来，并依靠时间管理方法保证它能够按时完成。如果自己的确因为有事而不能赴约的话，就可以提前打电话通知自己要约会的对象，以免对方过长时间地等待。

5. 制一个表格，将本月和下月需要优先做的事情记录下来

很多人都习惯于制订每一天的工作计划，如果能够将本月和下月需要做的事情列成清单，就能达到更高水平的时间管理。

6. 保持桌面整洁

很难想象一个把自己的工作环境都收拾不整洁的人，会是一个优秀的时间管理者。保持桌面整洁能够让自己在有序的环境下工作，如果一个人常常花很长时间在一堆乱文件中找材料，那么就会在不经意浪费时间。而且，桌面整洁能够给人好心情，这样工作起来就会更高效。

7. 在更少的时间内做更多的事

人们不论干什么事情，都要讲求效率，效率高者，事半功倍；反之，则事倍功半。哈林·史密斯认为提高时间利用率，让时间增效是做好时间管理的重要方法。正如他所说："工作中，经过不断地失败，我逐步地发现，如何在同样的时间内做更多的事情，这是值得每一位希望有效管理时间的人认真思考的问题，因为只有这样才能使自己获得更多的时间，也才能遇上更多的机遇。"

心理学家将会利用时间的人指为"井"，时间慢慢就会积蓄起来。相反，有些人办事拖拉，过度懒散，结果浪费了大量宝贵的时间，他们将这样的人称为"漏斗"，任时间像沙子一样，一点点流失掉了。无论从事什么行业或者处于怎样的职位，时间管理都是一项重要的技能。时间对于每个人是公平的，我们每个人都是时间的主人，如何管理自己的时间，主动权掌握在自己的手中。

利用好自己的"零碎时间"

富兰克林在有效利用零碎时间方面堪称楷模："我把整段时间称为'整匹布'，把点滴时间称为'零星布'，做衣服有整料固然好，整料不够就尽量把零星的用起来，天天二三十分钟，加起来，就能由短变长，派上大用场。"这是成功者的秘诀，也是我们学习借鉴的好方法。伟大的生物学家达尔文也曾说："我从来不认为半小时是微不足道的一段时间。"

诺贝尔奖金获得者雷曼的体会更加具体，他说："每天不浪费、不虚度或不空抛剩余的那一点时间。即使只有五六分钟，如果利用起来，也一样可以有很大的成就。"把时间积零为整，精心使用，这正是古今中外很多科学家取得辉煌成就的奥妙之一，也是我们应该从他们身上学到的优点之一。

工作和生活中，我们也可以将零碎的时间利用好。比如在车上时，在等待时，可用于学习，用于思考，用于简短地计划下一个行动，等等。充分利用零碎时间，短期内也许没有什么明显的感觉，但长年累月，将会有惊人的成效。

用"分"来计算时间的人，比用"时"来计算时间的人，时间多59倍。那么我们该怎样着手把属于我们的时间都合理利用起来呢。

美国近代诗人、小说家和出色的钢琴家艾里斯顿善于利用零散时间的方法和体会颇值得借鉴。他写道：

其时我大约只有14岁，年幼疏忽，对于爱德华先生那天告诉我的一个真理未加注意，但后来回想起来真是至理名言，从那以后我就得到了不可限量的益处。

爱德华是我的钢琴教师。有一天，他给我教课的时候忽然问我："每天要练习多少时间钢琴？"我说大约每天三四小时。

"你每次练习时间都很长吗？是不是有个把钟头的时间？"

"我想这样才好。"

"不，不要这样！"他说，"你将来长大以后，每天不会有长时间的空闲的。你可以养成习惯，一有空闲就几分钟几分钟地练习。比如在你上学以前，或在午饭以后，或在工作的休息余闲，5分钟、5分钟地去练习。把小的练习时间分散在一天里面，如此则弹钢琴就成了你日常生活中的一部分了。"

当我在哥伦比亚大学教书的时候，我想兼从事创作。可是上课、看卷子、开会等事情把我白天、晚上的时间完全占满了。差不多有两个年头我一字不曾动笔，我的借口是没有时间。后来才想起了爱德华先生告诉我的话。到了下一个星期，我就把他的话实践起来。只要有5分钟左右的空闲时间我就坐下来写作100字或短短的几行。出乎意料的是，在那个星期的终了，我竟积累了不少的稿子。

后来我用同样积少成多的方法创作长篇小说。我的教授工作虽一天繁重一天，但是每天仍有许多可资利用的短短余闲。我同时还练习钢琴，发现每天小小的间歇时间，足够我从事创作与弹琴两项工作。

艾里斯顿的经历告诉我们，生活中有很多零散的时间是大可利用的，如果你能化零为整，那你的工作和生活将会更加轻松。

利用短时间，其中有一个诀窍：你要把工作进行得迅速，如果只有5分钟的时间给你写作，你切不可把4分钟消磨在咬你的铅笔尾巴上。思想上事前要有所准备，到工作时间来临的时候，立刻把心神集中在工作上。实际上，迅速集中脑力，并不像一般人所想象的那样困难。

所以，不被忙碌扰乱了工作和生活，就要利用好自己的"短时间"。

时间管理的第一步就是要梳理自己的时间，了解自己的时间管理现状，仔细研究自己是怎样利用时间的习惯，是否出现了浪费时间的现象？单位时间内效率高不高？如果自己不清楚时间的利用状况，也就谈不上对自己时间的管理。因此，只有弄清楚对自己时间的利用情况，做到有效的争取时间，这样时间的管理才可能做到有效到位。

我们无法让一天中的时间变得更多，但是我们可以节约时间来避免时间被无意义的事情浪费。唯一的方法是善用时间。如果能够把零碎的时间利用好，用来从事零碎的工作，就能最大限度地提高工作效率。

别做时间的奴隶，做时间的主人

如果你问问现在的上班族们最期望的休闲方式是什么？答案必然是和家人相处、和朋友聚会、读书看报、看演出展览和健身。然而仅仅是期望，因为大部分人会说"没有时间"，因为很忙，因为要赚钱，因为社会竞争如此激烈，如果不抓紧时间，很快就会被取代。

人们期望能沉下心慢慢享受生活，但现实似乎并没有给大家这样的机会。一位网友曾这样说："时间"是个苛刻的暴君，而"现在"是一位魅力十足的女神。这个比喻真的是贴切之至。是啊，当今社会，生活节奏不断加快，"时间"似乎对每个人都不留情面，它的鞭子越抽越紧。看看那些已经成为时间"奴隶"的人们，每天匆忙的步履赶的是时间，废寝忘食地工作挤的是时间，苦拼苦干、不管不顾抢的是时间，时间对于每个人来说都好像不够用。

思想家伏尔泰说过：最长的莫过于时间，因为它无穷无尽；最短的也莫过于时间，因为我们所有的计划都来不及完成。为了提高效率，我们应该提高时间管理的能力，做时间的主人，而不是被动地使用时间，成为时间的奴隶。

有一项国际调查表明：在工作中，一个效率糟糕的人与一个高效的人工作效率可以相差10倍以上。可见效率的重要性，人要学会时间管理才能从"瞎忙"中抽身出来。要想有效地掌控时间，就要让自己争得主动权，成为时间的主人。

很多人就像时间的奴隶一样，每天都看到他们忙碌的身影，可是却很难看到成绩。当你为他们提供一些节省时间的方法时，他们也会推脱太忙，没时间听。他们工作往往没有方向，只是一个劲儿地蛮干，没有片刻的休息。我们都知道，脑力劳动和体力劳动统称为劳动。既然是劳动，就必须强调有张有弛，有劳有逸。俗话说：过犹不及，物极必反。

杜勃罗留波夫是俄国著名的文艺理论家，是一位才华横溢而且又十分勤奋的青年学者。在他很小的时候，他就暗下决心，立志成才。他的少年时代最渴望的事情就是能够读遍天下所有的书籍。他曾在他的一篇文章中这么写道：啊！我是多么希望拥有这样的才能，在一天之中把这个图书馆的书都读完……

杜勃罗留波夫是一个非常有毅力的人，他不只是这样想的，而且也是这样做的。他读书真是到了分秒必争的忘我境地。同样是13岁，也许别人正蹲在地下玩五子棋，可是杜勃罗留波夫却在一年里就读了410本书。他从20岁到25岁一共写了100多篇内容丰富而且深刻，战斗性、艺术性都很强的论文。

遗憾的是，由于长期过分紧张的体力和脑力消耗，年轻的杜勃罗留波夫还没来得及实现更大的愿望，在仅仅25岁时就英年早逝了。

试想，如果杜勃罗留波夫能够合理支配自己的时间，在学习、写作和生活中只要稍稍注意劳逸结合，在勤奋学习、写作的同时，注意必要的休息和坚持适当锻炼，那么，他的生命辉煌篇章就不会很快画上句号。

有位名人曾经说过：不懂得休息的人就不懂得学习和工作。为了避免沦为时间的奴隶，我们应该科学地支配自己的每一天时间，保证每天除学习或工作外，都有必要的睡眠、活动、休息的时间，主动去分配时间，而不是被绑在时间的"车轮"上，被动地向前走。

柳比歇夫是俄国著名的生物学家。他在主动安排时间、重视时间运筹方面值得每一个人借鉴。

早在1916年元旦，他就开始对自己实行时间统计法，即把每天的任何活动，包括读书、写作、休息、实验、活动、睡眠等都一一记录下来，并且他在每项活动的旁边详细标注了时间的花费情况——多少小时，多少分钟，甚至是多少秒钟。当然，他在做每一种活动以前都事先对所需时间有个合理的计划，每天坚持对时间的支配情况进行核算，真正做到一天一小结，每月一大结，年终一总结。他在总结的过程当中，不断寻找哪些是被浪费了的时间，以做前车之鉴。通过不断的总结，他得出了一套适合自己的支配时间的规律，一直到1972年逝世，从未中断过。

柳比歇夫同杜勃罗留波夫一样，十分注意时间的充分利用，但是前者较后者更会科学地支配、运筹自己的时间，他完全可以使学习、工作、休息都很有节奏地进行，极大地提高了时间的利用率。在他近80年的生涯中，总共发表了70多部学术著作，还写下了12500张打字稿的论文和专著。从他的成果中，我们不难想象他平日里有多繁忙，在安排的满满当当的时间表中，除了科研、写作、学习之外，他每天仍能保证10小时左右的睡眠时间，并且经常参加各种文娱表演活动、体育活动……所有这些，都应归功于他长期坚持科学地支配每一天的时间。

杜勃罗留波夫和柳比歇夫的例子说明：人不能做时间的奴隶，而要主动做时间的主人，要有效地利用时间，而不是盲目地一味地求快。

总之，如果你想要有效地运用时间，首先就要有效地掌控时间；而要有效地掌控时间，就要处于主人的位置。

"SMART"原则，让你活得更轻松

在生活和工作中我们发现，那些真正成功的人并不是一直处于忙碌中，他们的生活很有节奏感。的确，工作对我们来说只是生活的一部分，而非全部。如果我们想要活得很轻松，可以遵循"SMART"原则。

SMART，是几个英文单词的首字母组合，表面意思为"聪明"，实际上每个字母都有各自的含义。SMART是管理学大师彼得·德鲁克提出的目标管理原则，其中目标必须是具体的（Specific）；目标必须是可以衡量的（Measurable）；目标必须是可以达到的（Attainable）；目标必须和其他目标具有相关性（Relevant）；目标必须具有明确的截止期限（Time-based）。

这些原则是针对目标管理而定，其实，在生活中用好这个原则可以让我们生活和工作变得更加轻松。

为了能够达成让生活变得轻松的目标，有效地执行这些原则，陷入忙碌中的你就要养成以下的好习惯：

1. 追求具体的目标（Specific）

许多人在埋头苦干时，没有发掘人生的具体目标，只是单纯的为忙碌而忙碌。其实，只有确立了具体的目标，人才能凝聚意志力，全力以赴且持之以恒地付诸实现。

所以，我们首先要有具体的目标，而不是胡乱忙碌。我们有时会在人生的道路上迷失方向，陷入徘徊和迷途中，高效能的人往往懂得追求具体的目标。他们总是能够很认真地计划自己要成为什么人、想做些什么，以及自己要拥有什么，清晰明确地写出，随之作为决策指导。

2. 目标要量化（Measurable）

目标的衡量性是指目标应该是明确的，而不是模糊的。如果忙碌的目标不明确，或者没办法衡量，那么自己就无法判断这个目标是否实现。所以在工作的时候，我们要将目标量化，比如在完成一个销售任务时，要给自己设定每个月的销量，并让工作围绕着这个原定的目标。

3. 目标必须是可以达到的（Attainable）

目标必须是可完成的，因为这是所有努力的前提。如果你忙碌的目标是自己强加自己，并且完成难度巨大，那么久而久之就会打击自己的信心。

4. 让目标具有相关性（Relevant）

目标的相关性是指实现此目标与其他目标的关联情况。如果实现了这个目标，但与其他的目标完全不相关，或者相关度很低，那这个目标即使被达到了，也不会带来巨大的意义，这就是"瞎忙"的一种表现。

所以，给自己制定的目标一定要为了工作而设定，与自己的岗位职责相关联。比如你作为一名销售，要学习法律知识，因为这是工作的保障。但是如果强迫自己记忆一整套法典，那么就违背了自己的初衷。显然，这一目标与提高自己的销售业绩一目标相关度很低。

5. 为自己设置明确的截止期限（Time-based）

时限性是指为目标设置一个时间限制。例如，将在下个月一号之前完成这项工作，那么这个月的最后一天就是一个确定的时间限制。

没有时间限制的目标可能会让人习惯性拖延，无法最终达到目标，或者浪费大量的时间。

所以在工作中，你可以根据工作任务的轻重缓急来预计完成的时间限制，定期检查自己的进度，以便及时地调整每日的工作计划。

对于目标管理来说，5个原则缺一不可。上面这几原则之间是相辅相成的。我们通过对目标的管理，可以更有计划地工作，让看似庞杂的工作在循序渐进中完成，帮助你减轻生活中的忙碌感，让生活变得轻松。

再忙，也要给你的心灵放个假

一位知名的女作家说过，品味生活，在于抓住生活的空隙。一些不经意间发生的事情，往往会带来许多欢乐。生活的意义，正如一杯清茶，谁都能体会到它的清苦，可只有细细品味，才能体会到其中的香醇。所以无论你有多么繁忙，也要给自己的心灵放假。

也许你会问，在竞争如此激烈的年代，哪儿有资本慢下来啊？其实不然，"让心灵休息"并非让你放弃自我、无所事事，"心灵放假"中的"假期"代表的是一种健康的心态，一种更为积极的生活态度。

所以对我们来说，每一天都可以让自己在忙碌中站住脚，休息一下。

有一位牧师在布道时讲过这样一个故事：

"上帝交给我一项任务，让我牵着一只蜗牛去散步。虽然蜗牛已经在尽力爬，但半天才能挪动那么一丁点儿。我催促它、吓唬它、责备它，蜗牛用抱歉的眼光看着我，仿佛在说：'我已经尽了全力！'我拉它、扯它，我甚至用脚踢它。蜗牛受了伤，流着汗，喘着气，往前爬。真奇怪，为什么上帝要我牵一只蜗牛去散步呢？

"'上帝啊！为什么？'天上一片安静。

"哎！也许上帝去捉蜗牛了！好吧！松手吧！反正上帝不管了，我还管什么？任蜗牛往前爬，我在后面生闷气。待放慢了脚步，静下心来……

"咦？忽然闻到了花香，原来这边有个花园。我感到微风吹来，原来夜里的风这么温柔。

"还有！我听到鸟声，我听到虫鸣，我看到满天的星斗，多美！

"咦？以前怎么没有这些体会？我这才想起来，莫非是我弄错了？原来上帝叫蜗牛牵我去散步。"

在忙碌的现代生活中，只有放慢脚步才能找到生活的美，才能在自己的生活体验中发现新的深度。无论再忙，都要尝试着给自己放个假，这样会让你充分地从忙碌中解脱出来。

第二次世界大战时，丘吉尔有一次和蒙哥马利闲谈，蒙哥马利说："我不喝酒、不抽烟，到晚上10点钟准时睡觉，所以我现在还是百分之百的健康。"丘吉尔却说："我刚巧与你相反，我既抽烟又喝酒，而且从来都没有准时睡过觉，但我现在却是百分之二百的健康。"蒙哥马利感到很吃惊，像丘吉尔这样工作繁忙的政治家，如果生活这样没有规律，哪里会有百分之二百的健康呢？

其实，这其中的秘密就在于丘吉尔能坚持经常放松自己，让心情轻松。即使在战事紧张的周末他还是照样去游泳；在选举战白热化的时候他还照样去垂钓；他刚一下台就去画画；工作再忙，他也不忘在那微皱起的嘴边叼一支雪茄放松心情。

丘吉尔的健康来自于懂得休息，他的能量来自于充裕的休息和放松的内心。的确，生活和工作之间要有一个平衡点；给心灵一个"假期"，才能让自己获得有张有弛的生活节奏。

当我们在生活中感到身体疲惫时，都需要休息和放松，这样可以忘记烦恼和不快，以便恢复精力和体力。但是很多人却总是说自己没有时间，没有适当的场合来让自己休息。其实，在生活中，给自己的心灵放假，寻找心灵的抚慰并不是一件困难的事情。哪怕只是一刻钟的拥有，一小时的得到，都是一种极大的享受。

所以，你可以从每天抽出一小时开始。一个人静静地待着，什么也不做，这一个小时的清闲让你感觉很舒服，干起活来也不再像以前那样手忙脚乱，而是更从容地去处理各种事务。

要知道，工作并不是生活的全部，即使你再忙，也要抽个时间给自己的心灵放个假，唯有这样才能体会生活的乐趣，让自己充满活力。

把自己从时间的束缚中解脱出来

小张在某外企上班，他每天早晨一起床就开始和时间赛跑。从家里开车到公司20多分钟的路程必须缩短到15分钟，为了不迟到，一路上他开得飞快。车上播放的CD听了两年也没有时间去买新的。他总能把自己的时间安排得满满的，中午也不休息，除了在上班时间快速地工作，下班之后还要继续处理本来可以明天再办的事情。他总是觉得周围的人都比自己努力，要超过别人就必须让自己永远处于工作状态。最近他总觉得自己太疲惫了，想要好好休息，却找不到可以使自己放松的消遣方法，只会不住地看表，不断地计算时间。

在实际生活中，像小张这样的人很多，尤其是在外企拿高薪的工作人员。

一项对外企职工职业生活的调查显示：外企员工取得高收入的同时要承受很大的工作压力。多数员工（77.3%）每周的工作时间超过48小时，有的（19.6%）甚至每周工作时间超过60小时。每天工作忙碌而紧张（86.0%），下班后疲惫不堪（71.2%），是他们对自己一天工作的感受。

英国时间研究专家格斯勒曾说过，我们正处在一个把健康变卖给时间和压力的时代。很多人被束缚在"毫微秒文化"中，我们的时间被切分到最小，一周7天每天24小时不停工作，日常生活被忙碌和焦虑充斥。这种"微毫秒文化"发展到极致，人身心超负荷，长期处于亚健康状态，健康会受到严重损害。

生活应该拖住时间，而不是被时间拖着走。被时间压迫，是现代人给自己增加的最大障碍。"时间病"已经在都市蔓延开来，人们在紧张时间的逼迫下，变得烦恼、慌乱和急躁，甚至因为透支而产生诸多慢性疾病。

人能不能多留给自己一点时间，成为时间的主人？如果时间不属于自己，那么时间所组成的生命和生活属于自己吗？没有时间的自由，没有财务的自由，哪来生活的自由？

根据身体的"生理节奏"来安排时间

在我们日常的工作和生活中，除了每天能力状态的规律性波动之外，我们还可以观察到较长时间段里的生理规律：生理节奏。通过生理节奏管理，我们可以解读体内的"生物钟"，了解其规律，通过主动调整，使自己的能力与其自然波动相适应：在低点周期和临界日，我们养精蓄锐，放松休息，多做重复性工作，回避不愿见的人和令人头疼的问题。与此相反，在高点周期则要大干一番！这时候适宜作出决定，重新部署工作，贯彻自己的意图。管理好自己的生理节奏，可以让我们更好地掌握自己的时间和身体，享受更轻松、更简单的工作和生活。那么，究竟什么是"生理节奏"呢，看过下面这个生活中的例子我们就会明白了：比奇睁开了眼睛，才不过清晨5点钟，他便已精神饱满，充满干劲。另一方面，他的太太却把被子拉高，将面孔埋在枕头底下。

比奇说："过去15年来，我们俩几乎没有同时起床过。"像比奇夫妇这样的情况并非少见。我们的身体像个时钟那样复杂地操作，而且每个人的运转速度也像时钟那样彼此略有不同。比奇是个上午型的人，而他的太太则要到入夜后才精神最好。

很久以来，行为学家一直认为导致这种差别的原因是个人的怪癖或早年养成的习惯。直到20世纪50年代后期，医生兼生物学家霍尔堡提出了一项称为"时间生物学"的理论，此一见解才受到挑战。霍尔堡医生在哈佛大学实验室中发现某些血细胞的数目并非整天一样，视它们从体内抽出的时间不同而定，但这些变化是可以预测的。细胞的数目会在一天中的某个时间比较高，而在12小时之后则比较低。他还发现心脏新陈代谢率和体温等也有同样的规律。霍尔堡的解释是，我们体内的各个系统并非永远稳定而无变化地操作，而是有大约一个周期。有时会加速，有时会减慢。我们每天只有一段有限的时间是处于效率达到巅峰状态。霍尔堡把这些身体节奏称为"生理节奏"。

生理节奏和我们生活的方方面面都密切相关：健康、事业、家庭生活、社会活动、闲暇时间和运动等，它的应用可以说是无限的。日本和美国的许多企业利用生理节奏原理，短时间内就把事故率减少了30%、50%甚至接近60%。此外，生理节奏理论还可以成为各类职业人士追求简单生活、提高工作效率的好帮手。我们可以利用生理节奏规律帮助自己更好地规划生活。但是，你首先必须知道如何去辨认它们。霍尔堡和他的同事们研究出以下这套方法，可以帮助你测定自己的身体规律：

早上起床之后一小时，量一量你的体温，然后每隔4小时再量一次，把最后一次量度时间尽量安排在靠近上床时间。一天结束时，你应该得到5个体温度数。

每个人的变化不同而结果亦异。你的体温在什么时候开始升高？在什么时候到达最高点？什么时候降至最低点？你一旦熟悉了自己的规律之后，便可以利用时间生物学的技术来增进健康和提高工作效率。

我们的生理节奏到达最高峰的时候，做体力工作便会得到最佳的成绩。对大多数人来说，这个最高峰期大约持续4小时。因此，你应该把最花费气力的活动安排在体温最高的时候进行。至于从事脑力活动的人，时间表则比较复杂。要求准确性的任务，例如教学工作，最好是在体温正向上升的时候去做。大多数人体温上升时间是在早上8点或9点，对比之下，阅读和思考则在下午2点至4点进行比较适宜，一般人的体温在这段时间会开始下降。

让自己享受孤独的美丽

工作是船，生活是岸。如果为了工作而放弃生活，那工作也就失去了意义。所以我们不应该忘记享受独处的休息。

在不断地与时间的赛跑与追逐中，你是否已忘了独处的乐趣？在繁忙的都市生活中，我们应当拥有属于自己的独处时间，这段时间可以帮助我们思考、沉淀心情。

有一对年轻的美国夫妇，在繁闹的纽约市中心居住。时间一长，觉得生活就像部运转的机器，虽然总是在忙忙碌碌地转着，但太千篇一律了，于是他们决定去乡下放松放松。他们开车去郊外，到了一处幽静的丘陵地带，看见小山旁有个木屋，木屋前坐了一个当地居民。那个年轻的丈夫就问乡下人："你住在这样人烟稀少的地方不觉得孤单吗？"

那乡下人说："你说孤单？不！绝不孤单！我凝望那边的青山时，青山给我一股力量。我凝望山谷，每一片叶子包藏着生命的秘密。我望着蓝色的天，看见云彩变幻成永恒的城堡。我听到溪水潺潺，好像向我的心灵细诉。我的狗把头靠在我的膝上，从它的眼中我看到忠诚和信任。这时我看见孩子们回家了，衣服很脏，头发蓬乱，可是脸上却挂着微笑，叫我'爸'。我觉得有两只手放在我肩上，那是我太太的手，碰到悲愁和困难的时候，这两只手总是支持着我。所以我知道上帝总是仁慈的，你说孤单？不！绝不孤单！"

杰夫·戴维森说过："如果我们在繁忙的日常生活中没有独自内省，我们的内心将变得空虚。我们需要一人独处，以便于冥想、祷告、学习、锻炼以及净化我们的心灵。我们对别人的喜欢、爱和理解都来源于我们对自己的爱。我们都需要充足的时间，以便于全面考虑问题，弄清楚我们对自己、对工作、对我们的爱人和其他人的感受。"

对于现代人来说，一个人独处所带来的快乐非常宝贵。无论你喜欢单身隐居，还是周末独自在家，或者到公园散步，甚至花时间熨衣服，你都会找回自我。

一位作家回忆自己幼年独处的时光时兴致盎然，双眼洋溢着幸福的光芒，她写道："我自幼年起就喜欢与自己为伴。我母亲告诉我，我小时候在婴儿的游戏围栏里能够独自玩上几个小时，而且心满意足。我认为我的快乐来源于独处的时间——一个人在花园里待着、围着房子闲逛、坐在海边静观船只来来往往、坐在书桌前什么事也不做。我所有的内心宁静、创造力和个人成长都来自于我反省自己思想的能力，来自于我集中精神的能力，也来自于我喜欢与自己为伴的能力。"

某一天你可能只想一个人静静地待着，不仅不希望人来陪，而且任何电话都不想接，任何短信都不想回。那么就满足自己一次，享受一天孤独的美丽，不去理会任何人的打扰。只是一个人，想做什么就做什么，你可以把自己一个人关在屋子里，也可以一个人去任何地方做任何事，这是你的自由，孤独的自由。

放慢脚步生活，生活才更有味道

在山区，有的农民们常常蹲在田埂上一蹲就是一整天，他们抽着烟望着田地里耕作的人们。外地来的人不懂，就问那蹲着的人："你们在看什么呀？"蹲着的人仍旧蹲着，抽着烟，眼睛看着田里，用浓重的乡音说："就是看呀。""为什么看呢？""没事干啊！"

这是乡下人们生活的情景，而城里的人却一直在奔波。每个周末，奇怪地问自己一个星期又跑哪儿去了；每个除夕夜，感叹怎么一年又不见了；或是某个早上醒来，赫然发现自己已经三四十岁或更老了，却怎么也想不起来时间是怎么流逝的！无论农村还是城市，许多人蹉跎岁月，碌碌无为，其实他们是不懂慢活对生活的意义。

一些过高的期望其实并不能给我们带来真正的快乐，却一直左右着我们的生活：拥有宽敞豪华的寓所；完整的婚姻；让孩子接受最好的教育，成为最有出息的人；努力工作以争取更高的社会地位；买高档商品，穿名贵的皮革；跟随流行的大潮，永不落伍。是的，这些都是许多人梦寐以求的，但在追求的过程中，我们就渐渐加快了自己的脚步，忘记了停下来享受生活。

既然轻松快乐的生活与劳累烦闷的感觉都是由自己营造出来的，那么为什么不能够心存简单，不让自己迷失在种种需求中？为什么不放慢脚步，更轻松、更实在地享受人生呢？

哈伯德先生是一位著名的演讲家，常常因为生活的过度紧张而痛苦不堪。据他自己形容，每天一早他从床上跳下来，就要进入冲刺的状态，他的一天就是这样从忙碌中开始，又在忙碌中结束。因此，他经常处在紧张和焦虑之中。直到有一天，他学到了被他称为最伟大的一课：放慢自己的生活节奏。

一次，他到纽约市的一所学校去演讲，有关的负责人员派人到火车站接他。演讲完之后，他们很快地送他到一家书店，因为他有个签名会；然后又送他到另一个书店，因为那里也有一个签名会；然后他们又火速送他去参加一个午宴，很快参加完午宴后，他又立刻被送去开一个会。开完会，他又被火速送回旅馆，等他一换好衣服，又被快速地送到一个欢迎会场，停留不到几分钟，他们再急速送他回旅馆，告诉他只有20分钟的时间可以换衣服参加晚宴。等他一换好衣服，电话铃响了，对方说道："快，快，我们要赶快赶到会场。"他很兴奋，所以很快地答道："我立刻下去。"他从房间往外冲，因为太兴奋，钥匙几乎插不进钥匙孔里。仓促间，他摸摸自己，确定自己是穿好衣服的，然后冲向电梯。忽然之间，他停了下来，喘着气问自己："我到底在干什么？这样无止境的赶场到底有何意义？太荒谬了！"

他决定要为自己活，自言自语道："不在乎是否去吃晚饭，我不在乎是否要演讲，不一定要去这个晚宴，也不一定要去演讲。"所以他故意慢慢走回房间，慢条斯理地打开房门的锁。他打电话给楼下等着的人说道："如果你们要去吃饭，你们自己去吧！如果你们愿意缓一下，我还要多一些时间才会下来，我不想再赶来赶去了。"

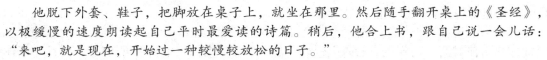

他脱下外套、鞋子，把脚放在桌子上，就坐在那里。然后随手翻开桌上的《圣经》，以极缓慢的速度朗读起自己平时最爱读的诗篇。稍后，他合上书，跟自己说一会儿话："来吧，就是现在，开始过一种较慢较放松的日子。"

就这样，他静静地坐在那里祷告了足有10分钟。他永远不会忘记当他走出房间时，心中的那份平和感以及对自己的征服感。因为他克服了某件事情，控制住了自己的情绪，让自己从焦虑和匆忙的枷锁中挣脱了出来。

不论身在何处，我们都可以放慢脚步，让自己发现喜好和热情。

不被忙碌"压迫"的几种心理调节术

工作和生活不是此消彼长的关系，而是一个统一体，它们相加，就是你的整个生命历程。工作和生活并不相互冲突，然而有些人是如此地沉溺在他们的工作中，以至于事业成为他们的全部，他们完全没有时间再去体会生活的乐趣。他们平时最爱说的话就是"忙，忙，忙"，其实这只是由于他们不善于处理工作与生活的关系罢了。

一位医生在替一个事业有成的老板看病时，曾劝他要多多休息。这位病人愤怒地抗议说："我每天承担着巨大的工作量，没有一个人可以分担一丁点的业务。大夫，您知道吗？我每天都得提一个沉重的手提包回家，里面装的是满满的文件呀！"

"为什么晚上还要批阅那么多文件呢？"医生诧异地问道。

"那些都是必须处理的急件。"病人不耐烦地回答。

"难道没人可以帮你的忙吗？助手呢？"医生问。

"不行呀！只有我才能正确地批示呀！而且我还必须尽快处理完，要不然公司该怎么办呢？"

"这样吧！现在我开一个处方给你，你是否能照着做呢？"医生有所决定地说道。

这病人听完医生的话，读一读处方的规定——每天散步两小时，每星期空出半天的时间到墓地去一趟。

病人奇怪地问道："为什么要在墓地待上半天呢？"

"因为……"医生不慌不忙地回答，"我是希望你四处走一走，瞧一瞧那些与世长辞的人的墓碑。你仔细考虑一下，他们生前也与你一般，觉得全世界的事都必须扛在双肩，如今他们都永眠于黄土之下了，也许将来有一天你也会加入他们的行列，然而整个地球的活动还是永恒不断地进行着，而其他世人则仍是如你一般继续工作。我建议你站在墓碑前好好地想一想这些摆在眼前的事实。"

医生这番苦口婆心的劝谏终于敲醒了病人。

的确，地球一直在转，我们的忙碌与否并不是证明重要性的标志。

而忙碌无时无刻不"压迫"着人们的生活，会让人紧绷着紧张的神经。其实，面对忙碌的生活，我们可以用以下几种心理调节术来为生活减压。

1. 用好自己的"生理节奏"

在我们日常的工作和生活中，除了每天能够观察到自身状态规律性的波动之外，还可以观察到较长时间段里的生理规律：生理节奏。通过生理节奏管理，我们可以解读体内的"生物钟"，了解其规律，通过主动调整，使自己的能力与其自然波动相适应。

2. 做好自己的时间管理

一个人工作是否有效率，是否具有满足感或如愿以偿，这取决于他能否专注于自己的人生计划和职业目标，能否分清事情的轻重缓急，合理地利用时间，在最好的时间做好最重要的事。

3. 告别工作狂，做一个简单工作者

据调查，职场中大部分人的生活是不平衡的，从商者尤其如此。许多人一个星期的工

作时间超过常规，长久以往很容易成为工作狂。

成为一个简单的工作者，是每个人都不应该回避的问题。生活中一定数量的休闲能够增加你的精神财富。培养更多的兴趣爱好，这样有助于你在工作中有所创新。而且，当你追求休闲生活时，你的精神会从跟工作有关的问题中解脱出来，从而得到休息。

工作狂主要是由于工作压力过重或者内心成就动机过强，与个人能力脱节所致，下面专门列举一些处方，帮你摆脱或者避免陷入工作狂，做一个简单工作者。

（1）认识对位：工作不是生活的全部。

（2）时间充裕：让自己从容完成工作。

（3）适当游戏：人非机器，要避免不停工作。

（4）松弛练习：了解自己身体的压力反应（如心跳、头痛、出风疹等），尽量松弛。

（5）向外求援：相信他人，避免孤军作战。

（6）归纳自己：追求完美，但又不为完美所累。

4. 回家，把工作关在门外

生命中的每一天总有干不完的事。但是，你有没有仔细想过，如果天天为工作疲于奔命，最终这些让我们焦头烂额的事情也会超过我们所能承受的极限。

世界上并不存在十全十美的工作，但富有意义的生活却掌握在我们每个人的手中。工作是工作，生活是生活，两者应该尽可能地区分开来。一个懂得简单生活之道的人能够把握好生活的节奏，掌握住工作和生活的平衡。

我们要知道，工作与生活是两回事，应该用两种不同的态度来看待。工作上，不管你是医生、律师、会计、出纳、司机，你演的只是职务的角色；而回到真实生活里，你要演的是自己，这个世界上有很多有趣、有意义的事，值得去发现、去探索、去研究，工作只是其中的一部分而已，我们千万不能因为只顾工作而失去生活，失去快乐，那样是得不偿失的。

5. 用好神奇的3小时

生活中很多人经常抱怨时间不够用，其实这是因为他们没有合理利用时间的缘故。被人们称为时间管理大师的哈林·史密斯曾经提出过"神奇3小时"的概念，他鼓励人们自觉地早睡早起，每天早上5点起床，这样可以比别人更早展开新的一天，在时间上就能跑到别人的前面。利用每天早上5~8点的"神奇的3小时"，你可不受任何人和事干扰地做一些自己想做的事。每天早起3小时就是在与时间竞争，你必须讲求恒心，养成早起的习惯，以后你会受益无穷。

总之，学会了以上这几种心理调节术，相信即使工作中的我们再忙碌，也会减缓下来，将步调放慢，进而打破忙碌对生活的"压迫"。让自己享受轻松而富有意义的生活，注意让自己及时从繁忙的事务中抽身出来。

第二十二章

没有奇迹发生，把自己变成奇迹

——突破局限的心理调节术

最大的限制，往往来自我们的内心

在我们成长的道路中，不免会遇到很多的挫折与困扰。为了保护我们自己，我们的心灵经常会给我们许多禁止指令来制约我们行动，让我们远离那些危险的事情，这就是心理的"保护机制"。比如：不要与陌生人说话；不要走近水边；男孩子不能哭；不要拿菜刀……这些禁止指令，有的是来自父母长辈之口，有的则是源于我们自身的经验。虽然它们在形成的那个时期是有效的。但随着我们年龄的增长，这些禁止指令慢慢地就成为一种限制。在这些指令的保护下，为了让自己免于受伤，我们免于去冒险，免于去行动，甚至是免于去成功。

放一只跳蚤，在它的上面放一块玻璃，与它保持一定距离。当用力猛拍一下桌面，跳蚤就跳起来了。随即，跳蚤一下就撞到玻璃上了。

但是到第二次，还是拍一下桌面，跳蚤这次学乖了。当听到有人拍桌子时，它跳得低了些，没有撞到玻璃。于是心理学家把玻璃再放低一点，一拍桌，跳蚤又撞到。到下一次拍桌时，它又跳低了一下。于是，到心理学家把玻璃放到几乎压到它时，再拍桌。跳蚤终于不跳了。这时即便是移掉了玻璃，拍桌，跳蚤也不再跳了，只是悠闲地在桌面上爬来爬去，跳蚤变成了"爬蚤"。

从这个实验中我们受到启发，限制跳蚤的究竟是有形的玻璃，还是在多次挫折、痛苦中记取的无形的玻璃？

其实，人也是一样的。在我们的职业生涯中，很多人也有着类似的"跳蚤式"经历，虽屡屡去尝试成功，但是往往事与愿违，屡屡受挫。经过几次"碰壁"以后，便开始抱怨职场的游戏规则过于残酷，有的甚至开始怀疑自己的能力，以为"盖子"已成为自己无法逾越的高度，在这种情况下，他们不是重整旗鼓，不惜一切代价去追求成功，而是一再地降低成功的标准。因此，当"盖子"掀起的时候，他们已经失去了挑战的勇气，不敢再跳，或者已习惯了，不想再跳了，他们往往因为害怕成功高度的限制，而不敢再去追求更高的人生目标。

"我之所以高兴，是因为我心中的明灯没有熄灭。道路虽然艰难，但我却不停地去求索我生命中细小的快乐。倘若门太矮，我会弯下腰；倘若我可以挪开前进路上的绊脚石，我就会去动手挪开，倘若石头太重，我可以换条路走。我在每天的生活中都可以找到高兴事儿。信仰使我能够以一种快乐的心态面对事物。"歌德夫人如是说。

很多人会感觉到生活受到了限制，没有了出路，其实，这种局限感更多的是来自我们的内心，倘若自己内心封闭，再广阔的道路也会被尘封；而倘若自己内心一直很宽阔，那么即便是遇到了困难，也会前途一片光明。

1987年3月30日晚上，洛杉矶音乐中心的钱德勒大厅内灯火辉煌，座无虚席，人们期盼已久的第59届奥斯卡金像奖的颁奖仪式正在这里举行。在热情洋溢、激动人心的气氛中，玛莉·马特琳走上领奖台，从上届影帝——最佳男主角奖获得者威廉·赫特手中接过奥斯卡金像。

手里拿着金像的玛莉·马特琳激动不已。她把手举了起来，但不是那种向人们挥手致意的姿势，眼尖的人已经看出她是在向观众打手语。原来，这个奥斯卡金像奖最佳女主角奖获得者竟是一个不会说话的哑女。

玛莉·马特琳不仅是一个哑巴，还是一个聋子。

玛莉·马特琳出生时是一个正常的孩子，但她在出生18个月后，被一次高烧夺去了听力和说话的能力。

这位聋哑女对生活充满了激情，她从小就喜欢表演，8岁时加入伊利诺伊州的聋哑儿童剧院，9岁时就在《盎司魔术师》中扮演多萝西。

但16岁那年，玛莉被迫离开了儿童剧院。所幸的是，她还能时常被邀请用手语表演一些聋哑角色。正是这些表演，使玛莉认识到了自己生活的价值，克服了失望心理。她利用这些演出机会，不断锻炼自己，提高演技。

1985年，19岁的玛莉参加了舞台剧《上帝的孩子》的演出。她饰演的是一个次要角色。可就是这次演出，使玛莉走上了银幕。

女导演兰达·海恩丝决定将《上帝的孩子》拍成电影。在物色女主角——萨拉的扮演者时，她发现了玛莉高超的演技，决定立即启用玛莉担任影片的女主角，饰演萨拉。

玛莉扮演的萨拉，在全片中没有一句台词，全靠极富特色的眼神、表情和动作，揭示主人公矛盾复杂的内心世界——自卑和不屈、喜悦和沮丧、孤独和多情、消沉和奋斗。玛莉十分珍惜这次机会，她勤奋、严谨、认真对待每一个镜头，用自己的心去演，所以表演得惟妙惟肖，让人拍案叫绝。

就这样，玛莉·马特琳实现了人生的飞翔。她成为美国电影史上第一个聋哑影后。正如她自己所说的那样："我的成功，对每个人，不管是正常人还是残疾人，都是一种激励。"

我们看到，尽管玛莉·马特琳是一名聋哑人，但是她并没有丧失对生活的信心，没有让身体上的障碍阻碍了自己的人生道路。这是因为在她的心中，没有将自己禁锢起来，没有限制住自己的灵魂，因而将自己的生命打造的异常精彩。

的确，我们最大的限制源自自己的内心，与外界无关。我们通常会把一些事想得很艰难，总是认为成功是遥不可及的。其实，我们很多时候的碰壁，并不是把所有的门都关上了，其实有些门是虚掩着的，只是我们输惯了，缺乏最后推开的勇气。生命的时光是短暂的，只有面向阳光才能跳出自己的阴影；只有铲除内心的杂乱藩篱才能突破精神的重重禁锢，重新塑造不一样的自我。

渴望奇迹的背后是对自己的否定

很多人都会在困境面前保持一种侥幸的心理，认为生活中总是会有奇迹发生。于是，他们就放弃了努力，执着地等待着奇迹出现。其实，这是一种弱者心理。越是渴望奇迹的

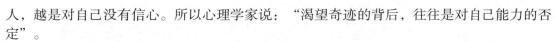

人，越是对自己没有信心。所以心理学家说："渴望奇迹的背后，往往是对自己能力的否定"。

约翰·弗斯特说过："天才就是点燃自己的智慧之火，激发自己的潜能。"事实上，真正伟大的人物只相信常人的智慧与毅力，而不会相信所谓天才。

依靠自己，相信自己，这是独立个性的重要成分。能够肯定自己的人，才能在生活的道路上超越障碍，战胜所有的挫折和磨难，而胆怯的人，总是担心自己没有足够的实力，总是害怕失败，所以到最后还没有战胜困难，就已经败给了自己。

在宋朝的时候，有一段时期战争频频，国患不断，大将军李卫带领人马杀赴疆场，不料自己的军队势单力薄，寡不敌众，被困在小山顶上，眼看将被敌军吞没。就在士气大减，甚至将要缴械投降之际，大将军李卫站在大家面前说："士兵们，看样子我们的实力是不如人家了，可我却一直都相信天意，老天让我们赢，我们就一定能赢。我这里有九枚铜钱，向苍天企求保佑我们冲出重围。我把这九枚铜钱撒在地上，倘若都是正面，一定是老天保佑我们；倘若不全是正面的话，那肯定是老天告诉我们不会冲出去的，我就投降。"

此时，士兵们闭上了眼睛，跪在地上，烧香拜天祈求苍天保佑，这时李卫摇晃着铜钱，一把撒向空中，落在了地上，开始士兵不敢看，谁会相信九枚铜钱都是正面呢！可突然一声尖叫："快看，都是正面。"大家都睁开了眼睛往地上一看，果真都是正面。士兵们跳了起来，把李卫高高举起喊道："我们一定会赢，老天会保佑我们的！"

李卫拾起铜钱说："那好，既然有苍天的保佑，我们还等什么，我们一定会冲出去的！各位，鼓起勇气，我们冲啊！"

就这样，一小队人马竟然奇迹般战胜了强大的敌人，突出重围，保住了有生力量。过些时候，将士们谈起了铜钱的事情，还说："倘若那天没有上天保佑我们，我们就没有办法冲出来了！"

这时候李卫从口袋掏出了那九枚铜钱，大家竟惊奇地发现，这些铜钱的两面都是正面的！

虽然只是几枚小小的两面都是正面的铜钱，却让这小队人马的命运为此而改变。细细体味故事时，我们可以醒悟到，战斗胜利的根源其实是在于：信心。

自信比金钱、势力、出身、亲友更有力量，是人们从事任何事业最可靠的资本。自信能排除各种障碍、克服种种困难，能使事业获得完满的成功。有的人最初对自己有一个恰当的估计，自信可以处处胜利，但是一经挫折，他们却又半途而废，这是因为他们自信心不坚定的缘故。所以，树立了自信心，还要使自信心变得坚定，这样即使遇到挫折，也能不屈不挠、向前进取，不会因为一时的困难而放弃。

曾经一个人被医师告知患了绝症，时间不超过3年。他没有躺在病床上渴望奇迹发生，这个时候想起了生命中没有完成的梦想，为了使自己最后的生命更有意义，他拟出一个3年要做10件事的工作计划。其中包括写一本书、学一门外语、搞一项发明、办一个工厂、游30座名山、看50个城市等，而且计划出后便立即付诸行动。在过了两年零8个月的时候，10项目标全都完成。可当他再到医院复诊时，却发现是医师当时拿错了病历，自己根本没有得上任何疾病。

如果他只是一心渴望奇迹发生而不是转变心态，那么幸运永远也不会到来，他也许早就被自己的心态所吓倒了。

那些有所成就的人在开始做事之前，总是具有充分信任自己能力的坚定的自信心，深信所从事之事业必能成功。这样，在做事时他们就能付出全部的精力，破除一切艰难险阻，直达成功的彼岸。

要想拥有生命的奇迹，就一定要给自己建立信心，这样才能剔除内心的自卑感。要想让自己的生命出现意外的收获，首先就是不要否定自己，给自己一个可以做成、做好事情

第二十二章　没有奇迹发生，把自己变成奇迹——突破局限的心理调节术

的动力，唯有这样才能真正地创造奇迹。

限制来源于你的"自我妨碍"

自我妨碍又称自我设阻、自我设限，西方心理学界对此问题的研究已有几十年，比如心理学家巴格拉斯和琼斯，他们将自我妨碍定义为："在表现情境中，个体为了回避或降低因不佳表现所带来的负面影响而采取的任何能够增大将失败原因外化机会的行动和选择。"自我妨碍行为在日常生活中经常可见，像学生在考试之前不努力学习而四处游玩或声称身体不舒服，其实这个时候这个学生很可能在进行自我妨碍。

"自我妨碍"是人们给自己的成功设置障碍，让自己不采取行动来提高自身能力获得更多的机会，是让人们自我设限的重要原因。

德国一家电视台有一档智力游戏节目，栏目名称叫《谁是未来的百万富翁》。因为奖金丰厚，悬念迭出，吸引了许多德国观众。但这档节目有一个特点，就是每答对一道题目，就可以获得相应的奖励，而如果继续答题时没有回答出，那么就退出比赛，并且剥夺已经取得的奖励。

在前十几期节目里，没有一位参与者能够获得100万的奖励，因为在节目中有所收获的人往往见好就收。节目开播几年了，尽管参赛者强手如林，但是真正一路过关斩将、战斗到最后的人始终没有出现。因此，几乎所有的参与者都学乖了，最多到10万左右，便放弃答题，退出比赛，直到一位叫克拉马的青年人的出现。他在获得10万大奖之后还不肯放弃，直至自己成为第一名百万大奖的得主。

令人奇怪的是，克拉马取得百万巨款并不是因为他知识渊博。据当地媒体评论说，成就克拉马的不是他的学问，而是他的心理素质和野心。在50万之后，每一道题都相当简单，只需略加思考，便能轻松答出，但是许多人还没等到这时候便已经心满意足或者心生胆怯，主动退出了。

这些人通过设置障碍来阻挠自己获得成功，用自挫行为来防碍自己，"我并没有真的失败，要不是因为这个我肯定能干好"这就是自我防碍。

他们信奉"没有尝试，就不会失败；没有失败，就不会有羞耻感"，然而，人们千方百计地害怕失败，结果却仍免不了灰溜溜地面对失败。

肖兰是一名中学生，平时很要强，无论遇到什么事情都喜欢自己强压在心中。

一天，老师笑吟吟地迈进了教室，说："这节课竞选班干部……"话还没说完，大家就叽叽喳喳地议论起来。肖兰虽默默无言，心里却像吃了定心丸，她想："凭我当了几学期中队长的资历，再加上上学期又是三好学生，怎么说这中队长我是当定了。"

肖兰静静地坐着，听着几位"自告奋勇"的同学的发言，不禁有点儿美慕她们的勇气。突然，老师点了肖兰的名字，她站起来愣了一下，支支吾吾地说："我决心——继续当中队长。"老师听了也满意地笑了。她正在得意，谁知同班男生王燕伟霍地一下站了起来说："我也想竞争中队长。"从他那涨红了的脸可以看出他内心一定非常激动。"哗"，教室里掌声四起。老师挥了挥手说："下面给你俩10分钟时间，说一说搞好中队工作的设想，然后再进行民意测验。"结果，王燕伟的票数以绝对优势当选了中队长，肖兰强作欢颜，勉强拍了几下手。放学了，肖兰还呆呆地坐着，她不知回家如何面对父母，以后如何面对老师和同学。

在肖兰同学的心中，有无数的理由阻挠她去竞选班长：我会不会干好，站起来会不会显得高调，如果落选不是很丢脸，如果选上了我还要怎么做，如果……就在她千方百计地妨碍自己的时候，对手也占了先机，得了"荆州"。大部分的心理学家认为：自我妨碍行为虽然能使人当前免受负面评价的影响，但从长远来看，这样会降低人的自信心，会增

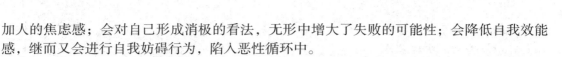

加人的焦虑感；会对自己形成消极的看法，无形中增大了失败的可能性；会降低自我效能感，继而又会进行自我妨碍行为，陷入恶性循环中。

微软人力资源部有位员工曾总结出求职人员面试的三个要素，即胆大、心细、脸皮厚。胆大，去任何单位面试都不怯场，落落大方；心细，捕捉面试官的每一个肢体语言和面部表情，并得出正确信息；脸皮厚，抛开羞涩，勇于表现。

所以心理学家建议我们重建对自我设限的认知，为自己树立积极的目标，善于给自己确定性的正面评价，学会接纳自己，形成稳定的自我效能感，为自己创造成功的条件。

不要活在自己设置的局限中

每个人的内心里面都潜伏着巨大的力量。比如，当有人遇到某种意外事件或灾祸时，他的亲人会奋不顾身地去救他，在瞬时间突破身体的极限发挥出巨大的力量或者超人般的速度。实际上，每个人都具有潜在的英雄品格，而突然发生的意外事件和灾祸不过是催化剂，使人显露了身体内的潜能，而往往他们在灾祸临头时所做出的令人惊叹的事情在日常生活中却再不能做到。

这是因为我们的内心常常对我们的能力说"不"，这样人便很难摆脱固定的模式，无法超越自己惯有的思维模式，将自己困在了自我设置的局限中。

心理学家称我们心中内在的否定声音为"意志干扰"，其实这种内在的不同意见可以影响我们的。我们在不经意间对创造力自我设限，无意识间便趋同一个所谓的"合理标准"，因此更多潜能被我们自己压抑住了。

其实，只要我们能放开自己，灵活一些，突破自我设置的局限，就能激发自己内心的潜能。

心理学家曾做过这样的实验：

一个体力平常的人在被催眠以后，有人把他的头和脚搁在两只椅子的边上，而身体悬空着，这时让六七个人站在他身上，他竟能支持得住。如果在他的身上搁了一块木板，让一匹马站上去，他竟然也能支持得住。这都是由于人心灵深处的内在力量被激发后所造成的奇迹。假如在正常的状态下，一个人的体力绝不能支持一千多磅的重量，但是在催眠状态下，他竟然毫无困难地做到了。

那么，他能做出这样的事情，力量来自于哪里呢？当然不是来自于催眠家，催眠家的作用仅在于把被催眠者的力量从身体里激发出来了。这力量不是来自外部，而是来自于他自己身体里面的潜能。所以人人都能做成不朽的事业，但是这种力量不会轻易地使用出来，在我们头脑恢复意识之后，仿佛给潜能上了一道枷锁，将它们牢牢地限制在体内。

一个在全国报刊上发表过几十篇文章的业余作家，离开自己居住的小城镇，来北京发展，他希望谋求一个编辑的工作岗位。面试时，主考官问他有无经验，业余作者如实作答，没有做过相关的工作。面对主考官，业余作家表现得非常谦虚，姿态很低，表示只要能给他一次机会就心满意足了。业余作家面试了多家单位后，却没有一家录用他，很快两个多月过去了，业余作家还是没有找到工作。业余作家泄气了，难道北京的工作这么难找吗，北京做编辑的人一个个都是大作家吗？

就在业余作家准备放弃时，意外地碰到了大学时一个同学，当时他已是某知名杂志社的编辑部主任了。业余作家给他谈起自己的情况，这位同学听完后，大声说道："像你这水平，哪能找不到工作！你知道原因在哪儿吗？关键在于你的姿态，你把自己放得太低了！"

于是在大学同学的安排下，业余作家将自己的履历表重新"粉饰"了一番。由没有工作经验转变成了某报社的出色编辑。只因所在报社由于国家有关政策停办了，不得不重新求职。期望月薪不低于3000元。面试的时候，业余作家一改往日的谦虚姿态，以不卑不亢的自信姿态一下子就赢得了某出版社的青睐，第二天就让他上班。上任后，由于业余作家本身底子不错，一些技术性的东西有了那位同学的帮忙，很快就适应了工作，赢得了单位领导的高度认可。

其实，很多人也曾有过业余作家同样的经历，遮遮掩掩降低自己的身价，并且以"因为没做过，我一定做不好"为由来贱卖自己，其实这都是人们的心理在作怪。

就像梭罗在他不朽的名著《狱卒》里所说的：

"我不知道有什么比一个人能下定决心改善他的生活能力更令人振奋了……要是一个人，能充满信心地朝他理想的方向去做，下定决心过他所想过的生活，他就一定会得到意外的成功。"

所以你要相信自己的潜能，每个人的心里都有一个巨人，这个巨人的名字就叫做潜能。一旦你能对内在的力量加以有效地运用，那么你的生命便永远不会陷于卑微贫困的境地。所以不要给自己的潜能设限制，而是要积极地唤醒你心中的巨人。

定式思维养成"路径依赖"

倘若有人问你"什么老鼠两条腿走路"？你或许会感到有些茫然。接着有人再提醒你"试试动画片中的……"通过这样稍加提醒，你不难想到答案"米老鼠"。"那么什么鸭子两条腿走路？""唐老鸭！"你肯定会充满自信地脱口而出。不过两秒钟以后，你可能又会后悔：还有什么鸭子不是两条腿走路？这其实是"心理定式"的思维在作怪。

身处事事创新的现代社会，心理定式的负面影响是我们不可以忽视的。因为定式思维限制人思考，让人的思维依据一种惯性向前发展，而不会创新、求异。在生活中或许有人会这样问：

"你对自己的现状感到满意吗？"

"不满意，但是我没有更多的选择。"这是我们经常会听到的回答。

或许我们会奇怪为什么如此多的人对自己感到不满意，但是却不试图去改变它。在这个回答上，一般有两方面的原因：一方面是，我们已经适应了某种工作状态和职业环境，并且形成了某种依赖性。另一方面是，要想重新作出选择，就会丧失许多既得利益，甚至是大伤元气，从此一蹶不振。正是这样的想法，让人们很难超越自己。

这种原因用一个经济学的词汇来表达就是——路径依赖，它和物理学中的"惯性"很相像，不论此路径是好是坏，一旦人们做了某种选择，惯性的力量会使这一选择不断自我强化，并让你很难改变自己。

一个人倘若一旦选择进入某一路径（无论是"好"的还是"坏"的），就可能对这种路径产生一定的依赖性。某一路径所设定的方向会在以后的发展中得到自我强化。一个人在过去作出的选择往往决定了他现在以及未来可能的选择。好的路径一般会起到正反馈的作用，通过惯性和冲力，进入良性循环；而不好的路径则会产生负反馈的作用，这就像是厄运循环，可能会被锁定在某种低层次的状态下。

下面的这个故事或许有助于我们理解这个概念。

美国铁路两条铁轨之间的标准距离有一个很奇怪的标准，是4英尺8.5英寸，这究竟是从何而来的呢？其实，这是英国的铁路标准，也就是说美国的铁路之前是由英国人建的。那么为什么英国人会采用这个标准呢？原来，英国的铁路是由建电车轨道的人所设计的，而这恰恰是电车所用的标准。那么，电车的铁轨标准又是从哪里来的呢？原来最先造电车的人之前是造马车的，而他们则是沿用了马车的轮宽标准。

再进一步推想，那么马车为什么要用这个一定的轮距标准呢？这是因为倘若那时候的马车用任何其他轮距的话，马车的轮子是很容易在英国的老路凹陷的路辙上损坏的。这又是为什么呢？因为这些路上的辙迹的宽度是4英尺8.5英寸。

那么，这些辙迹又是从何而来的呢？答案就是古罗马人所定的，因为在欧洲，包括英

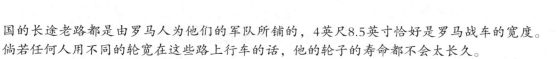

国的长途老路都是由罗马人为他们的军队所铺的，4英尺8.5英寸恰好是罗马战车的宽度。倘若任何人用不同的轮宽在这些路上行车的话，他的轮子的寿命都不会太长久。

但是，罗马人为何以4英尺8.5英寸作为战车的轮距宽度呢？这个原因很简单，因为这是战车的两匹马屁股的宽度。

看了这则故事，由此我们可以断言：或许在今天世界上最先进的运输系统的设计，早在两千年前便由两匹马的屁股宽度决定了。这就是所谓的路径依赖，虽然看起来有几许悖谬与幽默，但是却是真的存在着。

或许我们的职业生涯无法摆脱这种路径依赖，但是只要我们选择了"马屁股"，我们的人生轨道可能就只有4英尺8.5英寸宽。即便是我们自己并不看好这个宽度，但是却已经很难从惯性中抽身而出了。

心理学家认为：多数人常常因为定式思维而埋没了体内的那些巨大的潜在力量，如果这种潜力能够被唤醒，就能做出种种不可思议的事情来。然而大部分人好像都不明白这一点。诸如某些病人在病势垂危、呼吸困难时，当听见了医师或亲友的一席热烈恳切的安慰话后，竟然会起死回生，而推翻医生所做的正确的判断。很多时候，患病的人之所以不治身亡，首先是因为病人失掉了对生命的执着追求。

所以不难发现，有的人在平凡的工作中却干出了不平凡的业绩，而有的人终生都一事无成呢？问题不在于一个人的"天赋"有多高，而在于人们常常难以认清自己所拥有的一切，不论是你的外貌、你的才能、你的身高、你的人脉等，都是你的资本。只是我们不能打破我们头脑中的思维定式，导致很多机会的错失。

罗琳太太是一家大公司的清洁工，她手脚不是很麻利，但嘴巴总是闲不住，经常与人搭讪，身边的手机也是天天响个不停，好像比公司的经理还要忙。

一天，公司的员工们聚在一起聊天，汤姆突然感叹道："我们连罗琳太太都不如啊！"见到别人诧异，他又说："你猜她每个月能赚多少钱？"

一个清洁工，薪水再高能高到哪去？有人说500，有人说800，汤姆摇了摇头，伸出了4个指头，于是有人就"大胆"地预测："不会是4000吧，挺厉害的呀。"

"什么4000？是4万美元！她每个月至少可以赚4万！"

"不会吧？"大家惊讶得眼珠子都差点掉了下来。

"是她自己跟我说的。"汤姆笑着说，"罗琳太太还说，做清洁工只是一个平台，我觉得她完全可以做一个CEO了！"

原来，罗琳太太借着到公司做清洁工，打听公司里谁需要找钟点工，谁需要租房子，然后就当起了中介，收取中介费。罗琳太太还买了一套房子，并以1万美元的月租把这套房子租给了一个大公司的总裁。

罗琳太太借清洁工这个平台延伸出的另一项业务是卖保险。公司里面有不少员工都已经向罗琳太太买了几万元的保险。

罗琳太太打破了自己的思维定式——"我是一个清洁工，做好清洁就足够"，她突破了自己的限制，所以就能够利用她所能接触的任何资源。

的确，人类的心理总是喜欢安于现状，对于突破自我可能遇到的困难总是下意识地逃避，就好像手碰到火、触到电会缩回去一样。但是人生的某些挫折不会因为你逃避它就消失了，相反，它还会因为你的逃避而由意识变为潜意识，再不知不觉地由潜意识变成无意识，最终它会一辈子跟随你，使你亦步亦趋，步入人生的荒漠。

规则到底是用来干什么的呢？普通的人会遵守自己的限制，而积极的人总能够打破规则。所以每个盼望奇迹的人都要破除自己的心理定式，打破路径依赖，不要让"我不能、不可能"这样的心理定式的"封条"封住了自己的能量。

遵守头脑中的"框架"，只会使你陷入思想的"沼泽地"。只有挣脱思维模式的桎梏，才能走一条前人没有走过的路。

打破思维中"隐蔽的假设"

人们常常会在心理上用"假设"给自己设置一些限制，导致潜能无法发挥出来。回忆一下，在我们渐渐长大成人的过程中，一系列的假设也涌现了出来，被强行"装"进了我们的脑袋：灼热的东西一定会烫痛我们；母亲的怀抱会使我们感到温暖和舒适；当我们把钞票付给售货员，就会假设他会给我们商品和找零钱；当我们寄出订阅单，就假设自己一定会收到杂志等。

可以说，这些假设渗透进了我们的生活，或许你不假设便不知道该如何去生活。其实，很多在我们看来顺理成章的假设都是思维中的一种"隐蔽假设"。关于隐蔽的假设，有这样一个例子：

倘若有人告诉你，他看见一个警察从女浴室的房间走出来，你一定会感到大吃一惊吧？你之所以会感到吃惊，是因为你对这件事情产生了一个隐蔽的假设：那个警察是个男人。可是，那个人并没有这么说。正是因为这个隐蔽的假设，让你偏离了事实的真相。

"隐蔽的假设"带给我们的启示就是，当你假设不会有奇迹发生的时候，你就不会主动去努力争取。其实，奇迹的种子往往隐藏在这些假设之中。只要你在心里认为自己能够成功，那么你就不会因为暂时的失败将自己否定。

有一个丈夫看着妻子在做晚餐烤肉。她把肉放在砧板上，先是切下了一片，然后将它扔进了垃圾桶里。

"这是为什么，亲爱的？"丈夫诧异地问道。"我不知道啊，"妻子回答说，"我母亲一直是这么做的。"当丈夫见到了岳母后，就问她是不是每次做烤肉前都要先切下一片扔掉。"是啊，我母亲一直是这样做的，"没想到岳母也这样回答。这位丈夫感到十分的好奇，于是，他又打电话去问他妻子的外婆。"啊，正是这样，"不过，那位老太太向他解释说，"我总是把肉扔掉一片，因为我的烤肉盘太小了。"

很多人和这位妻子一样，虽然对事情的真相一无所知，但是还是会长期将接受下来的做法奉为理所当然，其实这种假设只会是导致毫无意义、毫无收获的行动。正是这些假设，让我们无法突破思维的局限，所以我们为了追求发展，就一定要找出头脑中的这些限制我们思考的假设。

有一位专家所在的公司承接了一项业务，具体是要确定行驶中两辆汽车之间的适当车距是多少。他们先是把下述信息输入到了计算机里：驾驶员作出反应的时间、气候条件、路面条件、轮胎摩擦系数、空气对汽车的阻力，等等。随即，计算机对所有资料进行了分析，输出了如下公式：两车之间，每10英里时速得保持相当于一辆汽车车身长度的间距；比如，时速为30英里，需要保持3辆汽车车身长度的车距；时速为40英里，需要保持4辆汽车车身长度的车距，以此类推。

当专家们拿出这个公式时，并没有注意到这其中已经将一个隐蔽的假设寓于其中了。一直到他们上公路试车检验这个公式的时候，它才暴露了出来。他们发现，但凡他们与前面的车辆保持四辆、五辆或六辆车身长度的车距，在旁边车道上行驶的车辆就会追赶上来，超过他们，填满他们想要保持的车距。这个使这项公式完全失效的隐蔽的假设就是：汽车都在单车道的公路上行驶，而且不超车。实际上，这在现实中是一个不存在的条件。

同样，一些计算机专家大吹大擂，说他们已经制造出了一台完美的弈棋机器。即便是同一世界上最伟大的象棋大师对阵，他们的计算机也能按照预先编制的程序，每战必胜。

事实证明，计算机确实是赢了几盘棋。接着，一位象棋冠军对计算机下的前几局棋作了一番研究，便坐下来对付这个电子对手了。开局第一步，他把车前卒向前进一格；第二步，再把车向前进一格。这种走法看上去真是荒唐离谱。此时，计算机的指示灯一闪一闪，开始举棋不定，没有招数了。这是因为，对于计算机而言，事先的假设是，人类象棋大师必定会合乎逻辑地下棋，因此，在计算机中并没有编入怎样对付不合逻辑的走法的程序。

不难看出，思维中隐蔽的假设常常误导我们对自己的判断。人们要善于改变自己的想法，这样才能"求新"与"求异"。

人类因为梦想而伟大，假设是人类想象的产物，而想象的能力则是人类得以超越自我的杠杆。在现实生活中，要想超越自己，就要学会打破思维中"隐蔽的假设"，这样才能不被自己的思维束缚住，也才会实现自我的突破。

更新并调整自己的角色与状态

将自己封闭起来，不会转变角色是一件很危险的事情。它让人既对失败惶恐不安，又对失败习以为常，丧失了信心和勇气，渐渐变得懦弱、狐疑、狭隘、自卑、孤僻、害怕承担责任、不思进取、不敢拼搏。

一头5吨重的大象竟然拉不动一根小木桩，你相信吗？在这头大象还很小的时候，它就被拴在一根非常矮的小木桩上，开始时它拼命挣扎，想挣脱木桩，但无论如何也做不到。后来，小象长成了大象，可它头脑里还一直认为自己挣脱不了木桩，于是它放弃了。锁链仍然那么细，木桩仍然那么小，然而大象再也不尝试挣脱了。

大象之所以放弃"木桩"，并非它已丧失了挣脱木桩的能力，而是它在一次次受挫后"学乖"了。它为自己设了一个限，认为自己永远也挣脱不了木桩，尽管锁链很细、木桩很小，而小象早已成长为大象，但木桩牢牢地"压"在大象的心上，变得根深蒂固。行动的欲望和潜能被定式思维扼杀了，它认为自己永远丧失了挣脱木桩的能力。这也就是我们所说的"自我设限"。自我设想往往会将我们禁锢在一种角色和状态中，无法突破自己。

哈佛大学心理学教授罗森塔尔以前做过一个关于老鼠的实验。

罗森塔尔把其中一群（A群）老鼠交给一名实验员，并告诉他，这一群老鼠相当的聪明，他吩咐这名实验员来训练这群老鼠。然后，他又将另外一群（B群）非常普通的老鼠交给另外一名实验员训练，并说这群老鼠非常笨。于是，这两个实验员分别对两群老鼠进行了专有的训练。在一段时间过后，教授对两群老鼠进行了穿越迷宫的测试，事实表明聪明的A群老鼠穿越迷宫比普通的B群老鼠所用的时间要短得多。

罗森塔尔教授说，他当初只是很随机地对两群老鼠进行了分类，他并不是刻意地将聪明的老鼠和不聪明的老鼠划分开的。不过实验员听他说A群老鼠聪明，于是就用对待聪明老鼠的办法对老鼠进行了一番特殊的训练，没想到这些老鼠果真成了聪明的老鼠。与之相反的是，另一个实验员则用对待笨老鼠的办法来培训B群老鼠，结果B群老鼠也就真的成了不聪明的老鼠。

之所以会产生这样的结果，就是因为在人们的头脑中起先就存在了一种思维定式。这种思维定式就是说人在对某一刺激产生反应以前，早已经存在的某种意向。换个角度想，倘若将这种效应应用到人身上会产生什么效果呢？其实，一个人如果能认识到自己的潜力，就可以发挥自己最大的潜力，并且还会对自己的未来充满期望，进而产生强大的力量去克服各种各样的困难，让自己的理想变成现实。

所以，要想奇迹发生就要突破自己，积极地去更新自己的角色与状态，这样往往会在生活中发现另一个不一样的自己。

现实生活中，很多人的遭遇与此极为相似。在成长的过程中，特别是幼年时期，他们遭受了外界（包括家庭）太多的批评、打击和挫折，于是奋发向上的热情、欲望变成了"自我设限"的观念。

罗斯加入某保险公司快一年了，他始终忘不了工作第一天打的第一个电话。当他热情地拨通电话，联络自己的第一个客户时，没想到他刚说明了自己的身份，对方就非常生硬地打断了他的话，不但拒绝了他的推销，更是将他骂了一顿，声称自己身体很好，不需要什么保险。

从那以后，再打电话推销时，罗斯心中便有了阴影，说话没有任何立场，讲解吞吞吐吐，自然没有人愿意向他买保险。这片阴影越来越大，他变得甚至不再愿意去摸电话。工作近一年的时间，他一份保单都没有签成。

他开始想，自己或许并不适合这份工作，他觉得自己的口才不好，没有打动别人的能力，他灰心极了。经理鼓励他要给自己机会，没有谁生来就注定会成功，也没有人会一直失败。听了经理的话，罗斯深受激励，他鼓足勇气，决定搏一搏。他找出一个曾经联系过却被拒绝的客户的资料，仔细研究客户的需要，选择了一个适合的险种。

一切准备妥当后，他拨通了对方的电话。最终，他的自信和真诚征服了那个客户，对方买下了他推销的保险。罗斯终于打破了自我设限，尝到了成功的滋味。

固执地将自己放在一个角色中，等于抹杀了自己的能力。倘若你做不到某件事情，你要说"我可以试一试"，而不是说"我不行，我不是这块料子"、"不可能的，我怎么会比他跑得远"、"我学历那么低，公司怎么会雇佣我"、"我长得不够漂亮，他怎么会喜欢我"之类磨灭自己信心的话。

社会在改变，生活在改变，思维也应该随着社会而改变。不要因为生命中遇到一些限制，就相信这些限制会伴随你的一生，不要让自我设限和其他人性的弱点一样，让你流于平庸！

有句谚语说得好："上帝只拯救可以自救的人。"要想挣脱自我设限，关键在自己。成功只属于愿意成功并愿意为之付出努力的人。倘若你不想有所突破，不努力挣脱固有想法对你的限制，那么，没有任何人可以帮助你。不论你过去怎样，只要你调整心态、明确目标，乐观积极地去行动，你就可以扭转劣势，获得人生的突破。

改变心智模式，让头脑"鲜活化"

很多时候，一个人的思想往往决定了他会向哪个方向走，又会向前走多远。如果一个人思想存在问题，那么即使他再聪明、再有抱负，也很难获得成功。所以，拥有一个"鲜活化"的头脑，具备一种好的思想，就可以在迷雾中看清目标，在众多资源中发现自己的独特优势。这就需要我们改变自己的心智模式，让思维变得鲜活起来。

改变心智模式就要将变通的思维融入工作中，这样就会获得精彩的创意。即便面对考验，或者遇到障碍，那么你也能够用变通的思维快速解决眼前的困难。举例来说：如果障碍太高，你可以从底下穿过；如果它很矮，你可以从上面跨过去。所以，能够变通思维，那么你总会想出解决的办法。当你习惯变通地思考，那么你就可以摆脱"非此即彼"的思维模式所限，学会创新。

改变心智模式对每个人都非常重要，一位心理学家如此说道："毫不夸张地说，一切成功者之所以成功，就在于他们善于变通自己的思维模式。"

一个村庄，坐落在山坳里，老是遭受火灾，虽然采取了多种措施，仍然改观不大。一天，一位智者来到村庄，众人向他讨教解决的办法，他说："你们为何不搬到别的地方去住？何苦一定要在原地'与天斗争'？"听了他的话，村庄搬迁了。从此，村民过上了稳定而平静的生活。

改变心智，换一种思想，就换了一片天地。思想对于任何人来说都是至关重要的。任何人都应该并且可以拥有积极、正面、向上的思想，并且用这种思想去解决自己面临的问题。

新加坡旅游局曾经给总理李光耀一份报告，上面说："新加坡不像埃及有神秘的金字塔，不像中国有雄伟的万里长城，不像日本有美丽的富士山，不像夏威夷有十几米高的海浪。我们除了有一年四季直射的阳光，什么名胜古迹都没有。要发展旅游事业，实在是巧妇难为无米之炊。"李光耀看过报告后，在报告上批了这样一行文字："你还想让上帝给我们多少东西？上帝给了我们最好的阳光，只要有阳光就够了！"后来，新加坡利用一年四季直射的阳光，大量种植奇花异草、名树茂竹，在很短的时间内就发展成为世界上著名的"花园城市"，旅游业收入连续多年位列亚洲第二。

的确，新加坡没有高山，没有海浪，没有长城，也没有金字塔，但它拥有世界上最好的阳光，只要充分利用阳光就已足够。这一突破性的思维成就了新加坡旅游业的辉煌。

一个人在人生的各个阶段难免遇到各种不尽如人意的事，而且并不是所有的问题都可以有良好的解决方法，可是人们可以选择如何面对这些事，不同的选择会得到不同的结果，这就是"鲜活的头脑"带来的作用。

要知道，倘若我们眼前的风景不够明亮，可能是因为我们开错了窗。开错了窗，无论我们怎样翘首企盼、望眼欲穿，也看不到想要的风景。在工作中，倘若你遇到无法解决的难题，回头想一下，你是否"开错了窗"。只要思想不被钳制，就一定能找到新的天地。

要想开对了窗，就要改变自己的心智模式。

有一年，美国的北方十分寒冷，几乎天天大雪纷飞，电线上覆盖了冰雪，以至于很多地方的电线都被积雪压断了，这严重影响了通讯系统。

有不少人当时都曾经试图解决这一问题，但都没有实现。直到最后，电讯公司经理用头脑风暴法化解了这一难题。他召开一场座谈会，参加会议的人都是不同专业的技术人员，这项会议有如下规定：

第一，与会者要最大限度地解放思想，自由随性地思考问题，发挥所想，不要被别人的看法所困扰；

第二，与会者在会上都不能过多地评价他人的设想，切忌说"这主意好极了"、"这种想法太离谱了"这样的话。对设想的评判会在会后组织专人进行考虑；

第三，与会者要尽量多而广地提出自己的设想，从而让组织者从诸多的设想中找到品质较高的设想；

第四，与会者要对智力方面进行积极的互补，不仅要善于自己提出设想，还要思考怎样把两个或更多的设想结合起来，进而提出一个新的、更为完善的设想。

与会者明白了这些会议规则，于是就七嘴八舌地大胆议论了起来。有一些人说可以设计一种专用的电线清雪机；还有一些人说可以用电热来化解冰雪；也有人说可以用振荡技术来清除积雪；另外，还有人说可以带上几把大扫帚，通过乘坐直升飞机去扫电线上的积雪。尽管人们觉得有些提议都十分的滑稽可笑，但是却没有一个人在会上提出批评。

不过，也有一些用心的人在听到用飞机扫雪的想法后头脑灵机一动，瞬间想到了一种既简单可行又效率极高的清雪方法。他认为，在大雪过后，直接派出直升机沿积雪严重的电线飞行，这样一来，高速旋转的螺旋桨会产生很大的风，这样的风就可以将电线上的积雪迅速扇落。这样想来，他认为是可行的，于是就大胆地提出了"用直升机扇雪"的这一设想，然而这一设想紧接着又引起了其他与会者的更多的设想。就这样，过了不到一小时的时间，虽然与会的人只有10名技术人员，但是他们提出的新设想多达90条。

在会议结束后，公司组织专家们对这些设想进行了论证。专家们一致认为设计专用清雪机和采用电热或电磁振荡等方式是可行性的，但可惜的是成本太高。用直升机扇雪的想法不但可行，而且简单又高效，通过现场试验也证明可以发挥很好的作用。终于，一个久悬未决的难题借助"鲜活的头脑"，终于得到了有效的解决。

现实生活中，很多成功人士的成功并不是因为开始时他们拥有多少，而是他们能转变眼光，从他们所拥有的东西上看到财富。很多时候，心智模式一旦改变了，头脑变得鲜活起来，就能展开想象的翅膀，就能使许多原来没有的东西变成有，就能使原来处于劣势的东西向好的方面转变。如果你想离成功更近一些，就必须打开自己想象力的闸门，它能帮你迈向成功之路。多给自己思考和想象的空间，才能不断地提出问题，并在解决这些问题的同时逐渐迈向一个个人生的高峰。

时常转换角度，人生不再有死角

生命的路径不只是一条直线，不是所有的事情都用同样的眼光去注视就能够解决。我们要想让人生变得更充沛、更多彩，就要时常地转变角度，不要让自己的人生陷入死角。

在某海滨城市中，所有适合建筑的土地都已被开发出来，并予以利用。在城市的另一边是一些陡峭的小山，无法作为建筑用地，而另外一边的土地也不适合盖房子，因为地势太低，每天海水倒流时，总会被淹没一次。

一天，一位青年来到了这座城市。在到达的第一天，他先预购了那些因为山势太陡而无法使用的山坡地。他也预购了那些每天都要被海水淹没一次而无法使用的低地。他预购的价格很低，因为这些土地被认为并没有什么太大的价值。

青年用了几吨炸药，把那些陡峭的小山炸成松土；再利用几台推土机把泥土推平，原来的山坡地就成了很漂亮的建筑用地。

然后，他又雇用了一些车子，把多余的泥土倒在那些低地上，使其超过水面，因此，也使它们变成了漂亮的建筑用地。

青年是靠什么赚钱的呢？答案其实很简单，他只不过是改变了思维的角度，把某些泥土从不需要它们的地方运到需要的地方而已。生活中处处有难题，我们要学会思索和创新，才能把握生活的转机。

在工作中勤于思考就可以少走弯路、少出问题，也许还有意想不到的收获。大脑不经常使用，就会像久放不用的铁锹一样，会生锈的。变化思维的角度又让我们的思想多了几分灵动，生活在我们的头脑里尽情描画，激起了我们对生活的热爱和对未来的憧憬，而这一切也是创新意识不可或缺的原动力。

所以思考一下，是否也有许多我们肉眼看不见的链条束缚住我们了呢？

就这样，一些很独特的创意被我们自己抹杀，总是认为自己是没有希望成功致富的；告诉自己很难成为配偶心目中理想的另一半，很难成为孩子心目中理想的父母，很难成为父母心目中理想的孩子。于是，我们开始向环境低头，甚至于开始认命、怨天尤人。

其实，这一切都是我们心中那条束缚自我的铁链在起反作用罢了。在我们人生的道路中，除了这些习以为常的定式之外，我们还有一种不同的选择。我们可以当机立断，发挥我们内在的能力，当下立即挣开消极习惯的捆绑，进而改变自己所处的环境，投入到另一种崭新而积极的领域中。

波奇曾从事过沉船寻宝工作，在遭遇那只高尔夫球之前，他的日子过得很平凡。

一天，他无意中看到一只高尔夫球因为打球者动作的失误而掉进湖水中，霎时，他仿佛看到了一个机会。他穿好潜水服，跳进了高尔夫球场的水障湖中。

他惊讶地发现，湖底足足散落堆积了成千上万只高尔夫球。这些球大部分都跟新的没什么区别。球场经理看了这些球后，答应以10美分一只的价钱收购。他这一天捞了2000多只，得到的钱相当于他一周的薪水。干到后来，他每天把球捞出湖面，带回家去让雇工洗净、重新喷漆，然后包装，按新球价格的一半出售。

不久，其他的潜水员闻风而动，从事这项工作的人多了起来，波奇干脆从他们手中收购这些旧球，每只8美分，每天都有8～10万只这样的高尔夫球送到他的公司。现在，他的高尔夫球回收利用公司一年的收入已达800多万美元。

的确，机会往往垂青那些敢于第一个往前迈出一步的人。只有敢于第一个吃螃蟹的人，才会想出别人没有想出的点子，也只有他们才能取得成功。在这个世界上，很多富翁、成功人士原本跟我们常人没什么不同，只是多了些敢于第一个干的勇气。不是有些事情难以做到，而是因为我们没有用心去找方法解决困难。也就是说，我们只需换一个定性视角，就是创意。对于某种事务或现象，可从肯定、否定、待定三种视角去思考、发现其中不为人知的东西。

1. 肯定视角

思维的肯定视角就是，当头脑思考一种具体的事物或者观念的时候，首先设定它是正确的、好的、有益的、有价值的，然后沿着这种视角，寻找这种事物或观念的优点和价值。肯定视角并不新奇，我们的头脑天天都在使用。但是，我们往往只对那些公认的"好的"、"对的"、"有价值的"东西采用肯定视角。比如使事物的对人不利的作用变为对人有利的作用。基于这样的事理，出于特定的需要，针对某一事物采取肯定的视角看，将其不利的方面予以克服，变为有用的方面。

2. 否定视角

思维中的"否定视角"也可理解为反向思考的意思，它与"肯定视角"相反，就是从反面和对立面来思考一个事物，把事物或观念认定为错误的、坏的、有害的、无价值的等，并在这种视角的支配下寻找这个事物或者观念的错误、危害、失败、缺少之类的负面价值。例如，有些国家的大企业都有专职的"视察员"，这些人一天到晚什么事都不做，只是在公司里东溜西逛，他们的唯一职责就是指出公司的缺点和毛病。因此他们总是戴着一副"否定视角"的眼镜，时刻注视着那些错的、坏的、需要改进的东西。工人们习惯称他们为"挑刺儿员"。

与"肯定视角"一样，"否定视角"的运用也是在特定的场合下才能显示出创意的价值。当大家都在指责甚至谩骂某种事物或观念的时候，你采用"否定视角"就没有什么意义；当众人都在欢呼胜利、庆贺成功的时候，你能够保持"否定视角"，则显出你的思维水平高人一等。

3. 待定视角

对于一些暂时拿不定主意、找不到最优解的问题，可以先将其搁下，让其处于"待定"阶段，待头脑轻松、清醒时再由一些主客观因素引发出创新性的念头。这类引发因素很多，随时间、空间、地点的不同而异，也因人而异。总结起来，诸如自我发问、误会、恼怒、刷牙、梦幻、洗澡、旅游、散步、钓鱼、卧病在床、失眠、打鞋油等都可能成为创造性思维的触发因素，调动潜意识的作用，诱发直觉和想象。

为了调动潜意识的作用，有经验的成功人士大都主张在遇到难题不解时，暂时把工作停下来，让头脑获得休息，再用触发因素，从而把创造性火花点燃，也就是激发潜意识，获得启示。

一个人如果想在某领域获得成果，除了努力工作外，还必须学会改变自己的思维角度，如果你因循守旧，就会不经意地落入思维的死角，每当这个时候，我们不妨转换一下思维的视觉，转变思考的角度，这样就可以走出思维泥沼。

逃离"安全感"的心理误区

在现实生活中，有的人一直奉行"工作越清闲越好，活动量越轻越好"的生活准则，渐渐地变得胸无大志，贪图安逸，以至于终日无所事事；还有的人甚至整日大部分时间都是在沙发和床上度过……殊不知，这样利用大好时光"享福"，往往会因福得祸。

其实，很多人不敢创新，或者说不愿意创新，是因为他们头脑中关于得、失、是、非、安全、冒险等价值判断的标准已经固定，所以他们渴望"安全"，而不是超越自己。不妨看看下面的实验。

假如有一个人有100%的机会赢80块钱，而有85%的机会赢100块钱，但是有15%的机会什么都不赢。在这种情况下，这个人会选择最保险安稳的方式——选择80块钱，而不愿冒一点险去赢那100块钱。可倘若换一下角度来设定这个问题，一个人有100%的机会输掉80块钱，另外一个可能性有85%的机会输掉100块钱，但是也有15%的机会什么都不输。这个时候，人们都会选择后者，赌一下，说不定什么都不输。

面对得到和失去，人往往会作出不一样的判断。冒险的意义在于，博取更多的机会，而绝非守住自己的"安全感"。

不难发现，置身于各种环境的任何人都会对"安全感"有所依赖。我们通常会认为，当自己在一个不错的环境中生存的时候，往往不愿去寻找突破。因为这种安全感可以让我们持久地"生活"下去。但是，过分地依赖安全感并不是件好的事情。它能够禁锢人的思想，让人变得更封闭，陷入一种心理误区。

这是因为安全感过强的人，一般都会墨守成规，或是贪图安逸。他们习惯陷入一种止步不前的模式中，而忽略了环境的变化与发展。这种思想对于人的发展是有害，会让人无法突破自己，甚至被环境或者时代落下，成为一个"落伍"的人。

有这样一则寓言：

在海中，有一只鲷鱼和一只蝾螺，蝾螺有着坚硬无比的外壳，于是，鲷鱼就在一旁赞叹着说："蝾螺啊！你真是了不起呀！一身坚强的外壳一定没人伤得了你。"蝾螺听到后，很是佩服自己。没想到正当自己洋洋得意的时候，突然来了敌人，鲷鱼说："你有坚硬的外壳，我没有，我只能用眼睛看个清楚，确知危险从哪个方向来，然后，决定要怎么逃走。"就这样说着说着，鲷鱼便"咻"的一声游走了。这个时候，蝾螺心里在想，既然我有这么一身坚固的防卫系统，一定是没人伤得了我的！我还怕什么呢？于是便静静地等着。然而，蝾螺等了好久，睡了好长一阵子，它心里想：这个时候，危险应该已经过去了吧！于是就很高兴地想探出头透透气，当它冒出头来一看，它惊慌地扯破了喉咙大叫："救命呀！救命呀！"

原来，此时此刻，它正在水族箱里，外面是马路，而水族箱上贴着的是：蝾螺××元一斤。

这篇寓言告诉我们：缩在自己的"保护壳"中，人会在不知不觉中丧失自我成长的机会，这样的人往往慢慢走向落后而不自知。所以我们追求成功，就必须改变自己的心态，告诫自己要勇于突破，而不是止步不前。

孟子云："生于忧患，死于安乐。"从古到今，过分安逸的生活葬送了许多原本可以实现的理想。但是有许多人根本不懂得珍惜光阴与自己的生命，只知道一味地放纵物质享受的欲望，在自己营建的"安全感"中走向了平庸的生活。

所以当我们还在人生奋斗黄金时期时，就要保持一颗进取心，不能只是贪图安逸，满足于已得的安乐窝。得了一点成绩，不要沾沾自喜，更不要生出高枕无忧的想法。要知道，人生如逆水行舟，不进则退。成功和失败之间的距离，在很多时候可能只有一步之遥，倘若自己贪图安逸，不想多迈一步的话，那很有可能与成功擦肩而过，给人生留下遗憾。

另辟蹊径，才有新风景

世上每天都有很多人在碰壁，他们常用千篇一律的运作方式，其实一点小小的改进，一种新的方式就会给自己带来好运。只有我们另辟蹊径，敢于打破常规，才可能会走出新的人生。

美国船王丹尼尔·洛维格从获得自己的第一桶金，乃至他后来数十亿美元的资产，都和他善于变通地寻找方法的特点息息相关。

当他第一次跨进银行的大门，人家看了看他那磨破了的衬衫领子，又见他没有什么可做抵押的东西，很自然地拒绝了他的贷款申请。

他又来到大通银行，千方百计总算见到了该银行的总裁。他对总裁说，他把货轮买到后，立即改装成油轮，他已把这艘尚未买下的船租给了一家石油公司。石油公司每月付给的租金，就用来分期还他要借的这笔贷款。他说他可以把租契交给银行，由银行去跟那家石油公司收租金，这样就等于在分期付款了。

大通银行的总裁想：洛维格一文不名，也许没有什么信用可言，但是那家石油公司的信用却是可靠的。拿着他的租契去石油公司按月收钱，这自然会十分稳妥的。

洛维格终于贷到了第一笔款。他买下了他所要的旧货轮，把它改成油轮，租给了石油公司。然后又利用这艘船做抵押，借了另一笔款，从而再买一艘船。

洛维格能够克服困难，最终达到自己的目的，他的成功与精明之处，就在于能够用变通的方法使对方忽略他的一文不名，而看到他的背后有一家石油公司的可靠信用为他作支撑，从而成功地借到了钱。

洛维格是个具有大智慧、大胆魄的商业奇才。他能够在困境中变通地寻找方法，创造机会，将难题转化为有利的条件，创造更多可以脱颖而出的资源。

每个人都可拥有才智，如同掌握一把能够应对任何处境的钥匙和利器，去开创一片充满智慧、很快乐的人生新天地。人生在世，得到机遇需要开启智慧的头脑。一个善于开启智慧头脑的人，一定是个善于发现机会和勇于开拓的人，也一定是个以智慧游刃人生、以头脑赢取成功的人。用智慧的人，比只会埋头苦干、不善思考的人更受欢迎，也将更早一步拥抱成功。

的确，另辟蹊径，就会"曲径通幽"。当我们陷入困境或是绝境的时候，不要放弃寻找解决的办法，要知道，任何一种问题都对应了成百上千条路，往往问题的解决只在于我们思想的稍稍一变。

积极大师露易斯·海曾经说过："当你的血管断了，当你相信的时候，它一定能再造一根血管。"生活态度消极的人会说：这是绝症，这是治不好的。

有一个年轻人出生在农村，他从小就渴望成为一个作家。为此，他十年如一日地努力着。他坚持每天写作500字，一篇文章完成后，他反复修改，直到自己满意之后，才满怀希望地寄往远方的报社、杂志社。

可是，多年以来，他写的东西从没有只字片言变成铅字，甚至连一封退稿信也没有收到过。29岁那年，他总算收到了第一封退稿信。那是他坚持投稿的刊物的总编寄来的，信中写道："……看得出，你是一个很努力的青年。但我不得不遗憾地告诉你，你的知识面过于狭窄，生活经历也相对苍白，这些说明你可能不适合创作这条道路。但我从你多年的来稿中发现，你的钢笔字越来越出色……"

这个投稿的年轻人就是张文举，现在是有名的硬笔书法家。记者们去采访他，提得最多的问题是："您认为一个人走向成功，最重要的条件是什么？"

张文举说："一个人能否成功，理想很重要，勇气很重要，毅力很重要，但更重要的是，人生路上要懂得舍弃，更要懂得转弯！"

的确，一个人，只有思想变了，人生才会有所变化，很多奇迹就在我们的生命中出现，即便是心里的障碍也能够转为内心的平静；即便是疾病也能够痊愈；即便是过去的贫穷也能够化为富足；要知道，"天下没有不可能的事"，不只是一个口号，而是事实，只要自己愿意去改变，就一定可以实现。

世间取得非凡成就的人无不深知变通之理，熟谙变通之术。美国一位著名的商业人士在总结自己的成功经验时说，他的成功就在于他善于变通，他能根据不同的困难，采取不同的方法，最终克服困难。成功之人，走的一定是不寻常的路。成功必然要求你具有独到之处，只要你走的路子与众不同，你就成功了一半。步人后尘不会有光辉的前景。因为没有哪一个人的成功之路是别人给开辟的，也没有哪一个人的成功之路是上天打造的、现成的风光之旅。另辟蹊径，敢于打破常规，才可能会发现新的风景、新的天地。

勤奋如火把，点燃你的潜能之火

谁能不停止勤奋的脚步，谁就能够发展自己的强项。勤奋的人总是不怕眼前的困难，正如优秀的航海家总能驾驭大风大浪中的船只一样。心理学家通过研究发现成功的人在成就伟业的过程中，正是那些最普通的品格，诸如勤奋、持之以恒等，往往起很大的作用。

而勤奋，正是突破局限的重要方式。阅读历史上一些大人物的传记，我们可以发现，大多杰出的发明家、艺术家、思想家和那些著名的工匠，他们之所以获得成功，几乎都归功于非同一般的勤奋和持之以恒的毅力。

英国作家狄斯累利（曾任首相）认为："要成大事者就必须要有自己的强项，而要获得强项，只有通过连续不断的苦心钻研，除此别无良策。那些拥有强项的人并不完全是那些所谓的天才人物，更多的是那些非常勤奋、埋头工作的人。"

英国的道尔顿是物理学家及化学家，他从来不认为自己是什么天才，而所取得的一切成就都是靠勤奋获得的。正如约翰·亨特曾评论他道："他的心灵就像一个蜂巢一样，从外表看来是一片混乱、杂乱无章，到处充满嗡嗡之声，实际上一切都整齐有序。每一点食物都是通过勤劳在大自然中精心采集的。"

的确，即使是在一些简单的事情上，持之以恒地磨炼也会产生惊人的结果。拉小提琴看似简单，但要想在舞台上行云流水地表演，必须花费你很多精力去反复练习。有一个年轻人曾问卡笛尼学拉小提琴要多长时间，卡笛尼回答道："每天12个小时，连续坚持12年。"一个芭蕾舞演员要练就一身绝技，不知道要流下多少汗水、饱尝多少苦头，一招一式都要花费难以想象的辛劳。舞台上她那轻灵如飞的舞步，往往令人心旷神怡，但舞台下她的勤奋耕耘又是平常人所不能想象的。正所谓：台上一分钟，台下十年功。而这十年功的酸甜苦辣，只有作为一个芭蕾舞演员才有更深刻的体会。

一位音乐系的学生走进练习室，在钢琴上，摆着一份全新的乐谱。"超高难度……"他翻着乐谱，喃喃自语，感觉自己对弹奏钢琴的信心似乎跌到谷底，消磨殆尽。已经三个月了！自从跟了这位新的指导教授之后，不知道为什么教授要以这种方式整人。勉强打起精神，他开始用自己的十指奋战、奋战、奋战……琴音盖住了教室外面教授走来的脚步声。

指导教授是个极其有名的音乐大师。授课的第一天，他给自己的学生一份新乐谱。"试试看吧！"他说。乐谱的难度颇高，学生弹得生涩僵滞、错误百出。"还不成熟，回去好好练习！"教授在下课时如此叮嘱学生。学生每次在课堂上都被一份新的乐谱所困扰，然后把它带回去练习，接着再回到课堂上，重新面临双倍难度的乐谱，却怎么样都追不上进度，一点也没有因为上周的练习而有驾轻就熟的感觉。学生感到越来越不安、沮丧和气馁。

学生再也忍不住了，他必须向钢琴大师提出这三个月来他何以不断折磨自己的质疑。教授没开口，他抽出最早的那份乐谱，交给了学生。"弹奏吧！"他以坚定的目光望着学生。

不可思议的事情发生了，连学生自己都惊讶万分，他居然可以将这首曲子弹奏得如此美妙、如此精湛！教授又让学生试了第二堂课的乐谱，学生依然呈现出超高水准的表现……演奏结束后，学生怔怔地望着老师，说不出话来。

"如果我任由你表现最擅长的部分，可能你还在练习最早的那份乐谱，就不会有现在这样的程度……"教授缓缓地说。

我们往往习惯于表现自己所熟悉、所擅长的领域，而对陌生和困难领域，总是抱一种恐惧的态度。但如果我们愿意回首、细细检视，我们确实有无限的潜力，而持之以恒地勤奋去挑战自己的弱点和不足，我们就能将自己的潜力转化为现实的实力。

对于想成大事的人来说，勤奋是最好的资本，只要你足够勤奋就能开发自己的潜能，发现自己的强项。要知道人的每一点进步都是来之不易的，任何伟大的事业也不可能唾手可得。

如果我们对生活与工作倦怠，就会陷入一种疲惫的心理状态。而如果能够勤奋一些，发掘不一样的自我，就能突破自己的潜能。

第二十三章

为什么幸运的人总是幸运的

——摈弃悲观的心理调节术

同样的运气，也会导致不同的人生

在现实生活中，有些人会经常自怨自艾："我为什么总是这么倒霉？"你是否属于这种人呢？

实际上，"自己总是不幸运的想法"是人的一种偏见。这样的情况你遇到过吗，不走运时，什么坏事、烦心的事都会蜂拥而至，接连不断的发生。在心理学上，这种现象被称为墨菲定律。

人们只喜欢找出与自己的想法相吻合的状况或资料，贬低或者忽视与此相反的事物，这种心理被称为证实偏见，而墨菲定律就是一种证实偏见。发生"墨菲事件"的当天，人们总想着在自己身上发生的不好的事情，使得自己持续关注并记住消极的事件。

的确，在现实中很多人都将失败归罪于运气不好，抱怨不能得到别人具有的机会，没有人提拔他们，甚至没有人愿意帮助他们。在他们的心中，总是有着这样的想法：好的位置已经满了，更好的职位已被抢走了，一切好的机会都已被别人捷足先登，所以他们毫无机会了。

其实这样的想法意味着对幸运关闭了大门，因为运气对于每个人都是平等的，即便是同样的运气也会导致不同的人生，关键在于你是否具备抓住机会的能力。

有一位年老的父亲，他有两个儿子，他们都很可爱。在圣诞节来临前，父亲分别送给他们完全不同的礼物，他在夜里悄悄把这些礼物挂在圣诞树上。第二天早晨，哥哥和弟弟都早早起来，想看看圣诞老人给自己的是什么礼物。哥哥的圣诞树上礼物很多，有一把气枪，有一辆崭新的自行车，还有一个足球。哥哥把自己的礼物一件一件地取下来，并不高兴，反而忧心忡忡。

父亲问他："是礼物不好吗？"哥哥拿起气枪说："看吧，这支气枪我如果拿出去玩，没准会把邻居的窗户打碎，那样一定会招来一顿责骂。还有，这辆自行车，我骑出去倒是高兴，

但说不定会撞到树干上，会把自己摔伤。而这个足球，我总是会把它踢爆的。"父亲听了没有说话。

弟弟的圣诞树上除了一个纸包外，什么也没有。他把纸包打开后，不禁哈哈大笑起来，一边笑，一边在屋子里到处找。父亲问他："为什么这样高兴？"他说："我的圣诞礼物是一包马粪，这说明肯定会有一匹小马驹就在我们家里。"最后，他果然在屋后找到了一匹小马驹。父亲也跟着他笑起来："真是一个快乐的圣诞节啊！"

其实，在工作和生活中，很多事情也是这样，乐观情绪总会带来让人快乐的结果，而悲观的心理状态让人感觉生活中的一切都变得灰暗。同样的一件事，在哥哥和弟弟的眼里却得到了两种不同的看法，所以幸运对每个人都是平等的，只是有的人没有适时地抓住它而已。

证实偏见总让你关注和记住某一件事情，与其总关注不愉快的事，自制"墨菲的日子"，不如专注于好的事情。因为同样的运气也会引导你走向不同的人生，无论是好运气还是坏运气，你的心里在想什么，最终就会出现什么。从获得运气的角度来讲，你的心态是你主宰的，任何预言系统，只有当它尊重你选择的权利时才会发生作用。

你愿意过充实的幸福的生活，还是过毫无意义的糟糕的生活呢？其实这全在你的一念之间。

悲观是对人生的戕害

任何一种心态都是人对生活的不同看法。在现实生活中，每个人都可能遭受这样或那样的打击和挫折：因为高考落榜而精神萎靡或是因为失恋而忧伤，因为无法适应快节奏的工作而垂头丧气，等等。

认为自己不行的人会沉浸在这种挫折里无法自拔，心理学家认为，这些看法是人们意志薄弱、心态不成熟的一种表现。而这些异常的悲观的心理往往导致磨难痛苦的人生，影响着他们对世界的看法。

悲观者实际上是以自己悲观消极的想法去看待客观世界，在悲观者心中，他们找不到幸运所在，因为他们眼中的现实世界是或多或少地被丑化歪曲的。许多人对未来和生活往往持有一种悲观的迷茫心理，他们对自己的过去，无论辉煌与否，都一概加以否定，心理上充满了自责与痛苦，口中有说不完的遗憾和悔恨，这无疑是对人生的一种戕害。

20世纪的女作家张爱玲的一生完整地注释了悲观给人带来的负面影响是多么巨大。

张爱玲一生聚集了一大堆矛盾，她是一个善于将艺术生活化、生活艺术化的享乐主义者，是一个对生活充满悲剧感的人；她是名门之后，贵族小姐，却宣称自己是一个自食其力的小市民；她悲天悯人，时时洞见芸芸众生"可笑"背后的"可怜"，但在实际生活中却显得冷漠寡情；她通达人情世故，但她自己无论待人穿衣均是我行我素，独标孤高。她在文章里同读者拉家常，但在生活中却始终保持着距离，不让外人窥测她的内心；她在20世纪40年代的上海大红大紫，一时无二，然而几十年后，她在美国又深居简出，过着与世隔绝的生活，所以有人说："只有张爱玲才可以同时承受灿烂夺目的喧闹与极度的孤寂。"这种生活态度的确并不是普通人能够承受或者是理解的，但用现代心理学的眼光看，其实张爱玲的这种生活态度是源于她始终是抱着一种悲观的心态活在人间，这种悲观的心态让她无法真正地深入生活，因此她总在两种生活状态里不停左右徘徊。张爱玲悲观苍凉的色调，深深地沉积在她的作品中，无处不在，产生了巨大而独特的艺术魅力。但无论作家用怎样流利俊俏的文字，写出怎样可笑或传奇的故事，终不免露出悲音。那种渗透着个人身世之感的悲剧意识，使她能与时代生活中的悲剧氛围相通，从而在更广阔的历史背景上臻于深广。

张爱玲所拥有的深刻的悲剧意识，并没有把她引向西方现代派文学那种对人生彻底绝望的境界。个人气质和文化底蕴最终决定了她只能回到传统文化的意境，且不免自伤自怜，因此在生活中，她时而在世俗的喧嚣中沉浸，时而又沉浸在极度的寂寞中，最后孤老死去。

张爱玲的悲剧人生让我们看到了悲观对一个人的戕害是多么惨重，然而现实生活中不止那些名人们有这样的悲观情绪，平常的人也会经历这样的心情。

悲观的人对未来缺乏信心，认为自己一无是处，什么事都干不好，并且在认知上否定自己的优势与能力，有意识地无限放大自己的缺陷。他们经常出现食欲下降、失眠多梦、嗜睡懒动，或觉得自己比平时更敏感、更爱掉眼泪等，重者有自我意象消极，时常自怨自艾，或心境悲哀、待人冷漠等种种失常心态。心理学家说道：因为我们对事情的态度，完全要看我们自己怎样来决定。詹姆斯·纳斯美瑟少校正是通过这不停止的思维，度过了他战俘营里九死一生的艰难岁月。与别人相比，他乐观地生活，没有被悲观所累，与同伴相比，他是幸运的，他的心态帮助他安全地度过生命中最灰暗的时刻，甚至利用这段时间使自己的高尔夫球技达到了一个新水平。

詹姆斯·纳斯美瑟梦想着在高尔夫球技上突飞猛进，所以他发明了一种独特的方式以达到目标。然而在他被关进战俘营的7年中他并没有机会碰高尔夫球杆，并且在设定目标时他的水平也只是在中下游，但是在他复出后第一次踏上高尔夫球场，他就打出了叫人惊讶的74杆！

虽然比自己以前打的平均杆数还低20杆，可他已7年未上场！真是难以置信。不止如此，他的身体状况也比7年前好。

纳斯美瑟少校的秘密何在？就在于"心像"。

少校是在越南的战俘营度过他人生的7年的。7年间，他被关在一个只有4尺半高、5尺长的笼子里。

这7年中绝大部分的时间他看不到任何人，没有机会说话，也没有任何体能活动。刚开始的几个月他灰心至极，只祈求着赶快脱身。后来他了解他必须发现某种方式，使之占据心灵，否则他会发疯至死，于是他学习在头脑中想象外面的世界。

在他的心中，他选择了他最喜欢的高尔夫球，并开始打起高尔夫球。每天，他在梦想中的高尔夫乡村俱乐部打18洞。他体验了一切，包括细节。他看见自己穿了高尔夫球装，闻到绿树的芬芳和草的香气。他体验了不同的天气状况——阳光和煦的春天、昏暗的冬天和阳光普照的夏日早晨。在他的想象中，球台、绿草、碧树、啼叫的鸟、跳来跳去的松鼠、球场的地形……都历历在目了。

他感觉自己手握着球杆，练习各种推杆与挥杆的技巧。他看到球落在修整过的草坪上，跳了几下，滚到他所选择的特定点上，一切都在他心中发生。

在真正的世界中，他无处可去，所以他步步向着他心中小白球走，好像他的身体真的在打高尔夫球一样。在他心中打完18洞的时间和现实中一样。一个细节也不能省略，他一次也没有错过挥杆左曲球、右曲球和推杆的机会。

一周7天，一天24个小时，18个洞，7年，看起来他什么都没有做，但是在他的心里，他却完完整整地打了7年的高尔夫球，这才使他少了20杆，打出74杆的好成绩。

这就是积极思想的威力，人的一生很像是在雾中行走。远远望去，只是迷茫一片，辨不出方向和吉凶。可是，当你鼓起勇气，放下悲伤和沮丧，一步一步向前走去的时候，你就会发现，每走一步你都能把下一步路看得清楚一点。

幸运的背后是一种健康向上的人生态度，其反面——不幸，是悲观的人生情绪。悲观和乐观的人，他们的最大差别就在于是否积极地寻找生活中的闪光点，是否能够用心寻找在不幸中获得幸运的机会。

每一次幸运都不是偶然的

如果有人错过机会，多半不是机会没有到来，而是因为在等待的过程中没有看见机会到来，而且机会过来时，没有伸手去抓住它。所以，人们总是以为幸运是突然到来的，其实不然，幸运绝非偶然，它们总是"袭击"那些准备好了的人。

每次股市大震荡，总是有许多人来不及抽身，被迫失掉了财产，眼看着屏幕上的走势，心里不停地担忧着，害怕手中的股票最后会不幸变成了废纸。

每个人都知道股市有风险，投资需要谨慎。然而，其中还是有很多人能够在股市的涨跌之间逢低买进、逢高卖出，他们来去自如，似乎有幸运之神在保护，从不会把投资变成失败。就算发生巨大变动，无数的人都在哭着说"赔了"，然而他们却还能守住自己大部分的资金，他们早在局势恶化至难以收拾之前就收回了资本。

那么，为什么这些人能够这么幸运？难道他们总能够看到事情的未来走向？为什么他总能够在最恰当的时机作出正确的决定？

任何一个人类也不是全知全能，人们无法准确预言未来。即使那些思虑再周全的人，往往也有顾虑不到的地方。其实，无可否认的运气的确在影响我们的生活，但是无论做什么事，我们都要先做足功课，学会眼观四路、耳听八方，针对各种资料的收集、整理、分析角度，就能够主宰着事情未来的变化。有这样一个生活中的故事：

一位老教授退休后，巡回拜访偏远山区的学校，传授教学经验并与当地老师分享。由于老教授的爱心及和蔼可亲，使得他所到之处皆受到老师及学生的欢迎。

有一次，当他结束在山区某学校的拜访行程而欲赶赴他处时，许多学生依依不舍，老教授也不免为之感动，当下答应学生，下次再来时，只要他们能将自己的课桌椅收拾整洁，老教授将送给该名学生一项神秘的礼物。

在老教授离去后，每到星期三早上，所有学生一定将自己的桌面收拾得干干净净，因为星期三是每个月教授前来拜访的日子，只是不确定教授会在哪一个星期三来到。

其中有一个学生的想法和其他同学不一样，他一心想得到教授的礼物留作纪念，生怕教授会临时在星期三以外的日子突然带着神秘礼物来到，于是他每天早上都将自己的桌椅收拾整齐干净。

但往往上午收拾妥当的桌面，到了下午又是一片凌乱，这个学生又担心教授会在下午来到，于是在下午又收拾了一次。想想又觉得不安，如果教授在一个小时后出现在教室，仍会看到他的桌面凌乱不堪，便决定每个小时收拾一次。到最后，他想到，若是教授随时会到来，仍有可能看到他的桌面不整洁，终于，小学生想清楚了，他时刻保持自己桌面的整洁，随时欢迎教授的光临，那么幸运的礼物也就到来了。

老教授虽然尚未带着神秘礼物出现，但这个小学生已经得到了另一份奇特的礼物——那就是用行动迎接机会的到来。有许多人终其一生，都在等待一个足以令他成功的机会。而事实上，机会无所不在，重点在于当机会出现时，你是否已经准备好了。

我们耗去了过往的时光，却等不到机会的出现。从今天起，在等候的同时，我们可以开始做好准备，让自己保持在最佳状态，以便机会出现时，你可以紧紧抓住，不让它溜过。

起初，你可以在每周三准备好，让自己迎接机会的来临，接着是每天、每时、每刻，到最后，就能让自己无时无刻地做好准备，随时可以掌握住任何成功的绝佳机会。在这同时，你也将发现，由于你不断地用心预备，自己所获得的成长竟是如此之大。此刻的你，已然脱胎换骨，不再是昔日那个愿意终其一生等候的人了。

如果你的生活不符合内心的期待，或者你受到了伤害、感到非常无助，那么你是继续忍受痛苦、无助地看着梦想和愿望离你远去，还是找到一条出路，随时准备好，等待机遇和幸运的降临？

的确，如果我们想的都是幸运，就能找到幸运；如果我们想的都是悲伤的事情，就会对幸运视而不见；如果我们在做事情之前想着一定能够成功，那么我们就会充满信心；如果我们满脑子的失败情形，我们就会失败；如果我们沉浸在自怜里，周围的人就会有意躲开我们，那么幸运就真的成为"偶然"了。

幸与不幸，源自不同的心态

我们的梦想能不能幸运地成真，关键不取决于现实的环境。倘若一个人对自己的工作能够认同并且从中发现自我价值，就会让自己不断地去投入。然而，正是因为我们自己这样全心全意地投入工作，奋斗本身的价值才会被更鲜明的彰显出来。

因此，即便是面对同一种工作、同一种环境，可是每个人的看法都会不同，幸运与不幸也是如此，它都来自我们不同的心态。

科学研究人员针对28万人"积极进取、不断成功及获得快乐之间的关系"进行了调查与分析，结果发现，一个快乐的人更愿意树立并努力实现一个个崭新的目标，在不断取得成功之后，他们的乐观情绪也会进一步增强。

加州大学河边分校的索尼娅·柳博米尔斯基博士通过研究分析进一步证明了这个观点：在社会的许多领域中，那些长期拥有快乐感的人要比快乐感较低的人更容易走向成功。

的确，心态好的人容易发现生活中让自己变得幸运起来的机会。有这样一个说法，当你心里不断地想着某种念头时，这个念头很有可能就会成真。换句话说，当我们想着"哇！今天真是幸运"，接下来就真的有可能发生让我们认为是幸运的事，这个幸运可能是被人称赞了，可能是得到一个微笑；当收获到这样的幸运，连心情也会变好，整个人都会被喜悦的氛围所环绕。

但是，当我们一旦因为某件事产生"真是倒霉"的想法，接下来往往就有可能觉得做什么事都不顺，就像是老天和我们作对一样，不只是心情"乌烟瘴气"，连同身体都会跟着不舒服了。

一个人在银行不幸遇到了劫匪，更大的不幸是，劫匪竟开了一枪，这一枪正好打在这个人的胳膊上。现在，我们设定—2、—1、0、+1、+2这5个数字分别对应从"非常不幸"到"非常幸运"的5个等级。我们来看一下乐观的人和悲观的人的反应。悲观的人给此事的分数大都是—2，略微轻一点的或许是—1，因为这件事情在他们看来实在是太倒霉了。而一些乐观的人，你相信吗，他们会为此事打+2分，因为他们觉得，"子弹本来是可能打死我的，但只是打伤了我的胳膊，我此时还活着，说不定警察一会儿就来了，我还能看着这些劫匪落网"；"真是万幸，还好，子弹没打到我的头，没准我还可以把这件事写成稿子赚稿费呢！"

看吧，当遇到坏事的时候，一个惯性快乐的人总能想到积极的一面。挫折、霉运在他们的生活里似乎都变成了一种机会，让他们可以获得更多的成功、更好的生活。

因此可以说，不同的心态造就不同的人生。因此，在人的一生中，可以没有很大的名望，也可以没有很多的财富，但绝不可以没有工作的乐趣及好的心态。只要我们保持积极向上、乐观自信、心存必胜的信念，任何困难都不会难倒我们。

积极心态的人总是想办法摆脱逆境。他们会看向未来，失业并非一定就是一件坏事。澳大利亚国立大学心理健康博士彼得·巴特沃思说："从失业状态进入到一份很差的工作，并不会给心理健康带来任何益处，实际上这样却会比失业时带来更大的伤害。"

普希金说，假如生活欺骗了你，不要忧郁，也不要愤慨。我们的心憧憬着未来，现今总是令人悲哀，一切都是暂时的，转瞬即逝，而那逝去的将变为美好的。在曲折的人生旅途上，如果我们需要承受所有的挫折和颠簸，就要学会化解与消释所有的困难与不幸，这样我们才能够活得更加长久，我们的人生之旅才会更加顺畅、更加开阔。

的确，幸运与否，对我们来说都只是一种选择。也许我们无法改变环境，但是我们可以调节内心，用积极的心态将挫折与困境视为一种磨炼和机会，而不是折磨和苦难，这样我们就能抓住身边潜藏的运气，成为一个幸运满满的人。

幸运来自正确的选择

幸运，往往伴随着选择。无论是彩票、股票，还是职业的选择，都会影响你是否走上幸运的道路。其实，幸运和成功早就存在，关键在于你是否作出了正确的决策。

南非白人作家柯慈是1923年诺贝尔文学奖的得主，他对于人生的体悟是："人生的百分之十是发生在我身上的事，百分之九十是我如何去因应。"因此，我们应该思考如何去解读幸与不幸，思考如何因应局势作出最好的判断，作出让你获得幸运的决策，这样即便是我们遭遇不幸的事也可能拥有幸运的结果。

人们熟知的华裔科学家、诺贝尔奖获得者杨振宁的成功，也正是因为他勇于放弃不适合自己的发展方向，选择了最适合自己的道路，最终赢得了巨大的成功。

杨振宁于1943年赴美留学，受"物理学的本质是一门实验科学，没有科学实验，就没有科学理论"观念的影响，他立志撰写一篇实验物理论文。于是，由费米教授安排，他跟有"美国氢弹之父"之誉的泰勒博士做理论研究，并成为艾里逊教授的6名研究生之一。在实验室工作的近20个月中，杨振宁成为艾里逊实验室流行的一则笑话的主人公："凡是有爆炸的地方，就一定有杨振宁！"杨振宁不得不正视自己的动手能力确实比别人差。

在泰勒博士的关怀下，经过激烈的思想斗争，杨振宁放弃了写实验论文的打算。毅然把主攻方向调整到理论物理研究上，而不去浪费精力在实验论文上，于是杨振宁踏上了成为物理界一代杰出理论大师之路。

正确的选择带给杨振宁日后的成功，我们可以看到他的幸运与他的选择之间的关系。其实幸运和倒霉的定义，关键看我们如何认定，呈现在眼前的景况，不一定就代表唯一的事实。这是因为很多事情虽然在当下觉得幸运或倒霉，但是事后回想起来未必如此。

有时候，幸运不见得是幸运，倒霉不见得是倒霉，所以我们需要做到不以物喜、不以己悲，遇到事情先让自己冷静下来评估局势，唯有这样才能得出让自己不致后悔的决定。

世界三大男高音之一的帕瓦罗蒂也是很具有代表性的一个范例。

帕瓦罗蒂1935年出生于意大利的一个面包师家庭。他的父亲是个歌剧爱好者，他常把卡鲁索、吉利的唱片带回家听，耳濡目染，帕瓦罗蒂也喜欢上了唱歌。

小时候的帕瓦罗蒂就显示出了唱歌的天赋。长大后的帕瓦罗蒂依然喜欢唱歌，但是他更喜欢孩子，并希望成为一名教师。于是，他考上了一所师范学校。在师范学校学习期间，一位名叫阿利戈·波拉的专业歌手收了帕瓦罗蒂为学生。

在马上要毕业的时候，帕瓦罗蒂问父亲："我应该怎么选择？是当教师呢，还是成为一个歌唱家？"他的父亲这样回答："孩子，如果你想同时坐两把椅子，你只会掉到两个椅子之间的地上。在生活中你应该选定一把椅子。"

当时他听从了父亲的话，选择了教师这把椅子。但是不幸的是，初执教鞭的帕瓦罗蒂因为缺乏经验而没有权威，学生们就利用这点捣乱，最终他只好离开了学校。于是，帕瓦罗蒂又把目光转向了另一把椅子——唱歌。

17岁时，帕瓦罗蒂的父亲介绍他到罗西尼合唱团，他开始随合唱团在各地举行音乐会。他经常在免费音乐会上演唱，希望能引起某个经纪人的注意。

可是，近7年的时间过去了，他还是无名小辈。眼看着周围的朋友们都找到了适合自己的位置，也都结了婚，而自己还没有养家糊口的能力，帕瓦罗蒂苦恼极了。偏偏在这个时候，他的声带上长了个小结。在菲拉拉举行的一场音乐会上，他就好像脖子被掐住的男中音，被满场的倒彩声轰下台。

失败让他产生了放弃的念头。这时，冷静下来的帕瓦罗蒂想起了父亲的话，于是他坚持了下来。几个月后，帕瓦罗蒂在一场歌剧比赛中崭露头角，被选中在雷焦埃米利亚市剧院演唱著名歌剧《波希米亚人》，这是帕瓦罗蒂首次演唱歌剧。演出结束后，帕瓦罗蒂赢得了观众雷鸣般的掌声。

随后，帕瓦罗蒂应邀去澳大利亚演出及录制唱片。1967年，他被著名指挥大师卡拉扬挑选为威尔第《安魂曲》的男高音独唱者。从此，帕瓦罗蒂的声名节节上升，成为活跃于国际歌剧舞台上的最佳男高音。

当一位记者问帕瓦罗蒂成功的秘诀时，他说：我的成功在于我在不断的选择中选对了属于自己的那一把椅子。在属于自己的平台上，我才能把优势发挥到最好。

很多人在还没有找到自己的方向时，就已经开始否定自己了，觉得自己就是一个不可救药的弱者，这样的思想是万万要不得的。要知道，不仅这些名人，我们每个人都有一把最适合自己的椅子，关键在于我们怎么去选择。人生只有路选对了，才能走得远。

调适内心，不幸也可变成幸运

绝大多数的人一碰上事情，就会立刻从负面角度思考，认为自己"真不幸"、"为什么又是我"或者"倒霉透了"等。只有一小部分的"幸运者"，无论发生了什么，他们都不会因为消极心态而放弃。无论什么遭遇，他们都强烈地认为"自己是幸运的人"。

的确，每个人都不可避免地要承担生活的不幸，如果你一味的怨恨那是可悲的。苦难不是不幸的情报员，恰恰相反，它往往是通往幸福的敲门砖。虽然可能会承受精神上的折磨，一股刺痛扰得你找不到心理上的平衡，看不到前方的亮途，可是，正是因为经历了这些，你才开始成长，你才开始知道怎样积累生活的经验。如果你能够如此调适内心，那么苦难也可以化成幸运。

比如有的企业家在经济环境好的时候，他们会想："嗯，真幸运，遇上了好机会。"若经济跌到谷底，他们还是会认为："哦，好幸运！现在是奋斗的好起点！"他们不会因为外界的因素而改变自己，无论面临怎样的状况，他们都能让自己振奋起来。实际上，正因为他们懂得调适内心，所以能让常人眼里的"不幸"转化成幸运。

的确是这样，如果你能够像那些懂得调节心态的人一样，那么无论是挫折还是磨难，对你来说都能成为一种幸运。

法国哲学家鲁索曾说："不幸是最优秀的教师，不过因为它的收费过高，所以我们得到的回报还是无法超过所缴的学费。"确实如此，我们总是从不幸的经验之中得到教训，从而让我们印象深刻，可是能懂得这个道理的人并不多。

电影问世后不久，有一天法国巴黎正放映一部叫《拆墙》的电影短片，片中有一堵危墙被众人推倒的镜头。由于放映员普洛米奥的粗心大意，放映的是还没有"洗"的片子，即片子放映完后，应把它再倒转回来。这样一来在银幕上出现了情景相反的图像：一堵被推倒的墙，又从残墙断壁的废墟中慢慢重新竖了起来。

此事立即引起观众的哄堂大笑和口哨声，普洛米奥羞红着脸马上关掉放映机……

这一不幸的事情引起了普洛米奥的思考：这种现象能不能成为拍电影的新技术呢？也许它能给人们带来一种全新的视觉效果呢。

后来，在一部叫《迪安娜在米兰的沐浴》的电影中，他有意识地运用了这种他发明的倒摄方法，观众在银幕上看到，跳水女郎的一双脚先从水里钻出来，然后整个身子倒转180度，最后轻飘飘柳絮般落在高高的跳板上。

这种奇异的倒摄方法，引起全场观众的热烈掌声，从此，它成了电影拍摄中常用的一种技术。

普洛米奥在"不幸"的嘲笑中发现了幸运，这不正是错误带给他的机会吗？

在生活中，我们是不允许错误出现的，在抓住和创造幸运上更是如此，所谓"一着走错，满盘皆输"。有时，一次的不幸可能就导致你这辈子永远抬不起头来。

然而，犯错误仿佛又是人的一种天性，这个世界上绝对没有不犯错误的人，而每个人都会遭遇到不幸的事情，但人们对待不幸的态度也不一样，就导致了在抓住和创造给予结果的不一样。所以我们要积极地调适内心，将隐藏在错误后面的幸运找到。

的确，如果能够调适内心，把错误都变成一种"机遇"，而将不幸看作"挑战"，那么你无疑就是创造机遇的天才了，所有的不幸也将成为幸运。不要以为这种天才离你太远，事实上，这些天才的素质或许连你都不如。

用积极心态吸引幸运到来

幸运是靠人自己主动争取的，如果你有积极的心态，那么你强大的"幸运吸引力"就会将幸运"吸引"过来。

这是因为影响自己最深的正是自己，我们每个人都时时随身携带着一个获得幸运的法宝，这个法宝的一边装饰着四个字——积极心态，而另一边也装饰着四个字——消极心态。

有这样一个电影：

影片的开头，有一男一女站在画面的正中央，身穿黑背心、黑长裤的女舞者，看起来相当显眼，在女舞者身后是一名头戴帽子、穿着西装的男舞者。音乐响起，是节奏明快热情的拉丁音乐。

女舞者柔软的身段，舞动起来看上去很有灵活的美感。接着，男舞者也加入了舞蹈动作。让观众突然觉得画面银光一闪，再仔细一看，原来是拐杖反射灯光的闪光。顿时，会让观众心底产生一种不言而喻的诡异。原来男舞者只有一条腿，他穿着特制的服装，臀部以下只有右脚的裤管。

即便是这样，两名舞者依然快速地随着音乐舞动，灵活的舞姿、轻快的节奏，这两个舞者像是两个身材体态正常的人，就像是不曾有着生命的缺憾一般充满自信。

这不禁让我们思考：生命的韧度，能到达什么样的程度？从这个故事里，可以很清楚看见也许上天没有公平地赐予我们相同的生活资源，甚至还可能在我们的生活中设置了难以抗拒的苦楚，剥夺了我们原本该有的一切；但是这并不代表着我们就要向命运低头。

什么是残而不废，什么是活出自己的价值，这位坚强的舞者向我们有力地阐释了。所以，只要保持积极的心态，"奇迹"就会发生。

即便面对生活中的不幸和困境，也要放松神经，在心里想着你真正要达到的目标，然后运用你的"积极思维"，让你的心态来承担获取幸运的任务。这就是人们常常说的"心想事成"。

为什么"心想事成"会实现呢？这是由于你的积极心态让你来把想法"付诸实践"。

幸运是否可以亲临我们身边关键在于自己是否拥有一个积极的心态。如果心态良好，即便是自己暂时处于困境，也会让自己扭转时局，感受到幸运。

关注细节，识破幸运的"伪装"

现代社会信息爆炸，每天各种有用无用的信息扑面而来，机遇也隐藏在其中。所以，真正能够抓住机遇并给予合理利用的人，多是会从细节中发现幸运的人。

从前有一个大富商，拥有世界上最多的财富，可是却没有办法让唯一的儿子快乐。看着儿子整天愁眉不展的样子，他十分心疼。他听说在一个遥远的国度住着一个最有智慧的人，商人就为儿子打点行囊，让儿子去那里寻找幸运和快乐。

这个苦闷的少年穿越沙漠，越过高山，终于来到一座盖在山顶上的美丽城堡，那是智者住的地方。当少年满怀希望地踏进城堡的大厅时，发现里面闹哄哄的，人们进进出出，还有人坐在角落里聊天。智者正在跟这里的每一个人谈话，似乎没有时间搭理这位少年。

智者终于发现了默默无语的他。少年说道："我是来寻找快乐的，请您告诉我快乐的秘密。"智者说："你先去四处看看吧，在这段时间里，我要让你做一件事情。"说着他给了少年一个汤勺，上面放上了两滴油。"当你出去逛的时候，一定注意不要让油淌出来。"

"好。"少年答应了。他走出大厅，围着城堡的四周绕了一圈，眼睛丝毫不敢离开那两滴油。两个小时以后，他回到大厅，找到智者，交上了那个汤勺。

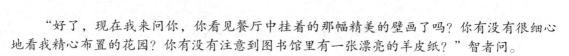

　　"好了，现在我来问你，你看见餐厅中挂着的那幅精美的壁画了吗？你有没有很细心地看我精心布置的花园？你有没有注意到图书馆里有一张漂亮的羊皮纸？"智者问。

　　"没有，我怕油洒出来，只专心看油了，其他什么也没看到。"少年诚实地回答。

　　"那么，你再回去欣赏一下这座城堡吧。"智者说，"把你看到的景象告诉我。"

　　这次少年放松了心情，开始认真地探索这座城堡。他仔细看了天花板，欣赏了壁画，也看过了花园。他发现，这里真是一个不错的地方。等到再回到智者的身边时，他将自己所看到的一切绘声绘色地描述了出来，话语间充满了美慕和钦佩之情。

　　智者笑着说："这就是快乐的秘诀。"少年听后若有所悟地离开了，从此之后，少年不再苦闷，变成了一个快乐的人。

　　当我们一直担心端着的油会洒时，就会无暇关注周围美好的事物。可是，当我们把关注点移开，放开心胸时，我们会猛然发现，原来生活这么美好。幸运也是如此，当我们关注于一些能够让自己高兴的事情时，我们就不会觉得不幸，相反，如果我们一直沉浸在失败、迷茫中不能自拔，就会无法看到让我们获得幸运的机会。

　　金娜娇，京都龙衣凤裙集团公司总经理，下辖9个实力雄厚的企业，总资产已超过亿元。她的传奇人生在于她由一名曾经遁入空门、卧于青灯古佛之旁、皈依释家的尼姑而涉足商界。也许正是这种独特的经历，才使她能从中国传统古典中寻找到契机；又是她那种"打破砂锅"、孜孜追求的精神才使她抓住了一次又一次的人生机遇。

　　1991年9月，金娜娇代表新街服装集团公司在上海举行了隆重的新闻发布会，在返回南昌的回程列车上，她获得了一条不可多得的信息。

　　在和同车厢乘客的闲聊中，金娜娇无意间得知清朝末年一位员外的夫人有一身衣裙，分别用白色和天蓝色真丝缝制，白色上衣绣了100条大小不同、形态各异的金龙，长裙上绣了100只色彩绚烂、展翅欲飞的凤凰，被称为"龙衣凤裙"。金娜娇听后欣喜若狂，一打听，得知员外夫人依然健在，那套龙衣凤裙仍珍藏在身边。虚心求教一番后，金娜娇得到了"员外夫人"的详细地址。这个意外的消息对一般人而言，顶多不过是茶余饭后的谈资罢了，可是金娜娇注意到了其中的机遇。

　　金娜娇得到这条信息后心更亮了，她马上改变返程的主意，马不停蹄地找到那位近百岁的员外夫人。作为时装专家，当金娜娇看到那套色泽艳丽、精工绣制的龙衣凤裙时，也被惊呆了。她敏锐地感觉到这种款式的服装大有潜力可挖。

　　于是，金娜娇来了个"海底捞月"，毫不犹豫地以5万元的高价买下这套稀世罕见的衣裙。机会抓到了一半，把机遇变为现实的关键在于开发出新式服装。

　　一到厂里，她立即选取上等丝绸面料，聘请苏绣、湘绣工人，在那套龙衣凤裙的款式上融进现代时装的风韵，功夫不负有心人，历时一年，设计试制成了当代的龙衣凤裙。

　　在广交会的时装展览会上，"龙衣凤裙"一炮打响，国内外客商潮水般涌来订货，订货额高达1亿元。

　　就这样，金娜娇从"海底"捞起一轮"月亮"，她成功了！从中国古典服装开发出现代新型式服装，最终把一个"道听途说"的消息变成了一个广阔的市场。

　　很多时候，机遇就藏在一些小事里，能不能抓住机遇，就看你会不会倾听。所以获得幸运的前提是一定要关注生活中的细节。无论是做什么事，懂得眼观六路、耳听八方，对于各种资料的收集、整理、分析角度，就能发现幸运的机会，发现主宰着事情未来的变化方向。因为对于我们而言，所有的消息都是信息，所有的信息在经过处理后也才能够成为让你获得幸运的资源。

　　那些无法关注幸运的细节的人需要改改自己的毛病了，多听听你的周围，多关注一下别人的心声，这样你才能拥有更多意外的收获，可能只是发现一点点小的细节，就能够帮助你获得幸运。

提高你的幸运获得指数

曾经的中国首富、盛大网络公司的总裁陈天桥说过一句话：机会就像一扇快速旋转着的旋转门，想要成功的人要看准机会快速的挤进去。在30岁之前，一个人最多得到人生全部机会中的三分之一，如果不能好好把握，必将一事无成。

当然，上天不会平白只给你好运，或者说，上天所给我们的好运，肯定不是让人躺着什么都不做，只管享乐就好。事实上，生活中的好运、坏运其实多半都是交相更替的，这就好比是一阵阵波涛弧形，有时高峰，有时低潮，人也不会一辈子只有接连不断的好运，相对的也不会永远都只有坏运。所以，获得幸运，就要提高自己的幸运获得指数。

幸运指数，是人们获得幸运的概率。当我们不知道有些事情会变成幸运的事情时，那么就去针对事情的特性做一些特有的努力，只有这样才能增加我们获得幸运的概率。

看一看曾任Google公司前任全球副总裁李开复的职业生涯，你会发现他一直都很顺利。从苹果到SGI，再到微软、Google，到离开Google创办创新工场，也许你会觉得好机会都被他赶上了。然而李开复本人却并不认为自己是一个运气特别好的人，他认为所有的机会都是自己努力、积极选择的结果。

他认为每个人都有选择自己人生的权利，积极主动的人总有选择的权利。他在致中国学生的第八封信中写道：

有一位中国留学生看完了我《写给中国学生的第三封信》后，感触非常深，他写了一封信给我说："非常小的时候，我的目标就是长大，长大了做什么，我当时没有想；读小学的时候，父母给我的目标就是考初中，考上初中做什么，我没有想过；读初中的时候，父母给我的目标就是考高中，考上高中做什么，我没有想过；读高中的时候，父母给我的目标就是考大学，考上大学做什么，我没有想过；上大学的时候，父母给我的目标就是要出国，出国做什么，我也没有想过；目前留学拿到了学位，要找工作了，下一步我该做些什么呢？这次，我要好好地想一想。谢谢你的第三封信，它唤醒了我埋藏了25年的进取心，它改变了我25年来被动的生活方式。从今天开始，我要积极主动地为自己而生活！"

当我为这位中国留学生终于理解他"有选择的权利"感到欢欣鼓舞的时候，我不禁想到，有更多的年轻人依然在被动的道路上迷茫地生活着。在"开复学生网"我每天都看到"只有你能告诉我，我该怎么做"的被动思维。

人生就是由一连串机遇串联而成。一个明智的人，会抓住人生的每一次机会，让它们汇接成人生最美丽的画卷。一个成功的人，回顾自己的生命历程，会发现自己的人生是由一连串好的机遇组合而成，相反，一个碌碌无为的人回顾自己的人生是抱怨命运不公，认为自己没有机会。之所以会造成这种局面，是因为那些成功的人总会积极主动去选择，正如此，他们才拥有选择的权利。我们每个人的幸运不是天生的，可以通过很多途径来提高获得幸运的指数。

提高幸运指数，我们可以运用下面这些做法：

1. 要朝好的方向想

有时，人们变得焦躁不安是由于碰到自己所无法控制的局面。所以要鼓励自己承认现实，向着有利的方向思考。将思路转到其他方面，诸如回忆一段令人愉快的往事，等等。

2. 不要过于挑剔

不难发现，那些愁容满面的、抱怨不幸的人都习惯于挑剔。他们甚至看不惯世界上的一切，希望人世间的一切都符合自己的理想模式，自然，这样挑剔的人看不到幸运的机会，因为幸运的机会常常是带着伪装的。

3. 偶尔也要屈服

有时，当我们遭遇重创时，会不由自主地变得浮躁、悲观。这是我们不甘心，不服输。其实，悲观是无济于事的。反而不如冷静地承认发生的一切，放弃生活中已成为你负担的东西，停下那些不会带来任何结果的希望，并重新设计新的生活，在接下来的时间里你找到幸运的机会更大，而不是面对那些无法回旋的事情自怨自艾。

4. 意识到自己是幸福的

有些想不开的人，在烦恼袭来时，总觉得自己是天底下最不幸的人，谁都比自己强。其实，事情并不完全是这样，也许你在某方面是不幸的，但在其他方面依然是很幸运的。如上帝把某人塑造成矮子，但却给他一个十分聪颖的大脑。

请记住一句风趣的话："我在遇到没有双足的人之前，一直为自己没有鞋而感到不幸。"人生的幸运，更多的是来自积极的心态，所以提高幸运的指数，关键还是在于心态的转变。

敢于冒险，才会有幸运的收获

奇迹之所以能够出现，正是来自于人们的敢于争取的心态；如果人们畏惧挑战，那么即使幸运摆在面前，也不敢迈出一步。

有一种被称为"人生游戏"的游戏，它的玩法近似于我们小时候常玩的大富翁；当我们投掷骰子、决定步数的时候，便可以从格子里读出我们的生活际遇，诸如：就学、结婚、生子，而其中的生老病死其实本来就是游戏里的一项可能性。

在这个游戏中最刺激的一环，就在于"机会"与"命运"的选择。无论我们选择了机会还是命运，都会在我们翻开卡片的瞬间，看见我们选择的答案，而后果也可能在天堂与地狱之间。

既然幸运是这样，倒霉又何尝不是呢？生命中的种种获得与拥有、种种损失和挫折，都和我们是否敢于冒险息息相关的。

有个渔夫有着一流的捕鱼技术，被人们尊称为"渔王"。依靠捕鱼所得的钱，"渔王"积累了一大笔财富。然而，年老的"渔王"却一点儿也不快活，因为他三个儿子的捕鱼技术都极平庸。

于是他经常向人倾诉心中的苦恼："我真想不明白，我捕鱼的技术这么好，不幸的是我的儿子们为什么这么差？我从他们懂事起就传授捕鱼技术给他们，从最基本的东西教起，告诉他们怎样织网最容易捕捉到鱼，怎样划船最不会惊动鱼，怎样下网最容易请鱼入瓮。他们长大了，我又教他们怎样识潮汐、辨鱼汛……凡是我多年辛辛苦苦总结出来的经验，我都毫无保留地传授给他们，可他们的捕鱼技术竟然赶不上技术比我差的其他渔民的儿子！"

一位路人听了他的诉说后，问："你一直手把手地教他们吗？"

"是的，为了让他们学会一流的捕鱼技术，我教得很仔细、很耐心。"

"他们一直跟随着你吗？"

"是的，为了让他们少走弯路，我一直让他们跟着我学。"

路人说："这样说来，你的错误就很明显了。你只是传授给了他们技术，却没有传授给他们教训，对于才能来说，没有教训与没有经验一样，都不能使人成大器。"

不敢冒险的人总是希望自己在熟悉的环境中小心翼翼地求生。在一成不变的生活方式中，他们毫无乐趣可言，只会感到厌倦无力、寂寞无聊，想要收获幸运更是无从谈起，因为安全是他们生命中的主要衡量标准。

可是他们往往不知道，当横穿马路时，在海里游泳时，当乘坐飞机时，这些情况都潜藏着危险。

事实上，我们总是处在这样那样的危险境地。自有文字记载以来，危险总是和人类紧紧相连。虽然火山喷发时所产生的大量火山灰掩埋了整个村镇，虽然肆虐的洪水破坏了家园，但人们仍然愿意回去继续生活，重建家园。飓风、地震、台风、龙卷风、泥石流以及其他所有的自然灾害都无法阻止人类一次又一次勇敢地面对可能重现的危险。

无论在事业或生活的任何方面，我们都需要恰当的冒险。如果你总是害怕犯错，那么你的日子就像一潭死水，你永远无法激起波澜。

"没有冒险的生活是毫无意义的生活。"我们必须要横穿马路才能走到马路对面去，我们也必须依靠汽车、飞机或轮船之类的交通工具才能从一个地方到达另一个地方。但是，这并不意味着所有的冒险都毫无区别，恰当的冒险与愚蠢的冒险有着明显的不同。

在冒险之前，我们必须清楚地认识那是一种什么样的冒险，必须认真权衡得失——时间、金钱、精力以及其他牺牲或让步。

如果你想成为一个幸运的"收割人"，那么就应该分清这两种类型的冒险之间到底有什么样的差异。有一位功成名就的人这样说："那种只在腰间系一根橡皮绳，就从大桥或高楼上纵身跳下的做法是一种愚蠢的冒险，即使有人很喜欢那样做。同样，所谓的钻进圆木桶漂流尼亚加拉大瀑布，所谓的驾驶摩托车飞越并排停放的许多辆汽车，在我看来，这些都是愚蠢的冒险，只有那些鲁莽的人才会干这种事情。尽管我知道有人不同意我的看法。"

那么，恰当的冒险是什么呢？譬如你走进老板的办公室，要求加薪，这就是一种恰当的冒险。你可能会得到加薪，也可能不会，但"没有冒险，就没有收获"。放弃稳定的收入，而寻求一种富有挑战性的工作，也是一种恰当的冒险。你也许能找到那样的新工作，也许找不到，你也许后悔离开了原来的职位。但是，如果你安于现状，你永远也不会知道是否可以有一个更好的明天。

每个人都有发展自己的能力，不幸的是人们在开发自己潜能的过程中常会遇到"危险"的影响。其实冒险常常与成功同在，如果缺乏冒险的心态，那么幸运和成功也不会轻易到来。所以，敢于冒险吧，在看似危险的地方，你往往能够发现幸运的机会。

将不幸当作人生的试金石

一位心理学家曾经说过："检验一个人的品格，最好是看他失败以后如何行动。"的确，不幸也是人生的试金石。你能够掌控自己的内心，能够穿越苦难，就会发现成功已经不远了。内心的强大与否，往往通过失败会得到更真实的验证。在失败以后，你能否被激发出更多的策略与新的智慧？能否激发你潜在的力量？在与困难斗争的时候，你是增强了决断力，还是让你心灰意冷？

"跌倒了再爬起来，从失败中求胜利。"这是历代伟人的成功秘诀。之所以个人能得到成功，之所以军队能够胜利，实际上就是这样的一种精神。跌倒了并不算失败，跌倒了站不起来，才是真正失败。

也许过去的一切对一些人来说是很难忘怀的，仿佛成了一部属于自己的非常痛苦、非常失望的伤心史。所以，有的人在回忆从前时，会觉得自己处处失败、碌碌无为。在这些人看来，自己的前景似乎是十分的渺茫。然而即便有上述的种种不幸，只要你永不甘屈服，将不幸作为锤炼自己的试金石，就会发现成功已经在向你招手。

美国自行车运动员兰斯·阿姆斯特朗，用他曲折而传奇的人生故事感动着我们，向我们诠释了超越自我的巨大力量。他的运动生涯很辉煌，但是最可贵的是他对生命的态度，他克服了癌症，也超越了自我。

1995年7月18日，阿姆斯特朗的队友卡萨特里在完成比利牛斯山一个非常艰苦的爬坡之后，下坡时与一群选手撞到一起，脸部和头部严重受伤，最终不治身亡。好友的意外逝世令阿姆斯特朗悲痛欲绝，他说："卡萨特里的去世是我最痛苦的回忆，自行车比赛中任何一次失败和失望都无法与此相比。就在他离开我们前一天晚上我们还一起吃了晚饭。"经历了这次事故之后，阿姆斯特朗并没有被困难吓倒，为了自己喜爱的自行车运动，他坚持下来了，并投入了极大的努力和热情。

1996年正值他自行车运动的上升时期，命运却无情地跟他开了个玩笑。他在一次体检中被诊断为睾丸癌！那时没人相信他会活下来，更不用说来延续他未竟的运动生涯了。癌细胞在一天天地扩散，阿姆斯特朗也彻底跌入了自己人生的低谷。他不甘心自己就这样一事无成地等待死神的召唤，他需要战胜命运的无情。

他经过一年多的治疗，奇迹般地康复了，又重新回到自己神往的赛场上。

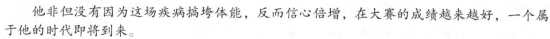

他非但没有因为这场疾病搞垮体能，反而信心倍增，在大赛的成绩越来越好，一个属于他的时代即将到来。

1999年，也就是他癌症痊愈的第二年，在那个激情似火的夏天，他以一个无名小卒的身份参加了环法自行车赛，并一鸣惊人，夺得当年环法冠军，并打破原环法最快速度的纪录，取得了成功，可以说，这个冠军是上天对他的一份大礼，他敢于挑战挫折，不向命运低头，敢于超越自我，超越极限的结果。

回首那段生不如死的痛苦，阿姆斯特朗并没有抱怨，只是淡淡地说："我的生存已经是个奇迹，活着不仅是为了胜利。"在后来的自传里，阿姆斯特朗曾说："患上癌症，可能是我生命遇到的最好的事情。因为经历了痛苦，就能使你变得更加坚强，而自行车运动需要坚强。"正是超人的坚强，使他已经成为大众眼里的"传奇英雄"。

的确，成为一个传奇的英雄，需要穿越不幸的障碍。失败是对一个人人格的考验，在一个人除了自己的生命以外，一切都已失去的情况下，潜在的力量到底还有多少？没有勇气继续奋争的人，自认失败的人，那么他所有的能力就会全部消失。而只有毫无畏惧、勇往直前、永不放弃人生责任的人，才能在不幸中把握幸运的机会。

被我们所熟知的，古典名著《红楼梦》的作者曹雪芹，经历了常人难以想象的凄风苦雨才在艰难的处境下写就了这部名垂千古的作品。他身处困境，经历了一个封建的富贵之家急转直下的衰落历程，目睹了封建统治的盛衰轮替和整个制度的无可挽救的命运，他品味世间凄苦，决心写出一部前无古人的传世小说。可是在那时候，封建统治者对文化残酷压制，如果在写作中稍有不慎，就会触怒统治阶级，获杀身之罪，甚至株连到亲友。曹雪芹缺吃少穿，在物质生活上非常的困苦之外，而且担惊受怕，承受精神上的折磨。

封建统治者和腐朽的文人常常从文学作品中捕风捉影，很多文人因言获罪。《红楼梦》一部"怨世骂时"的书，遭到了曹雪芹家人的不满和统治者的管制，平常百姓无法理解他，纷纷称他"傻子"、"痴子"。房屋被统治者数次拆毁，无奈的搬迁中他数次终止写作活动。

但是曹雪芹没被困难吓倒，他没有选择消沉退却，无休止的困难磨砺了他的心志，挫折更激励了他的勇气和决心，于是他在与反对的人斗争中没有被饥饿吓倒，也没有因为穷困潦倒、备受欺凌而草率写作，反而更加努力地进行写作。

困境没有给他带来失败，反而激发了他的斗志，让他获得了更加独特的角度去审视那段历史。困难让他把心血都倾注到写作上，在逆境中甚至"披阅二载，增删五次"，终成传世的奇作。

温特·菲力说："失败，是走上更高地位的开始。"许多人所获得最后的胜利，只是来自于他们的屡败屡战。对于没有遇见过困难的人，短时间的顺境让他们荒疏于勤奋，而很可能在最后成为平庸的人。

看似困难总是与我们作对，总是不肯放过我们，但是从与困难的斗争中，我们的意志得到最高价的战利品，那就是果断的品质和坚强的内心。就像在温室里不能培育出大树，只会长出娇弱的花朵；在顺水中生存的都是瘦弱的船夫，逆水行舟才会锻炼出杰出的舵手。所以轰轰烈烈地与不幸作斗争吧，这会让生命变得更深沉、多彩与丰盛，用不幸作为检验自己的工具，然后彻底忘掉不幸，向着幸运和成功进发。

接受事实，是克服不幸的第一步

在荷兰首都阿姆斯特丹有一家15世纪的老教堂，它的废墟上留有一行字：事情既然如此，就不会另有他样。

在漫长的岁月中，你我一定会碰到一些令人不快的情况，它们既是这样，就不可能是他样。所以，面对不幸的事实，我们可以把它们当作一种不可避免的情况加以接受，并且适应它，学着从不幸中找到心态的平衡；或者我们可以用忧虑来毁了我们的生活，甚至最后可能会弄得精神崩溃，彻底失去找到幸运的机会。

有一位事业成功的年轻人，他事业完美，可是右手有个小小的残疾。当他还是一个孩子的时候，有一天，他和几个朋友一起在农村后山的一间荒废的老木屋玩。而他从阁楼爬下来的时候，先在窗栏上站了一会儿，然后往下跳。他不曾想到的事情发生了，他右手的食指上带着一个戒指，跳下去的时候，那个戒指钩住了一根钉子，把他的整根手指拉脱了下来。

他回忆道："我大声地叫着，鲜血流了出来，还以为自己死定了，后来我并没有死，而右手就落下了残疾。后来上了小学，我常常包裹着右手，不肯让人看到。

"有一天我的老师告诉我，要接受事实，绝不能逃避。

"是的，不能逃避。从那以后我再也不包裹着右手，而且无论是工作还是生活我都再也没有为这个烦恼过。而是放下那些想法，为了理想而奋斗。再烦恼又有什么用呢？我只能接受这个不可避免的事实。现在，我几乎根本就不会去想我是个残疾人。"

心理学家也发现这样的情况，在不得不如此的情况下，人们差不多都能很快接受任何一种情形，如使自己适应，或者整个忘了它。

下面是心理学家、哲学家威廉·詹姆斯所提出的忠告：要乐于接受必然发生的情况，接受所发生的事实，是克服随之而来的任何不幸的第一步。

我们必须接受和适应那些不可避免的事情。这不是很容易学会的一课，就连那些在位的帝王也要常常提醒他们自己这样做。已故乔治五世在他白金汉宫房里的墙上挂着下面的这句话："教我不要为月亮哭泣，也不要为过去的事后悔。"

很显然，环境本身并不能使我们快乐或不快乐，只有我们对周围环境的反应才能决定我们的感觉。必要时我们都能忍受灾难和悲剧，甚至战胜它们。我们也许会以为我们办不到，但我们内在的力量却坚强得惊人，只要我们肯加以利用，就能帮助我们克服一切。

已故的布什·塔金顿总是说："人生加诸我的任何事情，我都能接受，只除了一样，就是瞎眼。那是我永远也没有办法忍受的。"然而，在他60多岁的时候，有一天他低头看着地毯，色彩整个模糊，他无法看清楚地毯的花纹。他去找了一个眼科专家，发现了一个不幸的事实：他的视力在减退，有一只眼睛几乎全瞎了，另一只离瞎也为期不远了。他唯一所怕的事情终于发生在他的身上。

塔金顿对这种"所有灾难里最可怕的事"有什么反应呢？他是不是觉得"这下完了，我这一辈子到这里就完了"呢？没有，他自己也没有想到他还能觉得非常开心，甚至还能善用他的幽默感。以前，浮动的"黑斑"令他很难过，它们会在他眼前游过，遮断了他的视线，可是后来，当那些最大的黑斑从他眼前晃过的时候，他却会说："嘿，又是老黑斑爸爸来了，不知道今天这么好的天空，它要到哪里去。"

当塔金顿终于完全失明之后，他说："我发现我能承受我视力的丧失，就像一个人能承受别的事情一样。要是我5种感官全丧失了，我知道我还能够继续生存在我的思想里，因为我们只有在思想里才能够看，只有在思想里才能够生活，不论我们是不是知道这一点。"

塔金顿为了恢复视力，在一年之内接受了12次手术。他有没有害怕呢？他知道这都是必要的，他知道他没有办法逃避，所以唯一能减轻他受苦的办法，就是爽快地去接受它。他拒绝在医院里用私人病房，而住进大病房里，和其他的病人在一起。他试着去使大家开心，而在他必须接受好几次手术时，他很清楚地知道在他眼睛里动了些什么手术——他只尽力让自己去想他是多么的幸运。"多么好啊，"他说，"多么妙啊，现在科学的发展已经达到了这种技巧，能够为人的眼睛这么纤细的东西动手术了。"

一般人如果要忍受12次以上的手术和不见天日的生活，恐怕都会变成神经病了，可是塔金顿说："我可不愿意把这次经历拿去换一些不开心的事情。"这件事教会他如何接受，这件事使他了解到生命所能带给他的没有一样是他能力所不及而不能忍受的。这件事也使他领悟富尔顿所说的："瞎眼并不令人难过，难过的是你不能忍受瞎眼。"

正如沃尔特·惠特曼的诗句：

噢，要像树木和动物一样，去面对黑暗、暴风雨、饥饿、愚弄、意外和挫折。

不论在哪一种情况下，只要还有一点挽救的机会，我们去奋斗都不会太迟。但是当遭遇不可避免的结果时，我们应该选择坦然面对，为了保持我们的理智，接受既成事实，这是克服随之而来的任何不幸的第一步。因为生命不是一帆风顺的幸福之旅，而是时时摆动在幸与不幸、沉与浮、光明与黑暗之间的模式里。

悲观的人要懂得自我救赎

乐观态度或悲观态度，是人类典型的也是最基本的两种倾向，它不停地影响着我们的生活方式。

人们都经历过一些小的失意，有人遇到这些失意时，觉得一切都不尽如人意，忧郁不安，悲观自怜，结果更加失意，以致失去了幸福和欢乐。正确的做法是寻找产生沮丧悲观心理的原因，做到自我救赎。

我国明代著名的史学家谈迁经过二十多年呕心沥血的写作，终于在他五十多岁的时候写完了明朝编年体史书——《国榷》。面对这部可以流传千古的巨著，谈迁心中的喜悦可想而知。但是，这部著作完成后没多久，就发生了一件意想不到的事情。

一天夜里，一个小偷潜入谈迁家里。但是谈迁家里空空如也，没什么值钱的东西。就在小偷失望而归的时候，他发现屋子的角落里有一个锁着的竹箱，小偷如获至宝，以为里面有值钱的财物，就把整个竹箱偷走了。其实，那个竹箱里装着的正是谈迁刚刚写好的《国榷》书稿。从此，这些珍贵的书稿就下落不明。

二十多年的心血转眼之间化为乌有，这样的事情对任何人来说都是致命的打击。对年过半百、两鬓已开始花白的谈迁来说，更是一个无情的打击。可是在信念的支撑下，谈迁很快从痛苦中崛起，下决心重新撰写这部史书。

谈迁又继续奋斗十年后，又一部《国榷》诞生了。新写的《国榷》共一百零四卷，五百万字，内容比原先的那部更翔实、精彩。谈迁也因此名垂青史。

如果谈迁不懂得自我救赎，那么我们将无缘见到这部历史巨著。他的家一贫如洗，也没有人帮他找小偷拿回原来的书稿，他靠着自我激励又用了10年时间把这部《国榷》创作出来，甚至比原来的还要更好。

生活的境遇没有打败他，正是因为他懂得自我救赎。我们面对生活中的困难也许远远没有谈迁那么大，但是很多人仍然被打败，这难道是败给困难吗？其实不然，他们只是被自己的悲观打败了。不妨看看下面的盲人的故事吧，也许他的故事能够带来更多的启示。

有一位弹奏三弦琴的盲人，渴望能治好眼睛，但是遍访名医，都说没有办法。一天，盲艺人碰见一个道士，这位道士对他说："我给你一个保证治好眼睛的药方，不过，你得弹断一千根弦，才可以打开这张纸单。在这之前，是不能生效的。"于是，这位琴师带了也是双目失明的小徒弟游走四方，以弹唱为生，生活过得快乐而充实。

一年又一年过去了，在他弹断了第一千根弦的时候，这位盲艺人急不可待地将那张珍藏在怀里的药方拿了出来，请明眼的人代他看看上面写着的是什么药方。明眼人接过纸单来一看，说："这是一张白纸嘛，并没有写一个字。"

琴师听了潸然泪下，他明白了道士那"一千根弦"背后的意义。就是这一个"激励"，激励他他尽情地弹下去，而匆匆几十年就如此活了下来。老了的盲艺人，没有把真相告诉徒儿，他将这张白纸慎重地交给了也十分渴望能够看见光明的弟子，对他说："我这里有一张保证治好你眼睛的药方，不过，你得弹断一千根弦才能打开这张纸。现在你可以去收徒弟了，去吧，去游走四方，尽情地弹唱，直到那一千根琴弦断了，就有了答案。"

"一千根弦"是善意的谎言，但是它给了盲人希望。这个希望帮助盲人自我救赎，能够每天给自己积极的心理暗示，激励自己走出黑暗，虽然他最终无法获得恢复的视力，但是每天的暗示给了他活下去的勇气和一生的充实。

多数沮丧悲观者对未来的担忧，正为自己建立越来越狭窄、有限的世界；假如你懂得自我救赎，就能找到生活中新的意义。自我救赎，看起来无从下手，但是其实并不难。

人类的所有行为，无论乐观还是悲观，都是"学"得的。因而悲观者的悲观性格，并非"命中注定"，而是"后天养成"的。那么，哪些办法能帮助我们正确地克服悲观性格所带来的负面影响呢？当我们遭遇到失败或挫折而沮丧时，不妨试试下面这几招：

（1）越担惊受怕，就越遭灾祸。因此，一定要懂得积极心态所带来的力量，要相信希望和乐观能引导你走向胜利。

（2）如果乐观态度使你成功地克服了困难，那么你就应该相信这样的结论：乐观是成功之源。

（3）以幽默的态度来接受现实中的失败。有幽默感的人，能轻松地克服厄运，排除随之而来的倒霉念头。

（4）既不要被逆境困扰，也不要幻想出现奇迹，要脚踏实地，坚持不懈，全力以赴去争取胜利。

（5）不要把悲观作为保护你失望情绪的缓冲器。乐观是希望之花，能赐人以力量。

（6）当你失败时，你要想到你曾经多次获得过成功，这才是值得庆幸的。如果10个问题你做对了5个，那么还是完全有理由庆祝一番，因为你已经成功地解决了5个问题。

（7）在闲暇时间，你要努力接近乐观的人，观察他们的行为。通过观察，你能培养起乐观的态度，乐观的火种会慢慢地在你内心点燃。

（8）要知道，悲观不是天生的。就像人类的其他态度一样，悲观不但可以减轻，而且通过努力还能转变成一种新的态度——乐观。

总之，悲观的人一定要学会自我救赎，要拥有乐观的心态，要将目光盯在积极的那一面。以不同的心态去看待身边的事物，就会收到不同的效果，而千万不要把悲观作为保护失望情绪的缓冲器。

只有行动，才可能抓住幸运

比尔·盖茨曾经说过："在某种意义上，时机是一种巨大的财富，抓住机遇，就能成功。"

如果可以积极地投入自己的梦想，那么这世上就不存在毫无价值的梦想。因为通过我们投入的努力和付出，那么梦想和幸运就会一步一步被踏实了。我们不仅要看淡未来的"得"，也要看淡眼前的"失"。生命原本就是一场又一场的赌注，假如我们选择退出机会与命运的这场游戏，虽然我们的生命中也许不再有任何输赢的风险，但是也无法从生命中赢得任何成功与奖赏。

她的成绩一直不太好，小学阶段她的成绩中游偏下，从未被选出参加各类"竞赛"；中学阶段她还是那样默默无闻，尽管挺刻苦，成绩却毫不出色。

到县一中读书时，村子里读书的少年仅剩了我们四个，只有她一个女孩子。高中三年是最艰苦的阶段，后来，她把每月一次的探家假也省了，每次都让人给她捎点饭费回来。尽管如此，直到最后模拟考试，她的成绩才从下游勉强挪到了中游。

凭她的成绩考本科不可能，只能考虑本市的高专。出人意料的是，她居然"骑"在了本科线上，被外省一个名不见经传的三流学院录取了。尽管她成了班里高考的"黑马"，但所有的人都不看好她的前途和专业。

那年与她一起上学的几个人，一个落榜后外出打工，一个考了专科，一个在本省读书，而她去了西安。

　　一晃大学毕业了，她找了几个月工作也没有合适的，整天和父亲去大棚浇菜。一次回家，同学在街上遇到她，她觉得很不好意思，说工作不好找，打算考研，可没把握。她的英语四级考了三次才勉强通过，考研对她来说的确有难度，但同学还是敷衍说："不如试试，不行也就死心了。"

　　第二年春天，她居然考取了西北工业大学的硕士研究生，很是让人吃惊。研究生应该压力比较小了，别人打工、谈恋爱，她却抱着书本啃，很多次在网上聊天时，她都说"学习很吃力，争取按时毕业"。大家都认为，凭她的智商和学习能力，要想顺利毕业肯定要下番工夫才行。

　　大概是别人的倦怠成就了她，毕业时她因为成绩优秀，又被保送博士连读。这次她真的退却了，用她的话说"太难，越读越害怕"。她的父亲非常生气，以断绝关系相要挟，"多光宗耀祖的事啊，一定要去读"。就这样，她被迫回到学校。为了早日毕业，她心无旁骛，丝毫不敢放松。

　　那年，她被学校推荐公费赴美留学！名额定下了，所有认识她的人都被震动了。她说申报的人很多，比自己优秀、成绩好的人也很多，为何导师最后力荐自己呢？她自己也倍感意外。

　　有人特地上网查过，她将留学的那个大学高分子材料学世界排名第一。

　　三年间，她很本分地做学生，勤恳地做试验，毕业时已经在国际权威杂志上发表过几篇很有分量的论文，成了业内年轻的专家。

　　去年，她刚回国，就被一家德国公司以年薪12万美元聘走了……

　　人们总是为了她的意外收获而庆幸，但是他们没有看到她为了那些机遇而做的充分准备。每天都在很用功地读书，一步一个脚印地走出了自己的痕迹，正是因为这些踏踏实实的行动才成就了她的人生，才给予了她别人想都不敢想的机遇。

　　阿尔伯特·哈伯德生在一个富足的家庭，但他还是想创立自己的事业，因此他很早就开始了有意识的准备。他明白像他这样的年轻人，最缺乏的是知识和必备的经验。因而，他有选择地学习一些相关的专业知识，充分利用时间，甚至在他外出工作时，也会带上一本书，在等候电车时一边看一边背诵。他一直保持着这个习惯，这使他受益匪浅。后来，他有机会进入哈佛大学，开始了一些系统理论课程的学习。

　　阿尔伯特·哈伯德对欧洲市场进行了一番详细的考察，随后，他开始积极筹备自己的出版社。他请教了专门的咨询公司，调查了出版市场，尤其是从从事出版行业的普兰特先生那里得到了许多积极的建议。这样，一家新的出版社——罗依科罗斯特出版社诞生了。

　　由于事先的准备工作做得充分，出版社经营得十分出色。阿尔伯特·哈伯德不断将自己的体验和见闻整理成书出版，名誉与金钱相继滚滚而来。

　　阿尔伯特并没有就此满足，他敏锐地观察到，他所在的纽约州东奥罗拉，当时已经渐渐成为人们度假旅游的最佳选择之一，但这里的旅馆业却非常不发达。这是一个很好的商机，阿尔伯特没有放弃这个机会。他抽出时间亲自在市中心周围进行了两个月的调查，了解市场的行情，考察周围的环境和交通。他甚至亲自入住一家当地经营得非常出色的旅馆，去研究其经营的独到之处。后来，他成功地从别人手中接手了一家旅馆，并对其进行了彻底的改造和装潢。

　　在旅馆装修时，他根据自己的调查，接触了许多游客。他了解到游客们的喜好、收入水平、消费观念，更注意到这些游客是由于厌倦繁忙的工作，才在假期来这里放松的，他们需要更简单的生活。因此，他让工人制作了一种简单的直线型家具。这个创意一经推出，很快受到人们的关注，游客们非常喜欢这种家具。他再一次抓住了这个机遇，一个家具制造厂诞生了。家具公司蒸蒸日上，也证明了他准备工作的成效。同时他的出版社还出版了《菲利士人》和《兄弟》两份月刊，其影响力在《把信送给加西亚》一书出版后达到顶峰。

阿尔伯特深深地体会到，获得幸运的前提是主动出击。所以不久之后，"你准备好了吗"已经成为他们公司全体员工的口头禅，成功地形成了"准备第一"的企业文化。

同样，如果我们想获得成功的机会，也应当像阿尔伯特·哈伯德一样，做好充分的准备，那么你抓住幸运的机会就大大提高了。

宁在尝试中失败，不在保守中成功

人生没有绝对的幸运，也没有绝对的倒霉，就像掷骰子一样，也许我们会掷到不好的格数，被迫散尽家财；但是当等下一轮重新投掷骰子时，就会前进到更好的格数，让我们能"千金散尽还复来"。而假如我们总是停留在原地，那么，可能就代表着下一个幸运没机会到来，而倒霉的现状却会是永远存在着。

这就像是在每回彩票号码出炉时，总是几家欢乐几家愁，有的人会开心中奖，而有的人则怨叹"为什么幸运儿总不是我"？

曾经有人做过研究，统计在许多彩金游戏的大奖幸运得主中，有很大的比例是曾经多次中奖的人。这些奖金的常胜军也许在很多人看来是万分幸运的一个群体，其实，这些人也并没有多少幸运的特质，因为这些人至少要能具备一项能力，才能够成为将大奖抱回家的幸运儿，这个特质就是他们要做出行动——要拿钱出来买彩票。的确，获奖的前提是买一张彩票，对于幸运也一样，如果一直没有尝试，幸运怎么会主动上门呢？

也许幸运的事情的确是很少见的，会"可遇不可求"，但是并不意味着没有实现的可能。很多奇迹之所以能够发生，可能就是因为身处其中的人有坚定的信念，曾经对同一件事坚持不懈地进行过努力。

从青涩的应届毕业生摇身变成央视的名主持，从远涉重洋的学子到纪录片的制作人，从凤凰卫视的名牌主持到阳光卫视的当家人，杨澜的身份、角色一直在变化。

1994年，杨澜获得了中国第一届主持人"金话筒奖"。也就是在这一年，事业如日中天的她突然离开《正大综艺》，留学美国，震惊了很多喜爱她的观众。对于出走央视的原因，杨澜说："主持人这个行当有某种吃'青春饭'的特征，我不想走这样的一条道路。我相信，如果一个人不充实自己的话，前程将是短暂的。"

1997年获得硕士学位回国后，杨澜加盟香港凤凰卫视中文台，开创了名人访谈类节目《杨澜工作室》，并担任制片人和主持人。那段时间，她主持的节目在世界华语观众中拥有广泛的知名度和美誉度。在凤凰卫视的两年里，杨澜拓宽了自己的职业视角，她不仅积累了各方面的经验和资本，同时也找到了未来的发展空间。

1999年10月，杨澜突然宣布离开凤凰卫视中文台。这次的离开给人们留下了更大的想象空间，比上次巅峰之时离开《正大综艺》更让人们吃惊和关注。杨澜对此的解释是："离开凤凰的原因只有一个，在事业与家庭的选择中，我选择了家庭。"

2000年3月，在所有媒体没有意料到的时候，杨澜突然发布了和丈夫吴征收购良记集团并更名为阳光文化网络电视控股有限公司的消息。在新闻发布会上，她胸有成竹地提出了打造阳光文化传媒的计划，对于电视市场的未来前景做了精心的描述。杨澜是一个野心勃勃的女人，就像一个追逐电视之梦永远不知疲倦和满足的蝴蝶。

2003年，阳光卫视70%股权转让，杨澜宣告阳光卫视创办失败。但是杨澜并没有放弃传媒人士的角色，她和东方卫视、凤凰卫视、湖南卫视合作，主持《杨澜视线》、《杨澜访谈录》、《天下女人》等节目，并多次参与北京奥运会的重大活动。

杨澜说过，这些年，有太多的遗憾。唯一对自己满意的，就是一直在追求改变。宁可在尝试中失败，也不在保守中成功——杨澜的经历是这句话最好的注解。

尝试改变，即使失败也精彩。尝试，才能获得幸运的机会。所以不要再拒绝失败和尝试了，在现代的社会中，幸运就隐藏在一次次的变化中。变，正是获得幸运的奥秘所在。

第二十四章

逃避到此为止，为人生建立"无借口区"

——终止逃避的心理调节术

人的逃避行动都能找到心理根源

现实生活中，常有人以逃避来麻醉自己，以减轻痛苦。有些人想出去旅行，有些人则努力地寻找快乐，去不同的地方做各种各样的事情。但是，在停止逃避之前，他们一直是恐惧的、不快乐的。

任务没有完成、问题没有解决、挑战没有应付……就好像旧账没有还一样，最终还是要回来还债，并且交还本息，而它的利息就是品尝自己的懦弱离开而种下的苦果。

因为人的内心活动最终决定人的外部表现，为了了解逃避行动的根源，要对其内心活动进行分析。

很多人将自己的逃避行为归罪为社会的发展。的确，在竞争日益激烈的今天，社会对每个人的要求逐渐在提高，人们的生存成本增大，于是需要不断地充实自己。再加上经济多元化，社会资源丰富，机会越来越多，寻找自己的定位相比以前反而变得困难。许多年轻人在30岁前都要换几个工作，最后在与现实的相互适应中，才渐渐找到自己的位置。这是人们所面对的社会环境，的确，外部环境造成了很多人的心理压力。但这并非逃避心理的根源所在。

是什么造成了人们的逃避行为呢？心理学家认为，现代人心理晚熟是造成很多人逃避的根本原因。

越来越多的心理学家发现，现代社会发展下，人虽然生理上比过去的人早熟，但是心理上却呈现出晚熟的趋势，而这种心理导致了面对社会时的逃避行为。

心理专家认为，个人与社会相互磨合的阶段，是每个年轻人心理发展到一定时期的必然产物，当这种心态与现代丰富的社会条件结合时，就自然地表现出了晚熟的现象。

侗军有着令人羡慕的职业，但他是一个因循守旧的人，不习惯面对变化与改革。当他得知自己可能被指派去干他既不熟悉也不喜欢的工作时，潜在的焦虑、恐惧与厌世情绪随即涌上心头。他本来可以去竞争另外一个更适合自己的职位，可是他由于胆怯自卑而失去了竞争的勇气。正是这种逃避竞争、习惯于退缩的心态，使他陷入绝望的深渊之中。这种扭曲的心态和错误的认知观念使他放弃了所有的努力。

其实，人的一生，或多或少都会遇到一些意外和不如意的事情，我们能否以健康的心态来面对是至关重要的。

心理成熟的人能够做到心态平衡、自然、放松、受同伴的欢迎，较多成为群体中的领导；而晚熟者常常觉得自己能力不足、被拒绝、被支配、有依赖心、缺乏安全感。如果没有良好的结束晚熟的发展过程，任由这种晚熟状态延迟下去，那么，人就不会产生与年龄和社会位置相匹配的责任心，消极被动，并且还会认为自己理所应当，使自己的行为合理化，越发无法独立。

如果一个人不能在重大的事情上接受生命的挑战，他就不可能做到生活平和，也不可能长期保持快乐的感觉，因为他不能摆脱逃避带来的困扰。

有人说，一个人在心理状况失衡的时候，不是走向逃避和崩溃就是走向担当和希望，有些人之所以一再的不如意，就在于他们面对困难选择了逃避，如果我们能够找到逃避行为的根源，不断克服自身的缺陷，克服逃避的心理，那么我们就能拥有更坚定的人生态度，也容易在生活和工作中获得快乐与成功。

逃避：防御心理的"副作用"

"逃避"是我们心理上面对压力、挫折等负面反应的一种自我保护调节方法。适当地逃避可以在重压之下得到心理缓冲，但是我们面对生活长期选择逃避，那将永远不能获得成熟。

逃避有很多表现，比如小孩子闯了祸，用双手把眼睛蒙起来。比如在沙漠中受到敌人追赶的驼鸟，无法面对这种危险时，就会把头埋于沙堆中，当做没这回事一样。

的确，暂时的逃避可以让人获得安全感，心理学家认为这是人类的一种防御心理的表现。防御心理是指人在应付外界的压力和刺激而产生的心理的状态，比如遭遇一些意外的突发情况，或者面临危险时，我们的内心帮助我们缓解紧张的本能。这是心理防卫的人面临挫折或冲突的紧张情境时，在其内部心理活动中具有的自觉或不自觉地解脱烦恼、减轻内心不安、以恢复心理平衡与稳定的一种自发调节行为。

心理学家莱泽勒斯对即将动手术的病人做了一些研究，发现否认自己面对的困难的病人，会比那些坚持知道手术一切实情而估算愈后情形的人复原得好。莱泽勒斯认为，在一定程度上，拒绝面对现实对人是有益健康的。所以防御心理对人有积极的意义，在于能够帮助人们在遭受困难与挫折后减轻或免除精神压力，恢复心理平衡，甚至激发主体的主观能动性，激励主体以顽强的毅力克服困难，战胜挫折。

这是防御心理带给人们的正面作用，但是这种防御心理过当就会产生副作用，让人变得逃避起来，没有了担当。这样的逃避心理可能导致主体因压力的缓解而自足，或出现退缩甚至恐惧而导致心理疾病。这种现象在我们的日常生活中处处可见，比如下面的故事：

席欣是某工科大学毕业生，从事计算工作。她出生于知识分子家庭，父母均为大学教授。席欣在家排行老二，上有一个姐姐，姐姐也很宠她。

因是最小的孩子，席欣自小较受父亲宠爱，在家什么小事都由父亲替她做，较少自己独立做事。上小学时，因怕路上会有危险，她都由父亲陪伴上学。周末想出去玩，也常由父亲陪伴。

由于这种长久的习惯，就是上了大学以后，席欣也很少在学校与同学交往。每天放学就回家，在家事事都由父母决定或代替办理。

她与男友小明交往了三年，在订婚的前夕，忽然小明变心了。母亲知道她十分爱小明，担心她想不开，就好言安慰她。可是她一直否认这件事情，在心里选择逃避面对这件事。她在心里仍然认为两个人没有分手，所以把自己关在屋子里面不愿意走出来，甚至回避任何人。

与席欣一样，在生活中许多人面对巨大困难的时候，就常常会本能地说"这不是真的"，用"否定"来逃避那些给自己造成的巨大的伤痛，这些都是逃避的表现。

防御心理的副作用让人沉浸在挫折中，无法努力改变自己。但是，想要获得成长，你只有改变自己的心态才能从这种自我防御的副作用中走出，抓住生命赋予我们的机会。如果你一直"保护"自己免受失败和挫折，那么机会也就在你的等待中离去了。

所以，不要惧怕挫折，挫折是一个人人格的试金石，在一个人输得只剩下生命时，潜在心灵的力量还有几何？没有勇气，没有拼搏精神，自认挫败的人的答案是零。只有无所畏惧、一往无前、坚持不懈的人，才会在失败中崛起，奏出人生的华章。

擅找借口不是人类的顽疾

避免或逃脱责罚是人类的一种本能。人们常常通过找借口来逃避，保持原来的不会犯错的形象。所以很多人认为，找借口是人无法避免的，是一种正常的现象。其实找借口并非是人类的"顽疾"，只要你找到借口的根源，找到让自己不再逃避的信念，就能终结自己"找借口"的逃避心理。

人非圣贤，孰能无过？但犯错之后，人的态度却截然不同。一般情况下人犯了错，会有两种不同反应：打死不认错，而且还极力辩解；而另一种则是坦白认错，勇敢地承担起自己的责任。这就是自我服务偏见的反应：

设想你写了一篇论文，当你回来时，发现第一页上写着这样的评语："糟糕的文章——这是我今年看到的最差的文章之一。差。"你将会如何解释这样的结果呢？你很可能会倾向于关注外部环境——任务难度大、教授不公平、过分严厉的评价、自己没有足够的时间来做这个工作等。相反，想象当你取回论文时，上面写着这样的评语："出色的文章，这是今年我看到的最好的文章之一，优。"你又将把成功归功于什么呢？你很可能会用内部原因来解释——自己高水平的写作能力、自己写论文时的投入和努力等。

这就是人们常常从好的方面来看待自己，当取得一些成功时，常常容易归因于自己，而做了错事之后，怨人尤人，把它归因于外在因素，即把功劳归于自己，把错误推给别人。这样的偏见，让很多人习惯找借口。但是，找借口能给他们带来什么呢？

美国开国总统华盛顿就因为勇于认错，受到一代又一代美国人的敬仰。在"水门事件"中一直顽固地坚持"我不是坏人"的尼克松并未能阻止其政治生命的终结。而美国前总统克林顿虽然信誓旦旦地发誓"我从未与莱温斯基小姐发生过性关系"，最终却成为公众的笑柄。

所以，在遇到困难时，不要找理由或借口来逃避现实。但凡世上成功立业之人，都能面对困难，解决困难，不被逆流轻易击倒，甚至在他找不到解决困难的方法时，他也会自己去创造一个方法来解决。

改变"找借口"的行为模式，要对自己的人生主动出击，可以运用下面的一些方法：

（1）遇到困难时，最重要的就是绝不放弃，坚持到底。

（2）尽量用充满希望的积极言语来鼓励自己，不要老说一些丧失斗志的话。

（3）不让外在控制内在，要以内在来控制外在，扭转乾坤，发挥"我认为能，就做得到"的精神。

（4）做个主动的人。要勇于做事，做个真正在做事的人。

（5）用行动来克服恐惧，同时增强你的自信。怕什么就去做什么，你的恐惧感自然就会消失。

（6）培养主动的精神，不要一味坐等。主动一点，你自然会精神百倍。

（7）时刻想到"现在"。"明天"、"下礼拜"、"将来"之类的词跟"永远不可能做到"意义相同，要成为"我现在就去做"的那种人。

（8）态度要主动积极，做一个改变者。要自告奋勇地去改变现状，要主动担任义务工作，向大家证明你有成功的能力与雄心。

如果一个人不能在重大的事情上接受生命的挑战，他就无法拥有快乐和成功的喜悦。所以在日常生活和工作活动中，你要改掉善找借口的顽疾。逃避无法获得人生的成熟，而且成功的机遇不会总是只光顾你，消极逃避只能是一种徒劳；只有拥有改变自己的心态并且能够主动出击，才能为自己的人生添加成功的力量。

积极沟通，而不是积极找"借口"

假如每个人成天都以为环境不好，当然就会把自己的过失诿诸"缺陷"或种种其他原因，其实很多不成熟的人在面对苦难的时候选择逃避，会选择一些冠冕堂皇的借口，可能暂时会远离这些困难，但是这些人永远不会拥有成熟的心灵，更不可能走向成功。

有人说："人生最大的错误是逃避。"的确，在成功的道路上，逃避是阻碍成功的巨大的障碍。因为如果一个人在现实生活中的挑战面前畏缩不堪，就永远也看不到成功的希望。

有这样一则寓言故事正说明了逃避能够给人生带来什么。

一个雨夜，一只猴子和一只癞蛤蟆坐在一棵大树底下，一起抱怨这阴冷的天气。

"咳！咳！"最后猴子被冻得咳嗽起来。

"呱—呱—呱！"癞蛤蟆也冷得叫个不停。

当它们被淋成了落汤鸡，冻得浑身发抖的时候，它们商议再也不过这种日子了，于是它们决定天一亮就去砍树，用树皮搭个暖和的棚子。

第二天一早，当橘红的太阳在天边升起，金色的阳光照耀着大地的时候，猴子尽情地享受着阳光的温暖，癞蛤蟆也躺在树根附近晒太阳。

猴子从树上跳下来，问癞蛤蟆：

"嗨！我的朋友，你现在感觉如何？"

"啊哈，再好不过了！"癞蛤蟆回答说。

"我们现在还要不要去搭棚子呢？"猴子问。

"猴子老兄，你说是动刀动斧地砍树皮好呢，还是在温暖的阳光下饱饱地睡上一觉好呢？"癞蛤蟆懒洋洋地说，"再说动刀动斧的碰到自己怎么办？"

"那好吧，棚子可以等明天再搭！"猴子也爽快地同意了。

它们为温暖的阳光整整高兴了一天。

天有不测风云，傍晚，又下起雨来。

它们又一起坐在大树底下。

"咳！咳！"猴子又咳嗽起来。

"呱—呱—呱！"癞蛤蟆也冻得喊个不停。

它们再一次下了决心：明天一早就去砍树，搭一个暖和的棚子。

可是，第二天一早，橘红的太阳又从东方升起，大地再一次洒满了金光。猴子高兴极了，赶紧爬到树顶上去享受太阳的温暖。癞蛤蟆也一动不动地躺在地上晒太阳。

猴子又想起了昨晚说过的话，可是，癞蛤蟆却说什么也不同意：

"干吗要浪费这么宝贵的时光，棚子留到明天再搭嘛！"

这样的情景，一直重复出现。这个寓言讽刺了积极找借口的人，他们把努力用在了逃避而不是与自己的内心沟通上。生活中，我们常把明天作为今天逃避的心灵寄托，而当明天一旦来临，你的逃避心理又在为另一个明天"起草稿"，这样的人生不失败又能如何？

赵晓是公司里的一位新员工，专门负责跑业务，深得上司的器重。只是有一次，他手里的一笔业务让另一家公司的竞争对手抢走了，造成了一定的损失。事后，他合情合理地解释了失去这笔业务的原因。原来是赵晓的腿伤发作，比竞争对手迟到半个小时。

赵晓的一只脚是有点跛，那是一次出差途中出车祸造成的，留下了一点后遗症，但是这个小问题根本不影响他的形象，也不影响他的工作。甚至如果不仔细看，是看不出来的。

但从此以后，每当公司要他出去联系棘手的业务时，他总是以他的脚不便，不能胜任这项工作为借口而推诿。而如果有比较好揽的业务时，他又跑到上司面前，说脚不便，要求在业务方面得到照顾。如此种种，他大部分的时间和精力都花在如何寻找更合理的借口上。碰到难办的业务能推就推，好办的差事能争就争。时间一长，他的业务成绩直线下滑，最后老板不得不把他炒掉了。

的确，积极找借口，换来的只是被抛弃的命运。一个逃避自己责任的人是怯懦的，不论他逃避的是哪一种责任。成熟的人会想办法去克服困难，而不是找个借口去规避困难。

人的一生会遇到数不尽的机会，只有那些积极的人才能赢得这样的机会，虽然你需要付出艰辛与努力，但是知难而上、不找借口的人就会超越这些困难，达到人生的目标。

直面困境，实现人生的飞越

人生总会遇上困难，无法直视困境的人常常会说"我的生辰八字不好"或者"一颗幸运的行星保佑我"，其实这些都是人们对困难的逃避选择。但是，莎士比亚在《恺撒大帝》的剧目当中让罗马的名将恺重说出："这些过错并非由于我们所属的星辰，而是源于我们听命的习惯。"

面对困境，如果逃避了，那么只好迎接失败和平庸。有很强依赖性的人，在生活中喜欢找到依靠或者在心理上寻求寄托。一旦失去了所谓的靠山，他们就像断线的风筝，变得不知所措。他们在学习和工作的时候往往会感觉到失落，内心严重缺乏安全感，对身心健康的影响很大。

蝴蝶的幼虫是在一个洞口极其狭小的茧中度过的。当它的生命要发生质的飞跃时，这天定的狭小通道对它来讲无疑成了鬼门关，那娇嫩的身躯必须竭尽全力才可以破茧而出。许多幼虫在往外冲杀的时候力竭身亡，不幸成了飞翔的悲壮祭品。

有人怀了悲悯恻隐之心，企图将那幼虫的生命通道修得宽阔一些，这样一来，所有受到帮助而见到天日的蝴蝶都不是真正的精灵——它们无论如何也飞不起来，只能拖着丧失了飞翔功能的双翅在地上笨拙地爬行！

原来，那"鬼门关"般的狭小茧洞恰是帮助蝴蝶幼虫两翼成长的关键所在，穿越的时候，通过用力挤压，血液才能被顺利输送到蝶翼的组织中去，唯有两翼充血，蝴蝶才能振翅飞翔。人为地将茧洞剪大，蝴蝶的翼翅就没有了充血的机会，爬出来的蝴蝶便永远与飞翔绝缘。

一个人成长的过程恰似蝴蝶的破茧过程，幼虫在痛苦的挣扎中，意志得到磨炼，力量得到加强，心智得到提高，正是这种顽强的自立精神才让蝴蝶有了飞翔的资本，如果依赖外界的力量，那么蝴蝶永远不能振翅高飞。

1940年6月23日，在美国一个贫困的铁路工人家庭，一位黑人妇女生下了她一生中的第二十个孩子，这是个女孩，取名威尔玛·鲁道夫。

4岁那年，威尔玛不幸同时患上了双侧肺炎和猩红热。在那个年代，肺炎和猩红热都是致命的疾病。母亲每天抱着小威尔玛到处求医，医生们都摇头说难治，她以为这个孩子保不住了。然而，这个瘦小的孩子居然挺了过来。威尔玛勉强捡回一条命，她的左腿却因此残疾了，因为猩红热引发了小儿麻痹症。从此，幼小的威尔玛不得不靠拐杖来行走。看到邻居家的孩子追逐奔跑，威尔玛的心中蒙上了一团阴影，她沮丧极了。

在她生命中那段灰暗的日子里，经历了太多苦难的母亲却不断地鼓励她，希望她相信自己并能超越自己。虽然有一大堆孩子，母亲还是把许多心血倾注在这个不幸的小女儿身上。母亲的鼓励给了威尔玛希望的阳光，威尔玛曾经对母亲说："我的心中有个梦，不知道能不能实现。"母亲问威尔玛的梦想是什么。威尔玛坚定地说："我想比邻居家的孩子跑得还快！"母亲虽然一直不断地鼓励她，可此时还是忍不住哭了，她知道孩子的这个梦想将永远难以实现，除非奇迹出现。

坚强的母亲没有放弃希望，她从朋友那里打听到一种治疗小儿麻痹症的简易方法，那就是泡热水和按摩。母亲每天坚持为威尔玛按摩，并号召家里的人一有空就为威尔玛按摩。母亲还不断地打听治疗小儿麻痹症的偏方，买来各种各样的草药为威尔玛涂抹。

奇迹终于出现了！威尔玛9岁那年的一天，她扔掉拐杖站了起来。母亲一把抱住自己的孩子，泪如雨下。4年的辛苦和期盼终于有了回报！

11岁那年的夏天，威尔玛看见几个哥哥在院子里打篮球，她一时看得入了迷，看得自己心里也痒痒的，就脱下笨重的钉鞋，赤脚去和哥哥们玩篮球。一个哥哥大叫起来："威尔玛会走路了！"那天威尔玛可开心了，赤脚在院子里走个不停，仿佛要把几年里没有走过的路全补回来似的。

13岁那年，威尔玛决定参加中学举办的短跑比赛。学校的老师和同学都知道她曾经得过小儿麻痹症，直到此时腿脚还不是很利索，便都好心地劝她放弃比赛。威尔玛决意要参加比赛，老师只好通知她母亲，希望母亲能好好劝劝她。然而，母亲却说："她的腿已经好了。让她参加吧，我相信她能超越自己。"事实证明母亲的话是正确的。

比赛那天，母亲也到学校为威尔玛加油。威尔玛靠着惊人的毅力一举夺得100米和200米短跑冠军，震惊了校园，老师和同学们也对她刮目相看。从此，威尔玛爱上了短跑运动，想办法参加一切短跑比赛，并总能获得不错的名次。同学们不知道威尔玛曾经不太灵便的腿为什么一下子变得那么神奇，只有母亲知道女儿成功背后的艰辛。坚强而倔强的女儿为了实现比邻居家的孩子跑得还快的梦想，每天早上坚持练习短跑，直练到小腿发胀、酸痛也不放弃。

在1956年的奥运会上，16岁的威尔玛参加了4×100米的短跑接力赛，并和队友一起获得了铜牌。1960年，威尔玛在美国田径锦标赛上以22秒9的成绩创造了200米的世界纪录。在当年举行的罗马奥运会上，威尔玛迎来了她体育生涯中辉煌的巅峰。她参加了100米、200米和4×100米接力比赛，每场必胜，接连获得了3块奥运金牌。正是困境给了威尔玛超越自己的勇气和力量。

困难的环境最能磨炼人的素质，增强人的才干，对人的性格有着特殊的锻炼价值；而挫折是一片惊涛骇浪的大海，我们可以在那里锻炼胆识，磨炼意志，获取阳光心态。但是，并不是所有的人都能够从中得到锻炼，得到阳光心态的。对于磨难，我们要不害怕、不回避，而应以强者的姿态迎难而上，在征服磨难的过程中，把我们锻炼得更加坚强。只有经历了风雨的彩虹才会放出美丽的光彩，只有从困境中走出的人才是真正的强者。"宝剑锋从磨砺出，梅花香自苦寒来。"

磨难是获得成功的一种方式。不懂得在痛苦中丰富和提高自己的人，多半是愚蠢和懦弱的。对我们遇到的种种挫折和问题，既不能回避，也不要沮丧，而是多想办法，迎难而上，这样才能使自己与阳光心态结下缘分，让自己生命的光华在磨砺中绽放。

生活中有很多人在面对竞争、压力、坎坷、挑战，选择了逃避，有人选择了面对和征服，结果不言而喻。越是逃避越是躲不开失败的命运，敢于迎头而上的人才能实现人生的飞跃。

如何克服"约拿情结"

在现代社会中很多人有着"约拿情结"。有一首歌如此唱到："我不想我不想不想长大，长大后就没有童话；我不想我不想不想长大，我宁愿永远都笨又傻……"

想必这两句歌词道出了很多年轻人的心声。面对现实世界，很多人选择停止成长，他们心里宁愿退回到孩童时代，扮演一个永远长不大的孩子，活在自己的幻想中，拒绝独立成人，也放弃那一份责任感。这就是约拿情结的表现。

其实，战胜自己的约拿情结并非难事，很多人都勇于挑战自己，即便遭受人生重大的挫折，也没有放弃让自己成长起来。

作家张海迪，从5岁就患上了脊髓病，从此胸部以下全部瘫痪，没有任何知觉。可是她没有放弃自己的追求，更没有陷入绝望，而是选择以超人的毅力开始了她独立的人生。残疾的身体使她不可能像常人一样上学，她便在家中自学了课程。她凭借这种自立的精神自学了英语、日语、德语等多种语言，并攻读了大学和研究生的部分课程。后来张海迪从事文学创作，曾经翻译了《海边诊所》等英文小说，并编著了《生命的追问》等书籍。

我们每个人都有不同的道路要走，人生之路是由一块块砖石铺设而成的，并不是所有的道路都是一帆风顺。

有一位叫泰德·史坦堪普的先生，他是位幸运人士，因为他的父亲在他小时候给他上一节成熟课，从此他克服了自己的约拿情结，敢于面对生活中的困难，不再逃避。

泰德·斯坦坎普12岁时曾被邻居一个孩子欺负，所以，他决心不再出门，这样比较保险。过了几天，作为他帮忙割草的奖励，泰德的父亲给了他一些钱要他去看电影和买冰淇淋。泰德把钱放进口袋，但没有去看电影——虽然他是那么渴望去看电影——怕会遇见那个邻居的孩子。

"我父亲以为我是生病了，"泰德·斯坦坎普说，"我含糊地回答他的问话。第二天傍晚我到巷子里去玩弹子。这时候我发现了我的敌人——他此时像《圣经》里被大卫王杀死的菲利斯丁巨人那样可怕——向我冲来。我吓得调过头拼命跑回我家的车库，谁知我爸爸正站在我面前。他问我究竟是怎么了，我谎称我们在捉迷藏。这时候一个声音传进来：'出来，胆小鬼。'"

"我爸爸手中多了一根厚厚的汽车皮带，语气平静地对我说，如果我不敢面对那个大块头，就必须等着挨皮带。我稍一犹豫，皮带就打在我的屁股上，那种疼痛比打架时挨过的拳头厉害多了。"

"我像炮弹被发射般窜出车库，出其不意地冲向那个家伙。第一拳打得他没有心理准备，接二连三地又是几下，他只有狼狈逃窜。"

"后来的几天成为我童年最快乐的记忆，勇气带给我的报偿是一种享受，我重获自尊，而且我得出一个有用的结论——不要逃避现实，要勇敢地面对它。一条汽车皮带和一个睿智的父亲叫我明白了一个真理。"

泰德·斯坦坎普学到了生命中重要的一课，因为正确的人生总是在不停地追求成熟，而这种人生必定是直面苦难不逃避的。克服约拿情结，首先要战胜自己的懦弱。

所以在我们的工作和生活中，我们一定要战胜"约拿情结"。你可以参照下面的办法：

（1）要自我鼓励，培养自信。要相信自己的能力，相信自己的努力会取得成功。在面临困难和新的挑战时，不妨在心里对自己说"我能行"、"我一定会成功的"，等等。用这样的心理暗示为自己打气，鼓足勇气去迎接挑战。

（2）调整自己的目标。心理学家认为过低或过高的目标都不利于个人的成长，要善于分析自己的优势和劣势，定出适合自己的理想目标，全力以赴地去实现自己的理想。即使没有达到目标，也要分析原因，吸取教训。当你坚持下去，在经验与教训的累积下前行的你，一定会尝到自信与成功的滋味。

（3）要学会宽容，用正确的态度去看待他人的成功。别人成功自有他的长处，我们可以自觉地去学习，奋起直追。我们要学会设身处地地替别人着想，别人成功时，替他感到快乐；别人痛苦不幸时，我们也应该体会他的心情，只有这样才能克服嫉妒的心理。

（4）心情焦虑时听听音乐或者到外面散散心。心情紧张的人，才会考虑成功来临之前种种失败的可能性，不妨把考虑这些问题的时间拿来放松自己的心情，在美妙的乐曲声中、在大自然美丽的景致中将种种顾虑抛开，轻装上阵迎接挑战。

面对逃避，学会一点担当

很多人一方面享受着逃避的"安全"，享受着丰富的物质生活；一方面也承受着逃避的代价，他们难以成长，甚至难以在社会上立足。

美国钢铁大王安德鲁·卡内基在一次讲话中这么说过，"对于那些生来一无所有的年轻人，我想向他们表示祝贺。因为他们出生在一个令人荣耀的境地，这种环境注定了他们必须孜孜以求、不懈努力才能够改变自己的处境，才能出人头地。"

1913年1月5日，凯蒙斯·威尔逊诞生于美国南方孟菲斯市西北的奥西奥拉小城镇。他的父亲查尔斯·凯蒙斯·威尔逊曾在海军服役，当一名司炉工和办事员，后来离开了海军，在国民人寿和意外事故保险公司工作，推销保险。由于工作出色，于1912年接受公司的委派，前往奥西奥拉，在那里开设一个办事处。他的母亲多尔·威尔逊出生在孟菲斯市一个十分贫困的家庭，她10多岁时就去当卖杂货的营业员。他们的小男孩出生了，这时对于这位年纪轻轻又有雄心壮志的保险代理人及其新娘来说，前途看来一片灿烂光明。他们给儿子取名为小查尔斯·凯蒙斯·威尔逊。

可是，仅仅9个月后，悲剧突然袭来。29岁的老凯蒙斯患了重病，是得了肌肉萎缩性侧索硬化症的不治之症，支配肌肉运动的神经细胞出现病变衰退，非常痛苦。1913年10月4日，他还来不及看到自己的儿子过3周岁生日便去世，并留下多尔——年方18岁就成了寡妇和单身母亲。

老凯蒙斯有预见，生前买了一份保价为2000美元的保险单，死后赔款付给多尔。这笔钱在1913年时是一笔可观的金额。可是，一名没有道德的丧葬用品销售商在同多尔打交道时，利用了年轻寡妇的悲痛心情，劝说她给亡夫大办丧事，从而把根据保险单得到的全部款项耗用殆尽。老凯蒙斯的墓葬颇有气魄，但丧事过后，多尔几乎分文不剩。

正是在那个年代、那个地方，一个年方18岁的寡妇几乎身无分文，却下定主意：任何艰难困苦都阻挡不住自己抚养儿子，并把他培养成将来在世界上有所建树、留下印记的人。多尔带了她的婴儿回到了孟菲斯市，迁往沃特金斯北街336号自己的母亲处居住。在取得政府补助之前的那段日子里，多尔别无选择，只有走出家门去工作，以养活自己和年幼的儿子。

威尔逊后来回忆说："我的母亲找到了一份工作，给一位牙医当助手，每周工资11美元。后来，她当上了一名簿记员。可是，她一个月的收入从来没有超过125美元。此情此景，你能想象得出吗？回首当年，那是何等艰难的岁月，真是度日如年啊！"

在这种困窘的生活环境下，凯蒙斯·威尔逊在年幼时就开始干活挣钱了，他没有依赖他人，他也无可依赖。经过艰辛的创业历程，威尔逊经营过爆玉花和弹球机，经营过电影院，幼年艰苦的生活使他成为孟菲斯市最坚定不移、蒸蒸日上的青年企业家之一，而立之年未过，便已创下庞大的事业。

威尔逊母子为我们展示了他们的担当，而这种没有逃避生活的担当让他们的人生更为丰富。综观那些世界知名企业家的成功历程，我们会发现他们无一例外都是从不依赖开始才走向成功，他们依靠自己坚韧的品质和不懈的努力，由命运的弃儿变成众人称羡的天之骄子，在奋斗中创下了引以为傲的事业。

发明家爱迪生出身低微、生活贫困，他的一生只上过几个月的小学，他的老师当他母亲的面羞辱他的智力，并预言他将来不会有什么出息。失学的爱迪生从此便没有接受过正规的教育，可是他依然凭个人奋斗和非凡才智，自信、自强、自立，获得巨大成功。他自学成才，克服了数不清的困难，做了无数次的实验，最终成为世界著名的发明家。

的确，这个世界上没有那么多"不可能"，即使被判了"死刑"，我们也可以用意志的力量让上天改判。真正顽强的生命总是不肯屈服于命运，而是用自己的努力去战胜。只要我们能够拿出足够的勇气和毅力，向"不可能"宣战，那么最终我们将获得成功的喜悦。

每个人其实都有成功的机会，但是在面临机会的时候，只有少数人敢于打破平衡，勇于承担责任和压力，最终抓住并获得了成功的机会。这也就是为什么只有一部分人成功，而更多的人却以普通人的身份度过一生的主要原因。

责任，是根治懦弱的"良药"

　　有的人一旦做错了什么事便开始找理由，比如"最近我太忙了"、"这个问题太难了"等等。有时一个人表面装出不屑一顾的样子，实则因为骨子里的懦弱，没有承担责任的勇气。懦弱的人活在担忧惊恐中，一天到晚愁眉不展，看见这个心虚，看见那个害怕，那么他的生活就会很累，无法追求人生的成功。

　　一个逃避自己责任的人是怯懦的，不论他逃避的是哪一种责任都是如此。成熟的人会想办法去克服困难，而不是找个借口去规避困难。

　　美国心理学家麦迪逊在他的著作《心理疾病》中说："病态心理中，最隐秘而又最严重的是怯懦心理。"然后他又用科学的语言描述说："怯懦有许多层次，自下至上，越来越严重。它的层次依次是：失惊、恐怖、震骇等活跃情态，到惶恐、不安等沉静情态。"

　　狮王年老体衰后，决定尽快选出一名能够承担带领狮群的继承人。一天，狮王把三个儿子叫到眼前说："在我眼里，你们三兄弟是一样聪明、善良，谁都可以继承王位，但王位只能传给你们其中的一人，所以，我决定让你们通过竞赛的方式来公平竞争王位，胜者才能为王。"三个儿子都同意了狮王的决定。

　　第二天，狮王在一帮大臣的簇拥下，带着三个儿子来到一处悬崖边，说："我的王冠就放在这个悬崖的下边，你们谁敢从这里跳下去，王冠就属于谁了。"三个儿子惊呆了，因为它们从小就接受过父王这样的训诫："你们千万不要到悬崖边去玩耍，万一不小心掉下去，肯定会摔得粉身碎骨！""父王，能否换个比赛的方式？这样跳下去，说不定你会失去所有的儿子。"狮王的大儿子跪在地上，满头大汗，战战兢兢地说。"放肆！这是你们作为王子的责任，你们难道要放弃吗？"狮王有几分恼怒了。

　　"父王，我自愿放弃王位，不参加这次比赛了。"二儿子说完，瘫倒在地上。"唉！"狮王看着地上的两个儿子，禁不住失望地长叹一声。"父王，我愿意跳下去。"三儿子说完，朝狮王跪拜了三下，便纵身跃下深不见底的悬崖。一天后，狮王的小儿子手捧王冠，回到了王宫。原来，悬崖下面，狮王早已命人垫上一层厚厚的干草，它此举只是为试试儿子们的胆量而已。

　　作为一国之君应坚决果断、敢于肩负起带领狮群的责任，深知这点的狮王，在选拔继承人上便设局考验儿子们的勇气。面对"死亡"威胁，大儿子和二儿子显得十分懦弱，都以各种理由推脱，只有小儿子，果敢地跳下悬崖。结局不说自明，具有果敢精神的小儿子赢得狮王青睐，成为下一任国王。

　　有人习惯软弱，面对难题的时候总是选择逃避。而他们中的很多人并非没有重塑自己的愿望，只是找不到好的方式开始。

　　法国思想家拉罗什福科说："软弱甚至比恶行更有害于德性。"一个人如果发现自己身上有这种心理缺陷，就要设法克服它，或者合理地利用它，使自己变成一个勇敢的人。

　　从前有一个长相丑陋的女人，大家都称她为丑女。丑女很懦弱，她过得非常孤独，没有人愿意和她交朋友。她又郁闷又委屈，最终想以死来了结自己。

　　当她走到河边，正要跳入河中，有位禅师突然抓住她，说："姑娘，人有两条命，一命是自己的，一命是众生的，属于你的命已经跳河死了，属于众生的命请你珍惜，因为这是你的责任。"

　　后来，丑女并没有跳河自杀。她想：既然这条命是属于众生的，就应该为众生服务。于是她开始主动帮助其他人，给人方便，给人欢喜。渐渐地，再也没人叫她"丑女"了。

　　的确，懦弱的人要时刻想着自己的责任，这样才有勇气来面对问题，要用智慧来解决问题，而不是用逃避的方法拒绝现实。

　　一个人要想获得成功，需要具备勇于承担责任的素质。

　　无论生活中还是工作中，敢于承担责任是一种永远不会褪色的光荣，而同时，不敢承担责任的人，是没有立足于社会和发展自我的机会的。

一个懦弱的人，必须培养和树立责任心，才有可能勇敢地承担责任，才可能去做自己想做的事，否则会畏首畏尾，永远走不出黑暗。不论遇到什么问题，哪怕是面临失败，也不要灰心丧气，要勇敢地正视它，以积极的态度寻找应对的方法。一旦问题解决了，自信心也会为之增加。

让责任心改变人生的轨迹

每个人都要接受生活的考验和筛选，成功者和失败者在成熟的过程中，往往会出现两种同化现象：一种向成功的同化，一种向失败的同化。前者以自己某方面的成绩受到赞赏为发端和契机，就会激发自己；后者由于不能正确地对待失败和挫折，逐步形成了无视现实和选择逃避的习惯，最后放弃了努力。这就是是否具备责任心对人的不同影响。

你身边任何一个人，朋友也好，爱人也好，老板也好，他们无一不喜欢与敢于承担责任的人相处、共事和生活。可以说，责任是一种与生俱来的使命，它伴随着每一个生命的始终。现代社会所需要的正是这种深深的责任感。我们生活在一个由责任构建的社会中，亲情缔造的责任让我们感动，友情链接的责任让我们幸福，爱情构筑的责任让我们忠诚。所以我们不能推卸责任，推卸责任就意味着伤害了我们的至亲至爱。

一位伟人曾经说过："人生所有的履历都必须排在勇于负责的精神之后。"然而有很多人在面对责任的时候却不懂得担当。

乔治曾做过一家汽车制造公司的车间经理，管理着上百位安装工人。有一天，他带着下属组装一辆汽车。在安装完成之后，正巧遇见总裁和几个客户到车间巡视，其中一位客户发现了这辆汽车在安装上存在操作失误，并立刻提了出来。这本来是乔治的责任，但是因为总裁在场，乔治不想遭到训斥，便把责任推给了他的下属。

可是总裁很快发现乔治的推卸，后勃然大怒，当着全体员工将乔治训斥了一顿。

许多人就像乔治一样，他们之所以难得巨大成就，皆因为在自己的思想和认识中缺乏对勇于负责这种精神的理解和掌握。他们习惯以消极散漫、不负责任、不受拘束的态度对待自己的工作和生活，无可避免地他们终将沦落为工作和生活的失败者。

而勇于负责的精神会给人改变一切的力量，可以改变你平庸的生活状态，责任心可以让你赢得别人的信任和尊重。请检视自己是不是具有勇于负责的精神，因为只要你拥有了它，你就可以获得改变生活的信念。

出身于腾希族的曼德拉如果遵从命运或家庭的安排，他的人生本来是可以一帆风顺的。曼德拉的父亲是腾希族大酋长的首席顾问，按照他父亲和大酋长的意愿，要把他培养成酋长。

可是曼德拉的梦想是成为一名律师，当22岁的曼德拉知道自己将要被培养为酋长时，他选择了逃跑，以此来抗拒让他担任酋长的决定。

曼德拉逃到了约翰内斯堡。在这个城市，他看到了白人和黑人生活的鲜明对照：白人生活在宽阔的市郊，到处是繁荣兴盛的景象；非洲人却被限制在许多"郊区土著人乡镇"和城市贫民窟里，居住拥挤，条件极差，还不断地受到警察的抄查。他的政治态度因此受到影响，黑人严峻的生活环境和被曼德拉称为"疯狂的政策"的种族隔离，使曼德拉踏上了一生为黑人解放而进行斗争的征程。他参与"青年联盟"，领导全国蔑视运动，组织黑人进行对白人的斗争。

1952年，曼德拉因领导全国蔑视种族隔离制度运动而被捕入狱。获释后，他继续坚持斗争。之后的日子里，曼德拉多次被捕，并遭到南非当局的通缉。他的斗争使他妻离子散，多年都未能与妻子、女儿团聚，而他的妻子也多次被捕。1962年，曼德拉因莫须有的"叛国罪"被判为终身监禁。面对监禁，他说："在监狱中受煎熬与在监狱外相比算不了什么。我们的人民在监狱内外受着苦难，但是光受苦还不够，我们必须斗争。"他没有妥协，没有退缩，在狱中坚持斗争。他拒绝南非当局提出的释放条件——只要放弃斗争就给他自由，他说："我的自由同非洲人的自由在一起。"这次的监禁持续了28年！

如果曼德拉选择了父亲为他安排的平坦、顺利的生活，也许我们现在根本都不知有其人；正是因为他以为黑人的解放而进行斗争为毕生的责任，才改变了自己的人生轨迹，有了现在举世闻名的他，才有了受世人敬仰的他，正是责任心使他生命的光彩如此靓丽。

勇于负责其实更是一种积极进取的精神。一个人想要实现自己内心的梦想，决定要改变自己的生活境况和人生境遇时，他最开始要改变的就是自己的思想和态度，一定得从责任的角度切入，对自己所从事的事业保持清醒的认识，努力培养自己勇于负责的精神，这是获得成功的前提。

敢于担当，才能走向成功

世界上很少有报酬丰厚却不需要承担任何责任的便宜事，想要一时不负责任当然有可能，但要免除世间所有的责任却要付出巨大的代价。即便一个人处在高高在上的位置，却没有承担责任的勇气，违背职业道德，他仍然会遭到他人的鄙视和唾弃。

而踏踏实实地把事做好，学会承担自己的责任，就能赢得他人的尊重。即使我们没有良好的出身、优越的地位，只要我们能够勤奋地工作，认真、负责地处理日常工作中的事务，我们仍然可以获得别人的敬重。

央视的《实话实说》栏目曾做过一期关于我们的精神家园的专题《担当》，节目里讲述了两个故事。

其中一个讲在大别山深处的麒麟河边，有一户尹家五兄弟，他们从小目睹村里人因为没有桥而蹚水过河的艰辛，下决心要修一座桥解决村里人出行的困难。因为这个梦他们五兄弟外出打工挣钱，最后他们用了整整10年时间，赚了20万，后来又借了20多万的外债，终于把这个"圆梦"大桥建成。另一个故事讲的是湖南省辰溪县后塘瑶族乡莲花村因办砖窑厂失误，最终欠信用社贷款及集资款18万元，为不让国家吃亏，不让村民承受因还债带来的经济压力，村支部书记宋先钦主动承担了还债义务。他带领全家苦干了整整10年时间，还清贷款和集资款共30万元。

也许会有人说他们傻，简直是"愚公移山"，但他们用自己10年的生命为我们上了一堂生动的人生课："要努力承担起自己的责任，做个敢于担当的人！"

面对大事和难事的时候，可以看出一个人担当责任的能力；在处于顺境或逆境的时候，可以看出一个人的胸襟和气度。

负责任的人，总能挺起脊梁勇敢地面对一切。这样的人，拥有坚忍不拔的精神，不管是顺境还是逆境，总会担当起自己的责任，毫无怨言，而这正是他们总是比一个毫无责任心的人的运气好得多的原因，他们的人生篇章也注定精彩绝伦。

杨佳，在29岁之前，她一直过得很顺利。她15岁就考上郑州大学英语系，19岁开始教授大学二年级的英语精读课，23岁从中科院研究生院毕业后留院任教。但天有不测风云，1992年，正值人生最璀璨阶段的她，却患上了一种叫做"黄斑变性"的眼疾。原本五彩斑斓的世界在她的眼前，由雾蒙蒙到白花花，直到完全黑暗。然而爱学习的杨佳并没有放弃，她用超乎常人的毅力开始学习盲文。

患病后，她随身携带一个袖珍型的小录音机，比如记个电话号码，就用录音机录下来。失明之后，她依然能写出漂亮的板书，她贴在黑板上的左手是在悄悄估计字的大小，好配合写字的右手。为了这几行板书，她不知在家里练了多少遍，在房门上、在硬纸板上，让自己慢慢感觉以往所忽略的身体律动，来协调左右手之间的搭配。语音教室里，平面操作台上的各种按钮也被她贴上了一小块一小块的胶布，作为记号。

在中科院外语部教学品质评量表中，博士生们为她打了98分。在毕业班的毕业留言簿上，学生们深情地写道："杨老师，我们无法用恰当的言辞来形容您的风采，您的内涵如此丰富，您的授课如此生动，除了获取知识外，我们还获得了不少乐趣和做人的道理……"

杨佳说："我从没觉得自己与其他人有什么不同，站到讲台上我就是个老师，我和其他老师一样，学生要学东西，我把自己所知道的教给他们。"

杨佳以坚忍不拔的精神和在工作上的出色成绩，先后被评为中科院"十佳"和2000年度的第四届北京"十大杰出青年"。

"站到讲台上我就是个老师，我和其他老师一样，学生要学东西，我把自己所知道的教给他们"，杨佳的这种责任心、担当精神让人很是动容。

"人生须知负责任的苦处，才能知道尽责任的乐趣。"这是被称为中国"百科全书式巨人"的梁启超说过的一句话。我们在生活、工作中，总要承担一定的责任。责任的增加往往意味着你的权利和义务也在相应增加。有的人会因为担心自己承担不了太多的责任而拖延工作，不肯鞭策自己做到最好。

人们害怕承担太多的责任是因为担心自己做不好，但正是这种负面的思维方式才让人们放弃了很多发现自己更多能力的机会。要知道，责任并不仅仅是我们生活中的包袱，它还意味着你可以发挥自己能力的另一片天地，你有更多的权利，你能够用另一种方式证明你自己。